AF811588

Comprendiendo la GENÉTICA MÉDICA

LUIS GÓMEZ VALENCIA

BARKER @ JULES®

BARKER & JULES

Comprendiendo la GENÉTICA MÉDICA

Edición: BARKER & JULES™
Diseño de Portada: BARKER & JULES™
Diseño de Interiores: BARKER & JULES™

Primera edición - 2021
D. R. © 2021, LUIS GÓMEZ VALENCIA

ISBN eBook | 978-1-64789-727-7
ISBN paperback | 978-1-64789-725-3
ISBN hardcover | 978-1-64789-726-0

Copyright 1-11262191805

Todos los derechos reservados. No se permite la reproducción total o parcial de este libro, ni su incorporación a un sistema informático, ni su transmisión en cualquier forma o por cualquier medio, ya sea electrónico, mecánico, fotocopia, grabación u otros, sin autorización expresa y por escrito del autor. La información, la opinión, el análisis y el contenido de esta publicación es responsabilidad de los autores que la signan y no necesariamente representan el punto de vista de BARKER & JULES™, sus socios, asociados y equipo en general.

BARKER & JULES™ y sus derivados son propiedad de BARKER & JULES LLC.

BARKER & JULES, LLC
3776 Howard Hughes Pkwy 549, Las Vegas, NV 89169
barkerandjules.com

A mi familia

Pánfilo(†) y Carmen (†)
Norma Ignacia, Citlalic y Normi
Guillermo Adalberto (†), Adolfo Antonio
Javier Alejandro y Luis Ángel
Tachi (†), Meztli Guadalupe y Luis
Ximena, Daniela e Ian Rogelio
Isabela, Abigail e Iker
Eliel Aurelio, Luis Gerardo y Jared Gael

A mi profesora

María Elisa Alonso Vilatela

A mis colegas

Manuel Fernández Torrano
Enrique Domingo Loyo Nieto
Ramón Miguel Cornelio García
Ezequiel Alberto Toledo Ocampo
David Pablo Bulnes Mendizábal
Alfonso Jesús Berttolini Díaz

Al fotógrafo excelso

Sr. Julio Javier Bedolla Rivera(†)

PRÓLOGO

Conocí al Dr. Luis Gómez Valencia el día que se presentó ante el Dr. Manuel Fernández Torrano, en ese entonces director del Hospital del Niño, el motivo de la entrevista era solicitar apoyo para realizar un entrenamiento en Genética. Al terminar la reunión el Dr. Gómez Valencia se retiró y no fue hasta finales de 1985, cuando regresaba de una pasantía en el Hospital de Niños de Denver, Colorado, que me encontré con la noticia de que el Dr. Luis se había integrado al hospital como Genetista. En 1986 como resultado de mi visita a Denver, la Dra. Loris MacGavran se había comprometido con el hospital en ayudarnos a iniciar las actividades de un Laboratorio de Genética y fue con ese impulso inicial que se "armó" un laboratorio de Genética para complementar las actividades de el Genetista del Hospital del Niño.

El Dr. Gómez Valencia siempre ha demostrado tenacidad y congruencia con sus objetivos. Siempre ha desarrollado sus actividades involucrando tanto a sus colaboradores como a sus alumnos, por lo que esta obra representa una pequeña muestra de lo mucho que ha tenido oportunidad de ver como Genetista y que ha plasmado en las múltiples publicaciones. Siempre hemos dicho que lo que vemos en este hospital no se ve en otros sitios, por lo que la publicación de la experiencia permite la comparación entre poblaciones que supondríamos similares y que resultan ser muy diferentes.

Esta obra representa una vida de trabajo hospitalario y en ella están tanto los pacientes que han sido atendidos, como las actividades de los Médicos, Químicos y todo el personal del laboratorio que con su trabajo de cada día apoyaron con su granito de arena para construir el Castillo.

Felicidades al Dr. Luis Gómez Valencia por esta obra, que recopila la experiencia del día a día en un Hospital Pediátrico del Sureste de México. Que sirvan los datos y conocimientos vertidos en las páginas para estimular a más alumnos de las Ciencias de la Salud y a los Profesionistas a seguir el ejemplo de un Médico tenaz, perseverante y dedicado a la Enseñanza. En hora buena.

Dr. David Pablo Bulnes Mendizábal
Anátomo-Patólogo

PRESENTACIÓN

El texto que hoy nos ocupa, constituye en forma tacita la obtención del conocimiento de una rama de la Medicina que impacta y cosecha. Los conocimientos, desde 1958, del origen y la variabilidad de la especie de Charles Darwin y de Wallace, dieron un vuelco a la percepción sobre el origen de la vida. El papel de la herencia de Mendel, conocido como padre de la genética, marcaron el rumbo de la clave de la vida, aunque Haeckel predijo correctamente que el material de la herencia estaba situado en el núcleo de la célula, y Miescher consideró que el material del núcleo era un ácido nucleico.

En Tabasco existen estudios del Síndrome de Alport, por el Servicio de Genética del Hospital Infantil de México Dr. Federico Gómez Santos. El primero por Garcia-Delgado C, Gordillo-Paniagua G, en 1981, y el segudo por Medeiros-Domingo M, en 2008, en donde se hace alusión a pacientes de origen tabasqueño. Se trata de un trastorno hereditario que causa daño a los diminutos vasos sanguíneos de los riñones, así como también, perdida de la audición y problemas oculares.

A finales de los años cincuenta y principio de los sesenta, dio inicio una nueva etapa en la medicina tabasqueña caracterizada por el desarrollo de tres líneas de Medicina Especializada en igual número de instituciones: el Hospital Infantil de la Ciudad de Villahermosa "Dr. Julián Manzur Ocaña", el Hospital Psiquiátrico y el Centro de Rehabilitación del Estado de Tabasco. Veinte años después, y de forma abrupta, el Hospital Infantil de la Ciudad de Villahermosa "Dr. Julián Manzur Ocaña", da paso al Hospital del Niño de Tabasco, gracias al empuje del "Sr. Dr. Rodolfo Nieto Padrón" que de manera decidida logro su construcción y, por supuesto, a la "Sra. Celia de Rovirosa" quién convencio al Ing. Leandro Rovirosa Wade, de construirlo.

Esta situación detonó, no solo de manera institucional, sino también en lo personal, la apertura de una caja de pandora en los mejores términos y dio paso a los sentimientos académicos en Tabasco, del Sr. Dr. Luis Gómez Valencia de especializarse como Genetista; buscó, encontró y aprovechó la oportunidad de formarse como Genetista y ahora nos regala con este su último libro, que será, no solo una evidencia de su camino en la Academia Científica sino su tesón.

Con la obra que hoy sale, recordamos aquellos que ayudaron, y que ya no están, y le decimos al mundo que, solo trabajando, se puede llegar a conseguir los mejores sueños; por supuesto los adscritos y residentes, fueron proveedores constantes de aquellos pacientes que ingresaban a la institución y que, por sus características, merecían ser valorados por el SERVICIO DE GENETICA.

"No es la especie más fuerte la que sobrevive ni la más inteligente, sino la que responde mejor al cambio"

"Charles Darwin".

Dr. Manuel Fernández Torrano

AGRADECIMIENTOS

Los antecedentes que tengo de mi infancia tienen que ver con la convivencia con mis padres, Pánfilo(✝) y Carmen(✝), y mis ocho hermanos, Luz, Felipe(✝), Juan(✝), Ana, Guadalupe, Lourdes, Carmen y Francisco. Fui el único que realizo estudios universitarios, y cada uno de mis hermanos se esforzó a lo máximo por brindarme la oportunidad de estudiar y llegar al sitio donde me encuentro. La extensión de mi familia sumó a mis compañeras de vida, mis 4 hijos y ocho nietos. Mi agradecimiento infinito a cada uno de ellos por su bondad y amor incalculable hacia mi persona. Muchas GRACIAS.

Recuerdo también, como si fuera ayer, el caminar en mi ciudad natal, Teapa, a lado de Don Ramón Cornelio Hernández(✝) y de Nabor Cornelio Álvarez(✝), grandes amigos que con sus enseñanzas participaron en mi formación. Nabor me recomendó para mi primer trabajo en el Instituto Nacional Indigenista; ahí conocí a Andrés Manuel López Obrador, y a quien, años después, le comenté mi interés por realizar la especialidad de Genética Médica. Su bonhomía llevó a que me presentara con la esposa del gobernador en turno, y, posteriormente, entrar en relación con el secretario de salud en Tabasco, Dr. Bartolomé Reynés Berezaluce, y el director del hospital del niño, Dr. Manuel Fernández Torrano, quienes me enviaron a realizar la especialidad en genética médica en el Instituto Nacional de Neurología y Neurocirugía, bajo la tutela de mi profesora Dra. María Elisa Alonso Vilatela. A todos ellos, muchas GRACIAS.

La Química Anastasia Morales Hernández(✝) fue fundadora del laboratorio de citogenética y participó en el estudio de casi todos los casos que compila esta obra. Su compromiso y dedicación, con seguridad, son elementos que deberán inspirar al actual equipo del laboratorio de citogenética. Mi agradecimiento por siempre Tachi.

Muchas gracias también al señor Filemón Melo Vázquez, a Miriam Margot Rivera Ángles, Araceli Valencia Hernández y a Norma Gómez Sandoval por el apoyo puntual a los proyectos emprendido por la unidad de genética.

GRACIAS, muchas gracias

"A los niños de Tabasco de cada mañana con su luz, con la esperanza de un proceso de prevención cada vez mejor; por la bondad y la paciencia de todos los días"

Luis Gómez Valencia

ÍNDICE

Capitulo 1

LA GENÉTICA. Nacimiento y evolución

Introducción

Fue en 1865 en que Gregor Johann Mendel (Juan Gregorio Mendel), publicara un artículo acerca de la genética: "Experimentos sobre hibridación de plantas". De aquel ayer ya pasaron 155 años y a pesar de ello se considera que la genética es una ciencia joven. El señor Mendel (Fig. 1-1), era un fraile checo-alemán fascinado por la botánica, ordenado sacerdote en 1847 en el Monasterio de Santo Tomás, en Brunn, Austria (actualmente Brno, Rep. Checa). Para 1951, ingresó a la Universidad de Viena para estudiar ciencias y matemáticas para luego regresar a Brunn a enseñar biología y física.

Leyes de Mendel

Por cerca de 10 años, Mendel trabajó sobre el cruce de Pisum satiyum, una planta de guisante, estudiando la transmisión de siete pares de rasgos en el guisante y sus semillas, todo esto en el jardín del monasterio donde laboraba. Observó que las plantas de guisantes se reproducían sexualmente y su progenie era el resultado de la unión de un gameto masculino y un gameto femenino, de manera que los rasgos de las plantas se transmiten a través de elementos hereditarios que viajan en los gametos. Gregor Mendel estableció tres leyes que explican cómo esos elementos hereditarios (genes) pasan

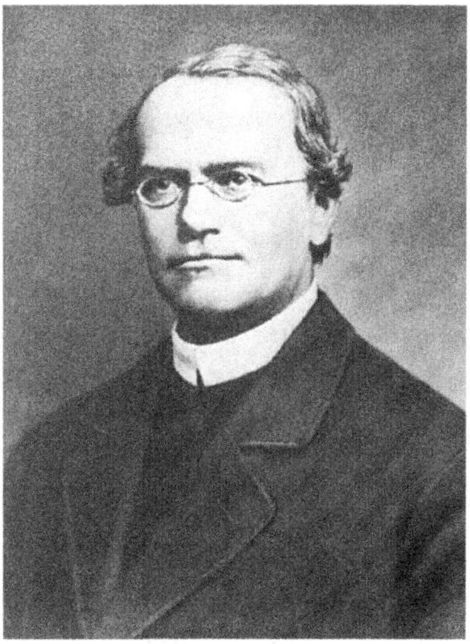

FIG. 1-1 Gregor Johann Mendel. Monje Agustino y Naturalista. Describió las leyes que llevan su nombre y que rigen la herencia

de una generación a otra y así establecer las bases teóricas de la genética y de la herencia: Principio de la uniformidad de los híbridos de la primera generación filial (primera ley), Principios de la segregación (segunda ley), Ley de la transmisión independiente o de la independencia de los caracteres (tercera ley). Con sus aportaciones, también introdujo el concepto de elementos hereditarios dominantes y recesivos y concluyó que los elementos (genes) se separaban de manera aleatoria durante la formación de los gametos y que las plantas heredaban cada uno de sus rasgos, independientemente de otros rasgos, por ello se habla de la "ley de la segregación" de Mendel y de la "ley de la variedad independiente".

A pesar de que el trabajo de don Gregorio Mendel fue publicado en 1866, pasó desapercibido durante 34 años, y el padre fundador de la genética fue olvidado hasta el día de su muerte en el año de 1884. La genética nació oficialmente casi cincuenta años después de que se establecieron las leyes de Mendel. Curiosamente, en 1900, al unísono, surgió el "redescubrimiento" de las leyes de Mendel: Hugo de Vries de Holanda, Carl Correns de Alemania y Erich von Tschermark de Austria, dieron a conocer al mundo resultados similares a los de Mendel, reconociéndose así el legado del monge de Brunn.

NACIMIENTO DE LA GENÉTICA MODERNA

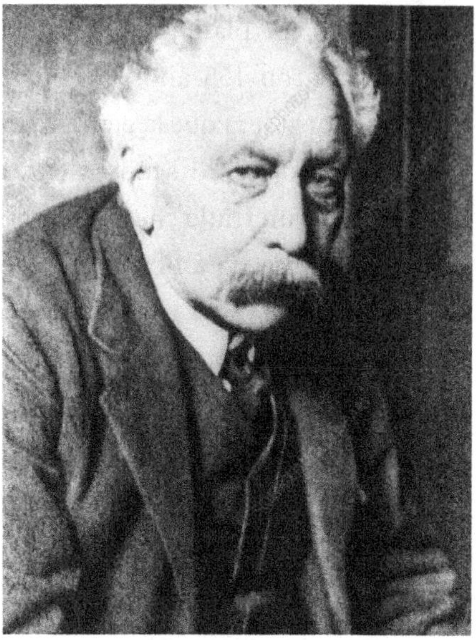

FIG 1-2 William Bateson. Biólogo y Genetista Inglés, estudió en los animales las Leyes de Mendel.

William Bateson (Fig. 1-2), considerado como uno de los fundadores de la genética moderna, fue quien en 1906 aplicó el término "genético" al estudiar en los animales las leyes de Juan Gregorio Mendel. Mucho antes, a la mitad del siglo pasado, se afirmó por primera vez que la base de la estructura orgánica era la célula, de la cual se estudió su morfología y funcionamiento. Los adelantos en esta disciplina prosiguieron en forma acelerada, de tal manera que del nivel celular se pasó al molecular, precisando la naturaleza y estructura de los genes.

El botánico danés, Wilheim Ludvig Johannsen en 1909, propuso el término "gen" como abreviatura de la palabra "pangen", acuñada por Hugo de Vries en 1889, así mismo, a Johannsen se debe el uso de las palabras "genotipo" y "fenotipo", en 1911, teniendo para él un significado poblacional más que individual. En 1910 Thomas Hunt Morgan, un biólogo norteamericano, determinó que los genes estaban ubicados en estructuras llamadas "cromosomas". En 1927 el genetista norteamericano Herman J. Muller descubrió que se producían mutaciones artificiales cuando el organismo era irradiado con los rayos X. En 1940, dos genetistas norteamericanos, George W. Beadle y Edgar L. Tatum estudiaban los genes y la actividad química de las células. Ellos concluyeron que los genes ejercían su control a través de la producción de enzimas que dirigían las reacciones químicas en la célula. En 1944 el bacteriólogo norteamericano O. T. Avery, de Nueva York, demostraron que la transmisión de las características hereditarias de una bacteria a otra tiene lugar gracias a las moléculas de ácido desoxirribonucleico (ADN) intermediario. Esto llevó a la observación de que los genes están constituidos de ADN.

La clave de la vida

James Watson de Norteamérica y Francis Crick de Inglaterra describieron la estructura exacta de la molécula de ADN, publicado en la revista británica Nature (Watson y Crack, 1953), pero esta es otra historia, según cuenta James Watson en su libro "La Doble Hélice", en el que destacan cinco nombres: Maurice Wilkins, Rosalind Franklin, Linus Pauling, Francis Crick y James D. Watson (Fig. 1-3).

En 1945, Watson conoció al bioquímico danés halman Kalckar y fue a través de él que llegó a Dinamarca para realizar sus estudios de posdoctorado, combinando

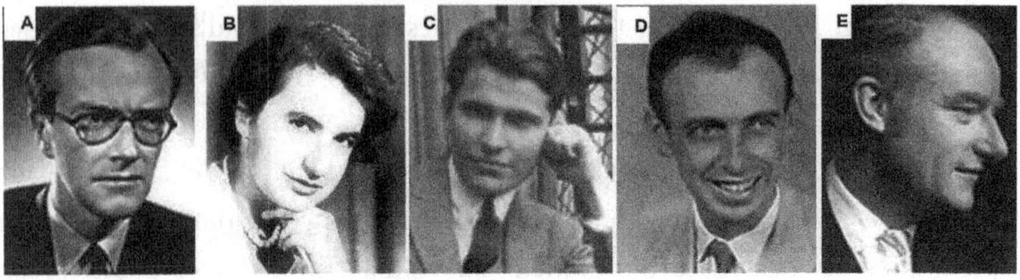

FIG 1-3 Artífices de la estructura del ADN. A, Maurice Wilkins. B, Rosalind Franklin. C, Erwin Chargaff. D, James Watson y E, Francis Crick. Fotografía tomada de: http://fig.cox.miami.edu/~cmallery/150/gene/DNAdiscovery.htm

las técnicas bioquímicas con las genéticas. Para 1950 había acreditado su examen de doctorado, por lo que su siguiente paso fue conseguir una beca y dirigirse a Copenhague. En 1951 Kalkar se puso en contacto con él para invitarlo a una reunión científica que se celebraría en la estación zoológica de Nápoles sobre la estructura de las grandes moléculas celulares. Fue ahí donde escuchó la exposición de Maurice Wilkins, el cual, en aquella época, trabajaba en el King's College de la Universidad de Londres realizando estudios moleculares sobre el ADN. Al finalizar, wilkins presentó una fotografía de la difracción por rayos X del ADN. "Los genes se pueden cristalizar" fue el pensamiento de Watson en aquella conferencia.

Primer elemento: a Watson le fue imposible olvidarse de aquella fotografía presentada por Wilkins porque representaba para él una posible clave del secreto de la vida, y de inmediato pensó que si combinara las técnicas de cristalografía con los modelos estructurales podría conocerse la estructura del ADN.

En ese mismo año (1951), Watson logró entrar al Laboratorio de Cavendish de la Universidad de Cambridge, para formar parte del grupo de físicos y químicos que estaban investigando sobre las "estructuras tridimensionales de las proteínas". A la mitad del siglo XX eran tres las corrientes científicas que estaban involucradas en el estudio del ADN: la bioquímica, representada por los trabajos de Oswald Avery y Erwin Chargaff; la genética, a través de los estudios de Salvador Luria, Max Delbrück y James Watson; la química estructural, con investigaciones de Linus Pauling, Lawrence Bragg, Max Perutz, John Kendrew y Francis Crick.

Crick tenía un timbre de voz potente, hablaba más alto y de prisa que cualquier otra persona del Cavendish. Su risa se alcanzaba a oír desde cualquier lugar del instituto. Le encantaba formular teorías, si no resultaban él creaba otras con una capacidad asombrosa. En Cavendish se conocieron estas luminarias. Watson y Crick pasaban largas horas hablando de los genes, aprendiendo uno del otro, y sin saberlo, se cocinaba algo de esos dos grandes proyectos: el grupo de los fagos y el de la química estructural.

A pesar de los esfuerzos que ambos realizaban en sus investigaciones, la información de que disponían era escasa y confusa, por lo que decidieron unir esfuerzos con Maurice Wilkins que era amigo de Francis, pero que James también conocía por aquella reunión de Nápoles. Es así como los tres investigadores empezaron a discutir los resultados de sus avances, aunque registrando sobresaltos por problemas que se presentaba y que estaban relacionados con Wilkins. El problema se llamaba Rosalind Franklin, quien era experta en una poderosa técnica para la determinación de la estructura de moléculas, conocida como cristalografía de rayos X. Cuando la forma cristalizada de una molécula, como el ADN, se expone a rayos X, los átomos en el cristal desvían algunos de los rayos y forman un patrón de difracción que da pistas sobre la estructura de la molécula.

En palabras de Watson, Rosalind era una pieza incómoda para Wilkins para tenerla en el laboratorio: "el verdadero problema era Rosy; era inevitable pensar que el mejor lugar para una feminista era el laboratorio de otra persona". No obstante, Watson tenía el incentivo de aprender algo de cristalografía, oportunidad que le llego cuando Rosalind anunció que daría un seminario sobre el trabajo de los últimos seis meses de su actividad. Watson y Crick diseñaron primeramente modelos que presentaban características obligatorias según las imágenes de Rosalind y Maurice: «tres cadenas enroscadas una sobre otra, que producían una repetición cristalográfica cada 28Å a lo largo del eje de la hélice».

Un sobresalto mayúsculo resultó la carta recibida en donde se decía que Linus Pauling había dado con una estructura para el ADN, sin embargo, algo no encajaba, pues Linus consideraba un modelo de hélice de tres cadenas con el esqueleto de azúcar y fosfato en el centro. Pero había algo más, Maurice tenía una novedad para Watson, y era que Rosalind había escrito una estructura tridimensional del ADN, llamada "estructura B", en donde el ADN aparecía con dos cadenas. La cristalografía de Franklin dio a Watson y Crick importantes pistas sobre la estructura del ADN.

Segundo elemento: la famosa "imagen 51" de difracción de rayos X del ADN, sorprendente y extraordinariamente clara, que produjeron Rosalind y su estudiante de posgrado, inmediatamente le sugirió a Watson una estructura helicoidal de dos cadenas para el ADN.

Por el trabajo del bioquímico Phoebus Levene, Watson y Crick sabían que el ADN se componía de subunidades llamadas nucleótidos. Un nucleótido está formado por un azúcar (desoxirribosa), un grupo fosfato y una de cuatro bases nitrogenadas: adenina (A), timina (T), guanina (G) o citosina (C). Las bases C y T, que solo tienen un anillo, se llaman pirimidinas, mientras que las bases A y G, que tienen dos anillos, se llaman purinas. Sin embargo, la atención de Watson y Crick se centró en las observaciones de Chargaff:

1. A, T, C y G no se encontraban en cantidades iguales, como algunos modelos de la época hubieran predicho.
2. La cantidad de bases variaba entre especies, pero no entre individuos de la misma especie.
3. La cantidad de A siempre era igual a la cantidad de T y la cantidad de C siempre era igual a la cantidad de G (A = T y G = C).

Tercer elemento: Las reglas de Chargaff fueron cruciales para el modelo de Watson y Crick de la doble hélice, "a igual número de bases púricas igual número de bases pirimídicas".

Manejando esta hipótesis, que parecía encajar con los datos obtenidos por difracción de rayos X, y los resultados de Chargaff se llegó a la conclusión de que la molécula de ADN estaba constituida por dos cadenas lineales de polinucleótidos, enrolladas helicoidalmente entre sí y con las bases nitrogenadas dispuestas a modo de peldaños interiores, unidas según los datos de Chargaff; es decir, la adenina, enfrentada siempre a la timina, y la guanina, a la citosina. La idea inicial de James Watson de que en los sistemas biológicos imperaba la dualidad había sido correcta.

En abril de 1953, la revista científica inglesa *Nature* publicó el trabajo de estos tres investigadores. El modelo tridimensional presentado sobre el ADN no sólo explicaba sus propiedades físicas y químicas, sino que dejaba entrever el mecanismo por el que la información genética podía replicarse con exactitud durante la división celular y perpetuar la transmisión de los caracteres hereditarios generación tras generación: la existencia de dos hebras complementarias, en función de sus bases nitrogenadas, era la clave.

El joven Watson había descubierto la clave de la vida:

1. Un ADN cuya estructura contempla el esqueleto de azúcar-fosfato de sus cadenas como parte exterior de la hélice, mientras que las bases nitrogenadas se encuentran en el interior en forma de pares, unidos por puentes de hidrógeno que mantienen juntas a las cadenas del ADN.
2. El ADN de doble cadena es una molécula antiparalela, lo que significa que se compone de dos cadenas que corren una junto a la otra, pero en direcciones opuestas.
3. Las dos cadenas de ADN giran una alrededor de la otra para formar una hélice dextrógira. Todas las hélices tienen direccionalidad, que es una propiedad que describe cómo se orientan los surcos en el espacio.

Muchos fueron los investigadores de su época que contribuyeron al descubrimiento de la estructura del ADN. Watson y Crick reunieron datos de todos ellos, fundamentalmente de Franklin, Wilkins y Chargaff para ensamblar su célebre modelo de la estructura 3D del ADN. En 1962, James Watson, Francis Crick y Maurice Wilkins recibieron el Premio Nobel de medicina. Desafortunadamente, para entonces Franklin había muerto y los premios Nobel no se otorgaban póstumamente.

GENÉTICA MÉDICA

La genética médica es la aplicación de la genética en el contexto de la medicina. Surgió después de la segunda guerra mundial, en 1945. El campo de aplicación de la genética médica es amplio y variado. Incluye diferentes áreas individuales tales como la genética clínica, la genética bioquímica, la genética molecular, la citogenética, la genética de enfermedades comunes y el asesoramiento genético. Sin tomar en cuenta la eugenesia, se pueden considerar y aplicar diferentes enfoques que permiten mejorar la calidad de vida y la salud de los seres humanos. La genética médica alcanzó un alto nivel de importancia en la segunda mitad del siglo XX y continúa con mayor impulso en el siglo XXI.

La primera década del siglo XXI comenzó con grandes acontecimientos, y se ha caracterizado por los avances en la comprensión de la función de los genes y el papel regulador de los eventos epigenéticos, en especial los conocimientos de la impronta genómica sobre el desarrollo cerebral, las modificaciones de la cromatina por metilaciones del ADN o en los procesos de acetilaciones de las histonas, así como otros mecanismos que intervienen en la estructura de la cromatina y que conducen a plantear que pudieran ser modificadas por factores ambientales. Actualmente existe una apreciación creciente del papel de la epigenética en la regulación de la expresión génica y el origen de la enfermedad que ha dado lugar al Proyecto Epigenoma Humano,

Un nuevo enfoque de las investigaciones genéticas se relaciona con el papel crítico que, desde la vida fetal y neonatal, tienen para el futuro del individuo, los problemas ambientales de suplementos nutricionales y de oxígeno, así como de la impronta adversa que puede dejar en su vida adulta.

Las enfermedades genéticas pueden ser cromosómicas, monogénicas y multifactoriales. La epigenética intenta explicar las interacciones génicas y ambientales y estudia los cambios en la expresión génica mediados por mecanismos diferentes a los cambios de secuencia de sus nucléotidos. El campo de acción de la genética médica son los individuos afectados por enfermedades genéticas y sus familias, incluyendo los aspectos diagnósticos, clínicos y de laboratorio, pronósticos, preventivos y de tratamiento de las distintas patologías, y también, los aspectos éticos, legales y sociales de la genética. Las acciones abarcan no sólo desde la etapa preconcepcional hasta el fallecimiento del individuo, sino también el seguimiento intergeneracional.

Los avances en genética se suceden a un ritmo muy rápido y los genetistas clínicos saben que, además de una correcta práctica médica, se requiere de colaboración estrecha con los laboratorios de citogenética, genética molecular y bioquímica, así como con otras especialidades médicas, ya que las enfermedades genéticas son multisistémicas y pueden aparecer a cualquier edad.

Muchas de las enfermedades genéticas se manifiestan a través de síndromes polimalformativos o dismórficos donde el papel del médico genetista es clave para su reconocimiento a través de las habilidades desarrolladas en dismorfología, término acuñado por David W. Smith en 1960. La dismorfología se ocupa del estudio de las malformaciones congénitas humanas, y como disciplina científica, conjuga conceptos, conocimientos y técnicas de embriología, genética clínica y pediatría, con el objetivo de reconocer distintas enfermedades genéticas por la combinación característica de sus manifestaciones clínicas (sindromología).

Bibliografía

De Mendel a la medicina predictiva. Disponible en: https://genoma.com/blog/es/de-mendel-a-la-medicina-predictiva/

Älvarez VJ. Página de la historia. Disponible en: http://scielo.sld.cu/pdf/hmc/v7n3/hmc100307.pdf

Gómez VL. Enfermedades cromosómicas. Editorial Universidad Juárez Autónoma de Tabasco 2012. México.

Watson JD. La doble hélice. Alianza Editorial 2011. file:///C:/Users/Luis%20Gomez/Pictures/La%20Doble%20Hélice12015_5_31P23_39.pdf

Manuel Gallardo Cabello. Atrapado en la doble hélice. Editorial PAX MEXICO, 2007. https://books.google.com.mx/books?id=KxYPEsvZTakC&pg=PA14&lpg=PA14&dq=%C2%BFquien+fue+Ole+Maaloe?&source=bl&ots=YQlN8m7Z_a&sig=ACfU3U0E9H1bg64gfEnbgJUeqSf1Y5UR1w&hl=es-419&a=X&ved=2ahUKEwi38ubA4YnpAhUFT6wKHezPDCkQ6AEwAnoECA4QAQ#v=onepage&q=%C2%BFquien%20fue%20Ole%20Maaloe%3F&f=false

Descubrimiento de la estructura del ADN. https://es.khanacademy.org/science/high-school-biology/hs-molecular-genetics/hs-discovery-and-structure-of-dna/a/discovery-of-the-structure-of-dna

Guillén NE, Ballesta MMJ, López GV. Genética y enfermedad. Concepto de genética médica. Nefrología 2011; 2(1): 1-119. Disponible en: https://www.revistanefrologia.com/es-genetica-enfermedad-concepto-genetica-medica-articulo-X2013757511002585

Pray, L. A. (2008). Discovery of DNA structure and function: Watson and Crick (Descubrimiento de la función y estructura del ADN: Watson y Crick). Nature Education, 1(1), 100. Consultado en http://www.nature.com/scitable/topicpage/discovery-of-dna-structure-and-function-watson-397(Se abre en una ventana nueva)(Se abre en una ventana nueva)

Aldridge, Susan (2003). The DNA story (La historia del AND). En Royal society of chemistry. Consultado en http://www.rsc.org/chemistryworld/Issues/2003/April/story.asp.

Cobb, M. (23 de junio de 2015). Sexism in science: ¿Did Watson and Crick really steal Rosalind Franklin's data? (Sexismo en la ciencia: ¿Watson y Crick realmente robaron los datos de Rosalind Franklin?). The Guardian. Consultado en http://www.theguardian.com/science/2015/jun/23/sexism-in-science-did-watson-and-crick-really-steal-rosalind-franklins-data.

The DNA riddle: King's College (El enigma del ADN: King's College), London, 1951-1953. (s.f.) En The Rosalind Franklin papers. Consultado en https://profiles.nlm.nih.gov/ps/retrieve/Narrative/KR/p-nid/187.

Dugard, J. (2003, March 18). A grave injustice (Una grave injusticia). Mail & Guardian. Consultado en http://mg.co.za/article/2003-03-18-a-grave-injustice.

Tyson, P. (2003, April 22). Rosalind Franklin's legacy (El legado de Rosalind Franklin). En NOVA. Consultado en http://www.pbs.org/wgbh/nova/tech/rosalind-franklin-legacy.html.

Rosalind Franklin. (15 de enero de 2016). Consultado el 15de enero de 2016 en Wikipedia: https://en.wikipedia.org/wiki/Rosalind_Franklin.

Discurso de banquete: El discurso de James Watson en el banquete Nobel en Estocolmo, 10 de diciembre de 1962. (2016). En Nobelprize.org. Consultado en http://www.nobelprize.org/nobel_prizes/medicine/laureates/1962/watson-speech.html.

Capitulo 2

TERATOLOGIA HUMANA

Introducción

Con seguridad el relato de Homero sobre la visita de Ulises a la cueva del gigante cíclope se basó en rumores acerca de una isla poblada de monstruos enormes con probóscides grandes. Para los griegos las anomalías al nacimiento constituían los modelos de algunas figuras mitológicas como el cíclope Polifeno, que era un monstruo gigante, con un solo ojo en la frente, y es posible que los griegos hayan "embellecido" a los monstruos antes de deificarlos y darle a Polifemo una nariz debajo del ojo en vez de una probóscide encima de la línea media de los ojos. Los babilonios, por su parte, pensaban que el nacimiento de hijos con deformaciones tenía un valor predictivo para los asuntos económicos y políticos del país.

Los griegos atribuían los nacimientos anormales a causas naturales o accidentes de la naturaleza, lo consideraban como augurios de acontecimientos futuros. Otra explicación, era la creencia de que los defectos congénitos eran resultado de la unión de seres humanos con demonios, brujas y otros elementos malignos. En 1651, Harvey consideró que las anomalías al nacer podían ser explicadas por una interrupción repentina de determinados procesos del desarrollo.

Ambroise Paré en 1579, dedicó una sección en su Chirurgie a las malformaciones congénitas, experiencia recabada a lo largo de su vida durante la cual vio y oyó hablar de muchos niños con malformaciones. Ambroise Paré, se considera el padre de la cirugía francesa y de las teorías multifactoriales de las anomalías congénitas, ya que creía en la multiplicidad de factores etiológicos. En el siglo XVIII, Abraham Trembley, de Ginebra, produjo cambios importantes en los conceptos de la embriología experimental, teratología, y biología.

La teratología es la ciencia que se encarga del estudio de las causas (los agentes teratogénicos que actúan

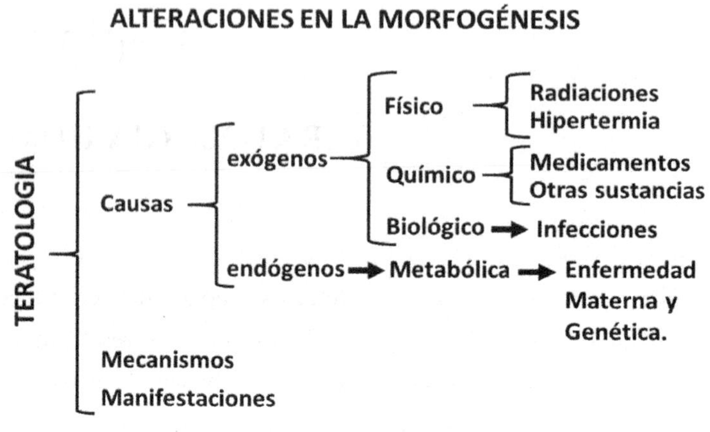

FIG 2-1 El concepto de teratología hace referencia a causas, mecanismos y manifestaciones. Las causas son los agentes teratógenos, exógenos o endógenos, capaces de alterar la morfogénesis del embrión o feto.

en células germinales, embriones y fetos), mecanismos (cómo es que esos factores ocasionan los defectos, actuando en sitios blancos de acción para los teratógenos, ocasionando anormalidades o procesos de patogénesis, ya sea durante la migración celular, la interacción y diferenciación celular, o bien, durante la organogénesis), y, manifestaciones (expresiones en el fenotipo de la persona derivadas de la acción de esos factores; aspectos demostrables de la teratogénesis, como son, la modificación del DNA y RNA, la muerte celular, la muerte intrauterina, las malformaciones, el retardo del crecimiento, la deficiencia funcional, entre otros) (Fig. 2-1 a 2-3).

Atendiendo al concepto de teratología, los agentes teratogénicos pueden ser de dos tipos: exógenos y endógenos. Los teratógenos exógenos se clasifican en físicos, químicos y biológicos, y, los teratógenos endógenos, son aquellos relacionados con enfermedades estigmáticas de la madre, como, por ejemplo, la diabetes, el hipotiroidismo, entre otros más.

Epidemiología.

Aún con la evidente variabilidad acerca de las frecuencias de malformaciones congénitas, se considera que el 60-70% de las malformaciones humanas es desconocida, y en la literatura se obtienen los siguientes datos:

ALTERACIONES EN LA MORFOGÉNESIS

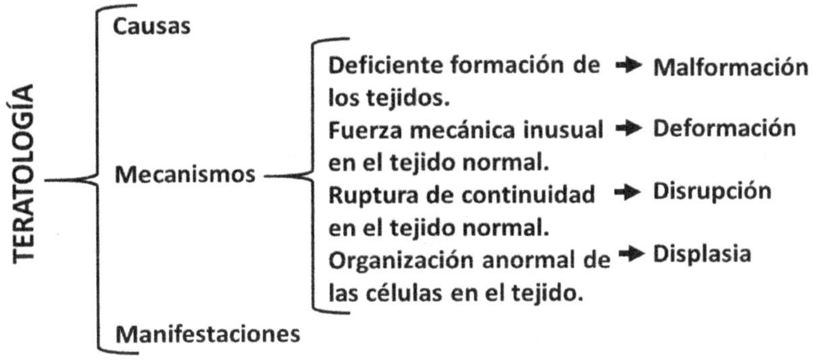

FIG 2-2 Los mecanismos se refieren a cómo es que esos factores ocasionan los defectos en el embrión: actuando en sitios blancos de acción para los teratógenos, o bien, dando como resultado anormalidades o procesos de patogénesis, ya sea durante la migración celular, la interacción y diferenciación celular, o bien, durante la organogénesis.

1. Factores citogenéticos 5%
2. Factores genéticos y mutaciones génicas 15-20%
3. Factores desconocidos (poligénicos o multifactoriales) 65-70%

De igual manera se sabe que algunos medicamentos y químicos contribuyen a aumentar el porcentaje de las malformaciones, sin embargo, se considera que la etiología más frecuente es por causas endógenas:

1. Infección materna in útero 3%
2. Patología materna en el embarazo (fenilcetonuria, diabetes, tabaquismo, alcoholismo, desnutrición) 4%
3. Fuerzas externas in útero 2%
4. Medicamentos, químicos, irradiación, hipertermia 1%.

El niño que ha nacido con alguna malformación deberá ser estudiado con profundidad, analizando cuál es el defecto más temprano, ubicando el momento crítico de la morfogénesis y determinando si se trata de un defecto aislado o múltiple. De igual manera se documentará el tipo de agente externo implicado y correlacionar causa efecto para tener idea de las alteraciones presentes en el recién nacido. En este sentido se debe recordar que los agentes teratogénicos son físicos, químicos, biológicos y metabólicos (Fig. 2-1).

1. Agentes físicos. Los agentes físicos son potencialmente teratogénicos e incluyen las radiaciones ionizantes

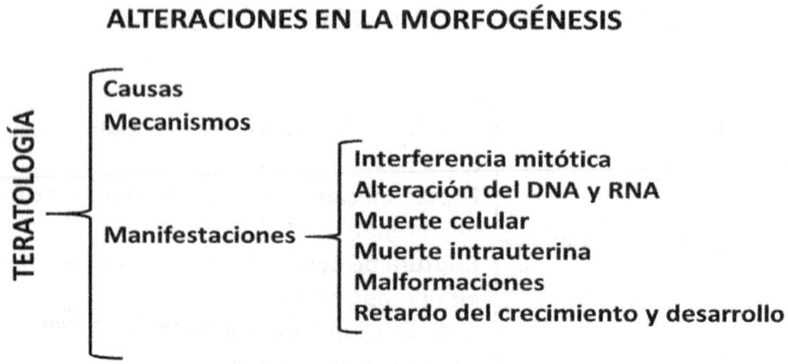

FIG 2-3 El resultado de un insulto morfogenético va a expresarse en el fenotipo del recién nacido como una malformación simple o compleja, pero igualmente, puede ocurrir muerte intrauterina, retardo del crecimiento y del desarrollo, o, deficiencia funcional.

y la hipertermia. Las radiaciones pueden ocasionar mutaciones de novo en células germinativas somáticas, alteraciones en la fase M del ciclo celular y fragmentación cromosómica, y, la hipertermia se la relaciona con los defectos de cierre de tubo neural. Se ha observado que temperatura de 38.9 °C es un nivel teratogénico en animales.

2. Agentes químicos. De los teratógenos químicos se sabe que el 1% de los químicos conocidos inducen defectos al nacimiento y que muchos órganos, incluyendo el sistema nervioso central, son en extremo sensibles, particularmente dentro de las primeras 8 semanas del embarazo. La entidad reguladora del uso de medicamentos de los Estados Unidos, FDA, avala o prohíbe el uso de medicamentos en humanos, según el riesgo de teratogenicidad de cada uno de ellos, asignando categorías representadas por letras de la A, B, C,D, o X. Ejemplos de agentes químicos lo constituyen la talidomida y el dietiletilbestrol. La talidomida ejerce su acción primaria en el sistema nervioso periférico, dañando la cresta neural y alterando la función trófica de las neuronas, en tanto que el dietiletilbestrol, se le considera como agente causal del adenocarcinoma de células claras de vagina y cérvix. La exposición social al alcohol, la cocaína y el tabaco igualmente son ejemplos de estos teratógenos.

3. Agentes biológicos. Los agentes infecciosos con potencialidad teratogénica en fetos son los

virus, las bacterias y los parásitos. Las alteraciones reconocidas son la muerte fetal, retardo en el crecimiento intrauterino, defectos congénitos y retraso mental. Estos agentes invaden al feto produciendo inflamación de tejidos, de manera disruptiva, y muerte celular. Cuando ocurre invasión directa del sistema nervioso central puede originarse microcefalia, calcificaciones cerebrales, retardo mental, alteraciones en el desarrollo motor y del tono muscular, así como también, deficiencias visuales y auditivas. La infección prenatal con estos agentes puede dar como resultado prematurez, retardo en el crecimiento intrauterino y otras alteraciones. El complejo de TORCH (Toxoplasma, Otros, Rubeola, Citomegalovirus, Herpes simple), así como la sífilis y la infección por micoplasma, son ejemplos de agentes infecciosos.

4. Agentes metabólicos y genéticos. Las enfermedades del metabolismo hereditario presentes en la mujer embarazada, alteran el ambiente intrauterino fetal, pudiendo repercutir directamente en el feto. La diabetes mellitus y la fenilcetonuria son ejemplos de este tipo de agentes implicados en el desarrollo fetal humano, así se sabe que en el desarrollo fetal existen grupos de genes que controlan aspectos básicos de la morfogénesis: la familia Homebox (HOX), es una secuencia de 180 pares de bases, codificando para los factores de transcripción del destino celular y el crecimiento axial e interviniendo en la correlación temporo espacial; la familia Paired Box (PAX), codifica para 130 aminoácidos, de los cuales, el PAX3 causa el síndrome de Waardenburg.

Mecanismos de producción de las malformaciones congénitas

El crecimiento del bebé in útero pasa por tres periodos claramente diferenciados: periodo pre-embrionario, embrionario y fetal.

Periodo pre-embrionario (las dos primeras semanas).

El desarrollo humano da inicio con la fecundación de óvulo y espermatozoide. Con la fecundación se genera el cigoto u óvulo fecundado, primordio o comienzo de un ser humano. La formación del cigoto usualmente ocurre en la parte más amplia de la trompa uterina y de ahí migra hacia el endometrio experimentando una serie de divisiones celulares mitóticas sucesivas llamadas clivaje; las dos primeras células producto de la primera división del cigoto se les llama blastómeros, y son células primordiales que rápidamente se dividen para formar cuatro, ocho, dieciséis blastómeros, y muchas divisiones más. A medida que ocurren las divisiones, el macizo celular migra a través de la trompa uterina hacia el útero y los blastómeros van cambiando su forma y tamaño, y se alinean unos a otros constituyendo una bola compacta de blastómeros conocido como mórula. La mórula está formada por 12 a 16 blastómeros y se forma cerca de los tres días después de la fecundación, que es la fecha en que se acerca a la vecindad del útero. Cuando al fin llega al útero, la mórula presenta liquido entre sus blastómeros centrales, lo cual termina por concentrarse hacia el centro y delimita a dos macizos celulares claramente identificable: el trofoblasto, formado por una capa estrecha de células externas y que pasará a formar la parte fetal de la placenta, y, por otro lado, el embrioblasto, grupo de blastómeros localizados en el centro o maza celular interna, que representa el primordio del embrión. A esta forma final de la mórula, con trofoblasto y embrioblasto se le conoce como blastocisto. La implantación del blastocisto concluye al final de la segunda semana, y, durante este proceso de implantación, ocurre la formación del epiblasto y el hipoblasto, quedando establecido así el disco embrionario bilaminar.

Las dos primeras semanas del desarrollo constituyen un periodo de extrema labilidad, es la ley del todo o nada. Si un agente teratogénico agrede a este macizo celular puede ocurrir dos cosas: que se expulse el material, una especie de aborto incipiente, manifestado probablemente por sangrado transvaginal escaso, el cual es confundido por la mujer como una prolongación de su menstruación; en segundo lugar, que, a pesar de haberse documentado la exposición con el agente, no ocurra ningún evento clínico, y el embarazo prosigue de manera usual. Cuando menos hay dos explicaciones posibles del porque la exposición a los agentes teratogénicos no produce anomalías congénitas durante este periodo: pudiera ser que una exposición considerable resulte en un severo daño del embrión, haciendo que no se implante y que se pierda sin que la madre llegue a saber que hubo fecundación, tal y como ya se ha comentado. La otra explicación sería que, como no se cuenta con una unidad fetoplacentaria, las concentraciones tóxicas del agente en el feto llegan a ser muy bajas y por ello no ocurre daño alguno. El fenómeno del "todo o nada" hace alusión a que el embrión se afecta tanto que se pierde, o simplemente no pasa nada y el embarazo sigue su curso.

Estudios diversos en animales y en humanos han mostrado que la gran mayoría de los teratógenos tienen un tiempo de acción muy específico y restringido según cada especie, como, por ejemplo, la talidomida, que sólo es teratógena si se usa entre los días 21 y 36 después de la concepción, y, en otros casos, algunos sistemas orgánicos, como el Sistema Nervioso Central o el ojo, mantienen su crecimiento y diferenciación durante casi toda la gestación e incluso, después del nacimiento; los efectos del teratógeno, en esos órganos, pueden ocurrir en cualquier momento durante el embarazo.

Periodo embrionario (de la semana 3 a la 8).

El desarrollo embrionario propiamente dicho da comienzo en la tercera semana, a partir del disco embrionario bilaminar (epiblasto e hipoblasto) formado durante la segunda semana. Una tercera lámina se genera en la tercera semana para constituir el disco embrionario trilaminar: epiblasto (ectodermo) e hipoblasto (endodermo), en la segunda semana, y, el mesodermo en la tercera semana. El proceso que establece las tres capas germinativas (ectodermo, mesodermo y endodermo) se le conoce como gastrulación y marca el comienzo de la morfogénesis. Los esbozos de todas las estructuras externas e internas del bebé se establecen en el periodo embrionario, de manera que, al final de la octava semana, todos los sistemas fundamentales del organismo han empezado a desarrollarse. En este periodo de organogénesis, los genes trabajan para la forma más que para la función, por lo que, se trata de un periodo crítico para el desarrollo del embrión. La exposición del embrión con agentes potencialmente teratogénicos, puede conducir a malformaciones diversas (Fig. 2-4).

Periodo fetal (de la semana 9 a la 40).

En este periodo ocurre un crecimiento rápido del cuerpo, así como la diferenciación de tejidos

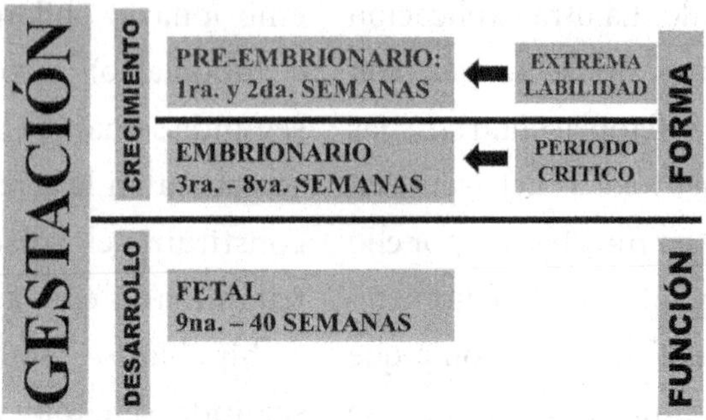

FIG 2-4 En el periodo pre-embrionario ocurre la ley del todo o nada; el insulto morfogenético es letal en esta etapa y termina con un aborto, pero, si el embarazo continúa, a pesar del antecedente teratogénico, quiere decir que no ocurrió daño alguno y la madre puede estar tranquila. El periodo crítico y de mayor cuidado es el embrionario, pues es el de la morfogénesis; el embrión presenta mayor susceptibilidad de sufrir algún daño. En el periodo fetal ya ha pasado la morfogénesis, salvo algunas excepciones, por lo que el daño estructural es poco probable, sin embargo, la función de órganos, aparatos y sistemas, sí pueden comprometerse. En la presente figura se ha querido introducir los términos de crecimiento y desarrollo para puntualizar el momento en que el embrión se ha organizado desde el punto de vista celular, y continuado con la adquisición de nuevas funciones; no obstante, debe tenerse en claro que el trabajo de los genes es un proceso dinámico y meticuloso con funciones bien definidas.

y órganos que comenzaron a desarrollarse durante el periodo embrionario; el ritmo de crecimiento corporal es rápido, especialmente durante las semanas 9 y 10. En contraste, se observa un relativo enlentecimiento en el crecimiento de la cabeza, comparado con el resto del cuerpo. Los genes trabajan para la función de órganos, aparatos y sistemas, más que para la forma. La exposición del feto con agentes teratógenos pueden alterar la función de aparatos esenciales del feto, pero ya no de las estructuras del órgano, pues la organogénesis ya se dio en el periodo embrionario, y bajo ciertas excepciones, un órgano ya formado no se malforma.

Bases genéticas de los que depende una acción teratogénica.

Para que un agente ejerza una acción teratogénica en el embrión o feto se requiere de los siguientes factores: susceptibilidad genética, etapa del desarrollo al momento de la exposición y dosis del agente.

Desde el punto de vista práctico se puede decir que los primeros dos meses del embarazo son los de mayor cuidado. En esos dos meses están considerados los periodos pre-embrionario y embrionario, y va a depender en que momento del desarrollo el embrión se ve sometido al agente teratogénico; entre más temprano es el embarazo mayor es el riesgo de una malformación. No obstante, lo anterior, se sabe que cada ser humano posee una impronta genética que nos hace diferentes uno de otros, de ahí la mayor o menor susceptibilidad a responder a determinados agente. En el pasado se pensó que el embrión y el feto estaban protegidos de los insultos morfogenéticos, debido a la presencia de la barrera feto-placentaria, pero hoy se sabe que no es así, ya que muchas substancias o agentes, como los infecciosos, pasan relativamente fácil a través de esa barrera.

La dosis del agente recibido por la madre es un factor determinante. La hipótesis del umbral señala que existe un límite, por debajo del cual no ocurre efecto adverso en el feto, pero, sin embargo, por encima de esa dosis determinada como umbral, se empiezan a observar los efectos teratogénicos exógenos o endógenos. Si el teratógeno encontró condiciones propicias (susceptibilidad, periodo clítico del desarrollo, y, dosis por encima del umbral), entonces podría observarse muerte embrionaria o fetal, retardo del crecimiento y/o malformaciones. Se ha identificado un patrón de malformaciones específicas para cada teratógeno en particular, explicándose por el hecho de que varios de los agentes pueden actuar a través de las mismas vías metabólicas.

Cabe recordar que cualquier formación no usual en el crecimiento fetal, se denomina "dismorfogenesis". Los defectos en la morfogénesis pueden ser explicados por alteraciones en la formación tisular, por fuerzas mecánicas o por ruptura de la continuidad del tejido, y se puede presentar como una malformación, una deformación, una disrupción o una displasia (Fig. 2-4).

Malformación: cambios que ocurren durante la vida intrauterina, producidos por una anormalidad intrínseca del desarrollo de alguna estructura del cuerpo, debido a errores en la proliferación celular, en la diferenciación, migración, o incluso en la programación de la muerte celular y en la comunicación intercelular.

Deformación: son alteraciones causadas por un mecanismo de presión inusual sobre el feto en desarrollo, pudiendo originarse por la posición del bebé, por anomalías uterinas, presión de otro feto en los casos de embarazos múltiples, escasez de líquido amniótico o bien, por anomalías neurológicas intrínsecas que no permitan un normal movimiento articular o muscular del bebé.

Disrupción: se refiere a estructuras que venían teniendo un desarrollo normal, pero que por acción de un agente externo se produce un daño o destrucción de tejido con muerte celular, usualmente en una zona claramente delimitada que no corresponde a un área embriológica específica, observándose las áreas aledañas bien desarrolladas. Los agentes disruptivos pueden ser mecánicos (como en el caso de las bandas amnióticas), infecciones virales intrauterinas (herpes o rubéola), o isquemia tisular.

Displasia: se refiere a un defecto estructural que resulta de una organización celular anormal o función alterada, que, como norma, sólo compromete un mismo tipo de tejido en todo el cuerpo. La mayoría de estos defectos son causados por genes mutados que afectan vías intracelulares o metabólicas intermedias. Las displasias no suelen presentar anomalías grandes evidentes desde el nacimiento y suelen ir apareciendo gradualmente durante los primeros años de vida, agravándose más con el paso de los años.

Defectos al nacimiento

Los defectos al nacimiento o congénitos pueden presentarse de diversas maneras. Pueden estar solos o acompañados de otras alteraciones; en estos casos, la asociación puede ser al azar o puede tomar un patrón específico recurrente. Esto es lo que se conoce como anomalías aisladas o múltiples. Por otra parte, la severidad de ellos permite clasificarlos como anomalías mayores o menores.

Anomalía Mayor: son defectos primarios en la morfogénesis y se manifiestan como alteraciones localizadas que alteran la función, ponen en peligro la vida y por ello requiere corrección quirúrgica. Son anomalías mayores la estenosis pilórica, daños en el corazón o el labio y paladar hendido, entre muchos otros. Se cree que alrededor del 3% de los recién nacidos presentan alguna malformación mayor, pudiendo aumentar a un 5 o 6%, dado que algunas anormalidades no son evidentes desde el nacimiento y sólo se presentan meses más tarde.

Anomalía menor: son rasgos morfológicos de poca significancia para el paciente, pero que pueden ser indicadores diagnósticos de un defecto en la morfogénesis, o de un patrón específico de malformaciones. No alteran la función, no ponen en peligro la vida y, por lo tanto, no es indispensable la corrección quirúrgica. Son anomalías menores la clinodactilia, el pliegue transverso palmar, aracnodactilia, entre otras. Las malformaciones menores suelen encontrarse en menos del 4% de los individuos normales, por lo general son aisladas y pueden presentarse en familias, frecuentemente con patrón de herencia autosómico dominante. En 9 a 13% de los bebés recién nacidos se diagnostica una anomalía menor. Menos del 1 % de ellos tienen dos anomalías no relacionadas y aproximadamente, 1 de cada 2000 presenta simultáneamente tres anomalías menores no relacionadas. Se sostiene que, en todo recién nacido con tres o más anomalías menores, debe considerarse la presencia de un síndrome dismórfico.

Variante normal: se aplica para aquellos rasgos físicos que caen en el espectro de la configuración normal del ser humano, y que no corresponden a los rasgos frecuentes de la mayoría de las personas. Una variante normar puede ser el cuello corto, la implantación baja de pabellones auriculares, el pico de viuda, el doble remolino en cráneo, entre otros.

Anomalía aislada: la mayoría de las anomalías son aisladas y afectan solamente una parte del cuerpo; ocurre un defecto localizado, pero el resto del desarrollo embriológico sigue normal. Clínicamente el paciente presenta un sólo defecto que puede ser menor o mayor, siendo todo lo demás normal. Eventualmente puede encontrarse algún otro defecto mínimo sin que esto implique compromiso serio corporal o intelectual.

Anomalía múltiple: las anomalías múltiples estructurales, tienen implicaciones diferentes, tanto en etiología como en pronóstico. Por lo general, dos anomalías mayores suelen ir asociadas a otras anomalías menores, pudiendo ser al azar, pero a veces conforma patrones específicos. Dentro de las anomalías múltiples, pueden considerarse las llamadas asociaciones, complejos, secuencias y síndromes:

Asociación: se refiere a una combinación no al azar de diferentes anomalías en las que los componentes individuales suelen presentarse juntos con más frecuencia de lo esperado por simple azar. Las asociaciones de defectos congénitos suelen designarse con acrónimos formados por las letras iniciales de los hallazgos clínicos, como, por ejemplo, la asociación de VATER o VACTERRL que se refiere a defectos Vertebrales, Anales, Traqueo-Esofágicos, Anomalías Radiales, e incluso daños Cardíacos o Renales.

Complejo: son anomalías de diferentes estructuras que están en la misma región corporal durante el desarrollo embriológico. Algún evento externo afecta todas las estructuras en forma simultánea, debido a la proximidad anatómica.

Secuencia: una anomalía única da lugar a una cascada de eventos de cambios estructurales que aparentemente no están relacionados unos con otros. El defecto original suele ser una malformación, y un ejemplo lo constituye la secuencia de alteración del tubo neural, en la cual ocurre primariamente una falla en el cierre del tubo neural primitivo, permitiendo la formación de un meningocele, asociando como consecuencia hidrocefalia, alteraciones cerebrales y parálisis de los miembros inferiores.

Síndrome: es un conjunto de alteraciones que "suelen ir siempre juntas". Un síndrome dismórfico tiene un patrón específico de anomalías congénitas que se presentan siempre simultáneas en la misma forma en todos los afectados, conformando un cuadro clínico que es perfectamente reconocible y diferenciable de otros. La mayoría de los síndromes están conformados por una o dos anomalías mayores, con un número variable de anomalías menores. Ninguno de ellos es diagnóstico por separado, pero la constelación de signos si es típica y diagnóstica de cada síndrome.

Bibliografía

Mckusick-Nathans Institute of Genetic Medicine. OMIM-NCBI: Malignant hyperthermia, susceptibility to, 1 [internet]. [consultado 2 jun 2021]. Disponible en: omim entry - # 145600 - malignant hyperthermia, susceptibility to, 1; MHS1

Gómez VL, Morales HA. Reproductividad en Matrimonios Consanguíneos y Consecuencias en la Procreación. Rev Salud en Tabasco 1995; 1(2-3): 49-52.

Rodríguez M, Tamayo FM, Rivadeneira F. Agentes teratógenos y teratogenicidad. Bogotá. Universidad Javeriana 2002. Disponible en: https://www.javeriana.edu.co/documents/5782625/5901279/10+-+Teratogeno.pdf/8d22feb3-096b-4ddf-b31c-94a9bba1357c

Gómez VL, Morales HA. Análisis Cromosómico en Personas con Fallas Reproductivas. Salud en Tabasco 2007; 13(1): 573-576.

Morgan OF. Teratologla y farmacoterapia durante el embarazo. Rev Med UAS 2016; 6(1): 22-43. Disponible en: http://hospital.uas.edu.mx/revmeduas/pdf/v6/n1/teratologia.pdf

Capitulo 3

BASES MOLECULARES DE LA HERENCIA: EUCARIOTAS

Pascual Pedraza Montero
Doctor en Ciencias
Laboratorio de Biología Molecular y Farmacogenómica
Centro de Investigación de Ciencia y Tecnología Aplicada de Tabasco (CICTAT)
División Académica de Ciencias Básicas-UJAT

Introducción

La búsqueda para comprender cómo se duplican el genoma inició 5 años posteriores a la publicación de la estructura del ADN, es decir, después de 1953, con los descubrimientos de las primeras actividades enzimáticas [1]. Diversos hallazgos orientaron la investigación que descubrió la naturaleza química del ADN y las reglas para codificar la información genética, y finalmente llevaron a la propuesta de la estructura de doble hélice del ADN por Watson y Crick [2].

El alcance que ha tenido el descubrimiento del material genético y sus mecanismos de replicación y regulación, han permitido comprender a través de la genética, la forma en que los genes afectan a las células y causan o previenen enfermedades, lo cual no es tan simple como activar o desactivar genes individuales [3], así como la posible terapia mediante mecanismos génicos y la susceptibilidad a tratamientos farmacológicos dependiente del DNA.

Replicación

La replicación del genoma de una célula eucariota es un proceso complejo que requiere el ensamblaje ordenado de replisomas multiproteicos en muchos sitios cromosómicos. El proceso se controla

estrictamente durante el ciclo celular para garantizar la transmisión completa y fiel de la información genética a las células de la progenie [1]. Las ADN-polimerasas son las responsables de la síntesis del ADN, dicha función se debe al uso de un sitio activo en la adición de cualquiera de los cuatro desoxinucleósidos trifosfatos [4].
La replicación del ADN se divide en diferentes etapas [4; 5]:

- Iniciación, los mecanismos de replicación (replisomas), se ensamblan en el ADN de forma bidireccional. Los loci de ensamblaje constituyen los sitios de inicio de la replicación del ADN (orígenes de la replicación). Por lo que, el origen de la replicación del ADN es desenrollado por la ADN-helicasa replicativa.
- Elongación, en el que las horquillas de replicación copian el cromosoma usando síntesis de ADN semi-conservativa por lo que, los replisomas viajan en direcciones opuestas con las horquillas de replicación, desenrollando la hélice de ADN y sintetizando hebras de ADN hijas complementarias utilizando ambas hebras como plantillas.
- Terminación, cuando se encuentran las horquillas de replicación convergentes y conducen al desmontaje de los replisomas.

El modelo del replicón

El modelo postula que un factor de acción *trans* difusible (denominado iniciador), interactúa con un elemento de ADN que actúa en *cis* (el replicador) para originar el inicio de la replicación en un origen colindante; con la unión de los replicadores, los iniciadores sitúan DNA-helicasas, que favorecen el reclutamiento de componentes adicionales y ayudan al ensamblaje de la maquinaria de replicación (el replicón) [2].
Como se mencionó, el replicador es la secuencia del DNA que actúa en cis, sin embargo, contrasta con el origen de la replicación (pues es un sitio en físico en el ADN, además, es de destacar que el origen de la replicación suele ser parte del replicador, en eucariotas, éste origen suele ser una fracción de la secuencia del DNA; una situación similar entre el promotor transcripcional y el sitio de transcripción. Con respecto a los componentes adicionales, un elemento de suma importancia

en el modelo del replicón son las proteínas iniciadoras, las cuales van a reconocer elementos específicos del ADN convirtiéndolos en orígenes de la replicación, todas las proteínas involucradas están reguladas por la unión e hidrólisis de ATP. En células eucariotas, el iniciador es un complejo de seis proteínas llamado complejo de reconocimiento de origen (ORC, por sus siglas en inglés) [4].

Los orígenes de replicación no se activan simultáneamente. Además, diversos factores controlan el tiempo de replicación. Por ejemplo, los factores de transcripción en forma de horquilla, Fkh1 y Fkh2, son importantes para establecer el tiempo de replicación [6]. Los orígenes eucarióticos suelen estar separados por aproximadamente 30 Kb, se deben activar suficientes orígenes para garantizar que cada cromosoma se replique de manera completa en cada fase S [4].

Eventos y elementos de la replicación

Los eventos de iniciación de la replicación eucariota ocurren en momentos distintos en el ciclo celular [4]:

- En la fase celular G1 se lleva a cabo la carga de helicasas que determinan el inicio de la replicación, donde se reconoce el replicador por el iniciador eucariota (ORC) unido a ATP. Éstas helicasas cargadas solo se activan para desenrollar el ADN e iniciar la replicación después de que las células pasan de la fase G1 a la S del ciclo celular
- Conforme inicia la fase G1, ORC-origen recluta a las proteínas Cdc6 y Cdt1 (proteínas de carga de helicasa) y dos copias de la helicasa Mcm2-7 al origen.
- La hidrólisis de ATP por Cdc6 favorece la presencia del dímero cabeza a cabeza del complejo Mcm2-7 (rodean el ADN de origen bicatenario).
- Las proteínas Cdc6 y Cdt1 se liberan del origen.
- Se piensa que la hidrólisis de ORC-ATP restablece el proceso y permite que se inicie una nueva ronda de carga de Mcm2-7 al unirse el ATP al ORC.
- De acuerdo con el complejo Mcm2-7 que rodea el ADN bicatenario en lugar del ADNss, la carga de helicasa eucariota no conduce al desenrollamiento inmediato del ADN de origen
- Las helicasas cargadas son activadas por dos proteínas

quinasas: CDK (quinasa dependiente de ciclina) y DDK (quinasa dependiente de Dbf4) que se activan cuando la célula entra a la fase celular S.

- Después de la fase celular S, se produce la activación del replicador, la helicasa y el ensamblaje del replisoma.
- La fosforilación de las proteínas CDK y DDK da como resultado que las proteínas Cdc45 y GINS (complejo de cuatro subunidades Go-Ichi-Ni-San) se unan a la helicasa Mcm2-7.
- Durante los eventos de activación, se debe expulsar una hebra de ADN del canal central de cada helicasa y se deben interrumpir las interacciones entre los dos complejos Mcm2-7.
- Los tres ADN polimerasas eucariotas se ensamblan en el origen en un orden definido:
    - ADN Pol 1 se asocia con el origen al mismo tiempo que Cdc45 y el GINS antes del desenrollamiento del ADN.
    - ADN Pol d y ADN Pol a/primasa requieren el desenrollamiento del ADN antes de su reclutamiento al origen.
    - Solo un subconjunto de las proteínas que se ensamblan en el origen pasa a funcionar como parte del replisoma eucariota.
- El complejo CMG y las tres ADN-polimerasas pasan a formar parte de la maquinaria de la horquilla de replicación.
- Mecanismos de regulación:
    - La entrada en la fase S del ciclo celular se acopla con un rápido aumento en la actividad de CDK, lo que impulsa la activación de helicasas cargadas, pero al mismo tiempo previene la carga de nuevas helicasas.
    - Altos niveles de actividad de CDK presentes durante las fases S, G2 y M inhiben la función de ORC, Cdc6 y Cdt1

La separación temporal de la carga de helicasa de la activación de la helicasa y el ensamblaje del replisoma durante el ciclo celular eucariota asegura que cada cromosoma se replica solo una vez durante cada ciclo celular.

La elongación de la cadena de ADN es el siguiente paso de la replicación. Debido a la asimetría de las cadenas, se cuenta con la síntesis de la hebra adelantada (sentido 3' a 5') que puede transcurrir por simple avance de la polimerasa a lo largo del molde, a la par que avanza la horquilla y la hebra retardada que se expone en sentido 5' a 3', por lo que no puede actuar como molde a medida que avanza la horquilla. [7]. Los organismos resuelven el problema de la replicación final de diversas formas. Una solución es utilizar una proteína en lugar de un ARN como cebador para el último fragmento de Okazaki en cada extremo del cromosoma [4].

El mecanismo propuesto para la solución de la síntesis discontinua de la hebra retardada: cada fragmento de Okazaki corresponde a una porción de dicha hebra, cuya síntesis sólo comienza cuando el avance de la horquilla ha liberado suficiente longitud de DNA monocatenario (para que la polimerasa lo utilice como molde, en sentido 3' a 5'), es decir, que la hebra sencilla forme un bucle para permitir la síntesis en el sentido 5' a 3' propio de la polimerasa. La "proteína de cebado" se une a la plantilla de la hebra rezagada y usa un aminoácido para proporcionar un OH (típicamente una tirosina) que reemplaza al 3'-OH que normalmente proporciona un cebador de ARN. [4; 7].

Para completar la síntesis de la hebra retardada deben unirse los fragmentos de Okazaki. Este proceso, se denomina maduración y no es más que la eliminación de los cebadores, la elongación del fragmento adyacente para rellenar con DNA el hueco dejado por cada RNA cebador y la unión o empalme de los extremos resultantes para dar una hebra continua. La maduración de los fragmentos es gracias a las ADN-ligasas [7].

Los mecanismos de la terminación de la replicación no son tan claros, sin embargo, experimentalmente se pueden enlistar algunos ejemplos:

Hay dos métodos para disipar superenrollamientos positivos: el primero implica la relajación de superenrollamientos por ADN-topoisomerasas de tipo I o tipo II. Alternativamente, toda la horquilla puede girar en el sentido de las agujas del reloj en relación con la dirección de movimiento de la horquilla [5]. Por otro lado, conceptualmente se puede mencionar:

- La finalización de la elongación de la cadena por la DNA polimerasa, se verifica en las dos horquillas de replicación de cada replicón, previsiblemente cuando en su avance alcancen a las horquillas respectivas de replicones adyacentes [7].

- La replicación de los telómeros es el proceso más conocido como parte de la terminación de la elongación. Cuando la telomerasa actúa en el extremo 3' del telómero, se extiende solo una de las dos hebras del cromosoma. Al proporcionar un extremo 3' extendido, la telomerasa proporciona una plantilla adicional para la maquinaria de replicación de la hebra rezagada. La telomerasa permite que los extremos del cromosoma (llamados telómeros) actúen como un origen único de replicación. Al extender los 30 extremos del telómero, la telomerasa elimina la pérdida progresiva de extremos cromosómicos que causaría la síntesis de ADN convencional mediante la maquinaria de horquilla de replicación. Las proteínas unidas al ADN telomérico actúan para regular la actividad de la telomerasa y protegen los extremos de los cromosomas de la degradación y recombinación [4].

Transcripción y sus mecanismos

Se define como transcripción al proceso encargado de la síntesis de una molécula de RNA a partir de la información genética contenida en la región codificante de un DNA. Por lo que se genera una copia de RNA a partir de un molde de ADN [7]. En eucariontes, hay tres tipos de polimerasas de RNA: I, II y III. La RNA-pol II resulta ser la más importante, pues es la encargada de transcribir los genes que originan las proteínas y algunos RNAnp; la RNA-pol I y RNA-pol III transcriben sólo genes de RNA [8].

El promotor central de las eucariotas (RNA-pol II) tiene típicamente 40-60 nucleótidos de longitud y se extiende hacia arriba o hacia abajo desde el sitio de inicio de la transcripción [8]. Los elementos con los que cuenta son [4]:

- El elemento de reconocimiento TFIIB (BRE)
- El elemento TATA (o caja)
- El iniciador (Inr): es el elemento más común, que se encuentra en combinación con TATA y DPE.
- Los elementos promotores aguas abajo (conocidos como DPE, DCE y MTE). Normalmente,

un promotor incluye algún subconjunto de estos elementos. Así, por ejemplo, los promotores normalmente tienen un elemento TATA o un elemento DPE, no ambos.

Eventos en la iniciación de la transcripción [4].

1. Unión del promotor (secuencia de ADN) a la ARN polimerasa junto con los factores de iniciación requeridos, lo que da origen al complejo promotor-polimerasa, llevando a cambios estructurales, que son necesarios para proceder a la iniciación. La ARN polimerasa se une en una orientación definida (la misma hebra se transcribe conforme al promotor dado).
2. Desenrollamiento del ADN.
3. Generación de la horquilla o burbuja de transcripción ocasionado por la ruptura de los pares de bases.
4. Adición de nuevos ribonucléotidos en dirección 5' a 3', en el extremo 3' de la cadena en crecimiento. Solo una de las cadenas de ADN actúa como plantilla sobre la que se construye la cadena de ARN.

La elección del promotor determina qué tramo de ADN se transcribe y es el paso más común en el que se impone la regulación.

Etapas de la transcripción:

1. Iniciación: Requiere la separación de las hebras del DNA en un pequeño tramo (de unos 10 nucleótidos) cercano a la secuencia del promotor basal, para permitir que la RNA polimerasa sintetice un fragmento corto de RNA por emparejamiento con la hebra molde, formándose una horquilla o burbuja de replicación [7]. Se pueden identificar 4 fases:

   a. *Formación del complejo de iniciación:*
   Se han propuesto dos modelos para el mecanismo de formación del complejo de iniciación: 1) modelo del holoenzima, en el que la RNA-pol-II se une previamente a los TF y luego el conjunto se une al promotor y 2) modelo escalonado, en el que los TF se van asociando a la región promotora uno a continuación del otro y en un cierto orden, y la polimerasa se une al final [7].

El conjunto completo de factores de transcripción generales y polimerasa, unidos en el promotor y preparados para la iniciación, se denomina complejo de preiniciación; se inicia cuando el elemento TATA es reconocido por el factor de transcripción general llamado TFIID (*transcription factor* y II por la polimerasa II; es un factor crítico en el reconocimiento del promotor y el establecimiento del complejo de pre-iniciación). El complejo TBP-ADN resultante proporciona una plataforma para reclutar otros factores de transcripción generales y la propia polimerasa al promotor [4].

La caja TATA alinea a la polimerasa de RNA a través del factor TFIID y otros factores, de tal modo que se garantiza iniciar en el punto correcto; el sitio Inr proporciona el elemento de posicionamiento, y TFIID se une a través de uno o más TAF que reconocen el Inr de manera directa [8].

b. *Desnaturalización del promotor:* en esta etapa se desenrollan y separan las dos hebras de ADN para exponer las bases molde para la RNA-pol; además, se genera la burbuja de transcripción (también conocido como complejo abierto) que generará la síntesis de la cadena de RNA. Para ello, se requiere una actividad helicasa de ADN, presente en dos de los factores de transcripción, TFIIF y TFIIH, con un gasto energético (hidrólisis del ATP). Otro factor, el TFIIE, estabiliza la región desnaturalizada del promotor (papel en cierto modo similar al ejercido por la RPA en la replicación [7].
c. *Formación de los primeros enlaces fosfodiester:* El enlace fosfodiester inicial se forma entre dos ribonucleótidos, a partir de sus NTP en forma libre [7].
d. *Liberación del promotor, transición de la iniciación a la elongación:* En eucariotas la transición viene marcada por la fosforilación del dominio CTD (dominio carboxiloterminal) de la RNApol-II; en la fase de iniciación participa la forma no fosforilada, mientras en

la de elongación lo hace la fosforilada por el factor de transcripción TFIIH y el factor de elongación P-TEFb. Por lo que, la RNApol-II se desprende de la mayor parte de los TF (lo que se denomina liberación del promotor) y comienza a desplazarse a lo largo del DNA [7].

2. Elongación: Este proceso ocurre en el sentido de 5′ a 3′, y el CTD (dominio carboxiloterminal) de la subunidad mayor de la polimerasa de RNA II resulta ser importante para el crecimiento del transcrito (en la fase de iniciación de este segmento no está fosforilado). Durante el crecimiento del transcrito éste se fosforila en los residuos de aminoácidos de prolina, serina y treonina, que permite mantener su actividad y movilidad a lo largo de la lectura de la cadena de molde del DNA. Así, cuando hay unos 30 nucleótidos sintetizados, se añade un nucleótido modificado como protector, la 7-metilguanina (m7 Gppp) al extremo 5′ [8]. Para que la elongación sea eficiente se requiere, además, la participación de hasta 16 proteínas llamadas factores de elongación [7]:
   c. Estimulación de la actividad enzimática de la polimerasa: factores ELL, CSB y SIII (o elonguina).
   d. Mantenimiento del estado fosforilado del CTD: además del factor de iniciación TFIIH, también lo fosforila el factor de elongación P-TEFb. Cuando el CTD está desfosforilado, se inhibe la elongación.
   e. Regulación de la procesividad de la polimerasa: TFIIS reduce las pausas transitorias de la RNApol, que pueden ser causa de una terminación prematura. También interviene DSIF.
3. Terminación: ésta etapa parece estar relacionada con una secuencia TTATTT. En el caso del RNAm, se corta y se le añade un segmento de adeninas (poli A) por una polimerasa de poliadenilato [8]. Existen dos modelos de terminación: a) el modelo de torpedo, el ARN transcrito aguas abajo del sitio poli-A es atacado por la ARNasa 5’ a 3’ (el torpedo), que se carga en esta transcripción desde la

propia polimerasa. Cuando ésta exonucleasa se pone al día con la polimerasa, desencadena la disociación de la plantilla de ADN y la terminación de la transcripción y b) el modelo alostérico, la polimerasa es altamente procesadora dentro del gen y luego, una vez que se transmite la señal poli-A, se vuelve menos posesiva. Esta alteración podría deberse a una modificación o un cambio conformacional. Incluso en el modelo alostérico, el segundo ARN sería degradado por la ARNasa, pero esa no sería la causa de la terminación [4].

Traducción

La traducción se basa en la síntesis de las proteínas mediante la unión covalente de aminoácidos según el orden establecido por la secuencia de nucleótidos del mRNA y de acuerdo con el código genético. Es, posiblemente, el más complejo de los procesos de síntesis, en el que participa un mayor número de macromoléculas diferentes. De modo resumido, las principales son [7]:

- Un tRNA especial para la iniciación ($tRNA_f^{Met}$ en procariotas, $tRNA_i^{Met}$ en eucariotas)
- 31 tipos de tRNA portadores de aminoácidos, en forma de aminoacil-tRNA; en las células suele haber un número superior de tRNA diferentes (desde 40 hasta 84).
- Ribosomas, formados por varias moléculas de rRNA y numerosas proteínas
- Un mRNA, de secuencia distinta para cada polipéptido sintetizado.
- Factores proteicos de inicio, elongación y terminación de la traducción

La máquina de traducción decodifica solo una parte de cada ARNm. Las regiones codificantes de proteínas de cada ARNm están compuestas por una cadena de codones contigua, no superpuesta, denominada marco de lectura abierto (ORF). Cada ORF especifica una sola proteína y comienza y termina en sitios internos dentro del ARNm. Es así que, los extremos de un ORF son distintos de los extremos del ARNm [4]. Las células eucariotas siempre usan 5'-AUG-3 como codón de inicio. El codón de inicio tiene dos funciones importantes: 1) especifica el primer aminoácido que se incorporará a la cadena polipeptídica en crecimiento y 2) define el marco de lectura para todos los codones posteriores.

Iniciación

Para la iniciación de la traducción siempre actúa como punto de inicio un codón AUG situado internamente en la molécula, para lo cual necesita ser reconocido como tal por el ribosoma y por el $tRNA^{Met}$ iniciador. El mRNA procariótico es casi siempre monocistrónico (por lo que tiene un solo codón de inicio). En eucariotas, la subunidad pequeña ya está asociada con un ARNt iniciador cuando se recluta en el extremo 5' del ARNm. Los eventos de iniciación se pueden dividir en cuatro pasos [4]:

- En primer lugar, la unión del ARNt iniciador a la subunidad pequeña siempre precede a la asociación con el ARNm.
- En segundo lugar, un conjunto separado de factores auxiliares media el reconocimiento del ARNm: el ribosoma eucariota completa un ciclo de traducción, se disocia en subunidades grandes y pequeñas libres, y cuatro factores de iniciación (eIF1, eIF1A, eIF3 y eIF5) se unen a la subunidad pequeña. Juntos, eIF1, eIF1A y eIF5 actúan para evitar la unión de subunidades grandes y la unión del ARNt al sitio A
- En tercer lugar, la pequeña subunidad ribosómica unida al ARNt iniciador explora el ARNm en busca de la primera secuencia AUG. El ARNt iniciador es acompañado a la subunidad pequeña, por la proteína de unión a GTP de tres subunidades eIF2. Al igual que IF2, eIF2 se unirá al ARNt iniciador solo en el estado de unión a GTP. El complejo entre el iniciador tRNA y EIF2 se denomina complejo ternario (TC). El tRNA iniciador está cargado con metionina, no con N-formilo metionina, y se denomina $Met\text{-}tRNA_i^{Met}$. EIF2 posiciona el $Met\text{-}tRNA_i^{Met}$ en el sitio P de la subunidad pequeña unida al factor de iniciación, lo que da como resultado la formación del complejo de preiniciación 43S (43S PIC). En una serie separada de reacciones, el ARNm se prepara para ser reconocido por la subunidad pequeña. Este proceso comienza con el reconocimiento de la tapa 5' por la proteína de unión a la tapa eIF4E. Luego se recluta una

serie de factores de iniciación adicionales. eIF4G se une tanto a eIF4E como al ARNm, mientras que eIF4A se une a eIF4G y al ARNm. La asociación de eIF4G con eIF4E es particularmente importante: el nivel general de traducción en la célula está controlado en este paso por una familia de proteínas que compiten con la unión de eIF4G llamadas proteínas de unión a eIF4E. Este complejo está unido por eIF4B, que activa la actividad ARN helicasa de eIF4A. La helicasa desenrolla cualquier estructura secundaria (como horquillas) que pueda haberse formado al final del ARNm. La eliminación de las estructuras secundarias es fundamental porque el extremo 5' del ARNm debe estar desestructurado para unirse a la subunidad pequeña.

- Finalmente, la subunidad grande del ribosoma se recluta después de los pares de bases del ARNt iniciador con el codón de inicio. El ARNm y los factores de iniciación (particularmente eIF3) unidos a la subunidad pequeña reclutan el complejo de preiniciación 43S al ARNm para formar el complejo de preiniciación 48S.

La presencia de una cola poli-A contribuye a la eficiencia de la traducción eucariota. Las interacciones están mediadas por eIF4G, que se une directamente al extremo 3' del ARNm y a la proteína de unión poli-A que recubre la cola poli-A. Estas interacciones dan como resultado que [4]:

- El ARN se mantenga en una configuración circular con los extremos 5' y 3' de la molécula muy próximos.
- La cola poli-A contribuye a la traducción eficiente del ARNm, pues a través de las interacciones mejoran varios pasos de iniciación, incluida la unión de eIF4E a la capa de ARNm y el reclutamiento de subunidades grandes.
- Las interacciones de eIF4G y la proteína de unión poli-A con el ARNm se mantienen a través de múltiples rondas de traducción. Además, esta confirmación de ARNm tiene el beneficio adicional de localizar ribosomas recientemente terminados cerca del AUG, posiblemente mejorando la reiniciación.

Elongación y terminación

Mecanismo y eventos de la elongación [7, 9]

- Ubicación del aminoacil-tRNA en el sitio A: Incorporación de aminoácidos por el espacio vacío en el sitio A por incorporación de Met-tRNAi (por emparejamiento del anticodón de su aa-tRNA con el codón correspondiente del mRNA).
- La entrada de todos los sucesivos aa-tRNA en el sitio A requiere que estén unidos al factor de elongación eEF-1A
- El factor de elongación mitocondrial (GTPasa EF T_{umt}) forma un complejo ternario con GTP y ARNt de aminoacilo y entrega este último al sitio A del ribosoma.
- Los complejos aa-tRNA:eEF-1A:GTP los que difunden al sitio A vacío del ribosoma y reconocen en él sitios de unión adecuados.
    - Ante el correcto emparejamiento entre anticodón y codón, el aminoacil-tRNA se ubica de forma estable en el ribosoma, provocando cambios conformacionales que estimulan la actividad GTPasa de eEF-1A
- Se efectúa la hidrólisis de GTP por EF por la formación de la interacción análoga de codón-anticodón, lo cual libera el factor del ribosoma.
- El factor de intercambio de nucleótidos de guanina EF Tsmt (factor de alargamiento termoestable) promueve la sustitución de GDP por GTP en EF Tumt.
- El ribosoma cataliza la reacción de transpeptidación. Resultando un complejo de pre-translocación con el sitio P ocupado por el tRNA desacilado y el sitio A que alberga el peptidil-tRNA (extendido por un residuo de aminoácido).
    - La reacción se cataliza por una peptidiltransferasa (o transpeptidasa) localizada en el rRNA 28S, componente de la subunidad grande 60S; se trata, pues, de una ribozima.
- La GTPasa EF G1 mitocondrial (factor de elongación G 1) cataliza el movimiento del ARNm por un codón en la dirección 5 ' a 3 ', resultado que el ARNt desacilado abandone el ribosoma y el peptidil tRNA

moviéndose en el sitio P, completando el ciclo. Los enlaces peptídicos se forman siempre sobre el grupo NH_2 del último aminoácido incorporado y, por tanto, la cadena polipeptídica crece desde su extremo amino-terminal hacia el carboxilo-terminal.

- ° El responsable de este desplazamiento es el tercer factor proteico de elongación, eEF-2, conocido también como translocasa.

- Al terminar la primera translocación se ha completado la primera vuelta o ciclo de elongación, llegando a una situación idéntica a la existente al comienzo: sitio A libre y sitio P ocupado por un tRNA.

Mecanismos de regulación génica

Se define como regulación génica al proceso de activación e inactivación de los genes. Se cuenta con los genes domésticos ("housekeeping genes" en inglés), que se expresan en casi todas las células requiriendo una red reguladora o una maquinaria celular que les mantiene activos, los genes específicos de tejido. Finalmente, tenemos los genes que son regulados durante el desarrollo. Se cuenta con varios tipos diferentes de regulación génica [10]. La expresión de genes eucariotas se controla principalmente en el nivel de inicio de la transcripción, aunque en algunos casos la transcripción puede atenuarse y regularse en pasos posteriores [11].

- Secuencias reguladoras de acción cis: promotores y potenciadores

Las regiones en el DNA, denominadas elementos cis-reguladores, son huellas de las proteínas trans-actuantes involucradas en la transcripción, ya sea para el posicionamiento de la maquinaria transcripcional básica o para la regulación (encender o apagar) [12]. Los genes transcritos por la ARN polimerasa II tienen dos elementos promotores centrales, la caja TATA y la secuencia Inr, que sirven como sitios de unión específicos para factores de transcripción generales [11].

- Proteínas reguladoras de la transcripción

La unión de proteínas reguladoras a las secuencias de ADN se analiza habitualmente mediante dos perspectivas basadas de experimentos: 1) con la unión de la ARN polimerasa a los promotores procarióticos y 2) con el desplazamiento de movilidad electroforética, en el que un fragmento de ADN radiomarcado se incuba con una preparación de proteína y luego se somete a electroforesis a través de un gel no desnaturalizante [11]. La regulación de la transcripción en eucariotas es el resultado de los efectos combinados de las propiedades estructurales (empaquetado del ADN) y las interacciones de proteínas llamadas factores de transcripción. La diferencia estructural más importante entre el ADN eucariota y procariota es la formación de cromatina en eucariotas [13].

- Estructura y función de los activadores transcripcionales

Las proteínas más estudiadas son los activadores transcripcionales, que, como Sp1, se unen a secuencias reguladoras de ADN y estimulan la transcripción. La caracterización molecular reveló que los dominios de unión al ADN de estas proteínas están relacionados entre sí. Los dominios de dedos de zinc contienen repeticiones de residuos de cisteína e histidina que se unen a los iones de zinc y se pliegan en estructuras en forma de bucle ("dedos") que se unen al ADN. Estos dominios se identificaron inicialmente en el factor de transcripción TFIIIA de la polimerasa III, pero también son comunes entre los factores de transcripción que regulan los promotores de la polimerasa II, incluido Sp1 [11].

- Represores eucarióticos

Los represores eucariotas se unen a secuencias de ADN específicas e inhiben la transcripción. Otros represores compiten con los activadores por unirse a secuencias reguladoras específicas. El primer represor activo de este tipo se describió en 1990 durante los estudios de un gen llamado Krüppel, que participa en el desarrollo embrionario de *Drosophila*. Los objetivos funcionales de los represores también son diversos. Algunos represores inhiben la transcripción al interactuar con factores de transcripción generales, como TFIID; se cree que otros interactúan con proteínas activadoras específicas. [11].

Bibliografía

[1] Kelly, T. (2017). Historical Perspective of Eukaryotic DNA Replication. *Advances in experimental medicine and biology*, 1042, 1–41. https://doi.org/10.1007/978-981-10-6955-0_1

[2] Ekundayo, B., & Bleichert, F. (2019). Origins of DNA replication. *PLoS genetics*, 15(9), e1008320. https://doi.org/10.1371/journal.pgen.1008320

[3] Gonçalves, G., & Paiva, R. (2017). Gene therapy: advances, challenges and perspectives. Einstein (Sao Paulo, Brazil), 15(3), 369–375. https://doi.org/10.1590/S1679-45082017RB4024

[4] Watson, J. D., Baker, T., Bell, S., Gann, A., Levine, M. & Losick, R. (2013). Molecular biology of the gene. Pearson.

[5] Dewar, J. M., & Walter, J. C. (2017). Mechanisms of DNA replication termination. Nature reviews. *Molecular cell biology*, 18(8), 507–516. https://doi.org/10.1038/nrm.2017.42

[6] Kang, S., Kang, M. S., Ryu, E., & Myung, K. (2018). Eukaryotic DNA replication: Orchestrated action of multi-subunit protein complexes. *Mutation research*, 809, 58–69. https://doi.org/10.1016/j.mrfmmm.2017.04.002

[7] Herráez, A. (2012). Texto ilustrado e interactivo de biología molecular e ingeniería genética. Elsevier

[8] Beas, C., Ortuño, D. & Armendariz, J. (2009). Biología molecular: fundamentos y aplicaciones. McGraw Hill

[9] Kuzmenko, A. V., Levitskii, S. A., Vinogradova, E. N., Atkinson, G. C., Hauryliuk, V., Zenkin, N., & Kamenski, P. A. (2013). Protein biosynthesis in mitochondria. Biochemistry. Biokhimiia, 78(8), 855–866. https://doi.org/10.1134/S0006297913080014

[10] Bodine, D.M. (Sin fecha). Regulación génica. National Human Genome Research Institute. https://www.genome.gov/es/genetics-glossary/Regulacion-genica

[11] Cooper, G.M. (2000). Regulation of Transcription in Eukaryotes. National Human Genome Research Institute. https://www.ncbi.nlm.nih.gov/books/NBK9904/.

[12] Riethoven J. J. (2010). Regulatory regions in DNA: promoters, enhancers, silencers, and insulators. *Methods in molecular biology (Clifton, N.J.)*, 674, 33–42. https://doi.org/10.1007/978-1-60761-854-6_3

[13] Phillips, T. & Shaw, K. (2008) Chromatin Remodeling in Eukaryotes. Nature Education 1(1):209

Capitulo 4

HERENCIA AUTOSÓMICA DOMINANTE

Introducción

El ácido desoxirribonucleico (ADN), de acuerdo a James Watson, es una estructura de doble hélice, cuyo esqueleto está constituido por azúcar-fosfato como parte exterior de la hélice, mientras que las bases nitrogenadas se encuentran en el interior en forma de pares, unidos por puentes de hidrógeno que mantienen juntas a las cadenas de ADN.

La unión de un azúcar (desoxirribosa) con una base nitrogenada da lugar a la formación de un nucleósido. La unión se realiza mediante un enlace N-glucosídico entre el átomo de carbono carbonílico de la pentosa (carbono 1') y uno de los átomos de nitrógeno de la base nitrogenada, el de la posición 1 si la base es pirimídica o el de la posición 9 cuando es base púrica. El enlace N-glucosídico es una variante del tipo más habitual de enlace glucosídico (Oglucosídico), que se forma cuando un hemiacetal intramolecular reacciona con una amina, en lugar de hacerlo con un alcohol, liberándose una molécula de agua. Los nucleósidos en estado libre sólo se encuentran en cantidades mínimas en las células, generalmente como productos intermediarios en el metabolismo de los nucleótidos. Existen dos tipos de nucleósidos: los ribonucleósidos, que contienen β-D-ribosa como componente glucídico, y los desoxirribonucleósidos, que contienen β-D-desoxirribosa.

La unión de un nucleósido (azúcar-base nitrogenada) con un grupo fosfato da lugar a la formación de un nucleótido (grupo fosfato-azúcar-base nitrogenada). Esta unión, en la que se libera una molécula de agua, puede producirse en cualquiera de los grupos hidroxilo libres de la pentosa, pero como regla general tiene lugar en el que ocupa la posición 5'; es decir, los nucleótidos son los 5' fosfatos de los nucleósidos correspondientes. El ADN es una secuencia de nucleótidos. Los nucleótidos, por otro lado, son moléculas muy importantes, porque, además de constituir a los ácidos nucleicos (ADN y ARN), intervienen en el proceso de acoplamiento energético entre las reacciones que producen y las que consumen energía, pero también, actúan como señales químicas en los sistemas de comunicación celular.

Gen

El gen es una secuencia de nucleótidos contiguos en la molécula de ADN, que puede ser grande o pequeño, que tiene la capacidad de formar un polipéptido determinado. El término polipéptido designa a una cadena de aminoácidos, los cuales son un conjunto de 20 tipos distintos de moléculas y constituyen las piezas básicas para construir proteínas, de manera que, cuando el polipéptido es suficientemente grande y tiene una estructura tridimensional única y estable, se habla de una proteína. La secuencia de aminoácidos que forma una proteína está codificada en un gen. Aunque muchas proteínas se conforman de un solo polipéptido, algunas están conformadas de varios polipéptidos.

Cuando el señor Gregorio Mendel se refirió a los "factores" como responsables de la transmisión de los caracteres de una generación a otra, estaba aludiendo a lo que hoy se conoce como "gen". Mendel concebía a estos "factores" como una unidad de función, de estructura y de transmisión, susceptibles a modificarse y de evolucionar (mutación), distribuidos y ordenados en estructuras que hoy conocemos como cromosomas. Wilheim Johannsen fue quien, en 1909, acuñó la palabra "gen" derivada de un vocablo griego cuyo significado es "generar", refiriéndose a la unidad física y funcional de la herencia. Para los años 50 se empezó hablar de un concepto de gen muy diferente, y que estaba relacionado con la naturaleza molecular o estructural de ese gen; este concepto se refería al gen como la cadena de ADN que dirige la síntesis de una proteína. En la actualidad se sabe que existen genes que codifican más de un polipéptido y que una proteína puede ser codificada por el conjunto de diferentes genes.

Mutación

Una mutación es un cambio en la secuencia del ADN, como resultado de errores en la copia del ADN durante la división celular, la exposición a radiaciones ionizantes o a sustancias químicas denominadas mutágenos, o infección por virus. Las mutaciones de importancia para la descendencia son las que se producen en las células germinales, dando lugar a cambios en la expresión de los genes, causando enfermedad, o bien, ser silentes. Las mutaciones las podemos heredar de nuestros progenitores, o bien, ser de novo, es decir, sin que exista antecedentes en la familia de dicho cambio en el ADN.

Las mutaciones pueden ser de tres tipos:

1. Molecular. Son mutaciones que afectan la constitución química de los genes.
2. Cromosómico. Se observa como alteración estructural en la región de un cromosoma.
3. Genómico. Afecta al conjunto del genoma, dando como resultado múltiplos del número haploide cromosómico (n= 23 cromosomas).

Las mutaciones de tipo molecular, se dan durante el proceso de replicación del ADN, y no todos los errores persisten, ya que existen mecanismos de reparación altamente eficientes para subsanar el daño. La velocidad de la reparación del ADN va a depender de muchos factores, como el tipo de célula, edad de la misma y el ambiente extracelular. En una célula con mutaciones extensas, los mecanismos de reparación pueden no ser tan eficiente y la célula puede entrar a tres posibles estados: senescencia, un estado irreversible de inactividad; apoptosis o muerte celular programada; carcinogénesis, o formación de cáncer. Se considera que en cada generación el genoma humano acumula aproximadamente entre 1 y 2 mutaciones

Las mutaciones cromosómicas son cambios producidos en la estructura normal de los cromosomas. No cambia el número total de cromosomas, pero sí la secuencia de nucleótidos en el ADN, y como consecuencia, el mensaje transcrito al ARN mensajero. Uno o más cromosomas se ven modificados en algún segmento de su morfología, provocando cambios en la estructura de varios genes y en la expresión de los mismos. En la mayoría de los casos, las alteraciones estructurales son esporádicas, es decir, tienen poco riesgo de presentarse en otros miembros de la familia, aunque existen casos en los que hay predisposición cromosómica, como, por ejemplo, las translocaciones heredadas, en las cuales el individuo portador puede transmitirla a sus descendientes.

Las mutaciones de tipo genómica son todas aquellas variaciones estables que se producen en el ADN de una persona, afectando el número de cromosomas, pudiendo ser de dos tipos: aneuploidia y euploidia.

Aneuploidia: la no disyunción es el mecanismo de aberración cromosómica de tipo numérica más frecuente. Durante anafase ocurre la división longitudinal del centrómero y la separación de las cromátidas hermanas de cada uno de los 23 pares de cromosomas (disyunción), sin embargo, existe la posibilidad de que uno o más cromosomas no experimenten la disyunción, ocasionando que resulten células con cromosomas de más (trisomía) o de menos (monosomía), constituyendo aberración cromosómica en el número conocida como aneuploidia.

Euploidia: el número de cromosomas de una persona es de 46: 22 pares son autosomas (similares en el hombre y la mujer), y un par sexual, XX o XY. Se denomina número haploide cromosómico a la mitad del número normal de cromosomas, y se acostumbra representarlos como n=23. El número diploide cromosómico son los 46 cromosomas de la persona y se representa como 2n=46. La mutación genómica implica al número haploide cromosómico (n=23), pudiendo presentarse en las personas conjuntos de cromosomas, múltiplos del número haploide, es decir, tres veces 23 (69 cromosomas), cuatro veces 23 (92 cromosomas), y más. A la formación de estos números no usuales de cromosomas se les llama euploidias. La euploidia puede ser monoploidia, cuando la persona solo tiene un cromosoma de cada uno, es decir un complemento haploide (n=23), y poliploidía, con varios complementos de cromosomas homólogos, triploidía, tetraploidía.

Cromosoma

El cromosoma es una estructura ordenada del ADN ubicado dentro del núcleo de las células humanas y comprende una única cadena de DNA en doble hélice. Esencialmente son dos tipos de cromosomas visualizados en el núcleo de las células cuando éstas se encuentran en metafase: autosomas y gonosomas.

Heinrich Wilhelm Gottfried, patólogo alemán, definió y acuñó en 1888 el término cromosoma, favoreciendo con ello el desarrollo y aplicación de técnicas citológicas como la tinción basada e anilinas, permitiendo el estudio y la observación más detallada de los mismos.

En 1956, Tjio y Levan desarrollaron las técnicas de análisis cromosómico y determinaron que el número de cromosomas en la especie humana es de 46. Dos de estos cromosomas son los implicados en la determinación del sexo siendo iguales en la mujer (XX) y diferentes en el hombre (XY).

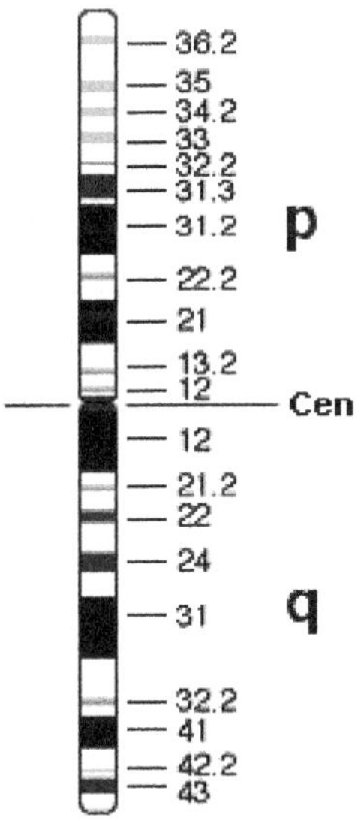

FIG 4-1 El centrómero de un cromosoma sirve de límite para diferenciar al brazo corto y brazo largo, así como regiones y subregiones para señalar la ubicación de un gen.

Los cromosomas se encuentran divididos por el centrómero en brazo corto y largo (p y q). Cada brazo, para su estudio, se divide en regiones (primer número después de p o q) y éstas regiones, a su vez, en bandas, las de referencia son las bandas G claras y oscuras, y son el segundo número después del indicativo del brazo (Fig. 4-1). El espacio que ocupa un gen en el cromosoma se llama locus. Para referirse al locus de un par de cromosoma se denomina loci (plural de locus). En el complemento cromosómico de las personas hay dos cromosomas de un mismo número, por lo tanto, el número de genes de uno de los cromosomas es similar al número de genes del cromosoma homólogo, desde este punto de vista se dice que, el gen de un locus específico de un cromosoma es "alelo" de un gen similar en el locus correspondiente del cromosoma homólogo. Para cada locus pueden existir varios alelos posibles que pueden tener distintas formas, funciones y consecuencias. Cuando los genes se encuentran muy próximos, es menos probable que se separen en el entrecruzamiento, es decir, no se segregan en forma independiente sino en bloque. Se denominan grupos de ligamiento al conjunto de genes situados en locus próximos que se transmiten en conjunto.

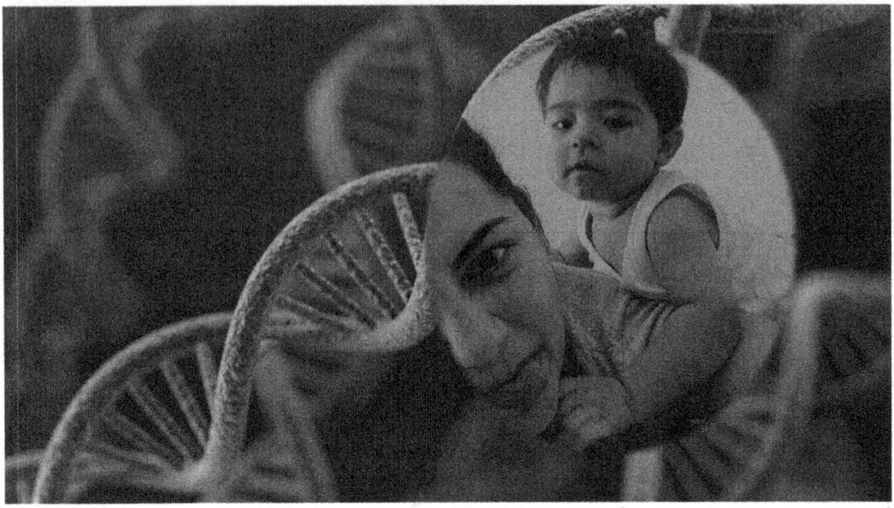

FIG 4-2 El fenotipo de una persona es consecuencia de su genotipo, o sea, el genotipo está representado por el ADN contenido en el núcleo de las células. La expresión del genotipo son las características físicas de la persona.

Al conjunto de genes en el organismo de una persona se le llama genotipo, y si hablamos en plural, refiriéndonos al conjunto de los seres vivos, le llamamos genoma. El genotipo se expresa en los rasgos físicos de una persona, manifestación que se conoce con el nombre de fenotipo (Fig. 4-2). El fenotipo lo podemos ver, no así al genotipo.

Del par de genes localizados en el loci de cromosomas homólogos, cada uno de ellos puede tener distinta expresión: dominante o recesiva. El carácter dominante de un gen predomina en su expresión sobre el carácter recesivo de otro gen. Cuando en un par de genes (alelos) de una persona, uno es de carácter dominante y el otro recesivo, se dice que esa persona es heterocigota para esos alelos. Cuando en un par de genes los dos son de carácter dominante o los dos con carácter recesivo, la persona es homocigota para esos alelos.

Cuando nos referimos a las enfermedades monogénicas en el humano se debe tener en cuenta lo siguiente: ¿el gen que se expresa para determinado padecimiento tiene carácter dominante o carácter recesivo?, ¿el gen que se expresa para determinado padecimiento se encuentra en un autosoma o en un gonosoma?, de ahí que los padecimientos monogénicos se clasifiquen en autosómico dominante, autosómico recesivo, recesivo ligado al X, dominante ligado al X, recesivo ligado al Y, dominante ligado al Y (Fig. 4-3).

Árbol genealógico

En la historia clínica de un paciente, y a través del interrogatorio, se recaban los antecedentes heredofamiliares, estos son de suma importancia pues

Patología genética

1. En autosomas:
- Autosómico dominante
- Autosómico recesivo

2. En gonosomas
- Dominante ligado al cromosoma "X"
- Dominante ligado al cromosoma "Y"
- Recesivo ligado al cromosoma "X"
- Recesivo ligado al cromosoma "Y"

FIG 4-3 Clasificación de la patología monogénica o mendeliana.

permiten identificar posibles casos de padecimiento similar en otros miembros de la familia. El árbol genealógico es una representación gráfica de esos antecedentes heredofamiliares, los cuales se organizan por generaciones y utilizando figuras geométricas. En el árbol genealógico las generaciones se consignan con números romanos, expresandose de manera gráfica la descendencia o ascendencia de una persona, así como también, se trata de demostrar el posible padecimiento relacionado con la familia.

La figura 4-4, muestra las simbologías en la representación gráfica del árbol genealógico: se observa al sexo femenino con un círculo y al sexo masculino con un cuadrado; para representar al matrimonio las figuras se unen con una línea horizontal de la cual depende la descendencia, de manera que, los hermanos constituyen esa descendencia. El rombo se utiliza para representar al número de hermanos sin especificar el sexo, siempre y cuando éstos estén sanos, porque no vale la pena representar en el árbol a cada uno de ellos. En la gemelidad es muy importante diferenciar si es monocigótica (idénticos) o dicigótica (diferentes); los símbolos en los gemelos monocigóticos se unen con una línea horizontal y ambos derivan de un solo punto en la línea horizontal de la descendencia, en tanto que, en los dicigóticos, las figuras quedan sin ser unidas pero derivadas de un solo punto en la línea horizontal de la descendencia. Los abortos se representan con un punto remarcado, y también se puede representar con

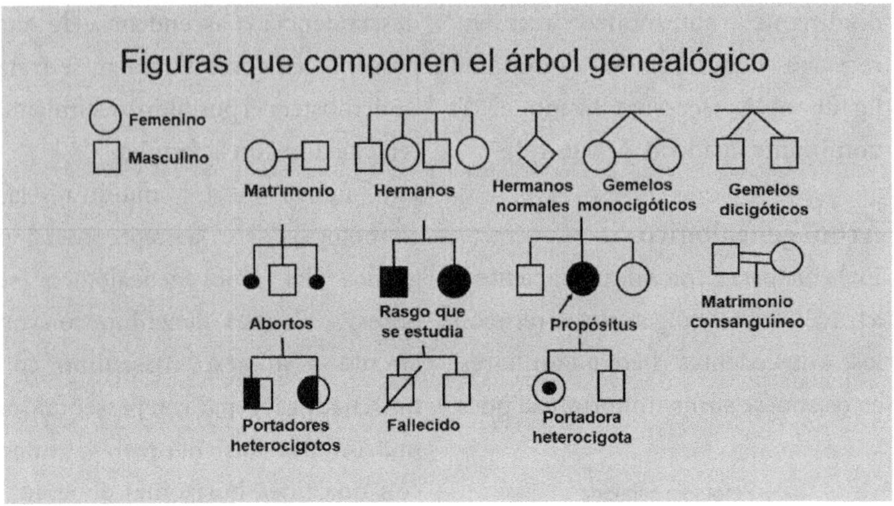

FIG 4-4 Simbología utilizada para la realización del árbol genealógico. Con la representación gráfica se puede establecer el patrón hereditario.

círculos muy pequeños o cuadrados muy pequeños con rellenos de forma, para diferenciarlos en sexo femenino y masculino. Las figuras, círculo o cuadrado, con relleno de forma (teñido en su interior), se refieren a personas con el rasgo que se está investigando, es decir, son los afectados, y como la labor investigativa del médico, de alguien tuvo que derivar, el caso motivo de consulta que dio origen a esta anamnesis familiar se le conoce con el nombre de "propósitos", "caso índice" o "probando", y a esta figura la vamos a representar con relleno de forma (teñida en su interior) y señalada con una flecha. La doble barra (dos líneas horizontales) que une al matrimonio quiere decir que se trata de matrimonio consanguíneo, y, cuando las figuras presentan relleno de forma únicamente a la mitad sugiere que estamos frente a personas que son portadoras de un gen mutado para una enfermedad autosómica recesiva. En la herencia autosómica recesiva los padres de un afectado, son sanos pero portadores del gen para esa enfermedad. Este estado de portador es muy distinto al estado de la mujer portadora para enfermedad recesiva ligada al cromosoma sexual X, en este caso, la figura que representa al sexo femenino (círculo), lleva un punto con relleno de forma en el centro; y, por último, la línea diagonal

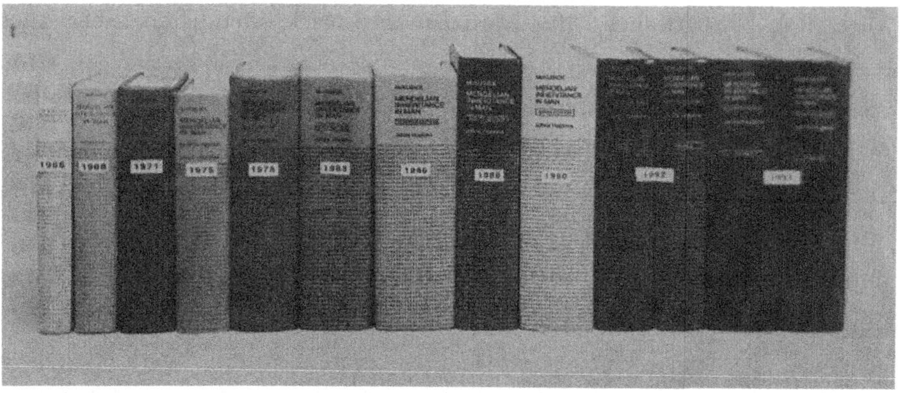

FIG 4-5 Evolución que ha seguido el catálogo "Mendelian Inheritance in Man. A catalog of human genes and genetic disorders". Versión escrita de 1966, su primera edición, a 1997 la doceava edición. Su autor, el Doctor Victor A. Mckusick, y editado por la Universidad ***Johns*** Hopkins.

que atraviesa la figura geométrica, círculo o cuadrado, identifica a la persona que ya ha fallecido. El médico puede asociar simbologías extras para evidenciar rasgos diferentes, pero cuando esto ocurra, se debe poner al pie del árbol genealógico el significado de las mismas.

Base de datos Mendelian Inheritance in Man (MIM) y su versión electrónica Online Mendelian Inheritance in Man (OMIM).

En 1966, salió a la luz pública la obra del Doctor Victor A. Mckusick "Mendelian Inheritance in Man. A catalog of human genes and genetic disorders" (Fig. 4-5). En la primera edición, de un volumen, se compiló 1487 padecimientos monogénicos: 837 con herencia autosómico dominante, 531 autosómico recesivo y 119 recesivo ligado al sexo (ligado al cromosoma sexual X). La última versión impresa de la obra se editó en el año 1997, constituida por tres volúmenes: en el primer volumen se encuentra el índice de autores y el índice de padecimientos, los volúmenes 2 y 3 constituyen el catálogo de padecimientos autosómicos y ligados al sexo. En esa edición ya se consignaba 8,587 padecimientos, 27 de ellos, ligados al cromosoma sexual "Y", y 60 con herencia mitocondrial (Fig. 4-6). La celeridad en el incrmento de la información dio lugar al nacimiento de la versión electrónica "Online

Mendelian Inheritance in Man (OMIM)". Tanto la versión escrita como la electrónica, constituyen un registro de conocimiento sobre las alteraciones génicas de las personas. Sin duda alguna, constituye un punto de conexión entre la unidad de expresión clínica y la unidad genética, en particular para la genética médica, pues la definición de mutación o lesión molecular permite un diagnóstico específico del fenotipo. Para junio de 2008, en versión electrónica, el catálogo incluía 18,756 títulos de padecimientos, de los cuales, 2,332 se corresponden con fenotipos bien descritos y bases moleculares conocidas (Fig. 4-7).

Características de la herencia autosómica dominante

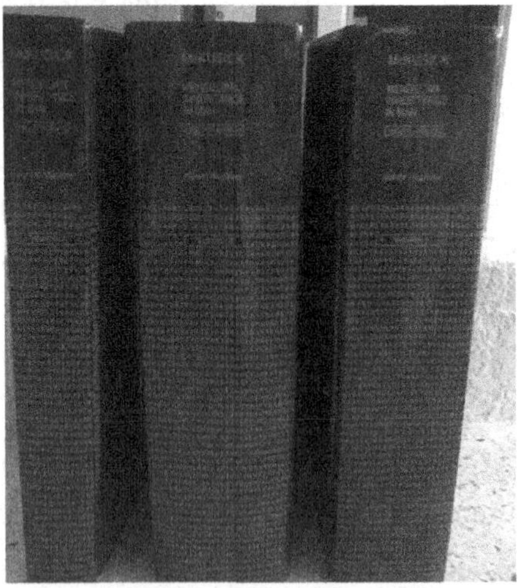

FIG 4-6 La última edición impresa (12° ed.) de la obra del Doctor Victo A. Mckusick, Mendelian Inheritance in Man. A catalog of human genes and genetic disorders", 1997.

1. El carácter aparece en todas las generaciones y se transmite por alguno de los progenitores (transmisión vertical).

Los afectados se observan en todas las generaciones hasta llegar a aquella generación en donde inició el padecimiento, distribuidos de arriba abajo, del lado del progenitor que tiene la enfermedad.

2. El carácter se manifiesta en el homocigoto y en el heterocigoto.

Lo usual es que la persona afectada sea heterocigota para el gen de la enfermedad (un gen mutado con carácter dominante), y otro gen normal (con carácter recesivo). Si con un solo gen mutado la persona expresa la enfermedad (heterocigoto), imaginemos si tuviera los dos genes mutados (homocigoto), habría mayor significancia en la gravedad del trastorno, e incluso, la persona homocigota afectada, pudiera darse el caso, de que no fuera compatible con la vida.

3. Se presenta por igual en ambos sexos.

Recordemos que el gen alterado se encuentra ubicado en uno de los 44

Base OMIM con fecha junio de 2008

Información	Autosómico	Ligados al Cromosoma X	Ligados al cromosoma Y	Mitocondrial	Total
*Gen con secuencia conocida	11,706	539	48	37	12,330
+Gen con secuencia y fenotipos conocidos	357	30	0	0	387
#Descripción fenotípica, base molecular conocida	2,109	197	2	26	2,332
%Locus o fenotipo mendeliano, base molecular desconocida	1,479	137	5	0	1,621
Otros fenotipos con sospecha de base mendeliana	1,942	140	2	0	2,084
Total	17,593	1,043	57	63	18,756

FIG 4-7 Para 2008, la base de datos de OMIM tiene registrado cerca de 19 mil padecimientos genéticos, de ellos, a más de 12 mil, se le conoce su secuencia génica.

autosomas, los cuales son similares en el hombre y la mujer, y que, por lo tanto, no tiene limitación a un sexo específico, sino que puede presentarse tanto en el masculino como en el femenino.

4. Hay transmisión directa de hombre a hombre.

Esta característica se enfatiza para diferenciarla de la herencia recesiva ligada al sexo, en donde no hay transmisión de varón a varón, y de la cual nos ocuparemos más adelante. En la herencia autosómica dominante, como los autosomas son los mismos en el hombre como en la mujer, un gen alterado en el varón puede transmitirse a ambos sexos (Fig. 4-8).

5. La persona afectada suele ser heterocigota y tiene un riesgo de 50% de heredar el carácter a su descendencia, cuando procrea con una persona normal.

Lo que ocurre casi siempre es que una persona afectada por una enfermedad autosómica dominante procree con una persona sana, y digo casi siempre porque suele también presentarse escenarios en el que procreen dos personas afectadas. En el escenario que nos ocupa, que es el más frecuente, una persona heterocigota (Aa) enferma procrea con una homocigota (aa) sana. Uno de los dos genes presentes en loci de un par de cromosomas homólogos, con la misma función, ha experimentado

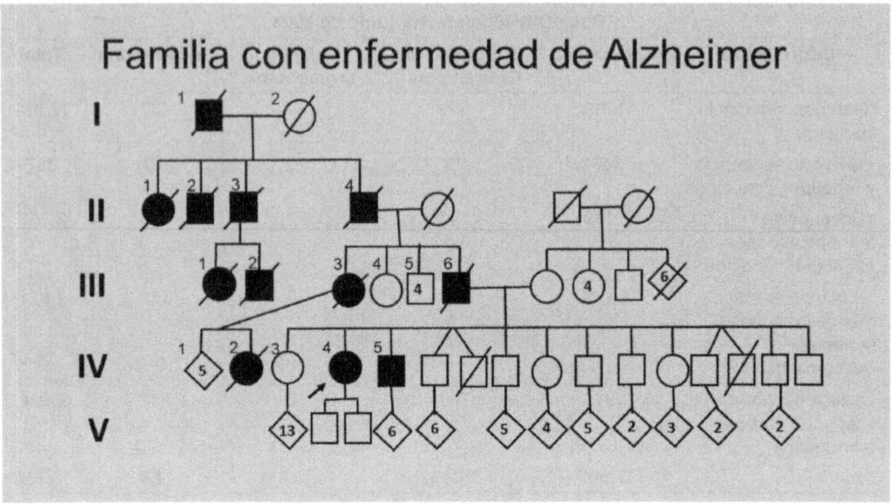

FIG 4-8 Familia con padecimiento autosómico dominante, en la que se observa cinco generaciones. En la generación número IV se identifica a la propósitus o caso índice, la cual es señalada con una flecha; a su lado un hermano con la enfermedad. Tienen el mismo padecimiento: el padre (III-6) y otros tíos paternos, todos fallecidos, el abuelo paterno (II-4) y otros hermanos del abuelo, todos fallecidos, y, el bisabuelo paterno (I-1) ya fallecido. Hay afectados hombres y mujeres en todas las generaciones, siguiendo una distribución vertical.

una mutación, y por sí solo, tiene la capacidad de expresar un trastorno; cuando es así, decimos que ese gen tiene un carácter dominante sobre su alelo que está estructural y funcionalmente normal. El par de cromosomas homólogos que contienen a los alelos (gen dominante y gen recesivo), están contenido en gametos diferentes: si se trata de un hombre, uno de los cromosomas homólogos viaja en un espermatozoide y el otro cromosoma viaja en espermatozoide diferente, y, si es mujer, uno de los cromosomas homólogos viaja en un óvulo y el otro cromosoma en óvulo diferente. Recordemos que cada gameto contiene un número haploide de cromosomas (n= 23), de manera que, si uno de los cromosomas lleva un gen defectuoso y el otro cromosoma un gen normal, tanto uno como otro, tienen la misma posibilidad de fecundar al óvulo. En la figura 4-9, se ejemplifica una mujer heterocigota afectada (Aa) con un trastorno autosómico dominante, en el que uno de sus genes presenta una mutación con expresión de dominancia, el cual aparece representado con la letra mayúscula “A”, mientras que la pareja de la mujer, hombre homocigoto sano (aa), sus dos genes funcionan de

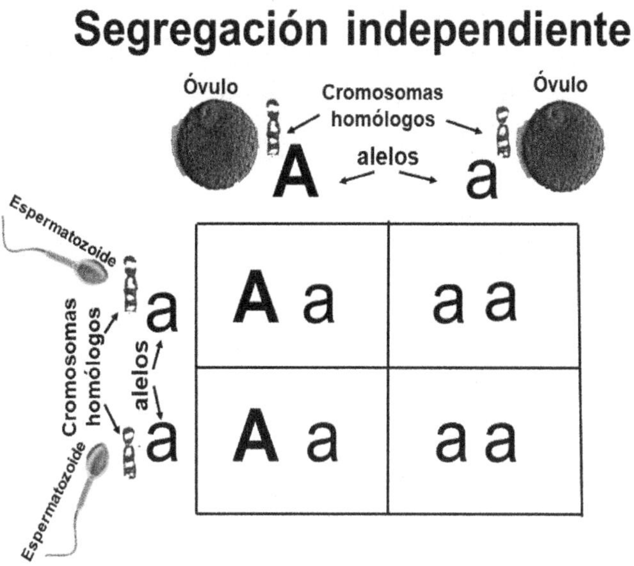

FIG 4-9 Ejemplo de una pareja en donde la mujer es heterocigota para una enfermedad autosómica dominante y el hombre es homocigoto sano. Los genes están localizados en los cromosomas y los cromosomas en los gametos. Existe el riesgo de 2 de 4 posibilidades (50%), de que el óvulo que contiene al cromosoma con el gen mutado sea fecundado.

manera normal y se consignan con las letras minúsculas "aa". En cada embarazo habrá cuatro posibilidades de segregación (independiente) de los genes que están contenidos en los cromosomas homólogos, mismos que viajan en los gametos, de manera que el riesgo de heredar el trastorno autosómico dominante a la siguiente generación será de 2/4 de esas posibilidades, es decir, un 50%.

6. Los parientes sanos de las personas afectadas no tienen hijos enfermos.

Si una persona tiene el gen dominante para la enfermedad va a estar enfermo, y, por lo tanto, también tendrá el riesgo de transmitirlo a su descendencia. Los familiares sanos no tienen el gen dominante para la enfermedad, porque si fuera el caso estarían enfermos, por lo tanto, no hay riesgo de heredar algo que no tienen.

No obstante lo mencionado hasta aquí con respecto a la herencia autosómica dominante, existen factores que pueden modificar la expresión clínica de las enfermedades, pudiendo dificultar su diagnóstico:

1. Penetrancia. Es la probabilidad de que un gen mutado tenga expresión

en el fenotipo de la persona. La penetrancia puede ser completa (100%), cuando las persona que reciben el alelo con mutación, están afectadas con la mayor parte de los datos sindromáticos, y, puede ser incompleta, cuando las personas con la mutación, no manifiestan fenotípicamente la enfermedad, pero sí pueden transmitirla a su descendencia.

2. Expresividad. Es la mayor o menor gravedad de la expresión fenotípica de la persona afectada. Personas con el mismo padecimiento pueden presentar distinta gravedad, por lo que se dice que hay expresividad variable para ese padecimiento.

3. Mutación de novo. La enfermedad, invariablemente, tiene que empezar en alguien de la familia, sin embargo, habrá casos en que una persona enferma con un trastorno autosómico dominante no tenga antecedente familiar de padecimiento similar, cuando éste es el caso, se dice que se trata de una mutación de novo, mutación fresca o nueva mutación, que se ha iniciado en esa persona en lo particular. A partir del afectado con la mutación de novo se debe considerar las características ya analizadas para la enfermedad autosómico dominante.

4. Pleiotropía. Es cuando un gen produce efectos fenotípicos diversos, afectando distintos aparatos y sistemas.

Bibliografía

González-Lamuño D., García Fuentes M. Enfermedades de base genética. Anales Sis San Navarra [Internet]. 2008 [citado 2020 mayo 08]; 31(Suppl 2): 105-126. Disponible en: http://scielo.isciii.es/scielo.php?script=sci_arttext&pid=S1137-66272008000400008&lng=es.

Guillén NE, Ballesta MMJ, López GV. Genética y enfermedad. Concepto de genética médica. Nefrología 2011; 2(1): 1-119. Disponible en: https://www.revistanefrologia.com/es-genetica-enfermedad-concepto-genetica-medica-articulo-X2013757511002585

Dallaire L, Loup HJ. (2013). Patrones mendelianos. Disponible en:

http://atlasgeneticsoncology.org/Educ/GenetFormelSpaID30025SS.html

Dexheimer, T. S. (2013). DNA repair pathways and mechanisms (Vías y mecanismos de reparación del ADN). En L. A. Matthews, S. M. Cabarcas y E. Hurt (Eds.), *DNA repair of cancer stem cells* (pp. 19-32). http://www.springer.com/978-94-007-4589-6.

Kimball, J. W. (31 de octubre de 2015). DNA repair (Reparación del ADN). En *Kimball's biology pages*. Consultado en https://www.biology-pages.info/D/DNArepair.html#DSBs.

Belmonte A. (2019). Mutaciones genómicas. Disponible en:

https://www.unprofesor.com/ciencias-naturales/mutaciones-genomicas-definicion-y-ejemplos-3385.html

Turnpenny P, Ellard S, Cleaver R. (2020). Emery's Elements of Medical Genetics and Genomics. 16th Edition. Elsevier.

Capitulo 5

ENFERMEDADES AUTOSÓMICAS DOMINANTES

SÍNDROME DE PFEIFFER

Introducción

El síndrome de Pfeiffer se caracteriza clínicamente por braquicefalia con cráneo-sinostosis de la sutura coronal, frente alta, hipertelorismo ocular, falange distal ancha del pulgar y del primer dedo del pie, sindactilia parcial de segundo y tercer dedo de manos, y segundo, tercero y cuarto dedos de los pies. Se hereda de forma autosómica dominante. Cohen en 1993 dio a conocer tres tipos de esta entidad, señalando que el tipo 2 se caracteriza por cráneo en trébol, proptosis ocular severa, daño del sistema nervioso central, sinostosis de articulación de codos, con muerte temprana. Desde 1964 a la fecha se han reportado cerca de 30 casos.

Manifestaciones clínicas

Gómez Valencia y Morales Hernández en 2004, dieron a conocer el caso de un niño de cinco años de vida, producto de la segunda gesta, padres de 19 años de edad al momento de nacer el propósitus, no consanguíneos, sin antecedentes teratogénicos ni de padecimiento similar en otros miembros de la familia. Desarrollo del embarazo normal, de término, parto terminado en cesárea por desproporción cefalopélvica. Período neonatal sin complicaciones, desconociéndose somatometría al nacimiento. Sostuvo la cabeza a los cuatro meses de vida, bipedestación a los nueve meses y deambulación a los 13 meses.

A la exploración física: peso 19.5 kg, talla 108 cm, circunferencia cefálica 52 cm. Edad aparente mayor a la real, íntegro, complexión delgada, cráneo en trébol, frente amplia y prominente, proptosis ocular, con antecedente de salida del globo ocular derecho en dos ocasiones, aplanamiento medio facial, puente nasal aplanado, paladar alto, pabellones auriculares de implantación baja y configuraciones en cruz del hélix horizontal. Cuello corto, primer dedo de manos y pies anchos de su falange distal, sindactilia parcial en manos y pies. Radiológicamente se observó cráneo en trébol, con múltiples impresiones digitales, aumento de grosor de última falange de primer dedo de manos y pies, sindactilia de segundo a cuarto dedos en ambos pies.

Etiología

Las acrocefalosindactilias son síndromes caracterizados por anormalidades del cráneo (cráneo-sinostosis), la cara (hipertelorismo, retromaxilismo), manos y pies (sindactilia ósea o cutánea). Se heredan de manera autosómica dominante, aunque también se han descrito casos esporádicos.

Este grupo de entidades incluye síndromes severos con expresividad variable y distintos grados de penetrancia.

El síndrome de Pfeiffer es una acrocefalosindactilia genéticamente heterogénea. Tres subtipos clínicos

Síndrome de Pfeiffer		
Tipo 1	Tipo 2	Tipo 3
• Craneosinostósis • Proptosis ocular • Falange distal ancha del pulgar y del primer dedo del pie • Sindactilia de grado variable en manos y pies • Inteligencia norma	• Cráneo en trébol • Proptosis ocular severa • Falange distal ancha del pulgar y del primer dedo del pie • Sinostosis radio humeral del codo • Daño severo del sistema nervioso central • Anomalías viscerales	• Craneosinostósis • Proptosis ocular severa • Sinostosis radio humeral del codo • Es común el compromiso neurológico • Anormalidades viscerales variables
Es compatible con la vida	Muerte temprana	Muerte temprana

han sido descritos basado en la severidad de la acrocefalosindactilia y de las manifestaciones asociadas. Se ha demostrado mutación génica en el receptor 1 de crecimiento fibroblástico (FGR1) mapeado en el cromosoma 8p11.22-p12. Otros casos son causados por mutaciones en el receptor-2 de crecimiento fibroblástico (FGFR-2) que se encuentra en el cromosoma 10q25-q26, lo que sugiere que el síndrome de Pfeiffer es una entidad con heterogeneidad genética, correspondiendo esta mutación a la familia original reportada por Pfeiffer en 1964, en la cual habían ocho afectados en tres generaciones, con transmisión de hombre a hombre, y cuyas manifestaciones clínicas fundamentales fueron la falange terminal del primer dedo de manos y pies cortas y anchas. El síndrome de Pfeiffer es considerado como una acrocefalosindactilia, debiendo hacerse diagnóstico diferencial con el síndrome de Apert, el síndrome de Noack, y el tipo II del síndrome de Carpenter. Cohen en 1993 mencionó que el tipo 2 del síndrome de Pfeiffer cursa con cráneo en trébol, proptosis ocular severa, daño severo del sistema nervioso central, sinostosis de codos, primer dedo de manos y pies anchos, anomalías viscerales, y muerte temprana.

Tratamiento

Para el paciente: manejo interdisciplinario de las complicaciones asociadas.

Para la familia: asesoramiento genético.

Bibliografía

Pfeiffer RA. Dominant erbliche akrocephalosyndaktylie. Z Kindarheilk 1964; 90: 301-20.

Cohen MC. Pfeiffer syndrome update, clinical subtypes, and guidelines for differential diagnosis. Am J Med Genet 1993; 45: 300-5.

Gómez VL, Morales HA. Síndrome de Pfeiffer tipo 2 con expresividad variable. Bol Med Hosp Infant Mex 2004; 61: 68-72.

Rai R, Iwanaga J, Dupont G. Pfeiffer type 2 syndrome: review with updates on its genetics and molecular biology. Childs Nerv Syst. 2019;35(9):1451-1455.

M Das J, Gossman WG. Pfeiffer Syndrome. 2019 Dec 3. StatPearls [Internet]. Treasure Island (FL): StatPearls Publishing; 2020 Jan-. Available from http://www.ncbi.nlm.nih.gov/books/NBK532882/

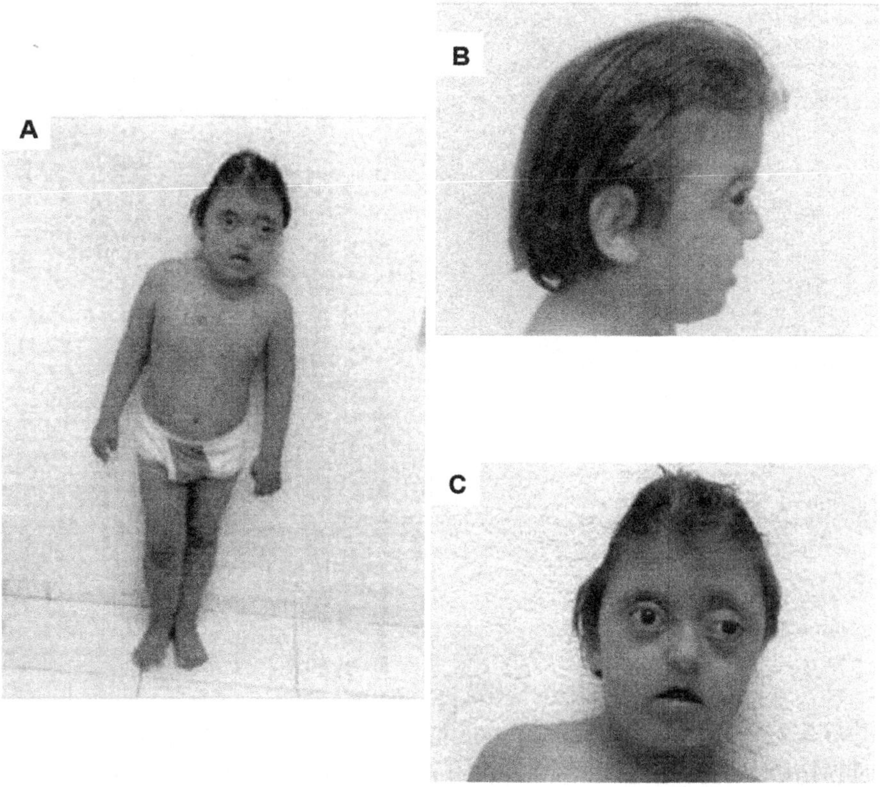

FIG 5-1 A, actitud libremente escogida, a expensas de escoliosis lumbar. **B**, perfil facial aplanado, puente nasal alto, cuello corto, implantación baja de pabellones auriculares. **C**, prominencias laterales y central del cráneo, dando la configuración de trébol, proptosis de globos oculares, frente amplia y cráneo en torre.

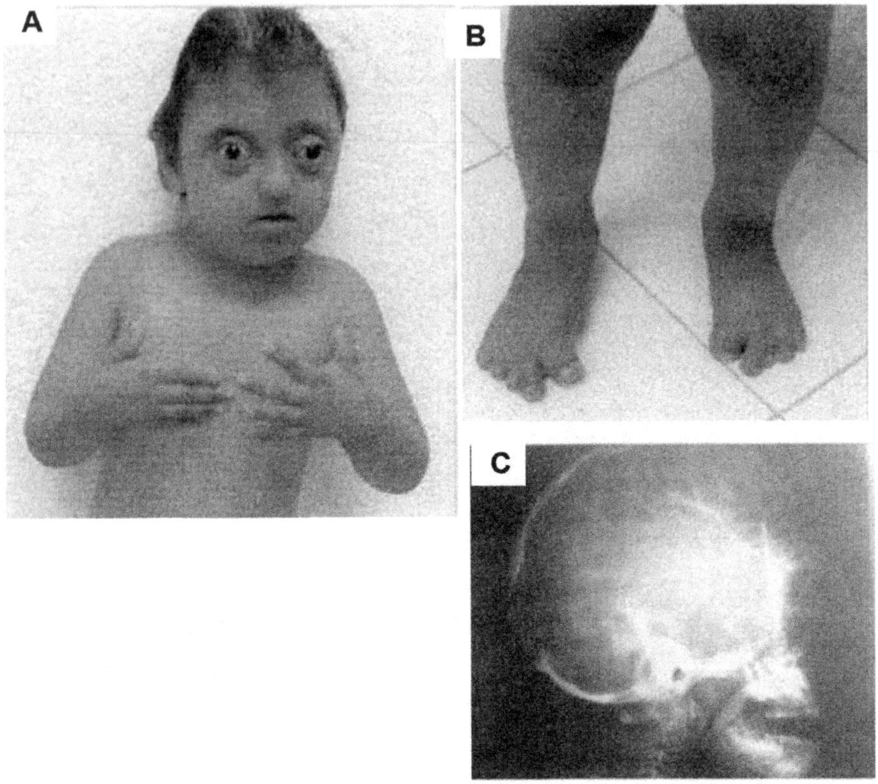

FIG 5-2 A, Ambas manos con falange terminal ancha del primer dedo. **B,** el primer ortejo del primer dedo del pie está ancho, con sindactilia cutánea parcial entre el segundo y tercer dedos. **C,** radiografía mostrando cráneo en trébol con múltiples impresiones digitales.

SÍNDROME DE EHLERS-DANLOS

Introducción

El síndrome de Ehlers-Danlos fue descrito por primera vez en 1682 por Van Meekeren, pero no fue sino hasta 1901 cuando Ehlers y en 1908 Danlos, describieron en detalle esta patología. El síndrome de Ehlers Danlos es una genodermatosis rara y compleja (grupo de dermatosis hereditarias con trastornos metabólicos), que afecta al metabolismo del colágeno y que está integrada por un grupo de trastornos caracterizados por hiperextensibilidad de la piel, laxitud articular y fragilidad de la piel y de otros tejidos conectivos (tejido de sostén y unión de otros tejidos y partes del cuerpo).

AD= Autosómica dominante. AR= Autosómica recesiva.

RX= Recesiva ligada al cromosoma X.

La prevalencia de este tipo de Ehlers Danlos varía de 1 por 50.000 a 1 por 500. 000.nacidos vivos.

Manifestaciones clínicas

Gómez Valencia y Berttolini Díaz en 1999, describieron el caso de una niña de cuatro años de edad, hija de padres jóvenes, no consanguíneos, madre de 26 años de edad y padre de 27 años, sin antecedentes teratogénicos ni de padecimiento similar en otros miembros de la familia. A la exploración física con edad aparente mayor a la real, íntegra, de complexión delgada, normocefalia, con implantación abundante de pelo de tipo ondulado, frente amplia con presencia de cicatrización apergaminada, ojos con iris azulados, pabellones auriculares con hipermovilidad, de implantación baja y con tendencia a plegarse hacia adelante, puente nasal aplanado con lóbulos anchos y narinas ante vertidas, la piel en general aterciopelada, con extensibilidad y frágil. Hiperflexibilidad articular de hombros, codos y rodillas, así como de articulaciones de manos y pies.

Etiología

La revisión más completa de este síndrome corresponde a Mckusick, quien en la doceava edición de su obra documentó 11 formas de Ehlers Danlos con diferentes patrones de transmisión hereditaria, de manera que es una enfermedad con heterogeneidad genética.

Tratamiento

Para el paciente: manejo interdisciplinario de las complicaciones asociadas.

Para la familia: asesoramiento genético.

SÍNDROME DE EHLERS-DANLOS			
Tipo	**Clínica**	**Herencia**	**Mutación**
I Grave	Hiperextensibilidad de piel, fragilidad capilar, piel como papel de cigarro, hipermovilidad articular, ruptura prematura de membranas.	AD	COL5A1
II Menos grave	Moderada extensibilidad de piel, moderada movilidad articular, varices y hernias poco frecuente,	AD	COL5A1
III Benigna familiar	Marcado incremento de la movilidad articular, luxaciones frecuentes, variable manifestaciones en la piel.	AD	Se desconoce
IV Equimótica	Equimosis a leve trauma, no extensibilidad de piel, ruptura de arterias grave.	AD AR	COL3A1 COL3A1
V Ligada al X	Afecta solo a varones. Manifestaciones similares a la tipo II.	RX	Se desconoce
VI Ocular	Severa escoliosis, luxación articular recurrente, complicaciones oculares.	AR	PLOD
VII Artrocalasia	Luxación congénita de cadera, fracturas óseas con hematomas masivos, escleróticas azules.	AD AR	COL1A1 COL1A2
VIII Periodontosis	Necrobiósis diabética, enfermedad periodontal, piel en papel de cigarro.	AD	Se desconoce
IX "Horns" occipital	"Horns" óseo a cada lado del foramen magnum, hipermovilidad articular, hiperextensibilidad de piel. Solo afecta a varones.	RX	Gen de la ATPasa
X Disfibronextinemia	Agregación plaquetaria anormal, petequias, Hiperextensibilidad de piel y articular.	AR	Se desconoce
XI Laxitud familiar	Luxación articular recurrente, manifestaciones cutáneas y osteotendinosas.	AR	Se desconoce

Bibliografía

Mckusic VA. Mendelian inheritance in man. 12° ed. Baltimore: The Johns Hopkins University Press 1998; 1-386.

Gómez VL. Berttolini DAJ, Ulloa PP. Síndrome de Ehlers-Danlos tipo II. Reporte de un caso. Col Ped Tab Mex 1999; 2: 10-12.

Olubajo F, Kaliaperumal C, Choudhari KA. Vascular Ehlers-Danlos Syndrome: Literature review and surgical management of intracranial vascular complications. Clin Neurol Neurosurg 2020;193:105775.

Palmer S, Denner E, Riglar M, Scannell H, Webb S, Young G. Quantitative measures of tissue mechanics to detect hypermobile Ehlers-Danlos syndrome and hypermobility syndrome disorders: a systematic review. Clin Rheumatol. 2020;39(3):715-725.

Riley B. The Many Facets of Hypermobile Ehlers-Danlos Syndrome. J Am Osteopath Assoc. 2020;120(1):30-32.

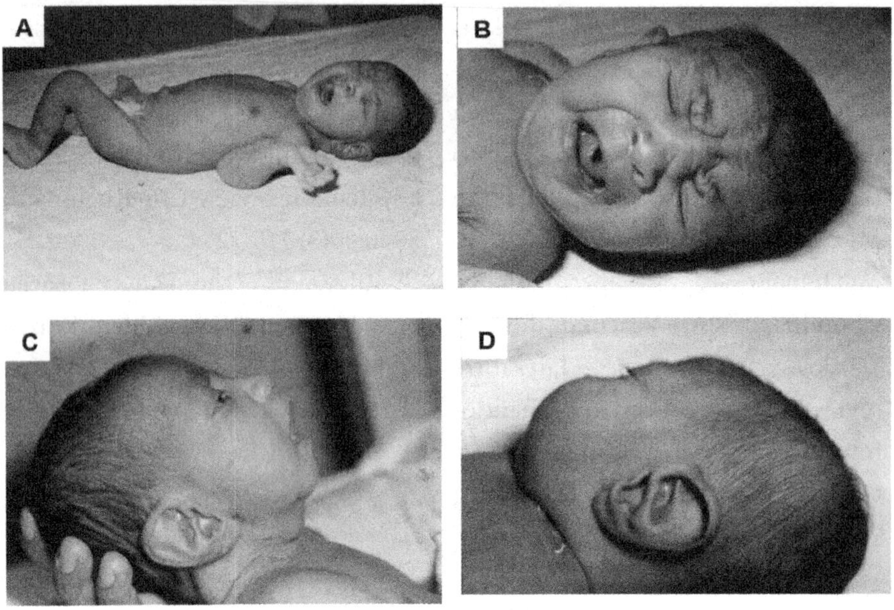

FIG 5-3 A, síndrome de Ehlers Danlos. **B**, frente amplia con piel apergaminada. **C**, puente nasal aplanado, filtrum corto, micrognatia, cuello corto. **D**, pabellón auricular de implantación baja, con cartílagos pronunciados, muy flexibles.

NEUROFIBROMATOSIS

Introducción

La neurofibromatosis o enfermedad de Von Reklinghausen fue descrita por primera vez en el año de 1982, constituyendo actualmente uno de los trastornos mendelianos más frecuentes en el hombre. De acuerdo a sus manifestaciones clínicas, la neurofibromatosis se clasifica en tipo 1 o enfermedad de Von Recklinghausen propiamente dicho, manifestándose con lesiones de piel, huesos y del sistema nervioso central a expensas de tejido glial, y la neurofibromatosis tipo 2 que consiste exclusivamente en tumores del sistema nervioso central a expensas de envolturas de los nervios.

Manifestaciones clínicas

Gómez Valencia y Santamaría Paredes en 2000, estudiaron a 10 familias con neurofibromatosis que acudieron al servicio de genética de un hospital pediátrico, tomando como criterio para establecer el diagnóstico la propuesta de Crowe consistente en: presencia de más de seis manchas café con leche mayor de 1.5 cm de diámetro, con o sin neurofibromas y asociados o no a anormalidades esqueléticas, convulsiones o retraso mental.

Los probando (casos motivos de la consulta), fueron 10 y a través de ellos, por anamnesis familiar, se supo que en cinco había antecedentes de padecimiento similar, 28 casos en total, 16 mujeres y 12 hombres, con edades que iban de los 11 meses a los 62 años. Las principales manifestaciones clínicas encontradas fueron: manchas cafés con leche en el 100% de los casos, neurofibromas en el 64% y anormalidades esqueléticas en 36%. Cuatro de los afectados presentaron alteraciones auditivas, dos con anacusia y dos con hipoacusia, cuatro más manifestaron convulsiones y en cinco se documentó retraso mental. Ninguno de los afectados presentó alteraciones oculares.

Etiología

La neurofibromatosis es un trastorno monogénico o mendeliano que se transmite en forma autosómica dominante, con un 50% de mutación de novo. El gen mutado se encuentra en la región 11.2 del brazo largo del cromosoma 17. Las manifestaciones clínicas del padecimiento pueden ser evidentes desde el nacimiento, aunque por lo general van apareciendo de manera progresiva durante el primer decenio de la vida. En los cinco casos con agregación familiar reportados por Gómez y Santamaría, la transmisión de la enfermedad mostro un patrón de herencia autosómico dominante.

Tratamiento

Para el paciente: manejo interdisciplinario de las complicaciones asociadas.
Para la familia: asesoramiento genético.

Bibliografía

Crowe FW, Schull WJ Nell JV. Clinical pathological and genetic study of multiple neurofibromatosis. Cancer 1988; 68: 1252-1259.

Gómez VL, Santamaría PHP, Cornelio NJO, Morales HA. Estudio genético en 10 familias con neurofibromatosis. Col Pediat Tab Mex 2000; 9(4): 82-85.

Pinheiro TN, Vicioni-Marques F, Fayad FT. Diagnostic sequence for early diagnosis of neurofibromatosis type 1 using NIH criteria. Stomatologija. 2019;21(2):53-56.

Bhouri R, Hebrard B, Wolkenstein P, Funalot B. [Molecular diagnosis strategies in neurofibromatosis type 1]. Ann Dermatol Venereol. 2020;147(3):247-251.

Cui Y, Li Y, Hou ZJ, Ding JW, Li DM. [Clinical features and surgical management of orbitotemporal neurofibromatosis]. Zhonghua Yan Ke Za Zhi. 2019;55(11):828-833.

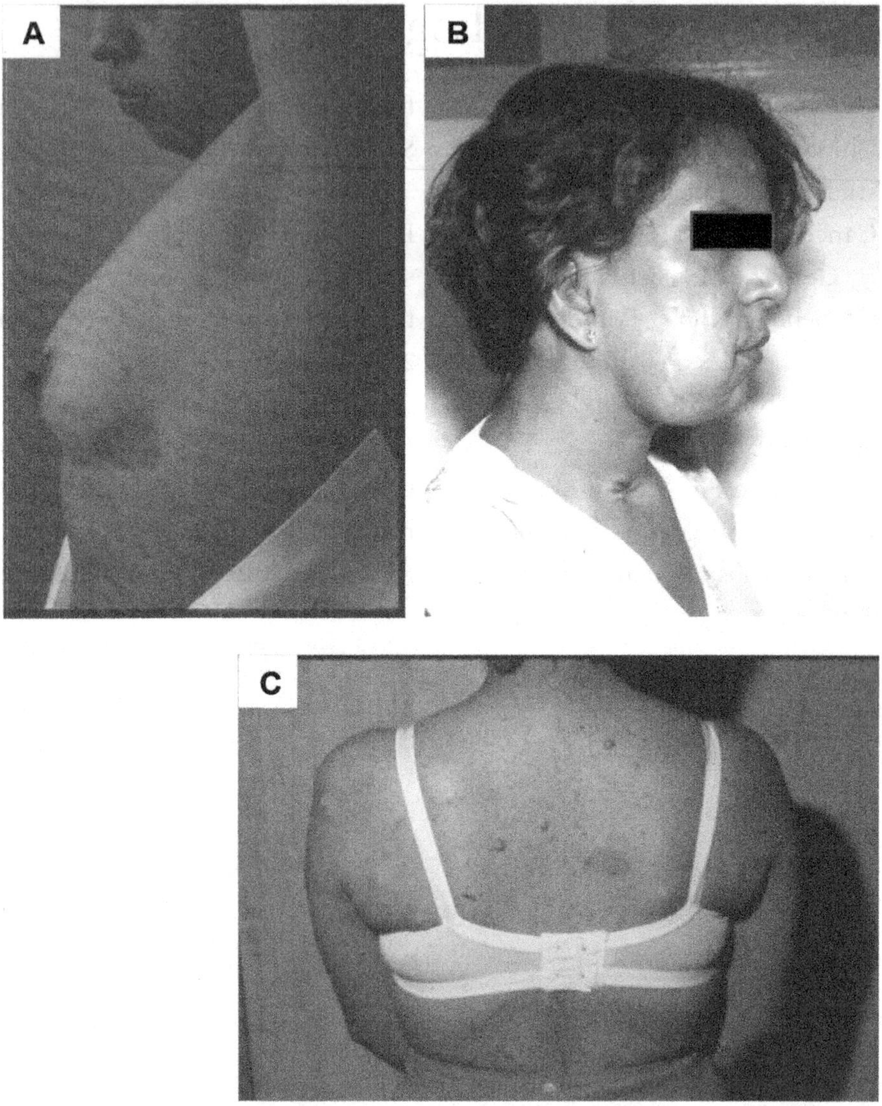

FIG 5-4 A, Mancha café con leche, mayor de 2 cm, en región inframamaria de tórax anterior. **B**, Neurofibroma en región lateral derecha en su vecindad con la mandíbula, neurofibromas pequeños en la región del manubrio esternal. **C**, neurofibromas pequeños y manchas cafés con leche en región posterior del tórax.

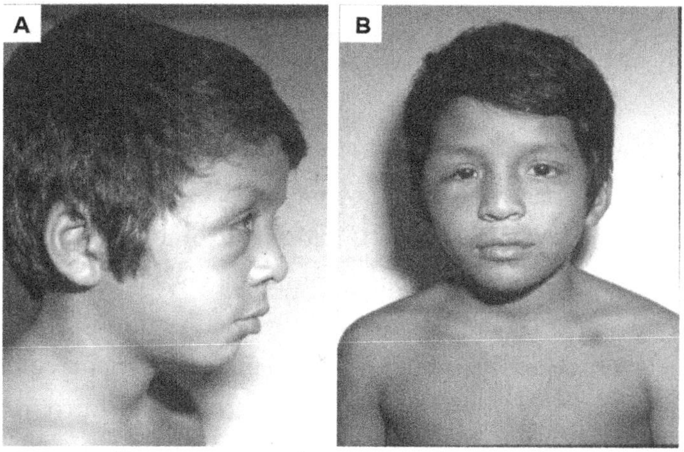

FIG 5-5 A, neurofibroma en región externa de párpado superior derecho e inferior derecho, los cuales modifican la arquitectura de la fisura palpebral derecha. **B**, mancha café con leche en tórax anterior.

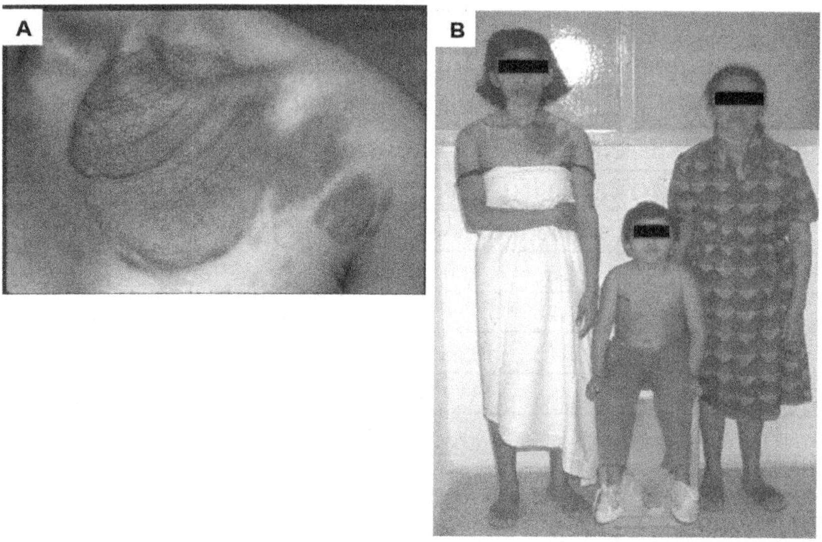

FIG 5-6 A, neurofibromas redundantes en región superior de tórax anterior de lado izquierdo. **B**, tres generaciones que ejemplifican la expresividad variable del padecimiento: abuela de 58 años de edad con escasas manchas y neurofibromas pequeños, hija de 29 años de edad con neurofibromas grandes en tórax anterior y región glútea, así como manchas color café con leche diseminadas, y el nieto de 9 años de edad, confinado a silla de rueda por la presencia de neurofibroma en columna vertebral que comprime la médula

SÍNDROME DE NOONAN

Introducción

El síndrome de Noonan se caracteriza clínicamente por anomalías faciales, cardiopatías congénitas, alteraciones del esqueleto con cortedad de talla, malformaciones de los genitales y retraso mental de leve a moderado. El diagnóstico es clínico y se basa en las características faciales, cortedad de talla y retraso mental. El diagnóstico diferencial se debe hacer con los síndromes de Turner, de pterigium múltiple, de Aarskog, Leopard, de alcohol fetal, cardio-facio-cutáneo y de Costello.

MANIFESTACIONES CLÍNICAS		
Manifestaciones	**Número**	**%**
Talla baja	18	100
Cuello corto	12	66.6
Pterigium colli	10	55.5
Facie triangular	15	83.3
Epicanto	10	55.5
Ptosis palpebral	16	88.8
Boca en carpa	7	38.8
Linfedema en manos y pies	2	11.1
Nevos de pigmentación	7	38.8
Cubitus valgus	12	66.6
Implantación baja de pelo en la nuca	7	38

Manifestaciones clínicas

Gómez Valencia y Madriñán Rivas en 2000, estudiaron a 18 pacientes con síndrome de Noonan desde el punto de vista clínico y genético. El estudio comprendió a pacientes en edad pediátrica y pacientes adultos, familiares de los propósitos, con padecimiento similar. Al analizar las manifestaciones clínicas de la enfermedad encontraron que la talla baja estaba presente en el 100% de los casos analizados, siguiendo en importancia la ptosis palpebral bilateral (88.8%), facie triangular (83.3), cuello corto (66.6%), cubitus valgus (66.0%) y pterigium colli (55.5%). En 17 pacientes (94.4%) se observó complicaciones de tipo neurológico, en 16 (88.8%) oftalmológicas, en 12 (65.0%) cardiológicas y en 18 (100%) alteraciones esqueléticas. El retraso mental lo presentaron el 72.2%, glaucoma y ptosis palpebral 11.1%. De las complicaciones cardiacas, en el 66% se documentó soplo cardiaco: en dos con estenosis de la arteria pulmonar, dos con comunicación interventricular y uno con dextrocardia. En tres casos se estableció asociación diagnóstica de síndrome de Noonan con neurofibromatosis tipo 1.

COMPLICACIONES ASOCIADAS		
Complicaciones	**Número**	**%**
Retraso mental	13	72.2
Glaucoma	2	11.1
Estrabismo	2	11.1
Criptorquidia	1	5.5
Quiste dermoide	7	38.8
Soplo cardiaco	12	66.6
CIV	2	11.1
Estenosis de la pulmonar	2	11.1
Talla baja	18	100

Etiología

La forma autosómica dominante es causada por una mutación heterocigota del gen BRAF, en la región 34 del brazo largo del cromosoma 7 (7q34), mientras que La forma autosómica recesiva del síndrome se debe a una mutación homocigota del gen LZTR1, en la región 11.21 del brazo largo del cromosoma 22 (22q11.21).

El síndrome de Noonan es un padecimiento con heterogeneidad genética, con una incidencia de 1 en 1000 a 1 en 2500 nacidos vivos. En la heredabilidad de esta enfermedad se ha observado un predominio de transmisión materna. La gran mayoría de los casos son esporádicos, explicándose esto en base a una mutación de novo. De igual manera existen comunicaciones de afectados de diferentes sexos en la misma familia y con antecedentes de consanguinidad entre los padres, lo que supone una herencia autosómica recesiva, planteándose así la heterogeneidad genética del padecimiento.

Rivera Ángles y Gómez Valencia en 2008, reportaron el caso de una familia con clara evidencia, en un árbol genealógico, de un patrón hereditario autosómico dominante. Los autores señalan que las manifestaciones clínicas de este síndrome son parecidas al síndrome de Turner, el cual es de ocurrencia femenina por falta de uno de los cromosomas sexuales X, condicionando un estado de Hipogonadismo hipergonadotrópico, con el consecuente infantilismo sexual propios de ese padecimiento. El síndrome de Noonan, por su parte, se hereda de forma autosómica dominante, debiéndose a la mutación de un solo gen, afectando a hombres y mujeres. Es interesante que, al comparar a estos dos padecimientos, presentan similitudes, no solo en el fenotipo, sino también en el perfil somatométrico, repercutiendo en el crecimiento y desarrollo.

Tratamiento

Para el paciente: manejo interdisciplinario de las complicaciones asociadas.
Para la familia: asesoramiento genético.

Bibliografía

Gómez VL, Madriñán RJE, Morales HA, Salomón CJ. Estudio clínico y genético de 18 pacientes con síndrome de Noonan. Arch Inv Ped Mex 2000; 3(11): 383-386.

Rivera AMM, Gómez VL, Morales HA, Briceño GMR. Evidencia de herencia autosómica dominante en el síndrome de Noonan. Rev la Voz del Niño 2008; 7: 15-18.

Athota JP, Bhat M, Nampoothiri S, Molecular and clinical studies in 107 Noonan syndrome affected individuals with PTPN11 mutations. BMC Med Genet. 2020;21(1):50.

Linglart L, Gelb BD. Congenital heart defects in Noonan syndrome: Diagnosis, management, and treatment. Am J Med Genet C Semin Med Genet. 2020;184(1):73-80.

Güemes M, Martín-Rivada Á, Ortiz-Cabrera NV. Genotype Expansion in Noonan Syndrome. Horm Res Paediatr. 2019;92(4):269-275.

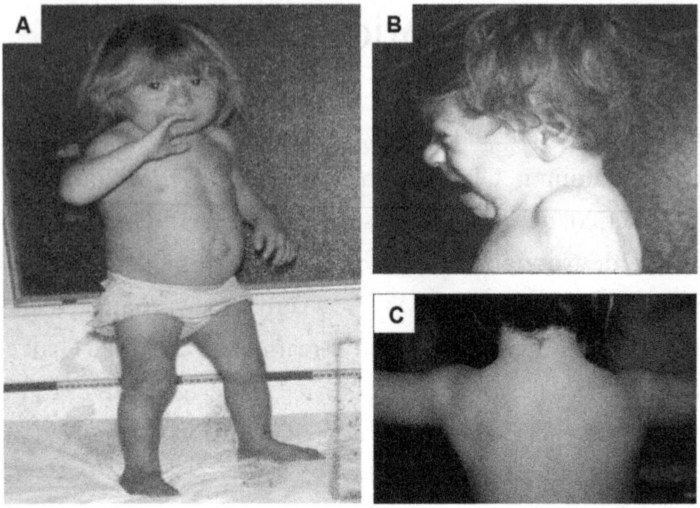

FIG 5-7 **A**, talla baja con desproporción de segmentos, abdomen globoso con protrusión de botón umbilical. **B**, cuello corto, implantación baja de pabellones auriculares, micrognatia. **C**, implantación baja de pabellones auriculares en región posterior del cuello.

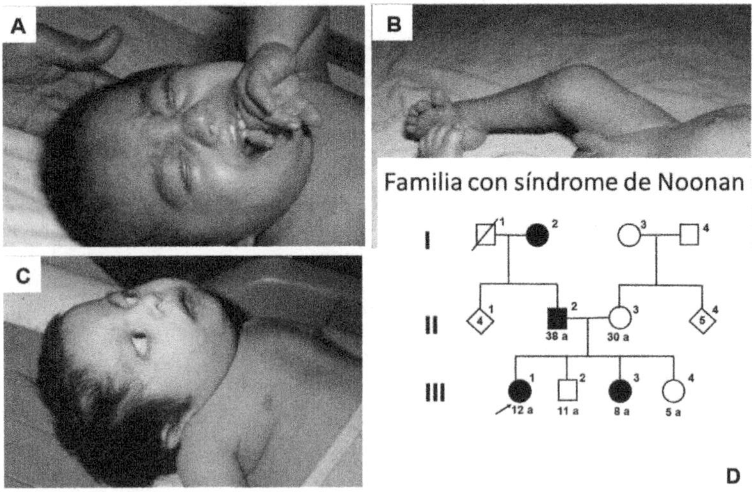

FIG 5-8 **A**, frente estrecha con implantación baja de pelo en región medio frontal, cuello corto. **B**, ambos pies en equino varo, hernia umbilical, criptorquidia. **C**, proptosis de globos oculares, puente nasal aplanado, micrognatia, cuello corto. **D**, árbol genealógico de la familia reportada por Rivera Ángles y Gómez Valencia en 2008, representativo de herencia autosómico dominante, en el que se observa afectados de ambos sexos, distribución vertical, con riesgo de recurrencia del 50%.

SÍNDROME DE CORNELIA DE LANGE

Introducción

Brachman en 1916 fue el primero en describir los resultados de la autopsia de un niño con defectos severos de los cubitos, manos con un solo dedo y dismorfología corporal; pero no fue sino hasta 1933 en que la doctora Cornelia de Lange describió y publicó los datos clínicos de dos niñas con dismorfología común. El síndrome de Cornelia de Lange se caracteriza fundamentalmente por retardo en la maduración ósea, hipertonicidad, sinefridia, pestañas largas, filtrum largo, retraso mental y pondoestatural. Son pacientes que muestran un marcado retardo en el crecimiento desde el nacimiento. Tienen dificultad en la alimentación incluyendo regurgitación, vómito en proyectil, dificultad para masticar y deglutir los alimentos. Su desarrollo intelectual suele ser limitado y casi nunca logran hablar.

Manifestaciones clínicas

Gómez Valencia y Morales Hernández en 2004, publicaron el caso de paciente masculino de 7 años de vida, producto de la tercera gesta, de padres no consanguíneos, madre de 39 años de edad y padre de 38 años, sin antecedentes de padecimiento similar en otros miembros de la familia. Embarazo de término, parto atendido en domicilio por empírica, lloró y respiró hasta los 3 minutos, con peso al nacer de 1100 gramos. Inició su padecimiento desde el momento de nacer al notar los padres dificultad para la deglución, llanto débil y vómitos frecuentes.

Cráneo microcéfalo, con implantación baja de pelo en cuello posterior, frente estrecha, con hirsutismo generalizado, sinefridia, pestañas alargadas, hipoplasia medio facial, puente nasal aplanado con lóbulo displásico y narinas ante vertidas, labios delgados con presencia de pico en línea media del labio superior, paladar alto y ojival, dientes hipoplásicos, implantación baja de pabellones auriculares, micrognatia, cuello corto, hipoplasia ungueal en ambas manos, pliegue transverso palmar en mano derecha. Genitales con criptorquidia bilateral e hipoplasia escrotal.

El cultivo de linfocitos de sangre periférica para cariotipo mostró un complemento cromosómico 46, XY. Radiológicamente con edad ósea para una edad de 5 años, hipoplasia de ambos cubitos y escoliosis de la región dorso lumbar. El estudio eco cardiográfico evidenció la presencia de una comunicación interventricular.

Etiología

Constituye una enfermedad con heterogeneidad genética. El 60% de los afectados con este padecimiento tienen una mutación en el gen NIPBL, y cerca del 10% de los casos son causados por mutaciones en uno de cuatro genes: SMC1A, SMC3, HDAC8 Y RAD21. La herencia puede ser autosómica dominante cuando las mutaciones están dadas por *NIPBL, SMC2* o *RAD21*, y recesivo ligado a X cuando las mutaciones la constituyen los genes *SMC1A* o *HDAC8*. La mayoría de los casos constituyen mutaciones de novo, presentándose en personas sin antecedentes familiares de la enfermedad.

Tratamiento

Para el paciente: manejo interdisciplinario de las complicaciones asociadas.

Para la familia: asesoramiento genético.

Bibliografía

Brachmann W. Ein falivon symetrischer mono daklylie durch ulnadefekt mit symmetrischer flughautbildung in den ellenbeugen. Sowieanderen abnomitaten. Jahrb Kinderkelik 1916; 84: 224.226.

De Lange C. Sur un typenouveau de géneration. Arch Med Engant 1933; 36: 7135.

Gómez VL, Morales HA, Salomón CJ. Síndrome de Cornelia de Lange. La Voz del Niño 2004; 5: 22-24.

Sun Y, Chen C, Di T. [Genetic variant analysis of a neonate with Cornelia de Lange syndrome]. Zhonghua Yi Xue Yi Chuan Xue Za Zhi. 2020;37(4):449-451.

Lian RH, Yi B, Zhu SD, Cao L, Sun B, Qi PA. [Cornelia de Lange syndrome caused by SMC1A gene variation in a child]. Zhonghua Er Ke Za Zhi. 2020;58(1):60-62.

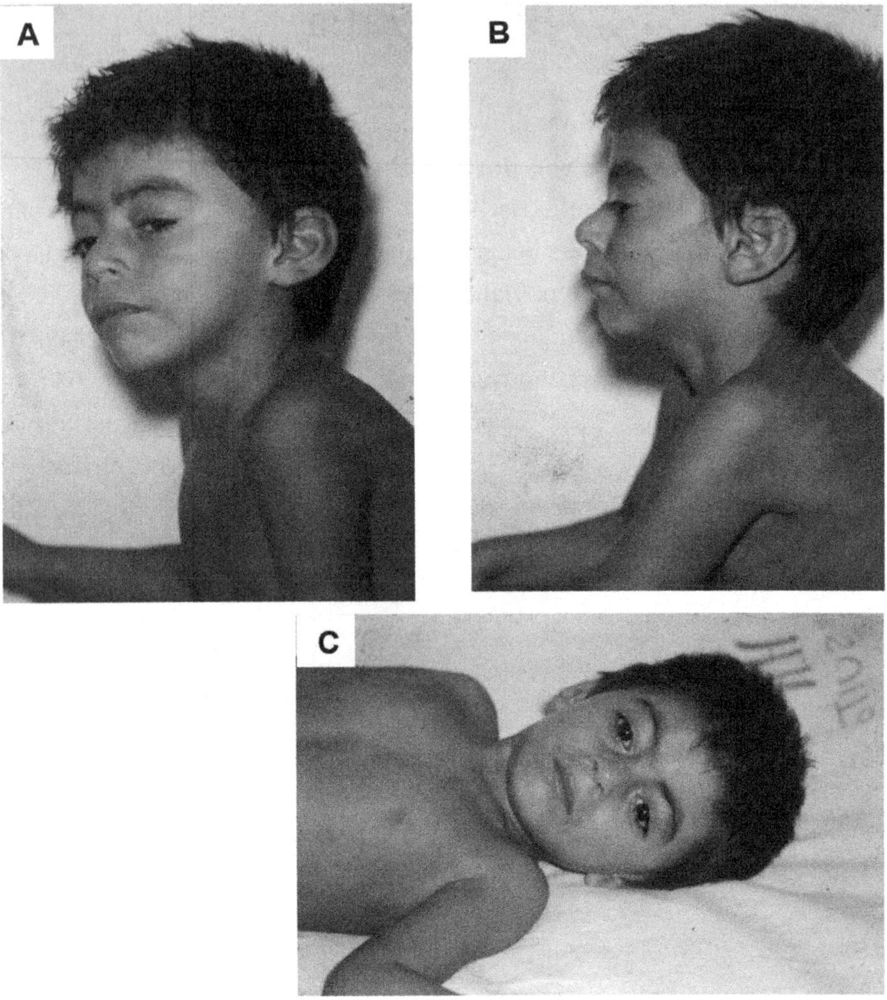

FIG 5-9 A, frente estrecha, sinefridia, pestañas alargadas. **B**, hipoplasia medio facial, puente nasal alto, labios delgados, implantación baja de pabellones auriculares. **C**, micrognatia.

EXOSTOSIS MULTIPLE HEREDITARIA

Introducción

La exostosis múltiple hereditaria (EMH) es un desorden esquelético caracterizado por múltiples osteocondromas que desencadenan dolor, deforman la región y potencializan la degeneración maligna. El moldeamiento de los huesos es anormal, particularmente los huesos largos, manifestándose con acortamiento de talla e irregularidades de corticales y metáfisis, pueden también involucrar a huesos de la cintura escapular, pélvica y costillas, y en menor grado a vértebras, esternón, columna y huesos de carpo y tarso. La prevalencia de la enfermedad se estima en 1:50.000-1:100.000 afectados en países occidentales, pero en las islas del Pacífico es alta, pudiendo ascender a 1:1.000. Se presenta 1.5 veces con más frecuencia en hombres con respecto a las mujeres, debido a la penetrancia incompleta en el sexo femenino. Asociado a la exostosis múltiple se han descrito la metacondromatosis, el síndrome de Langer Giedion, la leucemia mieloide aguda y la espondilitis anquilosante.

Manifestaciones clínicas

Gómez Valencia y Morales Hernández en 2005, dieron a conocer el caso de un niño de 10 años de edad con una coexistencia de exostosis cartilaginosa múltiple y síndrome de Down. Producto de la tercera gesta, embarazo normo evolutivo, de término, parto aparentemente normal, atendido en su domicilio por empírica. Ambos padres de 31 años de edad al momento de nacer el propósitus, no consanguíneos y con antecedentes de exostosis múltiple en la abuela paterna (I-2), el padre (II-2), dos tíos paternos (II-5,6), tres hermanos (III-1,2 y 4), y en ocho primos hermanos (III-5-10, 12-13) (árbol genealógico).

A la exploración física: peso 39 kg, talla 117 cm, edad aparente mayor a la real, cráneo braquicéfalo, fisuras palpebrales oblicuas, epicanto, puente nasal aplanado, implantación baja de pabellones auriculares, micrognatia, cuello corto, manos cortas, con equivalente de pliegue transverso palmar, clinodactilia de quinto dedo, acortamientos de extremidades y talla baja, con deformaciones en regiones proximales y distales, con limitación a los movimientos de flexión y extensión. En extremidad superior derecha presenta cicatriz postquirúrgica en tercio proximal y lateral del antebrazo, tumoraciones en tercio proximal y distal de ambos brazos y antebrazos, así como en tercio proximal y distal de muslos y piernas de aproximadamente 3 x 2 cm, incapacitantes y dolorosos, miembro pélvico izquierdo en valgo. Los estudios de rutina consistentes en: biometría hemática, química sanguínea y examen general de orina resultaron normales. El cultivo de linfocitos de sangre periférica para análisis cromosómico mostró un complemento 47, XY, +21, no habiéndose reportado aberraciones de tipo estructurales. Radiológicamente se observó exostosis cartilaginosas múltiples metafisarias de huesos largos, cortos y planos, de formas y tamaños variables, desde las pequeñas exostosis longilineas hasta las exostosis vegetativas voluminosas que deforman las articulaciones.

Etiología

Desde el punto de vista hereditario la exostosis múltiple es un trastorno autosómico dominante, con una prevalencia estimada en 1/50 000, y con un porcentaje de malignización de las lesiones de aproximadamente 2%, y en la cual están implicados tres tipos de genes: EXT 1, EXT 2 y el EXT 3. Al gen EXT 1 se le conoce como gen tumor supresor; cerca de 70% de los casos de exostosis múltiple presentan mutación del gen EXT 1, localizado en el cromosoma 8 (8q24), mientras que 30% de las familias presentan mutación del gen EXT 2 localizado en el cromosoma 11 (11 pl 1-p12). El gen EXT 3 se encuentra localizado en el cromosoma 19 (19p). Los productos de los genes EXT1 y EXT2, conocidos como exostatinas, participan en la síntesis de heparán sulfato.

Asociado a la exostosis múltiple se han descrito la metacondromatosis y el síndrome de Langer Giedion, la leucemia mieloide aguda y la espondilitis anquilosante. La mielopoyesis anormal es una reacción leucemoide que ocurre frecuentemente en niños con síndrome de Down, los cuales a menudo desarrollan leucemia grave años más tarde. Se ha escrito que tanto los genes de la mielopoyesis anormal como los de la exostosis cartilaginosa múltiple están involucrados en anomalías cromosómicas de tipo estructural como la translocación de novo 8q–13q, y la invasión en el cromosoma 21 (q11.1q22.13). En el caso presentado por Gómez y Morales, el cariotipo realizado con técnica convencional no mostró aberraciones de tipo estructural. Existen también padecimientos con lesiones parecidas a la exostosis como son el síndrome de Ehlers-Danlos y la hipofosfatemia hereditaria, sin embargo, en estos casos, las exostosis están localizadas en sitios de músculos y tendones. Hay autores que consideran que para los diferentes mecanismos genéticos no es posible diferenciar entre coincidencia y asociación, la coincidencia presupone un acto fortuito y la asociación involucra mecanismos fisiopatológicos inherentes; la coexistencia es un término que no descarta categóricamente una asociación. La coexistencia representa más una coincidencia que una asociación. Otros diagnósticos diferenciales son: anetodermia y metacondromatosis, y la encondromatosis múltiple o enfermedad de Ollier.

Tratamiento

Para el paciente: manejo interdisciplinario de las complicaciones asociadas.

Para la familia: asesoramiento genético.

Bibliografía

Mckusick VA. Mendelian inheritance in man. A catalog of human genes and genetic disorders. 12da ed. New York: The Johns Hopkins University Press; 1988.Vol. 2. p. 634–63.

Gómez VL, Morales HA, Salomón CJ, Berttolini DJA. Exostosis múltiple hereditaria y síndrome de Down. Bol Med Hosp Infant Mex 2005; 62: 356-361.

D'Arienzo A, Andreani L, Sacchetti F, Colangeli S, Capanna R. Hereditary Multiple Exostoses: Current Insights. Orthop Res Rev. 2019; 11:199-211.

Gigi R, Kurian BT, Cole A, Fernandes JA. Late presentation of spinal cord compression in hereditary multiple exostosis: case reports and review of the literature. J Child Orthop. 2019;13(5):463-470.

You Y, Li S, Yang B, Zhao X. [Identification of pathogenic variations in two Chinese pedigrees affected with hereditary multiple exostosis]. Zhonghua Yi Xue Yi Chuan Xue Za Zhi. 2019;36(8):757-760.

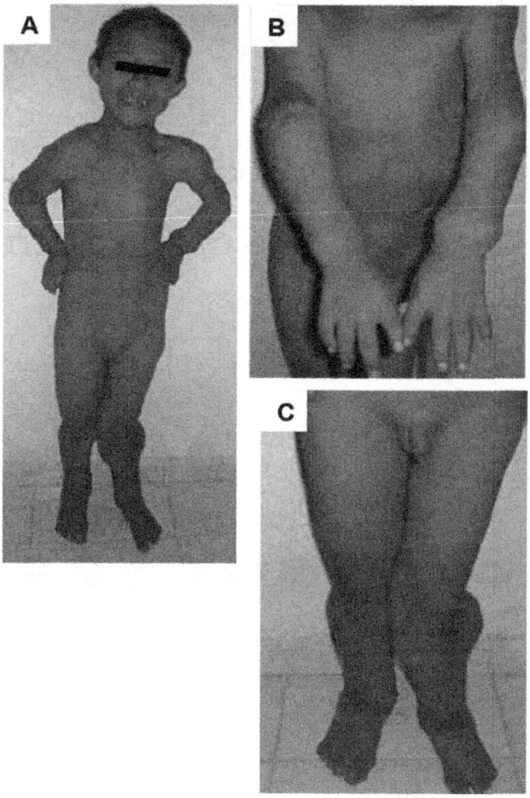

FIG 5-10 A, facie característica concordante con síndrome de Down, en el cual se asocia la exostosis múltiple. **B**, se observa cicatriz quirúrgica postraumática en tercio proximal de antebrazo derecho, manos cortas con clinodactilia de quinto dedo, protuberancias óseas en tercio proximal y distal de antebrazos. **C**, protuberancias óseas en tercio proximal y distal de ambas piernas, y en dorso de ambos pies.

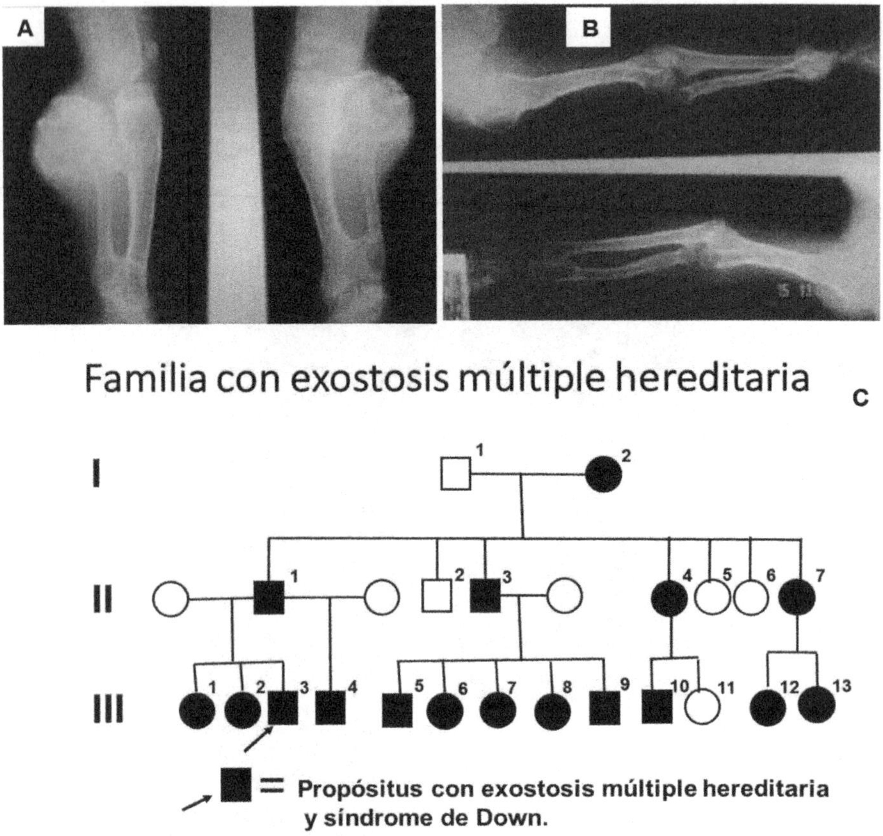

FIG 5-11 A, exostosis en húmero, rodilla, tibia y peroné. **B**, exostosis en húmero, cubito y radio. **C**, árbol genealógico de familia con exostosis múltiple familiar; muestra patrón de herencia autosómica dominante. Obsérvese el caso II-1, el cual tuvo dos matrimonios: con una de sus esposas procreo 3 hijos de ambos sexos, incluyendo al propósitus (III-1-3), y los tres con exostosis múltiple; con la otra esposa procreó un hijo (III-4) con la misma enfermedad.

SÍNDROME DE MOEBIUS

Introducción

El síndrome de Moebius es un trastorno no progresivo que se caracteriza por parálisis facial desde el nacimiento, debido a una agenesia o aplasia de los núcleos de los nervios craneales VI y VII, lo que provoca parálisis facial y estrabismo convergente. Villafranca y col., señalan que esta malformación fue descrita inicialmente por Albrecht Von Graaefe y Saemisch en 1880, Harlam en 1881 y Chrisholm en 1882, pero fue el neurólogo Paul Julius Möbius, en 1988, quien hizo un estudio completo de la enfermedad y en 1892 dio a conocer 43 casos de parálisis facial congénita y adquirida, de los cuales seis presentaban parálisis facial bilateral congénita y parálisis del VI par. En los últimos 110 años, el diagnóstico clínico se ha basado fundamentalmente en las distintas manifestaciones clínicas del trastorno y, para lo cual, se ha usado el término de síndrome de Moebius, refiriéndose a pacientes con involucro de varios pares de nervios craneales. La incidencia es de 1 por cada 10 000 nacimientos, afectando a hombres y mujeres por igual; y aunque la causa y la patogénesis exacta del síndrome sigue sin entenderse, se cree que representa a una rara displasia, debido a un proceso degenerativo. Los trabajos sobre genética, los hallazgos radiológicos y los datos de autopsia difieren en sus resultados acerca de las causas básicas del síndrome de Moebius.

Manifestaciones clínicas

Gómez Valencia y Morales Hernández en 2008, en un estudio retrospectivo analizaron los expedientes de pacientes de ambos sexos con diagnóstico clínico de síndrome de Moebius que acudieron a la consulta del Servicio de Genética del Hospital del Niño "Dr. Rodolfo Nieto Padrón" de Villahermosa, Tabasco, México, durante un periodo de 20 años. Los criterios para el diagnóstico se establecieron con base a las manifestaciones clínicas, considerándose para ello a la inexpresividad facial, alteración de la succión y cierre palpebral incompleto con deficiente o nula visión lateral. Todos los pacientes fueron valorados por los servicios de pediatría, neurología pediátrica, oftalmología y genética.

Se estudiaron un total de 23 pacientes con diagnóstico de síndrome de Moebius; 15 fueron del género masculino y ocho del femenino. Trece pacientes acudieron al hospital para su valoración en los primeros seis meses de vida, nueve antes de los dos años de edad. Sólo un caso fue valorado por primera vez a la edad de siete años. Diez fueron productos de la primera gesta.

Al analizar las manifestaciones clínicas se encontró inexpresividad facial en los 23 casos, prominencia de pabellones auriculares en 19, microglosia en 15 y ptosis palpebral en 12. En dos casos se pudo documentar la secuencia de Poland como entidad asociada, así como labio hendido (1/23), malformación ano rectal (1/23), secuencia de Pierre-Robin (1/23) y comunicación interventricular (1/23). El análisis cromosómico se realizó en 11 pacientes; todos presentaron normalidad cromosómica en el número y en la estructura de los cromosomas. El 47.8% (11/23) de las mamás de estos niños y 65.2% (15/23) de los papás tenían edades entre los 20 y 30 años al momento del nacimiento de sus hijos. No se encontraron antecedentes de consanguinidad ni de padecimiento similar en otros miembros de la familia y se documentaron el antecedente de hipertensión materna (4/23), exposición a rayos "X" (1/23) y de ingesta de misoprostol con carácter de abortivo (4/23); 56.5% de los nacimientos ocurrieron en medio hospitalario, atendidos por profesional médico y por parto eutócico.

23 casos de síndrome de Moebius		
Clínica	**Núm.**	**%**
Facie inexpresiva	23	100.0
Ptosis palpebral	12	52.1
Orejas prominentes	19	82.6
Micrognatia	10	43.4
Microglosia	15	65.2
Pie equino varo	5	21.7
Hipotonía	4	17.3

Etiología

La etiología de este padecimiento ha sido debatida durante décadas, identificándose dos hipótesis, a saber, las alteraciones vasculares y los defectos genéticos. La teoría vascular sustenta que las alteraciones neurológicas a nivel del tronco encefálico se deben a una falta del riego sanguíneo de la zona durante el embarazo, mientras que, por otro lado, la teoría genética se apoya en casos familiares del síndrome.

Gómez y Morales analizaron los trabajos de diversos autores: Dooley y cols., Miller y cols., Issaivananan y cols., describiendo que en autopsias realizadas en niños con secuencia de Moebius, se han documentado cuatro eventos de importancia: hipoplasia o ausencia de núcleos del mesencéfalo, degeneración destructiva de núcleos, que es lo que con mayor frecuencia se reporta, afección de nervios periféricos y presencia de alteraciones de fibras musculares de la región facial, así mismo, se ha documentado la presencia de alteraciones morfológicas de la arteria subclavia, proponiendo que la ruptura temprana de la subclavia, alrededor de la sexta semana de desarrollo, pueden condicionar entidades como la que aquí se está presentando.

Dentro de las entidades asociadas, se han reportado al síndrome de Klinefelter, el autismo infantil, secuencia de Poland y síndrome de Klipel Feil, entre otros. De igual manera, llaman la atención sobre el papel de algunos teratógenos en la presentación de la secuencia de Moebius, sobre todo de la ingesta de misoprostol en el primer mes dela gestación.

Mckusick ha analizado la contribución de diversos autores en relación a la genética de la enfermedad, haciendo la observación de que, en 1957, van der Wiel reportó 46 afectados en seis generaciones, y Fortanier 15 casos en tres generaciones, observándose, en ambos estudios, un patrón de distribución vertical, concordante con la herencia autosómica dominante. Al mismo tiempo, Becker y Lund, documentaron 15 casos en una familia, en la cual encontraron consanguinidad entre los progenitores, y en donde la enfermedad respetó a los padres, pero afectó a hijos de ambos sexos, sugiriendo un patrón de herencia autosómica recesiva. En este mismo sentido, menciona las contribuciones que hablan de la presencia de aberraciones cromosómicas de tipo estructural: Ziter y col., observaron en el cariotipo de siete afectados de tres generaciones de una misma familia, la presencia, en cada uno de ellos, de una translocación recíproca entre los cromosoma 1 y 13, teniendo como puntos de rompimiento la región 3-4 del brazo corto del cromosoma 1, y la región 1-3 del brazo largo del cromosoma 13, sugiriendo que el locus para el gene de la secuencia de Moebius pudiera encontrarse en el brazo corto del cromosoma 1, o en el brazo largo del cromosoma 13.

Tratamiento

Para el paciente: manejo interdisciplinario de las complicaciones asociadas.

Para la familia: asesoramiento genético.

Bibliografía

Mckusick VA. Mendelian inheritance in man. A catalog of human genes and genetic disorders. 12da ed. New York: The Johns Hopkins University Press; 1988.Vol. 2. p. 634–63.

Gómez VL, Morales HA, Cornelio GRM, Toledo OE, Briceño GMR, Rivera AMM. Estudio clínico y genéico del síndrome de Moebius. Bol Med Hosp Infant Mex 2008; 65: 353-356.

Roca LT. De novo mutations in PLXND1 and REC#L cause Möbius síndrome. Nat Commun 2015; 6: 7199.

Koehler DM, Goldfarb CA, Snyder-Warwick A. Characterization of Hand Anomalies Associated With Möbius Syndrome. J Hand Surg Am. 2019;44(7):548-555.

Yang XY, Wu HS, Ding CH. [Four casesofMobiussyndrome]. Zhonghua Er Ke Za Zhi. 2018;56(9):699-700.

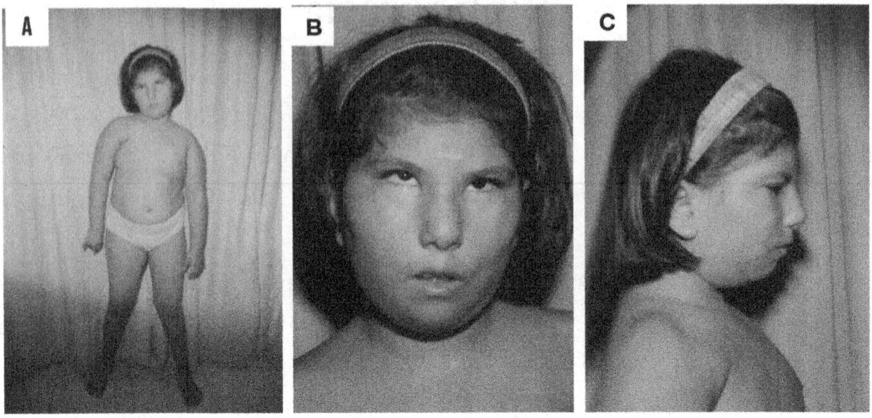

FIG 5-12 A, Femenina con síndrome de Moebius. **B**, inexpresividad facial, frente estrecha, estrabismo convergente, telecanto bilateral, puente nasal alto. **C**, implantación baja de pabellones auriculares, micrognatia, cuello corto

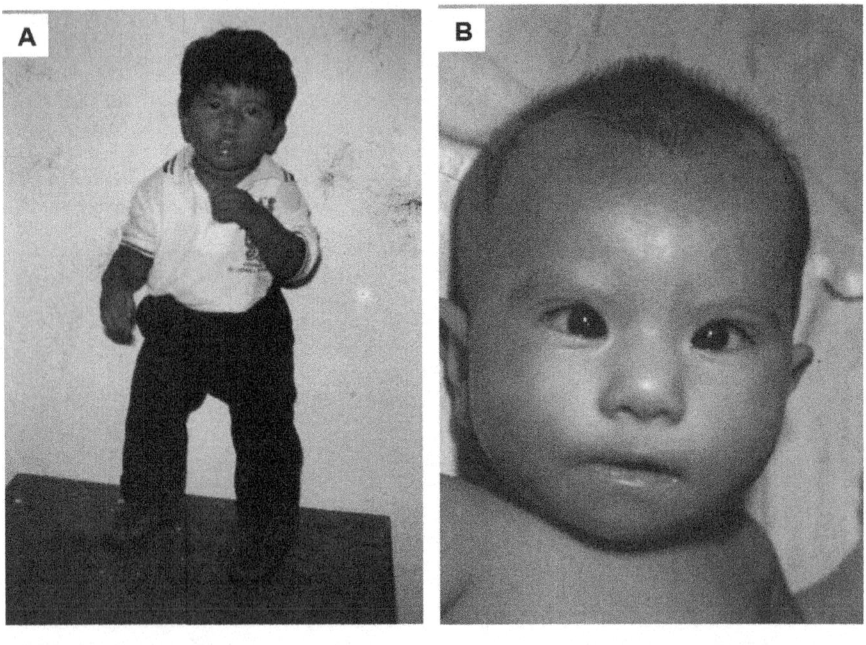

FIG 5-13 A, masculino con síndrome de Moebius; se observa hipertelorismo ocular, fisuras palpebrales con oblicuidad antimongoloide, puente nasal aplanado. **B**, inexpresividad facial, frente amplia, estrabismo convergente, telecanto bilateral, puente nasal aplanado.

BLEPHAROPHIMOSIS, PTOSIS, Y EPICANTO INVERSO

Introducción

El síndrome de blefarofimosis-ptosis palpebral- epicanto inverso es un padecimiento poco frecuente, descrito por primera vez por Vignes en 1889, caracterizado clínicamente por una reducción de la abertura palpebral (blefarofimosis), músculo palpebral sin capacidad de contracción (ptosis) y piel delgada y elevada del párpado inferior con extensión hacia arriba, revistiendo parcialmente el ángulo ocular interno (epicanto inverso). Está identificado con el acrónimo # 110100, en la base de datos de OMIM® and Online Mendelian Inheritance in Man 2020, y es una entidad de la que se conoce su base molecular.

Se han observado dos subtipos desde el punto de vista clínico: el tipo 1 es el más frecuente y afecta mayormente a hombres, con una penetrancia completa; las mujeres afectas suelen presentar infertilidad por falla ovárica de causa desconocida, y amenorrea primaria o secundaria. En el tipo 2, solo se observan anomalías palpebrales, predominando en las mujeres, las cuales tienen fertilidad normal con baja penetrancia. Se ha calculado una prevalencia de 1:5000.

Manifestaciones clínicas

La displasia de los párpados incluye una triada de manifestaciones de esta enfermedad, caracterizada por ptosis, blefarofimosis (estrechez de las fisuras palpebrales) y el epicanto inverso. Smith en 1970, describió a madre e hijas afectadas estableciendo, desde el punto de vista clínico, un patrón de herencia autosómico dominante. Otros datos clínicos observables son: arqueamiento de las cejas de manera convexa, microftalmia, pabellones auriculares en forma de concha, puente nasal aplanado y paladar alto. Las mujeres, con el tipo 1, presentan útero pequeño y ovarios atrofiados, bajo nivel de estrógenos y progesterona, dismenorrea, amenorrea e infertilidad; las de tipo 2, no presentan insuficiencia ovárica prematura.

Etiología

La blefarofimosis, la ptosis y el epicanto inverso, ya sea con insuficiencia ovárica prematura (tipo I) o sin insuficiencia ovárica (tipo II), es causada por una mutación heterocigota en el gen FOXL2 que se encuentra en la región 22.3 del brazo largo en el cromosoma 3 (3q22). Se han informado casos raros de mutación homocigota en el gen FOXL2. En la mayoría de los casos se hereda de manera autosómico dominante, y en menor proporción, con herencia autosómica recesiva, aunque, hay autores que afirman, que el 50% de los casos constituyen mutaciones de novo.

En una cohorte india que comprende 6 casos familiares y 2 esporádicos, tipo I o tipo II, Kaur en 2011, identificaron 6 mutaciones heterocigotas en el gen FOXL2, 3 de las cuales eran nuevas. En la familia con tipo II de la enfermedad y con mutación E69K, algunos pacientes eran heterocigotos y otros homocigotos; los pacientes homocigotos para la mutación tenían un fenotipo más severo. En otra familia, una mujer afectada también tenía enfermedad ovárica poliquística.

Tratamiento

Para el paciente: manejo interdisciplinario de las complicaciones asociadas.

Para la familia: asesoramiento genético.

Bibliografía

Vignes, (NI). Epicanthus hereditaire. Rev. Gen. Ophthal. 8: 438, 1889.

Smith, D. W. Recognizable Patterns of Human Malformation. Genetic, Embryologic, and Clinical Aspects. Philadelphia: W. B. Saunders (pub.) 1970. Pp. 114-115.

Kaur, I., Hussain, A., Naik, M. N., Murthy, R., Honavar, S. G. Mutation spectrum of fork-head transcriptional factor gene (FOXL2) in Indian blepharophimosis ptosis epicanthus inversus syndrome (BPES) patients. Brit. J. Ophthal. 95: 881-886, 2011.

Pérez C, Quintana A, Aparicio J.M. Blefarofimosis, ptosis, epicanto inverso y telecanto asociado a sordera neurosensorial. An Esp Pediatr 1999; 51:530-532. Disponible en: https://www.aeped.es/sites/default/files/anales/51-5-14.pdf

McKusick, VA. Blepharophimosis, ptosis, and epicanthus inversus. OMIM® and Online Mendelian Inheritance in Man 2020. Disponible en: https://omim.org/entry/110100

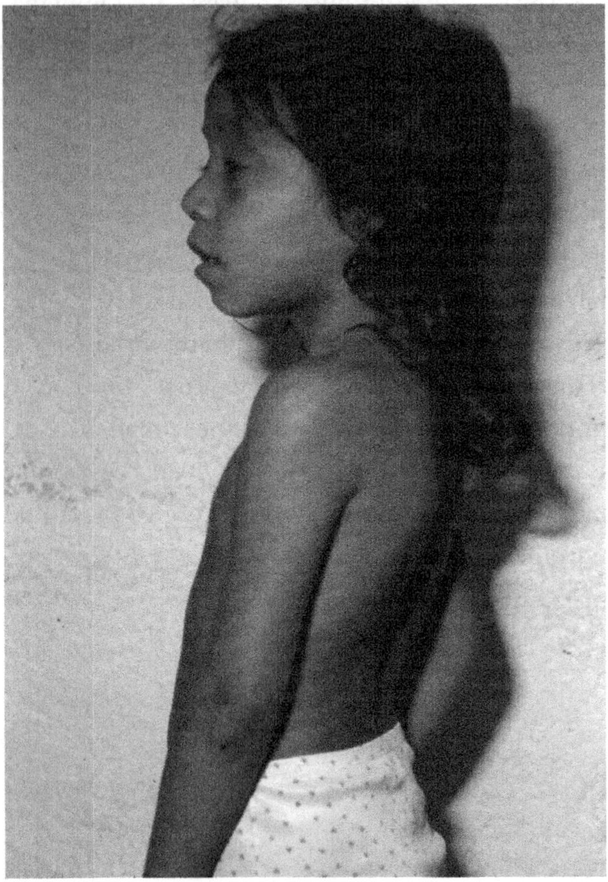

FIG 5-14 Frente amplia, ptosis palpebral, puente nasal alto, narinas antevertidas, micrognatia.

SÍNDROME DE CROUZON (DISOSTOSIS CRANEOFACIAL TYPE I).

Introducción

El síndrome de Crouzon, conocido también como disostosis craneofacial tipo 1, fue descrito en 1912 por Crouzon como una entidad clínica que involucra a los huesos de la cara, habiendo analizado por primera vez el síndrome en una familia. Shiller en 1959, describió la transmisión autosómica dominante en 23 integrantes de una familia que abarcaban cuatro generaciones, observando una marcada variabilidad en las manifestaciones craneales y faciales.

Manifestaciones clínicas

Las características clínicas están condicionadas por alteraciones secundarias del cierre prematuro de las suturas del cráneo y los huesos faciales, con alteraciones de la estructura facial: cráneo braquicéfalo, con cierre prematura de suturas coronal, lambdoidea y sagital, proptosis ocular por estrechez de las orbitas, con o sin estrabismo divergente, hipertelorismo y exoftalmos. La frente es amplia y prominente, aunque el macizo facial se observa aplanado, maxilar hipoplásico. Puente nasal aplanado con lóbulo bulboso y narinas antevertidas, filtrum amplio y boca en carpa, paladar alto, con forma de V invertida. Se ha descrito incremento de la presión intracraneal y ocular debido al cierre prematuro de las suturas, trayendo como consecuencia, retardo mental, pérdida de la audición por atresia del meato auditivo, y alteración del lenguaje y de la visión.

Etiología

El síndrome de Crouzon es causado por una mutación heterocigota en el gen que codifica el receptor 2 del factor de crecimiento de fibroblastos (FGFR2) en la región 26.13 del brazo largo del cromosoma 10 (10q26.13). Goriely en 2010, informó de una niña con síndrome de Crouzon, confirmado por análisis genético. La madre de la niña era clínicamente sana, pero se halló que era un mosaico somático para una mutación heterocigota FGFR2. Los niveles de mosaicismo somático materno para la mutación se estimaron en un rango de 3.3% en las raíces del cabello a 14.1% en la sangre. Como su hija heredó la mutación manifestó las características de la enfermedad, la cual tiene riesgo de heredar la misma mutación a su descendencia. El 30 a 50% de los casos con síndrome de Crouzon se deben a mutación de novo, teniendo como factor de riesgo la edad paterna avanzada.

Tratamiento

Para el paciente: manejo interdisciplinario de las complicaciones asociadas.

Para la familia: asesoramiento genético.

Bibliografía

Y Samatha, T Harsha, A. Ravi. Familial Crouzon síndrome. Contemp Clin Dent. 2010 Oct-Dec; 1(4): 277–280.

Gómez O. E, Carbajal E. síndrome de Crouzon. Diagnóstico radiográfico y tratamiento ortognático de un caso clínico. Rev ADM 2011; 68 (4): 188-191. Disponible en: https://www.medigraphic.com/pdfs/adm/od-2011/od114g.pdf

Lin Y, Ai S, Chen C. Ala344Pro mutation in the FGFR2 gene and related clinical findings in one Chinese family with Crouzon síndrome. Mol Vis. 2012; 18: 1278-1282.

Lin Y, Gao H, Ai S. Molecular analysis of FGFR 2 and associated clinical observations in two Chinese families with Crouzon síndrome. Mol Med Rep. 2016; 14(3): 1941-1946.

Bhandari G S, Bhayana A, Grover H. Imaging diagnosis of Crouzon syndrome in two cases confirmed on genetic studies - with a brief review. Indian J Radiol Imaging. 2019; 29(4): 442–447.

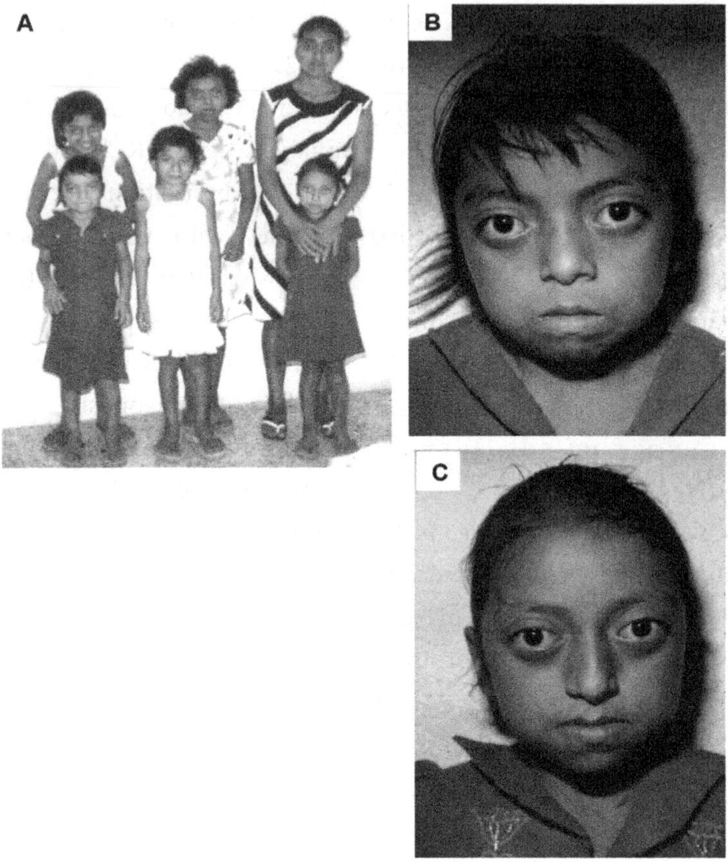

FIG 5-15 A, familia con síndrome de Crouzon; quien tiene la enfermedad tiene riesgo en cada embarazo de heredar la mutación a la progenie, hombre o mujer. La madre de esta familia tiene la enfermedad y se la heredó a tres de sus hijas. **B** y **C**, frente amplia, proptosis ocular, puente nasal aplanado, hipoplasia de malares, manifestándose con aplanamiento medio facial, micrognatia.

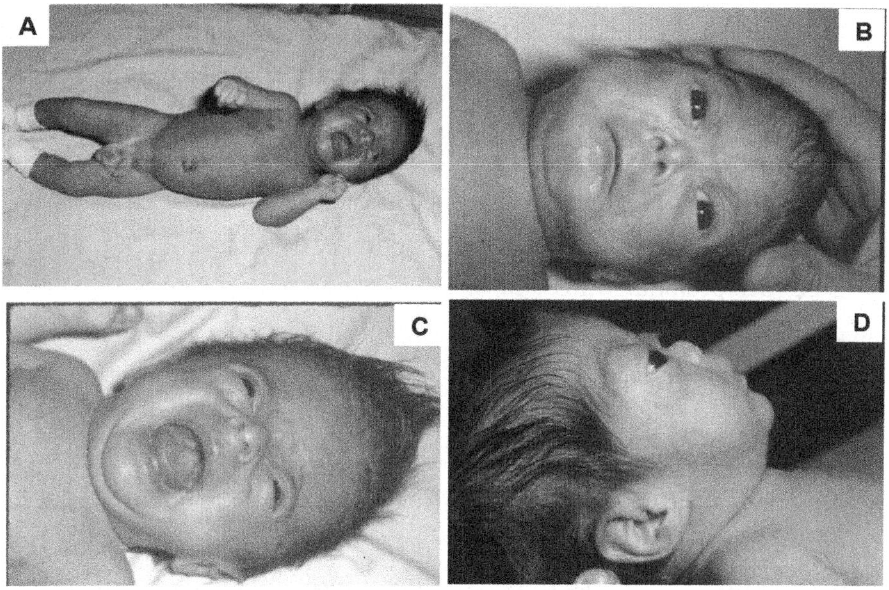

FIG 5-16 A, fenotipo con involucración localizada a cráneo y cara. **B**, cráneo en torre a expensa de sinostosis prematura de suturas coronal, sagital y lambdoidea: frente prominente, hipertelorismo ocular, puente nasal aplanado. **C**, frente amplia, paladar alto y estrecho en forma de V invertida. **D**, proptosis ocular, aplanamiento medio facial, micrognatia, implantación baja de pabellones auriculares, cuello corto.

SÍNDROME DE POLAND

Introducción

El síndrome de Poland fue descrito en 1841 por Poland, el cual describió el caso de un individuo con ausencia unilateral del pectoral menor y de la porción esternal del músculo pectoral mayor, así como sindactilia cutánea de la mano en el mismo lado de la ausencia del pectoral. Estos son los únicos defectos que se han descrito a través de numerosos reportes a lo largo de los años, registrando una incidencia de 1 en 20,000, con predominio de presentación en el sexo masculino. Se considera que el 10% de los pacientes con sindactilia de la mano tienen síndrome de Poland.

Manifestaciones clínicas

Ausencia de la porción esternal del músculo pectoral mayor y en algunos casos de los músculos serrato anterior y dorsal ancho, y en otros más, ausencia de trapecio y supraespinoso. La afectación de pezones y glándula mamaria van de ausencia a hipoplasia, así mismo, se ha documentado la hipoplasia glútea unilateral y la braquisindactilia como parte del síndrome. Ocasionalmente se ha visto asociaciones con la anomalía de Sprengel, secuencia de Klippel-Feil y secuencia de Moebius.

Gómez Valencia y Morales Hernández en 2008, al analizar las manifestaciones clínicas de 23 casos de síndrome de Moebius, hallaron dos casos de coexistencia síndrome de Moebius y síndrome de Poland.

Etiología

La causa del síndrome de Poland es desconocida, sin embargo, varios autores han sugerido un patrón de herencia autosómico dominante con baja penetrancia. Cobben en 1989, describió a una madre y su hija con la enfermedad. La madre no tenía la porción esternocostal del músculo pectoral mayor, y la glándula mamaria con la areola ipsilaterales estaban hipoplásicas. La hija tenía sinaquidactilia.

Tratamiento

Para el paciente: manejo interdisciplinario de las complicaciones asociadas.

Para la familia: asesoramiento genético.

Bibliografía

Cobben, J. M., Van Essen, A. J., McParland, P. C. Boy with Poland anomaly and facio-auriculo-vertebral dysplasia. Clin. Genet.1992; 41: 105-107.

Gómez VL, Morales HA, Cornelio GRM, Toledo OE, Briceño GMR, Rivera AMM. Estudio clínico y genéico del síndrome de Moebius. Bol Med Hosp Infant Mex 2008; 65: 353-356.

Aliyu I, Abdallah R, Akhiwu H. Poland syndrome a rare congenital anomaly. Indian J Hum Genet. 2013; 19(3): 349–351.

Madhur SC, Kumar S, Meghwani MK. Poland síndrome. Indian J Hum Genet. 2014; 20(1): 82–84.

Goyal P, Motiwala H, Gupta N. Poland Syndrome with Ipsilateral hypoplasia of Gluteal Muscles and Contralateral Hidradenitis Suppurativa. Pol J Radiol. 2017; 82: 616–620.

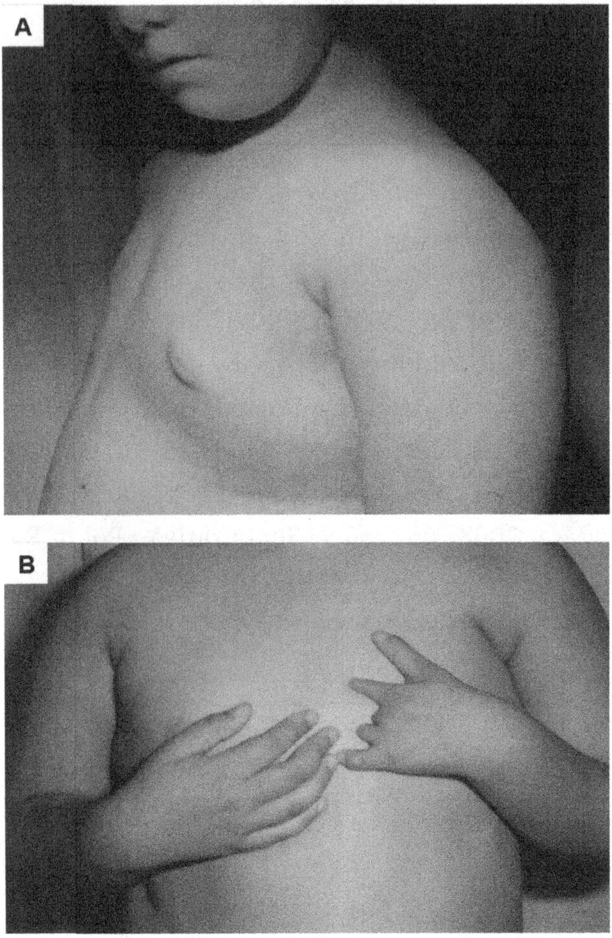

FIG 5-17 **A**, agenesia del músculo pectoral mayor del lado izquierdo conservando la glándula mamaria. **B**, defecto transverso de mano izquierda.

SÍNDROME DE KLIPPEL FEIL

Introducción

Klippel y Feil en 1912, describieron un paciente con cuello corto y ancho, paladar hendido, implantación baja de cabello en el cuello posterior y limitación del movimiento del cuello.

Se presenta con mayor frecuencia en mujeres que en hombres, y se estima que su frecuencia en la población es de 1 por cada 42 000 individuos.

Este padecimiento está relacionado con una alteración del tubo neural primitiva, ocasionando trastornos de la migración del tejido mesodérmico en el momento de la formación de los discos cervicales, entre la tercera y cuarta semana de desarrollo embrionario, de igual manera, se ha considerado la teoría de la obstrucción vascular, donde hay una secuencia de interrupción al nivel de la arteria subclavia, lo cual explica la patogénesis.

Mc Gaughan en 1998, describió cuatro tipos de la enfermedad: en el tipo I se presenta una soldadura total de las vértebras cervicales hasta las superiores dorsales; el tipo II, es la más común, y presenta una o dos vértebras fusionadas, comúnmente acompañadas de fusión occípito-atloidea y de hemivértebras; el tipo III está asociado a fusión a nivel dorsal o lumbar, y el tipo IV muestra fusión cervical, torácica superior, dorsal inferior o lumbar.

Manifestaciones clínicas

La tríada clínica consiste en fusión de 2 o más vértebras de región cervical, implantación baja del cabello en la nuca, cuello corto con dificultad a los movimientos de rotación, flexión y extensión, por lo que suele acompañarse con cefalea, dolor en la región del cuello y en la espalda. Puede asociarse a escoliosis, alteraciones genitourinarias, anomalía de Sprengel, cardiopatía, anomalías pulmonares, déficit auditivo, alteración del sistema nervioso central (malformación de Arnold Chiari, espina bífida). Las personas presentan talla baja y movimientos involuntarios en una mano.

Etiología

El síndrome de Klippel-Feil tiene heterogeneidad genética. El tipo 1 se hereda de forma autosómico dominante, y es causado por una mutación del gen GDF6 ubicado en la región 22.1 del brazo largo del cromosoma 8 (8q22.1). El tipo 2 se hereda autosómico recesivo, con mutación del gen MEOX1, en la región 21.31 del brazo largo del cromosoma 17 (17 q21.31). El tipo 3, autosómico dominante, es causado por una mutación heterocigota en el gen GDF3 ubicado en la región 13.31 del brazo corto del cromosoma 12 (12p13). El tipo 4 es autosómico recesivo y la mutación está en el gen MYO18B, ubicado en la región 12.1 del brazo largo del cromosoma 22 (22q12.1).

Tratamiento

Para el paciente: manejo interdisciplinario de las complicaciones asociadas.

Para la familia: asesoramiento genético.

Bibliografía

Mc Gaughan JM, Kuna P, Das V. Audiological abnormalities in the Klippel–Feil syndrome. Arch Dis Child. 1998; 79: 352–5.

deRubensFJ,ZepedaOG,González RA. Síndrome de Klippel-Feil: una enfermedad musculoesquelética con malformaciones cardiovasculares asociadas. Bol. Med. Hosp. Infant. Mex. 2005; 62(5): 348-355. Disponible en: http://www.scielo.org.mx/scielo.php?script=sci_arttext&pid=S1665-11462005000500009&lng=es.

Georgiv GP, Groudeva V. Klippel-Feil Syndrome with Sprengel Deformity. J Radiol Case Rep. 2019; 13(5): 24–29.

Moses JT, Williams DM. The prevalence of Klippel-Feil syndrome in pediatric patients: analysis of 831 CT scans. J Spine Surg. 2019; 5(1): 66–71

McKusick-Nathans Institute of Genetic Medicine. OMIM-NCBI: Klippel-Feil syndrome [internet]. [consultado 9 jun 2020]. Disponible en: https://www.ncbi.nlm.nih.govomim/?term=KLIPPEL+Feil+syndrome

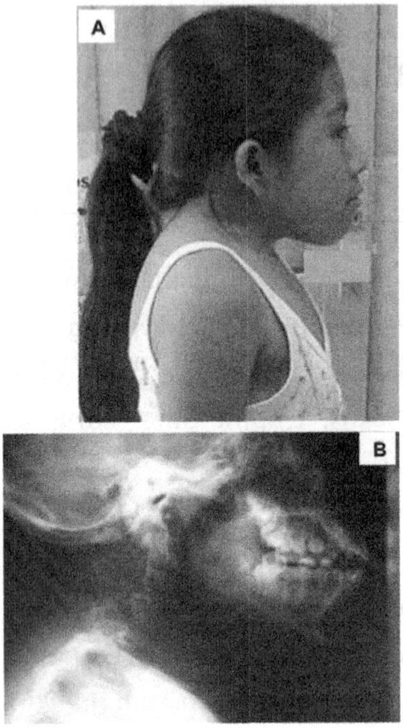

FIG 5-18 A, Niña con síndrome de Klippel-Feil asociado a síndrome de Turner variedad mosaico: pabellón auricular de implantación baja y orientado hacia atrás, cuello corto. **B**, la imagen radiográfica muestra las uniones de vértebras cervicales, lo que da dificultad para realizar movimientos de rotación de cráneo y cuello.

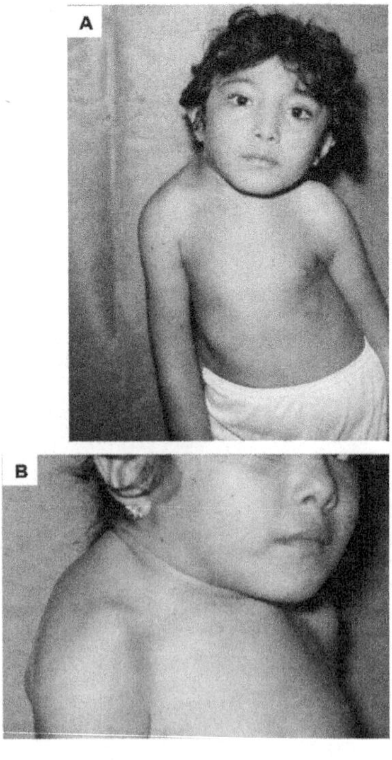

FIG 5-19 A, Klippel-Feil asociado con anomalía de Sprengel: facie triangular con inclinación obligada de cráneo-cara por defecto vertebral cervical, deformidad de tórax. **B**, cuello corto con elevación de hemitórax.

SÍNDROME DE NEVO MELANOCÍTICO CONGÉNITO

Introducción

El síndrome de nevo melanocítico congénito gigante se caracteriza por defectos cutáneos pigmentarios presente desde el nacimiento, aunque también puede ser de aparición durante el primer año de la vida, pero que, indistintamente, continúa desarrollándose durante el crecimiento del niño. Se presenta en 1 de cada 250,000 a 500,000 recién nacidos. De acuerdo a Krengel (2013), los nevos melanocíticos pueden ser de tres tipos: nevo congénito pequeño, cuyo diámetro es menor a 1.5 cm; mediano, de 1.5 cm a 20 cm y gigante, con una dimensión mayor a los 20 cm. En los nevos melanocíticos congénitos gigantes se sabe que el riesgo de desarrollar un melanoma durante los primeros 15 años de vida es del 5% y el 12 %.

Manifestaciones clínicas

Se caracteriza clínicamente por defectos cutáneos pigmentarios presentes desde el momento de nacer, con una o más lesiones grandes de más de 20 cm, o lesiones gigantes de más de 60 cm de diámetro, pudiendo cubrir hasta el 80% del área corporal total. Estas lesiones pueden o no ser peludas. Las lesiones pigmentadas 'satélite' más pequeñas que se cuentan por cientos también pueden estar presentes en todo el cuerpo. Se pueden asociar con melanoma maligno en el 1 al 2% de los casos, pero el riesgo aumenta al 10 a 15% cuando los nevos son de más de 40 cm de diámetro. En escasos porcentajes se han reportado también anormalidades del sistema nervioso central, conocidas como "melanosis neurocutánea" o "neuromelanosis", dismorfología especial caracterizada por cara redonda, frente amplia o prominente, nariz pequeña, prominencia del maxilar y labio inferior evertido. Las manifestaciones névicas puede incluir a los melanomas melanocíticos benignos (nevos de Spitz), compuestos de melanocitos epitelioides o de células fusiformes, que se presentan como tumores solitarios con formas dermatomales diseminadas, y, los nevos lentiginosos moteados (nevus spilus), parche hiperpigmentado congénito que evoluciona progresivamente. Con el tiempo, el nevus spilus puede dar lugar a lentigos comunes, nevos melanocíticos, nevos de Spitz y melanomas.

Etiología

El síndrome de nevo melanocítico congénito es causado por una mutación en el gen NRAS ubicado en la región 13.2 del brazo corto del cromosoma 1 (1p13.2). El nevo melanocítico gigante suele ser esporádico y han sido escasos los informes familiares.

Goodman en 1971, al estudiar a las familias de 3 pacientes encontró que cada una de ellas tenía parientes con múltiples nevos pigmentados pequeños, sugiriendo herencia autosómica dominante con expresividad variable.

De Wijn en 2010, reportó 2 familias no relacionadas con nevos melanocíticos congénitos gigantes en varios miembros En la primera familia, un niño varón con nevo melanocítico de 3 x 7 cm, con parches cubiertos de pelo en la región occipital de la cabeza, que cubría el 1% del área total de la superficie corporal. La hermana de este niño nació con un nevo melanocítico igualmente cubierto de pelo, de mayor tamaño, en espalda y nalgas, que cubría el 10% del área total de la superficie corporal. En la segunda familia, una niña nació con un nevo velludo que cubría el 30% del área total de la superficie corporal en el abdomen, la espalda, las nalgas y la parte superior de las piernas, así también, dos masas hipertróficas sobre el sacro y el pubis que fueron removidas encontrándose que contenían matriz mixoide pálida. La sobrina de la madre tenía varios nevos melanocíticos congénitos grandes que cubrían aproximadamente el 11% del área de la superficie corporal y múltiples lesiones satélites en todo el cuerpo. El hecho de que estos casos familiares se hayan identificado a partir de una cohorte mayor de 120 pacientes, sugiere que la aparición familiar de esta enfermedad es rara.

Tratamiento

Para el paciente: manejo interdisciplinario de las complicaciones asociadas.

Para la familia: asesoramiento genético.

Bibliografía

Goodman RM, Caren J, Ziprkowski M. Genetic considerations in giant pigmented hairy naevus. Brit. J. Derm. 1971; 85: 150-157.

de Wijn RS, Zaal LH, Hennekam RCM. Familial clustering of giant congenital melanocytic nevi. J Plas. Reconstr Aesthet Surg. 2010; 63: 906-913.

Krengel S, Scope A, Dusza SW. New recommendations for the categorization of cutaneous features of congenital melanocytic nevi. J Am Acad Dermatol. 2013; 68: 441-451.

González RR, López MHA, Valencia CMA, Cristiano F. Recién nacido con nevo melanocítico congénito gigante en "chaleco". Rev Sal Jal. 2016; 3(3): 182-185.

McKusick-Nathans Institute of Genetic Medicine. OMIM-NCBI: Melanocytic nevus síndrome, congenital [internet]. [consultado 13 jun 2020]. Disponible en: https://omim.org/entry/137550

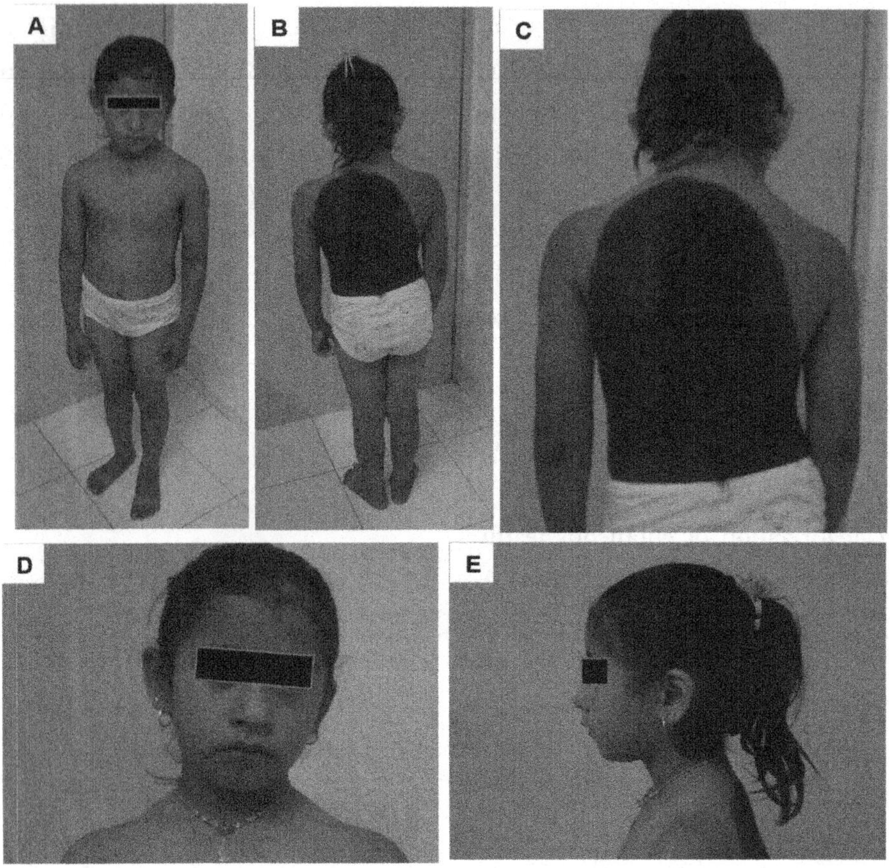

FIG 5-20 A, niña con síndrome de nevo melanocítico gigante congénito. **B** y **C**, nevo melanocítico gigante congénito único, de localización en espalda, y lentigos múltiples de distribución generalizada. **D**, frente amplia, puente nasal alto, filtrum pronunciado. **E**, micrognatia, implantación baja de pabellones auriculares.

ACONDROPLASIA

Introducción

La acondroplasia es una osteocondrodisplasia, caracterizada por macrocefalia con prominencia frontal, rizomelia, lordosis lumbar y braquidactilia. Es la forma más frecuente de talla baja de extremidades cortas, con una incidencia de aproximadamente 1/ 25.000 nacidos vivos. El 90% de los casos son mutaciones de novo y la edad paterna avanzada constituye un factor de riesgo.

Manifestaciones clínicas

Los datos clínicos característicos, como las extremidades cortas con rizomelia, segmento superior largo y estrecho, macrocefalia con prominencia frontal e hipoplasia mediofacial, son visibles al nacimiento. Las manos son cortas, anchas y en forma de tridente. La hipermovilidad articular, sobre todo de las extremidades inferiores, suele deberse a la hipotonía, el foramen magno es reducido pudiendo ocasionar secuelas en la infancia, como la compresión de la médula espinal o de la arteria vertebral y dando como consecuencia apnea central. Cifosis toracolumbar en el 90% de los casos, la hipoplasia mediofacial junto con la hipertrofia de adenoides y amígdalas conducen a la apnea obstructiva del sueño, así mismo, la otitis media crónica provoca hipoacusia conductiva. En el desarrollo, la adquisición de las habilidades motoras gruesas está retardada debido al acortamiento de las extremidades, del cuello, y a la macrocefalia. Son frecuentes el apiñamiento dentario y el genu varo. En el adulto puede presentarse estenosis espinal lumbar baja con déficits neurológicos, enfermedad cardiovascular y obesidad. La estatura final alcanzada es alrededor de 131 ± 5.6 cm en hombres, y en mujeres de 124 ± 5.9 cm, debido a ello es recomendable que, durante el parto, la gestación se resuelva por cesárea debido al tamaño pequeño de la pelvis.

Etiología

La acondroplasia se hereda de forma autosómico dominante, cuya mutación ocurre en el gen

FGFR3 que regula el crecimiento de fibroblastos y que codifica un receptor transmembrana implicado en la regulación del crecimiento óseo lineal. Este gen se encuentra localizado en la región 16.3 del brazo corto del cromosoma 4.

Tratamiento

Para el paciente: manejo interdisciplinario de las complicaciones asociadas.

Para la familia: asesoramiento genético.

Bibliografía

Aimal M, Mir A, Shoaib M. Identification and in silico characterization of p.G380R substitution in FGFR3, associated with achondroplasia in a non-consanguineous Pakistani family. Diagn Pathol. 2017; 12: 47.

Ornitz DM, Legeai ML. Achondroplasia: Development, Pathogenesis, and Therapy. Dev Dyn. 2017; 246(4): 291–309.

Kubota T, Adachi M, Kitaoka T. Clinical Practice Guidelines for Achondroplasia. Clin Pediatr Endocrinol. 2020; 29(1): 25–42.

McKusick-Nathans Institute of Genetic Medicine. OMIM-NCBI: Achondroplasia [internet]. [consultado 17 jun 2020]. Disponible en: https://omim.org/entry/100800

Orphanet. Portal de información de enfermedades raras y medicamentos huérfanos. Acondroplasia; [consultado 17 junio 2020]. Disponible en: https://www.orpha.net/consor/cgi-bin/OC_Exp.php?Expert=15&lng=ES

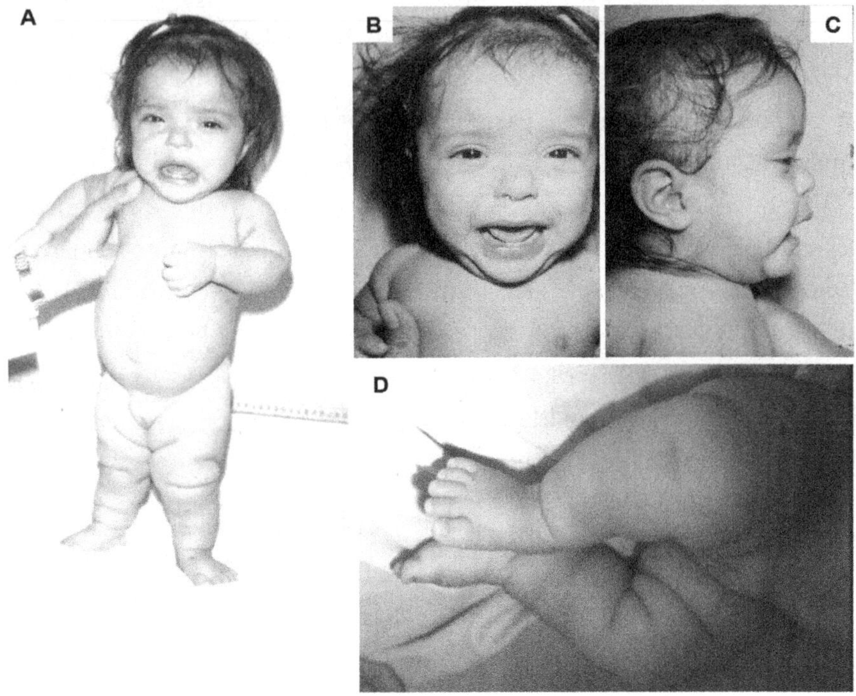

FIG 5-21 A, niña con acondroplasia, obsérvese desproporción de segmentos, cabeza grande con prominencia del frontal, acortamiento de la mano. **B**, hipertelorismo ocular, micrognatia. **C**, puente nasal aplanado, con el frontal prominente da la apariencia de una silla de montar. **D**, pliegues numerarios, segmento inferior corto respecto al segmento superior.

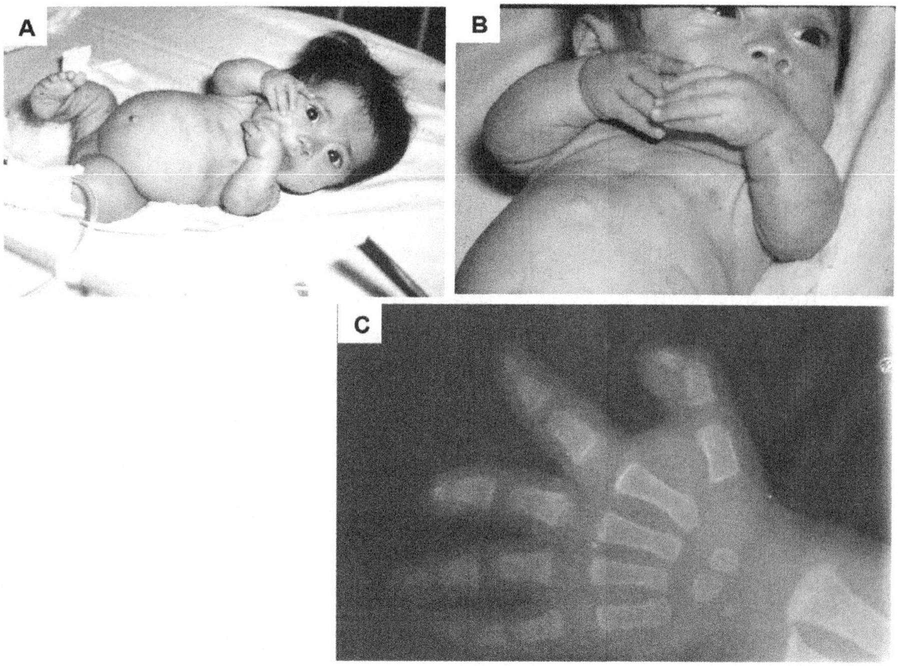

FIG 5-22 A, Desproporción de segmentos, Cráneo grande, abdomen voluminoso, tibia en sable por la hipotonía al nacer. **B**, tórax excavado. **C**, radiografía de mano con disposición de los dedos en tridente (el cuarto y quinto dedo hacia un lado, el segundo y tercero quedan en medio y el pulgar hacia el otro lado).

SÍNDROME DE APERT

Introducción

Apert en 1906, dio a conocer un síndrome caracterizado por malformación del cráneo con acrocefalia de tipo braquifenocefálico y sindactilia de manos y pies, con fusión distal completa y tendencia a la fusión de estructuras óseas. Se estima que la incidencia es de 1/100.000 - 1/160.000 en nacidos vivos.

Manifestaciones clínicas

Cráneo acrobraquicefálico o turribraquicefálico, con cierre prematuro de fontanelas, frente prominente, occipucio aplanado, perfil facial aplanado, hipoplasia de orbitas. Las personas presentan deterioros funcionales y estructurales relacionados con las deformidades craneales y de las extremidades. En extremidades, las malformaciones consisten sindactilia de manos y pies que puede ser ósea, involucrando a un número variable de dedos, acortamiento rizomélico y anquilosis de codos, con deterioro funcional y restricción de la movilidad.

En la cara se observa hipoplasia de moderada a grave del tercio medio con hipoplasia maxilar, estrabismo, hipertelorismo, fisuras palpebrales inclinadas hacia abajo, y proptosis, así como puente nasal aplanado con septum desviado. Los dientes son de erupción tardía, con impactación, apiñamiento e inflamación gingival gruesa, alteración unilateral o bilateral de la mordida posterior.

Las complicaciones asociadas más comunes incluyen: otitis media crónica, pérdida de la audición y aumento de la presión intraocular, que puede producir ceguera, discapacidad intelectual y, en el 50% de los casos, retraso en el desarrollo. Se ha reportado también, agenesia del cuerpo calloso, ventriculomegalia, hidrocefalia, vértebras cervicales fusionadas, sinostosis radiohumeral, defectos cardiacos y gastrointestinales.

Etiología

El síndrome de Apert es causado por una mutación heterocigota en el gen FGFR2, ubicado en la región 26.3 del brazo largo del cromosoma 10 (10q26.13), el cual se encuentra implicado en la señalización celular

durante el desarrollo embrionario causante de la enfermedad. La edad avanzada del padre está relacionada con las mutaciones de novo identificadas en la mayoría de los casos. El patrón de herencia es autosómico dominante.
El síndrome de Crouzon y el síndrome de Pfeiffer son trastornos alélicos con características superpuestas.

Tratamiento

Para el paciente: manejo interdisciplinario de las complicaciones asociadas.
Para la familia: asesoramiento genético.

Bibliografía

Apert, M. E. De l'acrocephalosyndactylie. Bull. Mem. Soc. Med. Hop. Paris 23: 1310-1330, 1906.

Aldridge K, Hill CA, Austin JA. Brain Phenotypes in Two FGFR2 Mouse Models for Apert Syndrome. Dev Dyn. 2010 Mar; 239(3): 987–997.

Kana MA, Baduku TS, Bello MH. A 37-year-old Nigerian woman with Apert syndrome - medical and psychosocial perspectives: a case report. J Med Case Rep. 2018; 12: 126.

Mathijssen IMJ. Guideline for Care of Patients With the Diagnoses of Craniosynostosis: Working Group on Craniosynostosis. J Craniofac Surg. 2015; 26(6): 1735–1807

Orphanet. Portal de información de enfermedades raras y medicamentos huérfanos. Síndrome de Apert; [consultado 17 junio 2020]. Disponible en: https://www.orpha.net/consor/cgi-bin/Disease_Search.php?lng=ES&data_id=261&Disease_Disease_Search_diseaseGroup=s-ndrome-de-Apert&Disease_Disease_Search_diseaseType=Pat&Enfermedad(es)/grupo%20de%20enfermedades=S-ndrome-de-Apert&title=Síndrome%20de%20Apert&search=Disease_Search_Simple

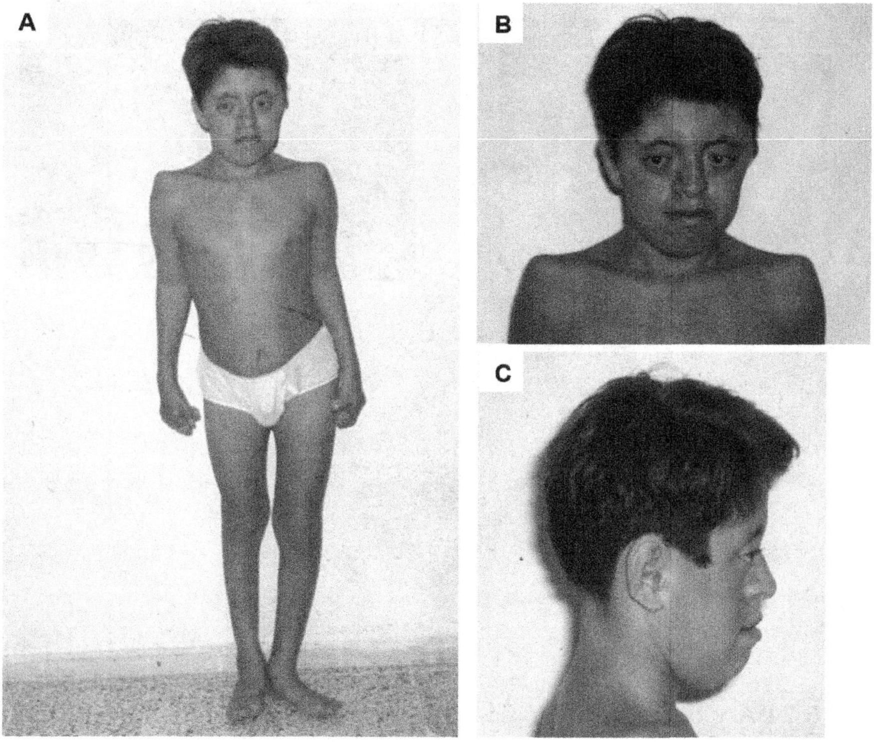

FIG 5-23 A, masculino con síndrome de Apert, Craneosinostósis con sindactilia de manos y pies, escoliosis. **B**, frente estrecha, puente nasal alto, proptosis ocular. **C**, cráneo acrobraquicefálico, hipoplasia de tercio medio de la cara, implantación baja de pabellones auriculares.

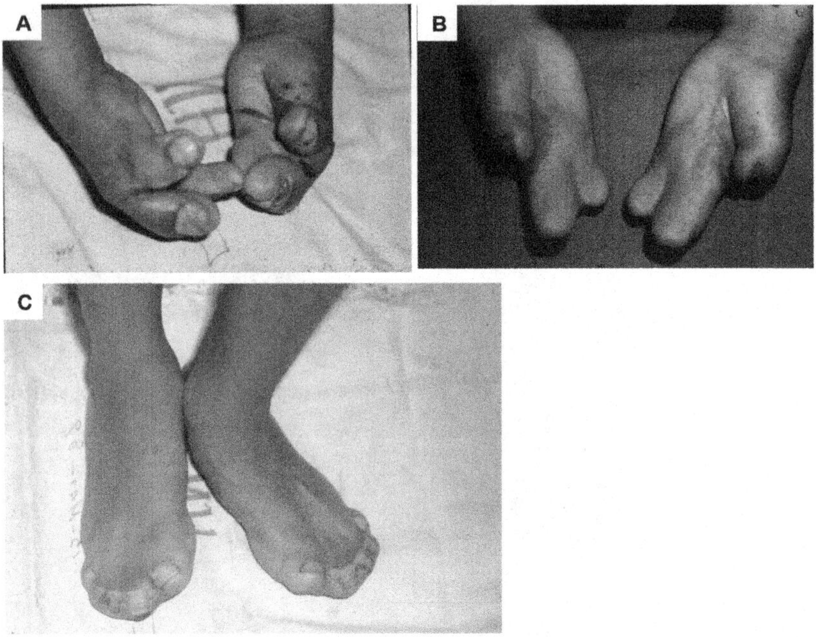

FIG 5-24 A y **B**, sindactilia ósea de dedos de ambas manos. C, sindactilia ósea total de los dedos de ambos pies.

ESCLEROSIS TUBEROSA

Introducción

El complejo de esclerosis tuberosa es un trastorno multisistémico autosómico dominante caracterizado por hamartomas en distintos órganos, incluidos el cerebro, la piel, el corazón, los riñones y los pulmones. Las manifestaciones del sistema nervioso central incluyen epilepsia, dificultades de aprendizaje, problemas de conducta y autismo. Las lesiones renales, generalmente angiomiolipomas, pueden causar problemas clínicos secundarios a hemorragia o por compresión y reemplazo de tejido renal sano, lo que puede causar insuficiencia renal. Los pacientes también pueden desarrollar quistes renales y carcinomas de células renales. La linfangioleiomiomatosis pulmonar puede desarrollarse en los pulmones. Las lesiones cutáneas incluyen máculas melanóticas, angiofibromas faciales y parches de nevos de tejido conectivo. Se han descrito dos tipos de la enfermedad: el tipo 1 representa el 10 a 30% de los casos y se debe a mutación en el gen TSC1, mientras que el tipo 2, representa una enfermedad con mayor gravedad y es causado por mutación en el gen TSC2.

Manifestaciones clínicas

Manchas lanceoladas en piel, hipocrómicas, de distribución diseminada, y que están presentes desde el momento de nacer. Los angiofibromas o adenomas sebáceos, lo presentan alrededor del 50% de los pacientes; en la cara los angiofibromas se distribuyen en forma de alas de mariposa.

Webb en 1996, reportó anormalidades en la piel en 126 de 131 pacientes ingleses con esclerosis tuberosa, 80 pacientes presentaron máculas hipomelanóticas, de los cuales, 32 tenían más de 5 máculas de este tipo. La mayoría de las máculas eran evidentes desde el nacimiento, pero algunas desaparecieron en la edad adulta. Las placas de shagreen y los angiofibromas faciales aparecieron antes de los 14 años de edad, mostrando una frecuencia de aparición hasta después de la pubertad del 55% para parches shagreen y 81 a 88% para angiofibromas. La frecuencia de los fibromas aumentó con la edad: no se encontraron fibromas en niños menores de 5 años, se encontraron en el 23% de los niños entre 5 y 14 años, y fueron evidentes en el 88% de los pacientes mayores de 30 años.

Kumar en 1995, informó sobre el tipo grave de la enfermedad en una niña caucásica de 2 años con esclerosis tuberosa. Al nacer, tenía una mancha hipopigmentada en el tobillo izquierdo y múltiples manchas de hipopigmentación en la espalda y el tronco. Más tarde desarrolló manchas faciales en la frente, pero sin angiofibromas faciales o fibromas unguales. El inicio de las convulsiones generalizadas se produjo a los 7 meses de edad. La tomografía computarizada del cerebro demostró tubérculos corticales cerebrales y nódulos subependimarios. La ecografía renal mostró múltiples quistes en ambos riñones. Los padres eran clínicamente normales.

Etiología

Es una enfermedad con heterogeneidad genética. La esclerosis tuberosa tipo 1 es causada por una mutación heterocigota en el gen TSC1, ubicado en la región 34.13 del brazo largo del cromosoma 9 (9q34.13), y su producto final se conoce como "hamartina". El tipo 2 de la enfermedad es causada por una mutación heterocigota en el gen TSC2, ubicado en la región 13.3 del brazo corto del cromosoma 16 (16p13.3), y el producto final del gen se conoce como "tuberina".

Tratamiento

Para el paciente: manejo interdisciplinario de las complicaciones asociadas.

Para la familia: asesoramiento genético.

Bibliografía

Kumar A, Wolpert C, Kandt RS. A de novo frame-shift mutation in the tuberin gene. Hum. Molec. Genet. 4: 1471-1472, 1995.

Webb DW, Clarke A, Fryer A, Osborne JP. The cutaneous features of tuberous sclerosis: a population study. Brit J Derm. 1996; 135: 1-5.

Chu SC, Major P, Camposano S. The natural history of epilepsy in tuberous sclerosis complex. Epilepsia. 2010; 51(7): 1236–1241.

Kingswood Jc, d´Augéres GB, Beulosova E. TuberOus SClerosis registry to increase disease Awareness (TOSCA) - baseline data on 2093 patients. Orphanet J Rare Dis. 2017; 12: 2.

McKusick-Nathans Institute of Genetic Medicine. OMIM-NCBI: Tuberous sclerosis 2 [internet]. [consultado 19 jun 2020]. Disponible en: https://omim.org/entry/613254

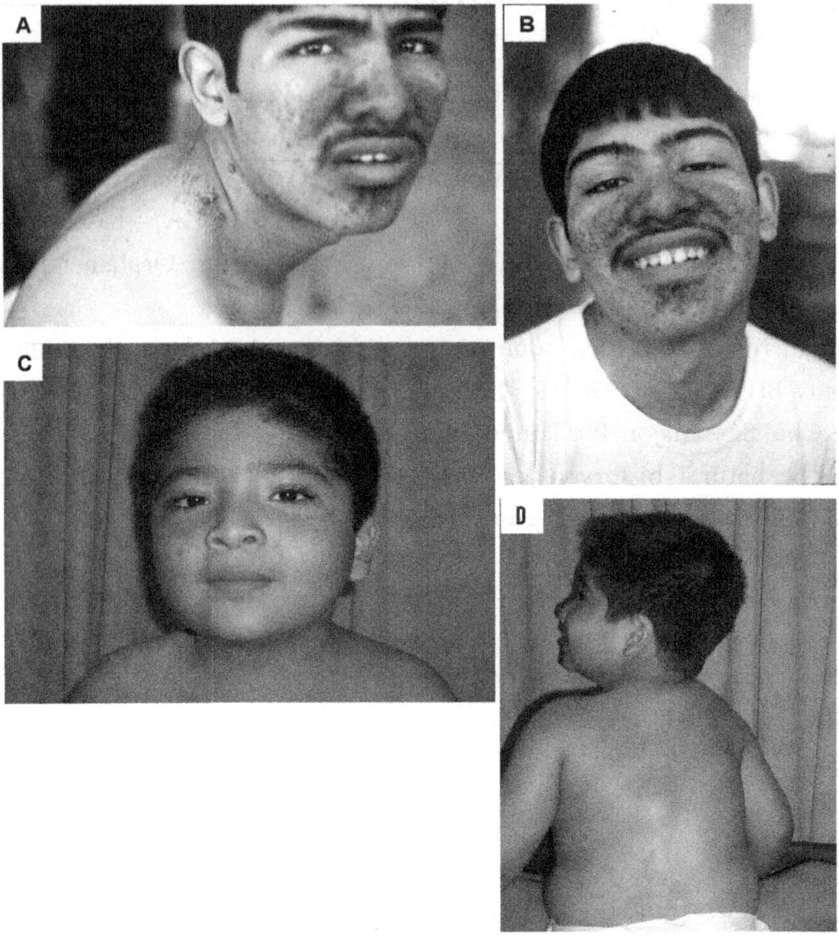

FIG 5-25 A, angiofibromas de distribución diseminados, en cara, la distribución adopta la forma de alas de mariposa. **B**, puente nasal aplanado, lóbulo nasa incurvado hacia abajo, implantación baja de pabellones auriculares; el paciente manifiesta deterioro mental. **C**, hipertelorismo ocular, puente nasal aplanado, narinas antevertidas, micrognatia, angiofibromas en cara en forma de ala de mariposa. **D**, cuello corto, obsérvese placas de hipopigmentación.

SÍNDROME DE PROTEUS

Introducción

El síndrome de Proteus fue descrito por primera vez en 1979 por Cohen y Hayden, pero fue hasta 1983 en que Wiedemann describió la enfermedad en base al análisis de cuatro niños con malformaciones hamartomatosas congénitas. Wiedemann rememoró a un legendario héroe griego, transformado por los dioses en un demonio inmortal del mar, el cual podía cambiar de forma, y que fue descrito en "La Odisea" por Homero. Con ese marco referencial, el autor abordó las alteraciones estructurales que definen el síndrome.

El síndrome Proteus es un trastorno de sobrecrecimiento hamartomatoso muy poco frecuente, que se caracteriza por un sobrecrecimiento progresivo a nivel de esqueleto, piel, grasa y sistema nervioso central. Se estima que la prevalencia es menor de 1/1.000.000 recién nacidos vivos.

Manifestaciones clínicas

El trastorno aparece entre los 6 y 18 meses de vida con un sobrecrecimiento asimétrico principalmente en manos y pies: macrodactilia, hemihipertrofia, sobrecrecimiento esquelético que puede ser grave y progresar rápidamente a calcificación irregular de los huesos, distorsionando la estructura en las extremidades, cuerpos vertebrales y cráneo. Aparecen nevus de tejido conectivo que son hamartomas de aspecto cerebroide en piel de cualquier parte del cuerpo. Las malformaciones vasculares y los nevus epidérmicos lineales aparecen en los primeros meses de vida y se estabilizan con el tiempo, así mismo, las alteraciones adiposas y las malformaciones vasculares son comunes en los primeros años de la vida. Las manifestaciones neurológicas incluyen déficit intelectual, trombosis de senos venosos, lesiones intracraneales, y, las complicaciones descritas son la hemimegaencefalia, enfermedad pulmonar bullosa, embolismo pulmonar y la trombosis venosa profunda. Los tumores son benignos, aunque se han reportado casos poco frecuentes de tumores malignos.

Etiología

El síndrome de Proteus se produce por una mutación del gen AKT1, ubicado en la región 32.33 del brazo largo del cromosoma 14 (14q32.33). Aunque el síndrome de Proteus se considera un trastorno congénito esporádico, algunos informes han sugerido la transmisión familiar. Wiedemann en su descripción de 4 niños con la combinación de gigantismo parcial de manos y pies, nevus, hemihipertrofia, tumores subcutáneos, macrocefalia y otras anomalías del cráneo, y posible crecimiento acelerado con afecciones viscerales, consideró que el trastorno está "indudablemente determinado genéticamente", visualizando una herencia autosómica dominante. Goodship en 1991, presentó un posible caso de transmisión padre-hijo del síndrome de Proteus: el hijo tenía hemihipertrofia craneal, un linfagioma, un lipoma y nevus epidérmicos; al padre le habían retirado un linfagioma grande del lado derecho de la cara cuando era niño. Kruger en 1993, describió una forma leve del síndrome de Proteus en un niño cuya madre tenía manifestaciones también leves de la enfermedad. El hijo mentalmente normal tenía hipertrofia leve en el lado izquierdo del labio superior y la mejilla, hipertrofia del brazo izquierdo, gigantismo parcial del dedo medio izquierdo y una gran hinchazón subcutánea en el abdomen superior izquierdo. La madre tenía asimetría facial con hipertrofia de la mejilla inferior derecha y expresión de mímica alterada en esa región. Tanto la madre como el hijo tenían 'marcas venosas distintas' sobre el tórax superior.

Tratamiento

Para el paciente: manejo interdisciplinario de las complicaciones asociadas.

Para la familia: asesoramiento genético.

Bibliografía

Cohen MM, Hayden PW. A newly recognized hamartomatous síndrome. Birth Defects. 1979; 15(5B): 291.

Wiedemann HR, Burgio GR, Aldenhoff P.The Proteus syndrome: partial gigantism of the hands and/ or feet, nevi, hemihypertrophy, subcutaneous tumors, macrocephaly or other skull anomalies and possible accelerated growth and visceral affections. Europ J. Pediat. 1983; 140: 5-12.

Goodship J, Redfearn A, Milligan D. Transmission of Proteus syndrome from father to son? J. Med. Genet. 1991; 28: 781-785.

Kruger G, Pelz L, Wiedemann HR. Transmission of Proteus syndrome from mother to son? (Letter) Am. J. Med. Genet. 1993; 45: 117-118.

Pérez SE, Concepción N, Terrero MM. Síndrome de Proteo. Presentación de un caso. Medisur [Internet]. 2013 Oct [citado 2020 Jun 25]; 11(5): 563-568. Disponible en: http://scielo.sld.cu/scielo.php?script=sci_arttext&pid=S1727-897X2013000500013&lng=es.

McKusick-Nathans Institute of Genetic Medicine. OMIM-NCBI: Proteus syndrome [internet]. [consultado 25 jun 2020]. Disponible en: https://omim.org/entry/176920

Orphanet. Portal de información de enfermedades raras y medicamentos huérfanos. Síndrome de Proteust; [consultado 25 junio 2020]. Disponible en: https://www.orpha.net/consor/cgi-bin/OC_Exp.php?Lng=ES&Expert=744

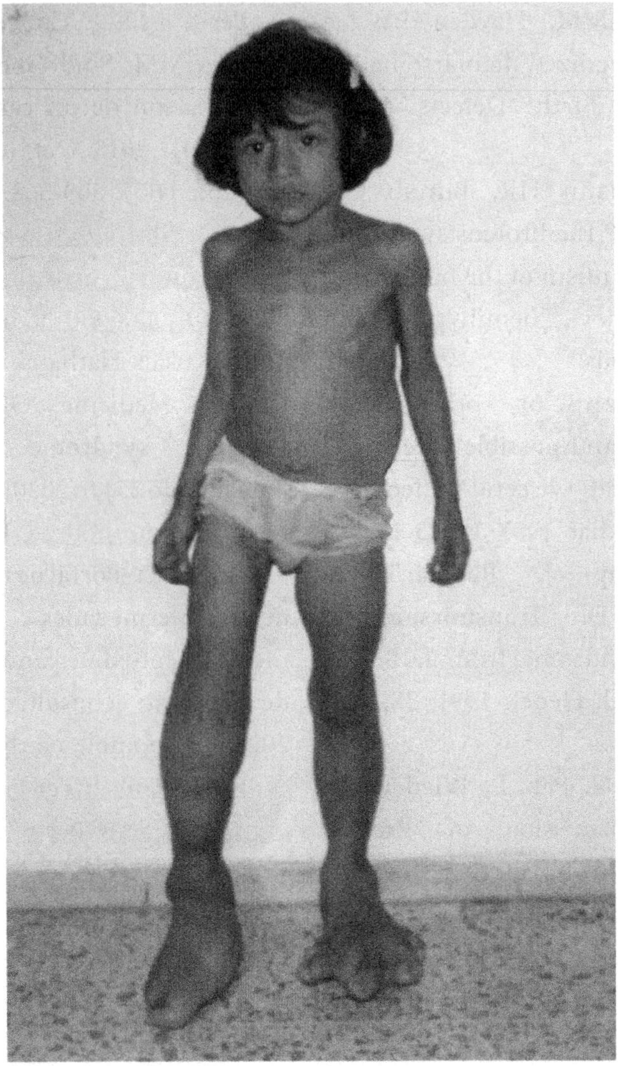

FIG 5-26 Hipertrofia de ambas extremidades inferiores, con macrodactilia en ambos pies, obsérvese el palmeado hipertrófico del pie izquierdo. La niña presenta escoliosis dorso lumbar.

SÍNDROME DE KLIPPEL-TRENAUNAY-WEBER

Introducción

Fue descrito originalmente por Klippel y Trenaunay en 1900, posteriormente, Weber en 1918, agregó el concepto de la asociación con fistula arteriovenosa profunda, por lo que, el nombre de Klippel-trenaunay- Weber se refiere a la presentación asociada con fístula arteriovenosa. Es una malformación vascular congénita caracterizada por una triada de manifestaciones clínicas: malformación vascular venular, linfática y venosa, hipertrofia esquelética, y, aumento de tejidos blandos de uno o más miembros. Se cree se produce por una alteración en el desarrollo del mesodermo en el feto, que afecta a las líneas angioblástica, linfoblástica y osteoblástica. Se le conoce también como síndrome angio-osteo-hipertrofia.

Manifestaciones clínicas

Malformaciones capilares conocidas como de líneas de vino de oporto, acompañadas de malformaciones venosas, hiperplasia linfática asociada a linfedema y macroquistes linfáticos, hemangiomas cutáneos con hipertrofia de huesos y tejidos blandos, varicocidades. El aumento del tamaño de las extremidades va haciéndose progresivo con la edad, llamando la atención el incremento de tejidos blandos y macrodactilia significativa. Las malformaciones pueden involucrar otros órganos, tales como hígado, intestinos, bazo y riñones, de manera que, cuando la malformación se ubica a nivel de los vasos de la columna vertebral puede ocasionar escoliosis por lesión ósea. La principal complicación del síndrome de Klippel-Trenaunay es la tromboflebitis la cual puede ocasionar embolismos pulmonares. Las malformaciones vasculares y capilares se presentan en el 80% de los casos, la hipertrofia de las extremidades en el 50 a 94%, siendo los miembros inferiores los de mayor frecuencia, en alrededor del 95%.

Etiología

Happle en 1993, sugirió la herencia paradominante para explicar el hecho de que las personas heterocigotas, fenotípicamente normales, pero portadoras del gen mutado, puedan transmitirlo a su descendencia. El carácter solo se expresaría cuando se produjera una mutación somática en el alelo normal en una etapa temprana de la embriogénesis, originando una población clonal de células homocigotas o hemicigotas para la mutación. Un ejemplo de un mecanismo genético que podría causar la homocigosidad de una población celular dispuesta en un patrón de mosaico es la recombinación somática. Ceballos-Quintal en 1996, identificó una familia en la que los signos clínicos en la madre y la abuela materna fueron considerados como una expresión leve del síndrome de Klippel-Trenaunay-Weber, sugiriendo herencia autosómica dominante.

Lorda en 1998, presentó un análisis epidemiológico de una serie de casos con síndrome de Klippel Trenaunay Weber, encontrando un aumento en la edad de los padres y en el número de embarazos, así como la aparición familiar de hemangiomas. Estas observaciones sugirieron una contribución genética a la aparición del síndrome, sin embargo, aunque el efecto del aumento de la edad paterna en el origen de las mutaciones espontáneas de la línea germinal está bien documentado para las afecciones dominantes, no sugiere que las afecciones esporádicas causadas por el mosaicismo somático muestren una edad parental avanzada.

Tratamiento

Para el paciente: manejo interdisciplinario de las complicaciones asociadas.

Para la familia: asesoramiento genético.

Bibliografía

Klippel M, Trenaunay P. Dunaevus variqueux osteohypertrophique. Arch Gen Med. 1900; 185: 641.

Weber FP. Hehaemangiectatic hypertrophy of limbs: congenital phlebacteriectasis and so-called congenital varicose veins. Brit J Dis Child Dis. 1918; 15:13-17.

Happle R. Klippel-Trenaunay syndrome: is it a paradominant trait? (Letter) Brit J Derm. 1993; 128: 465.

Ceballos QJM, Pinto ED, Castillo ZI. A new case of Klippel-Trenaunay-Weber (KTW) syndrome: evidence of autosomal dominant inheritance. Am J Med Genet. 1996; 63: 426-427.

Lorda-Sanchez I, Prieto L, Rodriguez PE, Martinez FML. Increased parental age and number of pregnancies in Klippel-Trenaunay-Weber syndrome. Ann Hum Genet. 1998; 62: 235-239.

Boló H, Ortiz CLM, Samudio DGC. Síndrome de Klippel-Trenaunay asociado a litiasis renal. Reporte de un caso pediátrico y revisión de la literatura. Pediatr. (Asunción). 2013; 40(3): 247-251.

McKusick-Nathans Institute of Genetic Medicine. OMIM-NCBI: Klippel-Trenaunay-Weber síndrome [internet]. [consultado 27 jun 2020]. Disponible en: https://omim.org/entry/149000

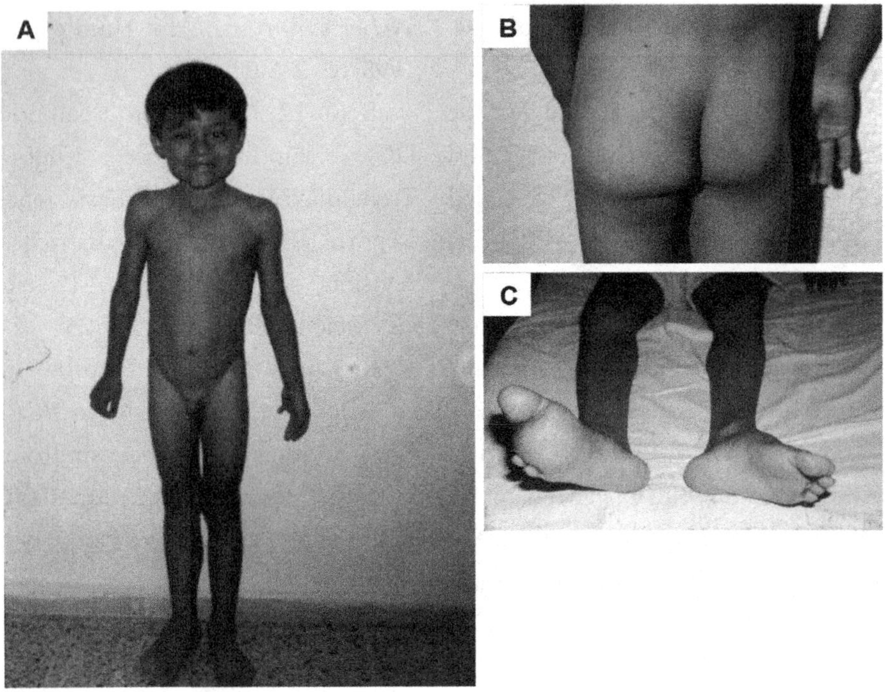

FIG 5-27 A, síndrome de Klippel-Trenaunay en un varón de 8 años de vida. B, hipertrofia glútea con desproporción en relación a la región homóloga. **C**, macrodactilia del primer dedo con aumento de volumen de la región

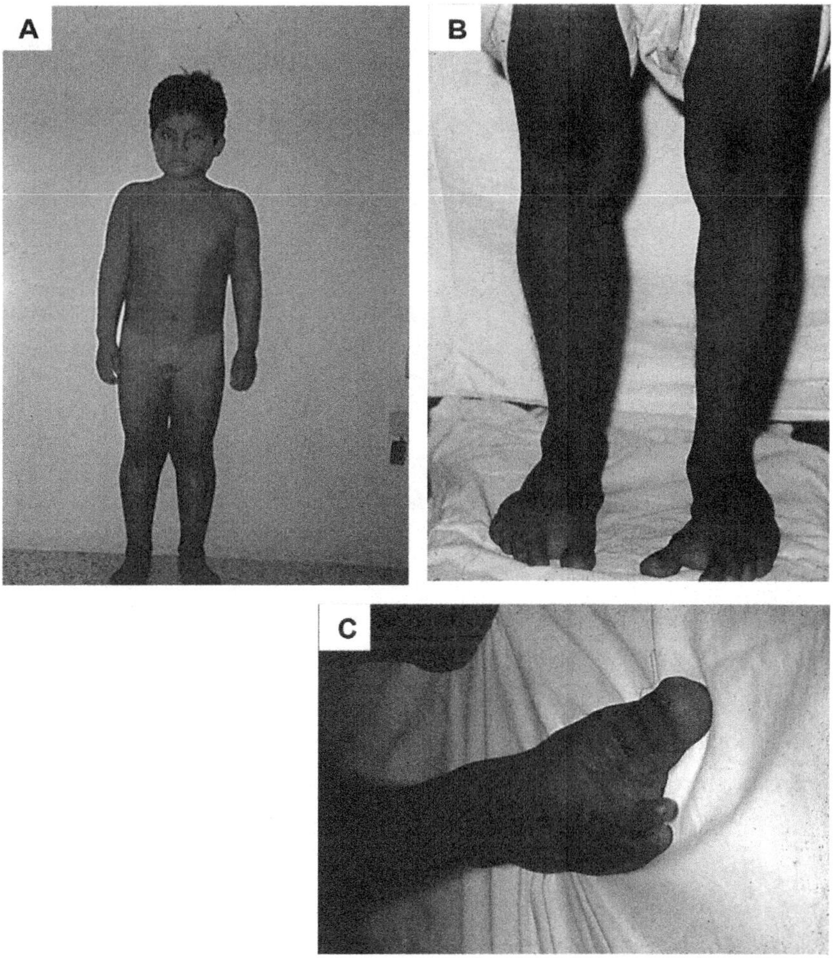

FIG 5-28 A, masculino con síndrome de Klippel-Treunanay con crecimiento progresivo no usual de extremidades inferiores. **B**, crecimiento desproporcionado de ambos pies con separación de primer dedo y prominencia de metatarsos. **C**, macrodactilia de primer dedo del pie.

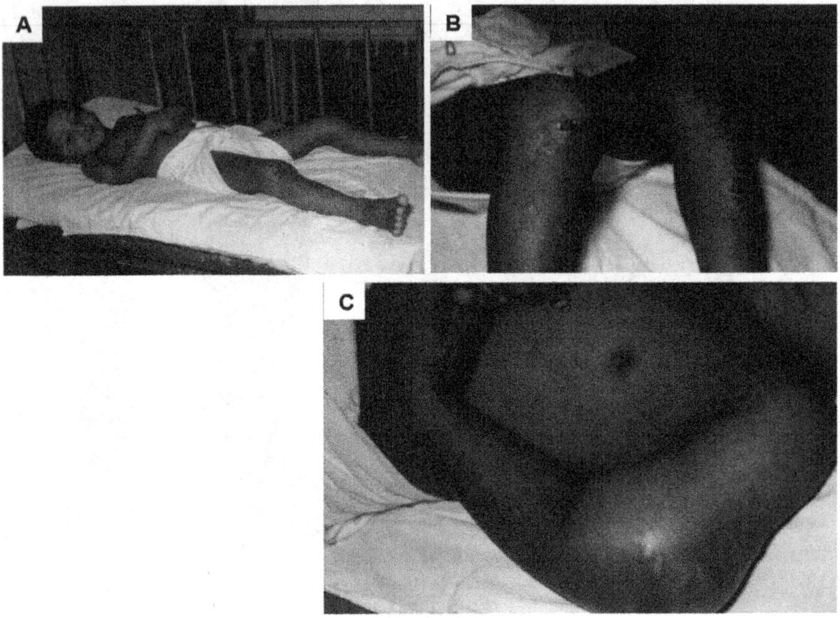

FIG 5-29 A, masculino con síndrome de Klippel-Treunanay-Weber con lesiones fistulosas en miembros inferiores y superiores. B, fístulas arteriovenosa en extremidades inferiores con aumento de volumen de la región. C, linfedema en tercio inferior con red venosa visible.

SÍNDROME DE MARFAN

Introducción

El síndrome de Marfan es un trastorno del tejido conectivo fibroso, con pleiotropismo y variabilidad clínica. La enfermedad involucra a 3 sistemas: esquelético, ocular y cardiovascular. La prevalencia se estima en 1/5.000 y afecta por igual a hombres y mujeres.

Manifestaciones clínicas

Las manifestaciones clínicas pueden aparecer a cualquier edad y son muy variables de una persona a otra, incluso dentro de una misma familia. El daño cardiovascular se caracteriza por dilatación progresiva de la aorta, lo que conduce a una insuficiencia de la válvula aórtica, insuficiencia mitral, que puede asociarse con arritmias, endocarditis o insuficiencia cardíaca. Comúnmente, la afectación esquelética es el primer signo de la enfermedad, manifestándose por: dolicostenomelia (extremidades alargadas), talla alta, aracnodactilia, hipermovilidad articular, escoliosis, protrusión del acetábulo, deformidad torácica (pectus carinatum o excavatum), dolicocefalia, micrognatia, hipoplasia malar. En ojos se identifica miopía axial, que puede conducir al desprendimiento de retina y desplazamiento del cristalino; la ectopia lentis, que puede conducir a la ceguera, y, luxación del cristalino, son signos característicos. Otros datos comunes son las estrías atróficas en piel, así como, incremento del riesgo de neumotórax y la ectasia dural.

Etiología

Todos los casos del síndrome de Marfan parecen deberse a una mutación heterocigota en el gen de la fibrilina-1 (FBN1), proteína esencial del tejido conectivo. El gen FBN1 está localizado en la región 21.1 del brazo largo del cromosoma 15 (15q21.1), y se hereda de forma autosómico dominante. Las manifestaciones clínicas del síndrome de Marfan comparte características con la aracnodactilia contractural congénita, la cual es causada por la mutación en el gen FBN2.

Tratamiento

Para el paciente: manejo interdisciplinario de las complicaciones asociadas.

Para la familia: asesoramiento genético.

Bibliografía

Judge DP, Dietz HC. Marfan's síndrome. Lancet. 2005; 366(9501): 1965–1976.

Pepe G, Giusti B, Sticchi E. Marfan syndrome: current perspectives. Appl Clin Genet. 2016; 9: 55–65.

Sakai LY, Keene DR, Renard M. FBN1: The Disease-Causing Gene for Marfan Syndrome and Other Genetic Disorders. Gene. 2016 Oct 10; 591(1): 279–291.

McKusick-Nathans Institute of Genetic Medicine. OMIM-NCBI: Marfan síndrome [internet]. [consultado 01 jul 2020]. Disponible en: https://omim.org/entry/154700

Orphanet. Portal de información de enfermedades raras y medicamentos huérfanos. Síndrome de Marfant; [consultado 01 julio 2020]. Disponible en: https://www.orpha.net/consor/cgi-bin/OC_Exp.php?lng=ES&Expert=558

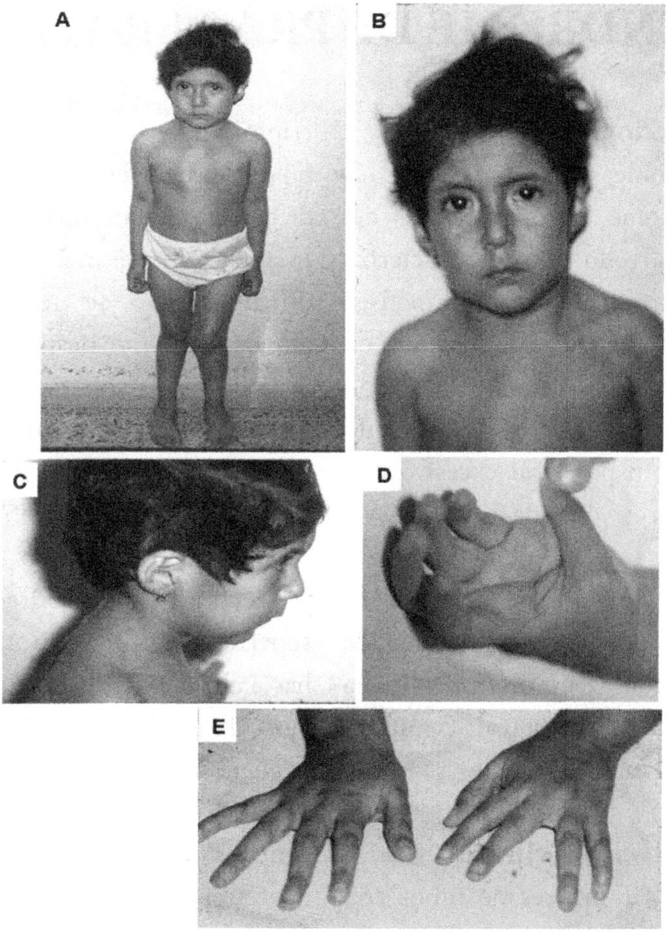

FIG 5-30 A, extremidades largas, talla alta, pectum carinatum, ambas tibias en valgo. **B**, frente amplia, puente nasal alto, filtrum amplio y alargado, micrognatia. **C**, implantación baja de pabellones auriculares, obsérvese el azulamiento de escleróticas. **D**, hiperflexibilidad de micro articulaciones. **E**, aracnodactilia

SÍNDROME DE PRADER-WILLI

Introducción

El síndrome de Prader-Willi es un síndrome poco frecuente del neurodesarrollo que se caracteriza por disfunción hipotálamo-hipófisis, con hipotonía grave y problemas en la alimentación durante el período neonatal, seguidos de un período de aumento ponderal excesivo con hiperfagia y obesidad durante la infancia y la edad adulta, dificultad en el aprendizaje, déficit de habilidades sociales y trastornos de la conducta. Tiene una prevalencia al nacer de 1 en 15.000 a 1 en 30.000 en todo el mundo.

Manifestaciones clínica

Prenatal: las madres de niños con síndrome de Prader Willi refieren una actividad fetal reducida durante sus embarazos, registrándose retraso del crecimiento con peso medio de 2.8 kilogramos en el recién nacido de término.

Perinatal: el recién nacido es hipotónico, hiporefléxico, disminución de los reflejos de la deglución y la succión, el llanto es débil y tienen desinterés en la comida; en el varón se identifica criptorquidia, pene y escroto hipoplásicos, y en la niña, los labios de genitales están hipoplásicos.

Infancia temprana: mejora la dificultad que se tenía para la alimentación, y después del año de vida se establece la hiperfagia incontrolable, provocando obesidad y problemas somáticos y psicológicos. El fenotipo es variable: frente prominente, diámetro bifrontal estrecho, ojos almendrados, labio superior delgado y boca inclinada hacia abajo, micrognatia, pabellones auriculares displásicos, manos y pies pequeños. La persona afectada suele rascarse el abdomen por presentar prurito, lo que conduce a la presencia de estrías abdominales. Talla baja debida a deficiencia de hormona del crecimiento, desarrollo puberal incompleto debido a hipogonadismo hipogonadotropico, hipotiroidismo, pubarquia precoz, deficiencia de corticotropina. La disfunción cognitiva varía de un niño a otro, de leve a moderado en la mayoría de los individuos. Hay deficiencia en el aprendizaje, el habla y el desarrollo del lenguaje, los cuales se agravan aún más por los problemas psicológicos y de comportamiento, dificultad en las habilidades sociales y para controlar las emociones.

Adolescencia y edad adulta: las manifestaciones representativas, además del fenotipo, son, los problemas psicosociales y su impacto en la familia, labilidad emocional, deficiencia en habilidades motoras gruesas, deterioro cognitivo y el hambre de difícil control.

Se pueden asociar la diabetes, los trastornos respiratorios relacionados con el sueño, problemas gastrointestinales y las infecciones.

Etiología

El síndrome de Prader-Willi es un síndrome genético resultante de la eliminación o interrupción de cuando menos dos genes, el SNRPN y el NDN, con ubicación en la región 11.2 a la región 12 del brazo largo del cromosoma 15 (15q11.2-q12.) paterno o la disomía uniparental 15 materna, ya que el gen o los genes en el cromosoma 15 materno están prácticamente inactivos. (15q11.2). Su herencia es autosómica dominante.

Existen evidencias de que los mecanismos cromosómicos son los principales responsables del síndrome de Prader-Willi y que es causado por la falta del segmento paterno 15q11.2-q12. Básicamente, existen 2 mecanismos por los cuales puede ocurrir tal pérdida: por la eliminación del segmento "crítico" paterno o por la pérdida de todo el cromosoma paterno 15 con la presencia de 2 homólogos maternos, llamado disomía materna uniparental. Pero, por otro lado, la deleción materna o la disomía uniparental paterna, causa otro fenotipo característico, el síndrome de Angelman, lo cual indica que ambos cromosomas parentales están impresos de manera diferencial y que ambos son necesarios para el desarrollo embrionario normal.

Tratamiento

Para el paciente: manejo interdisciplinario de las complicaciones asociadas.

Para la familia: asesoramiento genético.

Bibliografía

Angulo MA, Butler MG, Cataletto ME. Prader-Willi syndrome: a review of clinical, genetic, and endocrine findings. J Endocrinol Invest. 2015; 38: 1249–1263.

Manzardo AM, Weiensel N, Ayala S. Prader-Willi Syndrome Genetic Subtypes and Clinical Neuropsychiatric Diagnoses in Residential Care Adults. Clin Genet. 2018; 93(3): 622–631.

Butler MG, Miller JL, Forster JL. Prader-Willi Syndrome - Clinical Genetics, Diagnosis and Treatment Approaches: An Update. Curr Pediatr Rev. 2019; 15(4): 207–244.

McKusick-Nathans Institute of Genetic Medicine. OMIM-NCBI: Prader-Willi syndrome[internet]. [consultado 01 jul 2020]. Disponible en: https://omim.org/entry/176270

Orphanet. Portal de información de enfermedades raras y medicamentos huérfanos. Síndrome de Prader-Willi; [consultado 01 julio 2020]. Disponible en: https://www.orpha.net/consor/cgi-bin/OC_Exp.php?Lng=ES&Expert=739

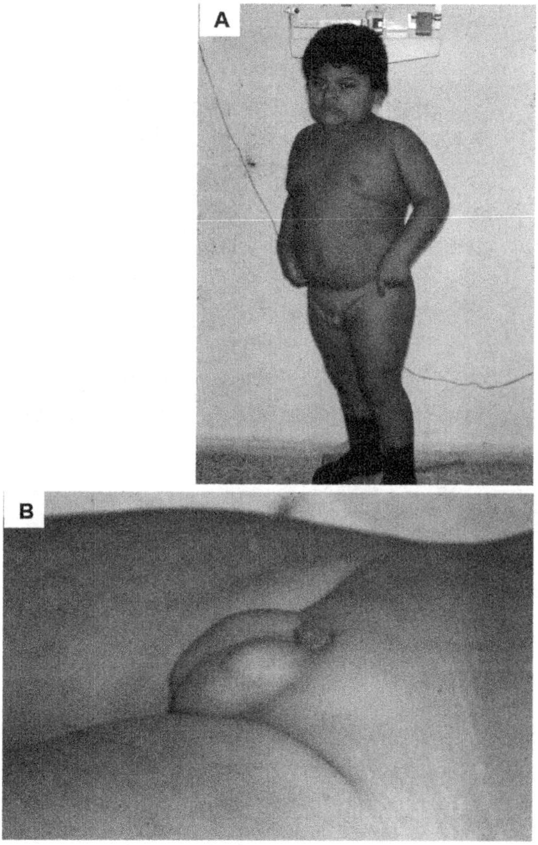

FIG 5-31 A, síndrome de Prader Willi: obesidad e hipogenitalismo. **B**, hipogonadismo y pene hipoplásico.

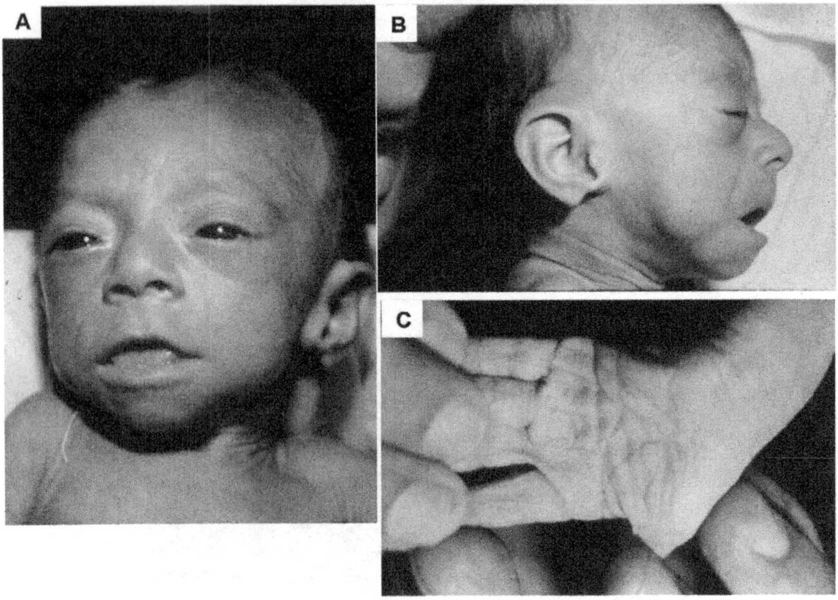

FIG 5-32 A, frente amplia, puente nasal aplanado, narinas antevertidas, labio superior adelgazado y el inferior grueso. **B**, frente amplia y prominente, implantación baja de pabellón auricular, obsérvese el lóbulo acortado del pabellón auricular, micrognatia, cuello corto. **C**, palma de mano con dermatoglifos aberrantes, pliegue transverso palmar.

SÍNDROME DE HOLT-ORAM

Introducción

Este síndrome fue descrito inicialmente por Holt y Oram en 1960, quienes observaron comunicación interauricular en integrantes de 4 generaciones de una familia, asociada con una anomalía congénita de los pulgares que se encontraban en el mismo plano que los dedos. Se trata de un trastorno autosómico dominante caracterizado por anormalidades de las extremidades superiores y la cintura escapular, asociado a lesión cardíaca congénita. Se considera que la combinación típica es un pulgar trifalángico con un defecto septal atrial secundum, sin embargo, existe un gran rango en la gravedad de las lesiones cardíacas y esqueléticas. La prevalencia se estima en 1/100.000 nacidos vivos.

Manifestaciones clínicas

Es una enfermedad con expresividad variable en lo que respecta a las extremidades superiores, pero que, incluyen en todos los casos, defectos del eje radial y del corazón. Las anomalías del eje radial de las extremidades superiores consisten en malformaciones de los huesos del carpo, así como pulgares trifalángicos o ausentes, focomelia, hipoplasia o aplasia, afectando al radio con longitud asimétrica de los antebrazos, pudiendo ser más graves en el lado izquierdo que en el derecho. Las malformaciones cardíacas congénitas más frecuentes son la comunicación interauricular tipo ostium secundum y la comunicación interventricular. También se han descrito la fibrilación auricular paroxística, a veces asociada bloqueo auriculoventricular, así mismo, anomalías craneofaciales, axilares, traqueales, vertebrales y de las extremidades inferiores, sordera, situs inversus abdominal y anomalías renales.

Etiología

El síndrome de Holt-Oram es causado por una mutación heterocigota en el gen TBX5, que se encuentra en la región 24.21 del brazo largo del cromosoma 12 (12q24.21) que codifica para T-box5, factor de transcripción que regula la expresión de otros genes implicados en el desarrollo del corazón y de las extremidades. McKusick en 1961, informó de una madre y su hija con defecto del tabique auricular y pulgar ausente o trifalángico en forma de dedo. Para 1966, la hija dio a luz a un bebé varón con focomelia de las extremidades superiores y comunicación interventricular. Es un trastorno autosómico dominante.

Tratamiento

Para el paciente: manejo interdisciplinario de las complicaciones asociadas.

Para la familia: asesoramiento genético.

Bibliografía

Holt M, Oram S. Familial heart disease with skeletal malformation. Br J 1960;(22):236.

McKusick VA. Medical genetics 1960. J Chronic Dis. 1961; 14: 1-198.

Chryssostomidis G, Kanakis M, Fotiadou V. Diversity of congenital cardiac defects and skeletal deformities associated with the Holt–Oram síndrome. Int J Surg Case Rep. 2014; 5(7): 389–392.

Vanlerberghe C, Jourdain AS, Ghoumid J. Holt-Oram syndrome: clinical and molecular description of 78 patients with TBX5 variants. Eur J Hum Genet. 2019; 27(3): 360–368.

McKusick-Nathans Institute of Genetic Medicine. OMIM-NCBI: Holt-Oram síndrome [internet]. [consultado 03 jul 2020]. Disponible en: https://omim.org/entry/142900

Orphanet. Portal de información de enfermedades raras y medicamentos huérfanos. Síndrome de Holt-Oram; [consultado 03 julio 2020]. Disponible en: https://www.orpha.net/consor/cgi-bin/OC_Exp.php?Lng=ES&Expert=392

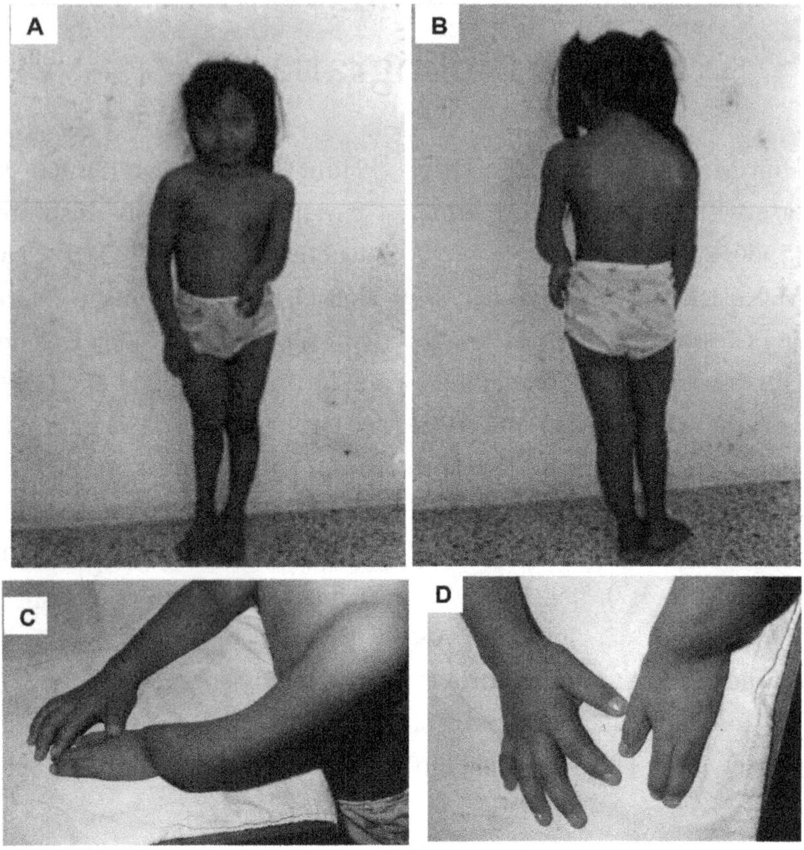

FIG 5-33 A, frente amplia, puente nasal alto, micrognatia., malformación de extremidad superior izquierda, tibia izquierda en varo. **B**, malformación de extremidad superior izquierda, escoliosis, tibia en varo. **D** y **E**, hipoplasia radial, adactilia de primero y segundo dedos de mano izquierda.

SÍNDROME DE MILLER-DIEKER

Introducción

Miller en 1963, describió este síndrome en un hermano y una hermana, correspondiente a las gestas cinco y seis, de padres no consanguíneos. Las características fueron microcefalia, mandíbula pequeña, facies no usual, alteración de crecimiento y desarrollo, disfagia, y fallecimiento a los 3 y 4 meses de vida, respectivamente. La autopsia mostró anomalías del cerebro, riñón, corazón y tracto gastrointestinal. Los cerebros eran lisos con ventrículos grandes y una arquitectura histológica más parecida al cerebro fetal normal de 3 a 4 meses de gestación. Más tarde, Dieker en 1969, describió 2 hermanos afectados y una prima materna afectada, con asociaciones de malformaciones del corazón, riñones y otros órganos, así como polidactilia y apariencia facial inusual.

Manifestaciones clínicas

Las manifestaciones clínicas incluyen hipotonía, lisencefalia, con paquigiria, giro incompleto o ausente del cerebro, microcefalia, facie triangular, frente amplia con prominencia medial, y a veces, con piel arrugada sobre la glabela, fontanela anterior amplia y occipucio prominente, paladar alto y ojival, fisuras palpebrales oblicuas, puente nasal aplanado, narinas antevertidas, micrognatia, pabellones auriculares de implantación baja, genitales externos masculinos hipoplásicos, criptorquidia, retraso del crecimiento, deficiencia mental, convulsiones y anomalías en el EEG. En todos los casos se ha observado retraso mental debido a la pobre estructura cerebral.

Etiología

El síndrome de Miller-Dieker se debe a una deleción que involucra la región 13.3 del brazo corto del cromosoma 17 (17p13.3). En esta región del cromosoma 17 se encuentra ubicado el gen PAFAH1B1, también conocido como LIS1, el cual parece causar la lisencefalia y el dismorfismo facial. Su herencia es autosómico dominante.

Tratamiento

Para el paciente: manejo interdisciplinario de las complicaciones asociadas.

Para la familia: asesoramiento genético.

Bibliografía

Miller JQ. Lissencephaly in 2 siblings. Neurology. 1963; 13: 841-850.

Dieker H, Edwards RH, ZuRhein G. The lissencephaly syndrome. In: Bergsma, D. (ed.): The Clinical Delineation of Birth Defects: Malformation Syndromes. Vol II. New York: National Foundation-March of Dimes (pub.) 1969. Pp. 53-64.

Noguera MA, García GV, Martínez PC. Síndrome de Miller-Dieker y alteraciones endocrinas en dos hermanos gemelos. An Esp Pediatr. 1996; 45:299-301.

Young JK, Shin YB, Seon AJ. Miller-Dieker Syndrome with der(17) t(12;17)(q24.33;p13.3)pat Presenting with a Potential Risk of Mis-identification as a de novo Submicroscopic Deletion of 17p13.3. Korean J Lab Med. 2011; 31(1): 49–53.

Hsieh DT, Duhaime AC. Brain and spinal manifestations of Miller-Dieker síndrome. Neurol Clin Pract. 2013; 3(1): 82–83.

Shoukfeh O, Richards AB, Prouty LA. Case Report of Proliferative Peripheral Retinopathy in Two Familial Lissencephaly Infants with Miller–Dieker Syndrome. J Pediatr Genet. 2018; 7(2): 86–91.

McKusick-Nathans Institute of Genetic Medicine. OMIM-NCBI: Miller-Dieker lissencephaly syndrome [internet]. [consultado 03 jul 2020]. Disponible en: https://omim.org/entry/247200

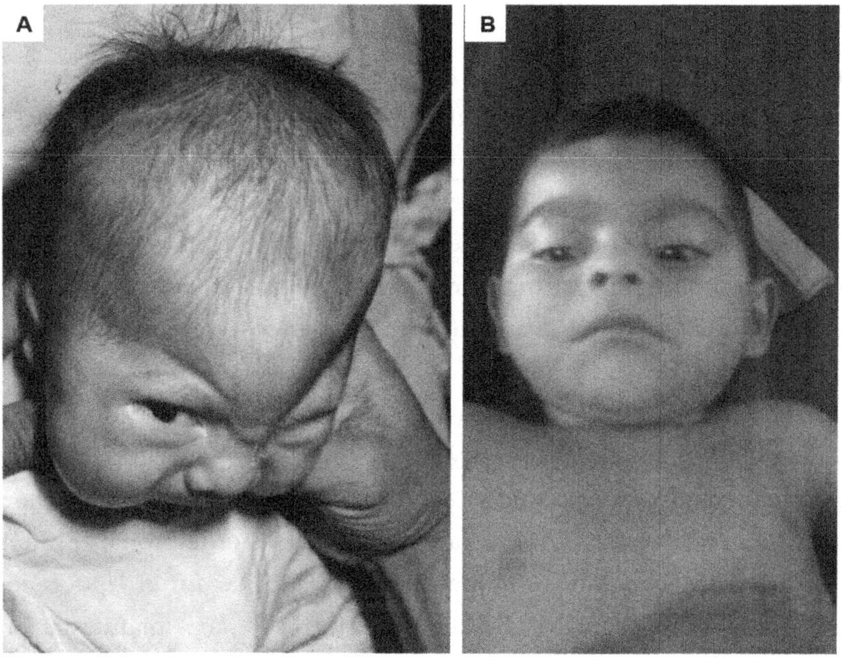

FIG 5-34 A, frente amplia con prominencia triangular medial, hipertelorismo ocular. **B**, frente amplia, hipertelorismo ocular, fisuras palpebrales oblicuas, puente nasal aplanado, filtrum amplio y largo, boca con forma de carpa de circo, micrognatia, pabellones auriculares de implantación baja, cuello corto. Obsérvese el hipertelorismo de tetillas.

SÍNDROME DE TREACHER COLLINS

Introducción

El síndrome de Treacher Collins fue descrito por primera vez por Thompson en 1846, y, posteriormente, Treacher Collins describió sus principales características. Es un trastorno del desarrollo craneofacial caracterizado por displasia otomandibular simétrica bilateral sin anomalías de las extremidades, asociado a diversas anomalías de cabeza y cuello. Se le conoce también como síndrome de Berry-Franceschetti-Klein, Franceschetti-Zwahlen-Klein, disostosis mandibulofacial, y, síndrome del primer arco branquial. Es un síndrome con heterogeneidad genética, existiendo al menos tres tipos de mutaciones identificadas: en el tipo 1, la mutación del gen TCOF1 se localiza en el cromosoma 5; en el tipo 2, la mutación del gen POLR1D está en el cromosoma 13, y, el tipo 3, el gen mutado POLR1C se encuentra en el cromosoma 6. Se estima una incidencia de 1/50.000 nacidos vivos.

Manifestaciones clínicas

La persona afectada presenta un dismorfismo facial característico, con hipoplasia simétrica bilateral de los huesos malares, del reborde infraorbitario y de la mandíbula, con oclusión dentaria irregular, dando una mordida abierta. Hipoplasia de tejidos blandos a nivel del hueso malar, del reborde orbitario inferior y de la mejilla. En el tipo 1 de la enfermedad, las manifestaciones clínicas representativas son fisuras palpebrales oblicuas, coloboma de párpado, micrognatia, microtia, arcos cigomáticos hipoplásicos y macrostomia. En los tipos 2 y 3, las manifestaciones clínicas son similares, aunque la mutación génica es diferente: existe una combinación de inclinación bilateral hacia abajo de las fisuras palpebrales (fisuras palpebrales antimongoloides), coloboma en párpados inferiores con pocas pestañas, y con ausencia de pestañas en el tercio externo del parpado inferior, hipoplasia de los huesos faciales, paladar hendido, limitación en la articulación temporomandibular que conlleva a deficiente apertura bucal, malformaciones de pabellones auriculares, con cierre del conducto auditivo externo y sordera conductiva bilateral. La inteligencia es normal. Durante los primeros años de vida, puede presentarse dificultad respiratoria y de la nutrición debido a la estrechez de las vías respiratorias altas y a la apertura limitada de la boca, así mismo se han reportado encondromas, fístulas pretragales, anomalías de la columna vertebral y cardiopatías.

Etiología

El tipo 1 es causado por una mutación heterocigota en el gen TCOF1, que codifica para la fosfoproteína nucleolar, ubicado en la región 32 a 33 del brazo largo en el cromosoma 5 (5q32-q33)). Se hereda de forma autosómico dominante. El tipo 2 es causado por una mutación en el gen POLR1D ubicado en la región 12.2 del brazo largo del cromosoma 13 (13q12.2) y codifica para la subunidad I de la ARN polimerasa. Se ha informado acerca de la mutación POLR1D que únicamente se expresa en homocigotos dando como resultado el síndrome de Treacher Collins 2.

Su herencia puede ser autosómica dominante o autosómica recesiva. El tipo 3, es causado por una mutación heterocigota compuesta en el gen POLR1C ubicado en la región 21.1 del brazo corto del cromosoma 6 (6p21.1) que codifica para la subunidad II de las ARN polimerasas. Su herencia es autosómica recesiva.

Tratamiento

Para el paciente: manejo interdisciplinario de las complicaciones asociadas.

Para la familia: asesoramiento genético.

Bibliografía

Thomson A. Notive of several cases of malformation of the external ear, together with experiments on the state of hearing in such persons. Month J Med Sci. 1846; 7: 420.

Treacher Collins E. Case with symmetrical congenital notches in the outer part of each lower lid and defective development of the malar bones. Trans Ophthalmol Soc UK. 1900; 20: 90.

Trainor PA, Dixon J, Dixon MJ. Treacher Collins syndrome: etiology, pathogenesis and prevention. Eur J Hum Genet. 2009; 17(3): 275–283.

Trainor PA. Craniofacial Birth Defects: The Role of Neural Crest Cells in the Etiology and Pathogenesis of Treacher Collins Syndrome and the Potential for Prevention. Am J Med Genet A. 2010; 0(12): 2984–2994.

Mehrotra D, Hasan M, Pandey R, Kumar S. Clinical spectrum of Treacher Collins síndrome. J Oral Biol Craniofac Res. 2011; 1(1): 36–40.

McKusick-Nathans Institute of Genetic Medicine. OMIM-NCBI: Treacher Collins síndrome 1 [internet]. [consultado 04 jul 2020]. Disponible en: https://omim.org/entry/154500

Orphanet. Portal de información de enfermedades raras y medicamentos huérfanos. Síndrome de Treacher-Collins; [consultado 04 julio 2020]. Disponible en: https://www.orpha.net/consor/cgi-bin/OC_Exp.php?Lng=ES&Expert=861

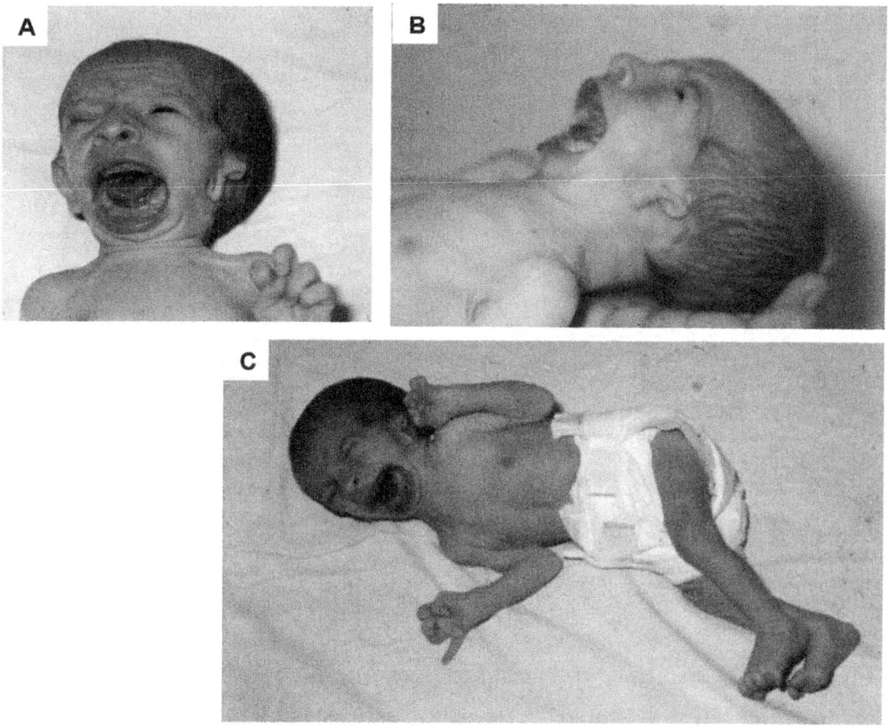

FIG 5-35 A, nótese que la alteración es simétrica, frente amplia, fisuras palpebrales antimongoloides, hipoplasia medio facial, macrostomia, paladar alto y ojival, implantación baja de pabellones auriculares, en el lado izquierdo se observa microtia con cierre de conducto auditivo externo. **B**, cráneo dolicocéfalo, puente nasal aplanado, implantación baja de pabellón auricular izquierdo con microtia y cierre de conducto auditivo externo, retromicrognatia, cuello corto. **C**, el síndrome de Treacher Collins es un trastorno craneofacial simétrico, que involucra más al macizo maxilo facial.

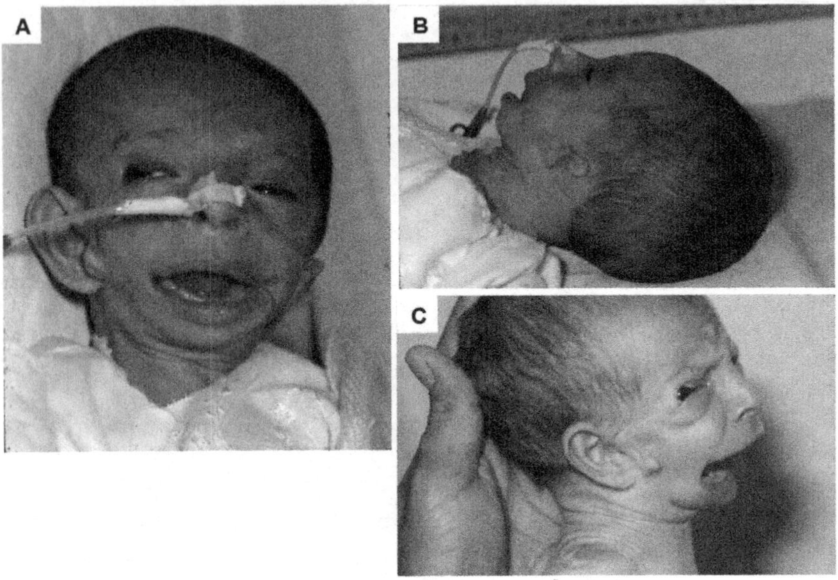

FIG 5-36 A, frente amplia, hipertelorismo ocular, coloboma en tercio externo del párpado superior derecho, fisuras palpebrales con oblicuidad antimongoloide, narinas antevertidas, implantación baja de pabellones auriculares, el pabellón del lado derecho con apéndice preauricular y conducto auditivo externo abierto, retromicrognatia y cuello corto. **B**, cráneo dolicocéfalo, implantación baja de pabellón auricular izquierdo con microtia y cierre de conducto auditivo externo. **C**, coloboma en tercio externo del párpado superior derecho, nótese la fosita preauricular inmediatamente arriba de un apéndice preauricular, retromicrognatia, cuello corto.

SÍNDROME DE SILVER-RUSSEL

Introducción

Este síndrome fue descrito independientemente por Silver y por Russel en los años de 1953 y 1954. Silver enfatizó la asimetría esquelética, dato clínico totalmente distinto con lo reportado por Russel. Tanner en 1969 argumentó que la designación de enanismo concebida por Silver, plantea un síndrome con talla baja y bajo peso al nacer, con asimetría de brazos y piernas, mientras que, el enanismo designado por Russel, es similar a lo planteado por Silver pero sin la asimetría de brazos y piernas. La inconsistencia en las manifestaciones clínicas del padecimiento, surgen de lo anteriormente planteado.

Manifestaciones clínicas

Las manifestaciones clínicas del síndrome de Silver-Russel es heterogénea, con retraso grave en el crecimiento intrauterino, seguido de crecimiento posnatal deficiente, cara pequeña y triangular, asimetría corporal con variedad de malformaciones menores. El fenotipo de los afectados cambia durante la infancia y la adolescencia, observándose que el peso está más afectado que la talla, con escaso tejido graso subcutáneo. Cierre tardío de la fontanela anterior, el cráneo tiene un perímetro normal lo que contrasta con el resto del cuerpo, frente amplia, micrognatia, boca amplia con labios delgados y comisuras hacia abajo, ojos grandes con escleróticas azules, braquidactilia y clinodactilia del quinto dedo.

Etiología

La herencia es autosómica dominante en el 60% de los casos. El síndrome es causado por los cambios epigenéticos de la hipometilación del ADN en la región de control de impresión H19/IGF2 a cargo del gen mutado ICR1 que debiera regular la expresión impresa de H19 y de IGF2. El gen mutado ICR1 está ubicado en la región 15.5 del brazo corto del cromosoma 11 (11p15.5). Situaciones opuestas como la hipermetilación en la misma región 11p15, se observan en aproximadamente 5 a 10% de los pacientes con síndrome de Beckwith-Wiedemann, un síndrome de sobrecrecimiento.

Tratamiento

Para el paciente: manejo interdisciplinario de las complicaciones asociadas.

Para la familia: asesoramiento genético.

Bibliografía

Silver HK, Kiyasu W, George J, Deamer WC. Syndrome of congenital hemihypertrophy, shortness of stature, and elevated urinary gonadotropins. Pediatrics 1953; 12: 368-376.

Russell A. A syndrome of intra-uterine-dwarfism recognizable at birth with cranio-facial dysostosis, disproportionate short arms, and other anomalies (5 examples). Proc Roy Soc Med. 1954; 47: 1040-1044.

.Tanner JM, Ham TJ. Low birthweight dwarfism with asymmetry (Silver's syndrome): treatment with human growth hormone. Arch Dis Child. 1969; 44: 231-243.

Ishida M. New developments in Silver–Russell syndrome and implications for clinical practice. Epigenomics. 2016; 8(4): 563–580.

Ounap K. Silver-Russell Syndrome and Beckwith-Wiedemann Syndrome: Opposite Phenotypes with Heterogeneous Molecular Etiology. Mol Syndromol. 2016; 7(3): 110–121.

McKusick-Nathans Institute of Genetic Medicine. OMIM-NCBI: Silver-Russel síndrome 1 [internet]. [consultado 08 jul 2020]. Disponible en: https://omim.org/entry/180860

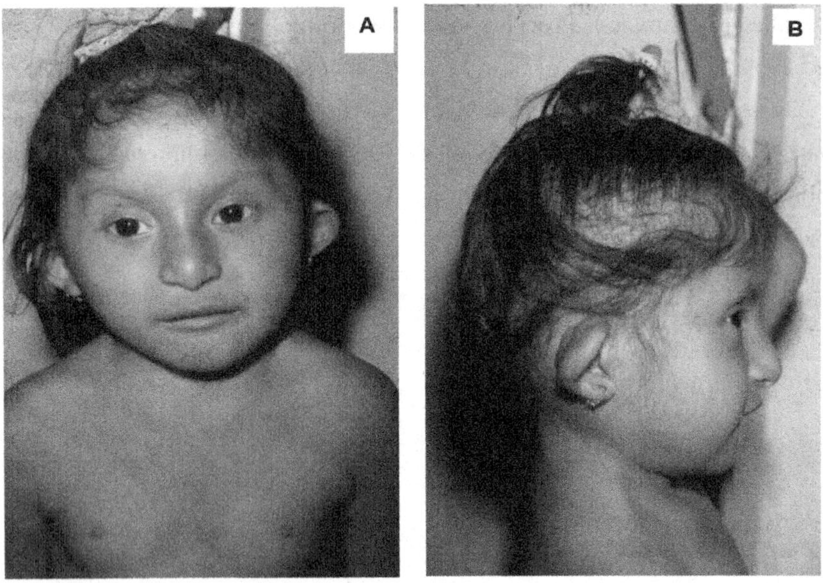

FIG 5-37 A, cara triangular, frente amplia, fisuras palpebrales oblicuas, puente nasal alto, labios delgados, micrognatia. **B**, pabellón auricular de implantación baja y malformado con plegamiento en forma de "**C**", cuello corto.

SÍNDROME DE COSTELLO

Introducción

Costello en 1977 describió a dos pacientes con características clínicas similares: aumento de peso al nacer, dificultad para la alimentación, facies tosca, cabello ensortijado, papilomas perinasales, piel anormalmente elástica e hiperpigmentada, retraso mental y personalidad humorística.

Manifestaciones clínicas

El síndrome de Costello es un raro síndrome de anomalías congénitas múltiples, asociada a dificultad severa para alimentarse y alteración del crecimiento. El retardo en el desarrollo psicomotor, retraso mental ligero y la adquisición de una personalidad humorística, se van instalando a través de los años de vida del paciente. La talla es baja, hiperlaxitud interfalángicas y metacarpofalángicas con desviación de uñas de las manos, pliegues palmoplantares profundos, hiperqueratosis en manos y pies. Otras características incluyen macrocefalia, facie tosca característica, hipertelorismo ocular, pabellones auriculares de implantación baja con lóbulos prominentes, labios gruesos, fosas nasales anchas. Complicaciones comunes son las anomalías cardíacas: tetralogía de Fallot, estenosis pulmonar y comunicación interventricular, así como la presencia de verrugas faciales, particularmente nasolabiales, de aparición en la infancia.

Etiología

El síndrome de Costello es causado por una mutación heterocigota en el gen HRAS ubicado en la región 15.5 del brazo corto del cromosoma 11 (11p15.5). Su herencia es autosómico dominante.

Zenker en 2007, identificó mutaciones en el gen KRAS en pacientes con diagnóstico clínico de síndrome de Costello, señalando que estos pacientes pueden desarrollar, en el transcurso de la vida, características del síndrome Cardio-Facio-Cutáneo. Kerr en 2008, expuso que el diagnóstico del síndrome de Costello solo debe usarse para referirse a pacientes con mutaciones en el gen HRAS. En general, los síndromes neuro-cardio-facio-cutáneos, en los que se incluyen al síndrome de Costello y al síndrome Cardio-Facio-Cutáneo, presentan rasgos dismórficos muy semejantes, cariotipo normal y base etiopatogénica, e incluso, base molecular común, determinada por hiperactivación de la vía de transducción RAS-MAPK, secundaria a una mutación en el protooncogén HRAS (83-100 % de los casos).

Tratamiento

Para el paciente: manejo interdisciplinario de las complicaciones asociadas.

Para la familia: asesoramiento genético.

Bibliografía

Costello JM. A new syndrome: mental subnormality and nasal papillomata. Aust. Paediat J. 1977; 13: 114-118.

Zenker M, Lehmann K, Schulz AL. Expansion of the genotypic and phenotypic spectrum in patients with KRAS germline mutations. J Med Genet. 2007; 44: 131-135.

Siegel DH, Mann JA, Krol AL, Rauen KA. Dermatological Phenotype in Costello Syndrome: Consequences of Ras Dysregulation in Development. Br J Dermatol. 2012; 166(3): 601–607.

Goodwin AF, Oberoi S, Landan M. Craniofacial and Dental Development in Costello Syndrome. Am J Med Genet A. 2014; 0(6): 1425–1430.

Maldonado MY, Torres MA, Duran LD. Síndrome de Costello. Presentación de un caso. Medisur [Internet]. 2014 Jun [citado 2020 Jul 15]; 12(3): 516-521. Disponible en: http://scielo.sld.cu/scielo.php?script=sci_arttext&pid=S1727-897X2014000300009&lng=es.

Bertola D, Buscarilli M, Stabley DL. Phenotypic Spectrum of Costello Syndrome Individuals Harboring the Rare HRAS Mutation p.Gly13Asp. Am J Med Genet A. 2017; 173(5): 1309–1318.

McKusick-Nathans Institute of Genetic Medicine. OMIM-NCBI: Costello syndrome [internet]. [consultado 15 jul 2020]. Disponible en: https://omim.org/entry/218040

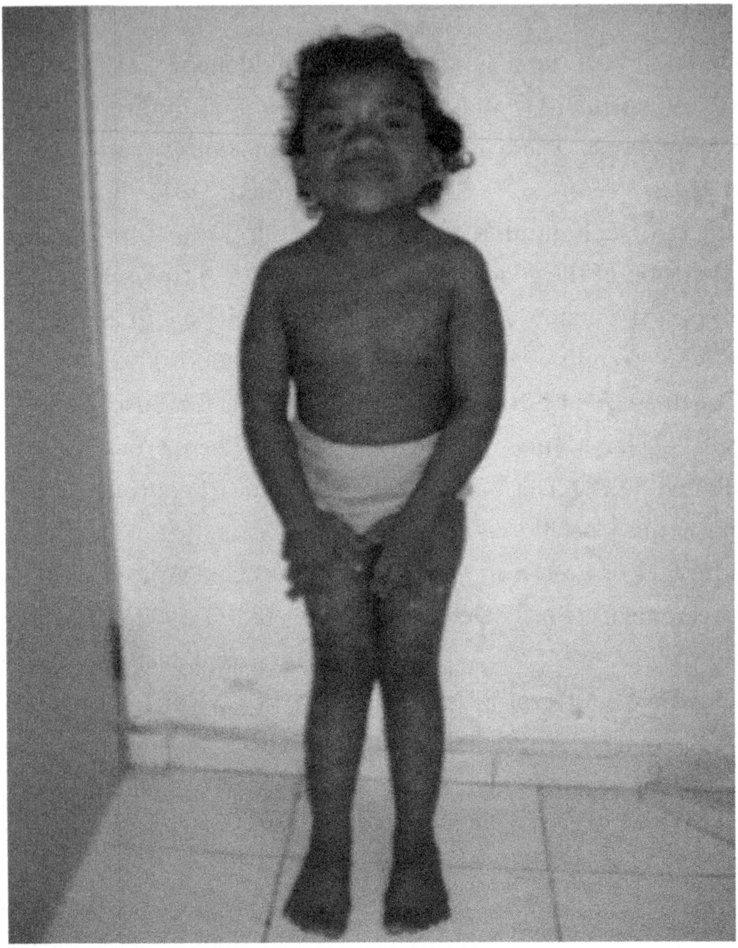

FIG 5-38 facie tosca, cabello grueso con arqueamiento característico, frente amplia, puente nasal aplanado, alas anchas de nariz, hipertelorismo ocular, fisuras palpebrales antimongoloides, filtrum corto, labios gruesos, el labio superior con eversión, micrognatia, implantación baja de pabellones auriculares, cuello corto, hipertelorismo de tetillas, extremidades inferiores en valgo.

Capitulo 6

HERENCIA AUTOSÓMICA RECESIVA

Introducción

Desde que fueron establecidos, los mecanismos hereditarios mendelianos en el humano han sido utilizados para conocer semejanzas y diferencias entre los grupos étnicos de acuerdo a las frecuencias de éstas características, pudiéndose afirmar que dichas frecuencias son típicas de un grupo étnico determinado. La consanguinidad es uno de los factores que alteran el equilibrio de los genes de las poblaciones, tanto en lo que se refiere a los padecimientos autosómicos recesivos, como a los recesivos ligados al cromosoma X, entendiendo así, que las uniones de parejas consanguíneas son aquellas en las que existe parentesco entre ambos miembros.

Los diversos estudios sobre los efectos de la endogamia en la progenie han mostrado diferentes resultados. Mientras que unos afirman que los matrimonios consanguíneos tienen una reducción significativa de fertilidad con respecto a matrimonios no emparentados, otros dicen que la fertilidad muestra niveles elevados y a su favor argumentan que este aumento en la fertilidad constituye mecanismo de compensación reproductiva, partiendo del supuesto de que los niños procreados en endogamia tienen un alto riesgo de morir en la infancia temprana y, "niño que muere tempranamente, niño que es reemplazado". Gómez Valencia y Morales Hernández en 1995, reportaron que el nivel de fertilidad en parejas consanguíneas del sureste de México se encontraba incrementado, así mismo, la patología genética encontrada, tanto en su especificidad como en la severidad, correspondían a los patrones de herencia en donde la consanguinidad juega un papel importante.

Coeficiente de Consanguinidad y de parentesco

Cuando se identifica la consanguinidad (frecuencia de matrimonios entre individuos emparentados), como factor de riesgo para la enfermedad autosómica recesiva, se puede plantear la investigación desde dos enfoques diferentes, pero con el mismo objetivo: mientras que el enfoque genético explica la evolución diferenciada de ciertos hechos demográficos como la mortalidad infantil o la ocurrencia de enfermedades propias de homocigotos recesivos, el enfoque sociológico, se encarga de la tradición o costumbre endogámica y su comparación con diversas sociedades, buscando explicación acerca de la visión etnológica de una población.

La Ley de equilibrio de Hardy-Weinberg en 1908, trajo herramientas a la genética moderna para encontrar una medida cuantitativa que profundizara el concepto genético de consanguinidad, basándose en la teoría probabilística de la transmisión de los factores hereditarios. Las parejas consanguíneas tienen un antepasado común, lo cual hace probable que tengan genes idénticos a los genes de su antepasado común, con lo cual la relación genética es mucho más íntima entre ellos como pareja, que con otras parejas no relacionadas con sus antepasados. Cuánto más íntima sea la relación, desde el punto de vista de sus antepasados, mayor será la probabilidad de que tengan descendientes homocigotos; en otras palabras, a medida que la pareja se distancie de sus antepasados comunes, menor será el riesgo de tener hijos homocigotos. Partiendo de estas consideraciones se puede entender los términos de coeficiente de parentesco y coeficiente de consanguinidad:

El coeficiente de parentesco es la probabilidad que tienen dos personas de que, en dos locus similares (loci en plural), uno en un integrante de la pareja y otro en el otro integrante, tengan genes idénticos.

El coeficiente de parentesco tiene relación con el lugar de origen de los integrantes de un matrimonio, de manera que, si el lugar de origen del esposo es muy distante en relación a lugar de origen de la esposa, es poco probable que compartan genes idénticos, y, por el contrario, si los núcleos poblacionales de origen de ambos (la pareja) son muy cercanos, entonces habrá mayor probabilidad de tener genes idénticos. El lugar de origen de los dos integrantes de una pareja puede ser tan cercano como el de una comunidad pequeña y aislada, en la que sus integrantes no tienen más opción que elegir a su pareja de entre el reducido número de habitantes de la comunidad. Cuando el médico realiza la historia clínica, en el interrogatorio se pregunta si entre la pareja existe algún parentesco, y es común que la persona conteste que no, a pesar de que ambos integrantes de la pareja comparten apellidos y que procedan de una población endogámica.

El coeficiente de consanguinidad es la probabilidad de que, en el loci de un par de cromosomas homólogos de una pareja (matrimonio), se encuentren genes idénticos derivados de sus ancestros. Entre más cercano sea el grado de consanguinidad de la pareja, mayor será la similitud de genes que compartan en cromosomas homólogos, entre más distante sea el grado de consanguinidad menor será la similitud génica.

Recordemos que uno de los resultados de la fecundación es el restablecimiento del número diploide cromosómico, ya que el espermatozoide posee 23 cromosomas, (22 autosomas y un cromosoma sexual X o Y), y el óvulo igual, 23 cromosomas (22 autosomas y un cromosoma sexual, invariablemente X o X). Desde aquí empezamos a observar que cada progenitor (primera generación), a través de sus gametos (espermatozoide u óvulos), aporta solo el 50% de su información génica a cada uno de sus hijos, o sea, los hijos (segunda generación) poseen el 50% de información génica de su papá y el 50% de su mamá; la tercera generación la ocupan los nietos y ellos comparten el 25% de información de sus abuelos que están en la primera generación, y el 50% de sus papás que están en la segunda generación. En la cuarta generación quedan los bisnietos, los cuales comparten el 12.5 % de la información de sus bisabuelos, el 25% de la información de los abuelos y el 50% de información de sus padres. En genética investigamos únicamente estas generaciones, pues a medida que se aleja el grado de consanguinidad, se aleja la concordancia génica. En la figura 6-1 se ejemplifican los grados de consanguinidad derivados de uniones de personas con mayor o menor grado de concordancia génica. Así tenemos que, el padre con la hija, la madre con el hijo, y, entre hermanos, se comparte el 50% de información génica, correspondiendo para ellos el primer grado de consanguinidad; el matrimonio entre el tío con la sobrina, la tía con el sobrino, el abuelo con la nieta y la abuela con el nieto constituyen la consanguinidad de segundo grado, compartiendo entre ellos el 25% de la información génica; el matrimonio entre primos hermanos representan el tercer grado de consanguinidad y comparten el 12.5% de información génica.

descendiente (II-2), que es su hijo, es de ½, y la probabilidad de que el hijo transmita el mismo alelo a III-1, es de ½, y así sucesivamente; ahora bien, la probabilidad de que el abuelo (I-1) transmita un alelo a su nieta (III-1) es de $(½)^2$, y es la misma probabilidad que tiene el otro nieto (III-2), $(½)^2$, sin embargo, la probabilidad de que ambos nietos (III-1 y III-2) lo hayan recibido será de (½) 2+2.

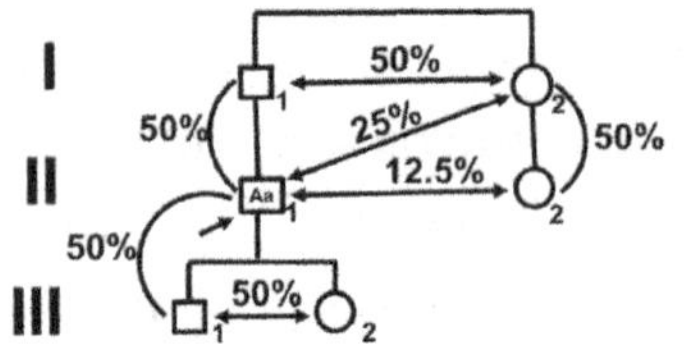

FIG 6-1 Esquema en donde se observa el porcentaje de información génica que se comparte: padre-hijo, hermano-hermana (50%); tía-sobrino (25%); primos hermanos (12.5%).

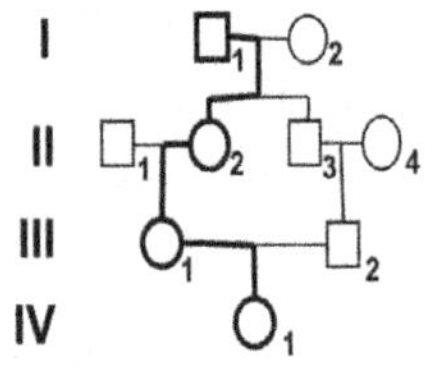

FIG 6-2 Esquema de probabilidades de que un ancestro transmita un alelo a su descendencia.

Existen formulaciones para calcular el coeficiente de consanguinidad de un individuo teniendo en cuenta, en primer lugar, al ancestro común en el árbol genealógico, y, en segundo lugar, calculando las distintas probabilidades.

La probabilidad de que el abuelo (I-1) (fig. 6-2) transmita un alelo a su

Características de la herencia autosómica recesiva

1. La enfermedad casi nunca se presenta en los padres, ancestros o parientes colaterales (transmisión horizontal)

Si hacemos diferencia con la herencia autosómica dominante veremos que en aquella se veían afectados el hijo, uno de los padres, el abuelo o abuela, hasta llegar a la generación en donde se había iniciado la enfermedad, de tal manera que se observaba una distribución vertical de los afectados, involucrando todas las generaciones. En la herencia autosómica recesiva la distribución de los afectados en el árbol genealógico es totalmente diferente, los padres y ancestros colaterales son sanos, y los afectados están distribuidos en forma horizontal, esta es una característica diferencial, con respecto a la herencia autosómica dominante.

2. Ambos padres son heterocigotos para el gen, pero sanos.

Los padres de personas con enfermedad heredada de manera autosómica recesiva, son personas sanas, sin embargo, en uno de los pares de cromosomas presentan un gen con una mutación, el cual tiene carácter recesivo; este gen, por sí solo, no es capaz de expresar el trastorno, es un gen muy débil frente a su homólogo que es dominante y que funciona como gen normal. En

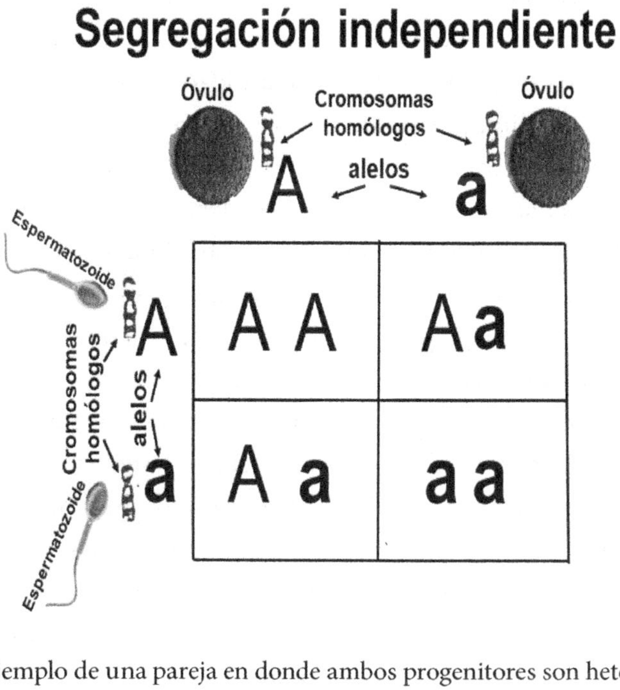

FIG 6-3 Ejemplo de una pareja en donde ambos progenitores son heterocigotos para un gen mutado con carácter autosómico recesivo. Los genes están localizados en los cromosomas y los cromosomas en los gametos. Existe el riesgo de 1 de 4 posibilidades (25%), de que óvulo y espermatozoide aporten el mismo gen mutado con carácter recesivo. El enfermo con herencia autosómica recesiva siempre será homocigoto.

estas condiciones, ambos padres, aunque no expresan la enfermedad, son portadores de la mutación que produce la enfermedad, por ello se les conoce como padres portadores heterocigotos sanos.

3. La persona afectada es homocigoto. Los padres heterocigotos son sanos, pero ambos pueden segregar, durante la fecundación, el cromosoma que lleva el gen recesivo con la mutación, por lo que el hijo o la hija resultan homocigotos para dos genes recesivos mutados provenientes de sus padres; el afectado homocigoto presenta la enfermedad por tener dos genes recesivos mutados. Desde el punto de vista clínico, cuando vemos a una persona que sufre de una enfermedad heredada de manera autosómica recesiva, sabemos con exactitud que los papás de esa persona son heterocigotos para el gen que produce esa enfermedad.

4. Hay mayor frecuencia de consanguinidad entre los padres.

Como ya se ha mencionado, la consanguinidad es un factor que merece ser investigada, pues su existencia aumenta las probabilidades de enfermedades autosómicas recesivas, de igual manera, la procedencia de la persona orienta a calcular la probabilidad de la pareja a presentar estas enfermedades. Si el hombre es originario de África y la mujer de la ciudad de México es poco probable que ellos, como pareja, tengan hijos que presenten enfermedades con este tipo de herencia. La probabilidad se incrementa a medida que los núcleos poblacionales de origen de la pareja sean más cercanos, así tenemos que, si los dos son de la ciudad de México aumenta la probabilidad, así como también, si la mujer es originaria de la ciudad de México y el hombre es originario del Estado de Tabasco, y aún mayor, si los dos son de una comunidad aislada e incomunicada de este mismo estado mexicano.

5. El riesgo para los padres de tener descendencia afectada es del 25% (una probabilidad de cuatro de estar afectado) (Fig. 6-3).

Tanto papá como mamá son heterocigotos (Aa) pero ambos están sanos. En cada progenitor, uno de los dos genes presente en el loci de un par de cromosomas homólogos, con la misma función, ha experimentado una mutación, por sí solo no es capaz de expresar una enfermedad, por lo tanto, decimos que ese gen tiene un carácter recesivo (representado por la letra minúscula) sobre su alelo que está estructural y funcionalmente

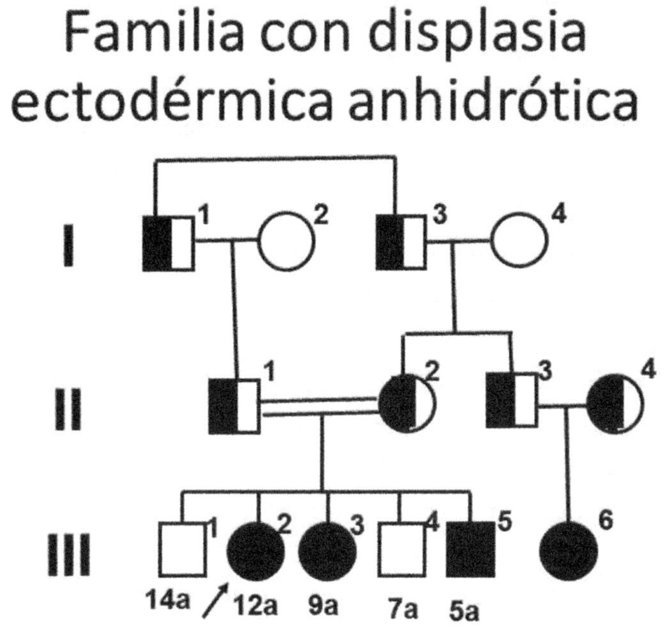

FIG 6-4 Familia con padecimiento autosómico recesivo, en la que se observa tres generaciones. En la generación número III se identifica a la propósitus o caso índice (III-2), la cual es señalada con una flecha; dos hermanos (III-3 y III-5) y una prima hermana (III-6) tienen padecimiento similar. La distribución de los afectados es horizontal, hay hombres y mujeres con la enfermedad. Los padres son consanguíneos, sanos, pero portadores heterocigotos para la enfermedad.

normal (representado por la letra mayúscula).

El par de cromosomas homólogos que contienen a los alelos (gen dominante "A" y gen recesivo "a"), están contenidos en gametos diferentes: En la figura 6-4 se muestra las posibles segregaciones independientes de los genes vía los gametos. Si el espermatozoide contiene a un cromosoma con el gen dominante normal (A) fecunda al óvulo que lleva el gen dominante normal (A), el resultado será un hijo o hija homocigoto normal (sus dos genes son dominantes normales), y si ese mismo espermatozoide fecunda al óvulo que contiene al gen recesivo mutado (a), el matrimonio tendría un hijo o hija heterocigoto (Aa), igual que papá o mamá, pero sano; lo mismo sucedería si un espermatozoide que contiene un cromosoma con el gen recesivo mutado (a) fecunda al óvulo que lleva el gen dominante normal (A), el hijo o la hija serían heterocigotos para el gen mutado, pero sanos. La cuarta posibilidad de segregación sería que el espermatozoide con el cromosoma que lleva el gen recesivo mutado (a) fecunde al óvulo con el cromosoma que contiene al gen recesivo mutado (a), el hijo o la hija resultarían homocigotos para el gen mutado (aa), y por lo tanto estaría enfermos. En cada embarazo habrá cuatro posibilidades de segregación (independiente) de los genes que están contenidos en los cromosomas homólogos, los cuales viajan en los gametos, por lo que el riesgo de heredar el trastorno autosómico recesivo, cuando los dos progenitores son portadores heterocigotos, será de 1/4 de esas posibilidades, es decir, un 25%. De esta misma manera se puede sacar el riesgo cuando un progenitor es heterocigoto para el gen mutado y el otro progenitor es homocigoto normal, o bien, cuando un homocigoto afectado procrea con un heterocigoto para el gen mutado, o cuando se trata de homocigoto afectado con homocigoto sano.

6. Ambos sexos son igualmente afectados.

Como el gen mutado se encuentra en un autosoma, y como el autosoma es similar en el hombre y la mujer, las enfermedades autosómicas recesivas se presentan en hombres y mujeres.

7. Los hijos de un homocigoto afectado y un homocigoto normal serán todos heterocigotos, pero sanos.

Cuando damos el asesoramiento genético, un punto en que los pacientes quieren saber a detalle es en lo referente al riesgo de recurrencia, sin embargo, como ya se dijo, el riesgo para los hijos de la pareja heterocigota es del 25%, y el riesgo de los hijos de los afectados, siempre y cuando procreen con homocigotos sanos, sería del 100% de ser heterocigotos sanos pero portadores del gen mutado, sin embargo, aquí hay otra consideración que tomar en cuenta, las enfermedades autosómicas recesivas son de mayor gravedad que las autosómicas dominantes y, muchas de estas enfermedades son letales en la infancia.

En el árbol genealógico de la figura 6-4, se ejemplifican cada una de las características mencionadas: La propósitus está representada por una niña de 12 años de vida que aparece en la generación III-2 y está señalada con una flecha; ella tiene displasia ectodérmica anhidrótica, con antecedentes de padecimiento similar en dos hermanos (III-3 y 3III-5), así como de una prima (III-6), hija de un hermano de su mamá (II-3). Los padres de la propósitus (II-1 y II-2) son heterocigotos para un gen mutado y ambos son hijos de los hermanos que aprecen representados en la generación I (I-1 y I-3), también heterocigotos, de manera que los papás (II-1 y II-2) de la propósitus (III-2), son hermanos y comparten el 50% de información génica recibida de sus progenitores, es decir, son consanguíneos de primer grado. Obsérvese también que, la madre (II-2) tiene un hermano (II-3) el cual tuvo una hija (III-6) con la misma enfermedad; aún sin tener información de la madre (II-4) de este caso (III-6), se infiere que ella también es heterocigota para el gen mutado, aún sin conocerse si hay o no algún grado de consanguinidad. Estas inferencias se deben hacer cuando se está frente un caso con enfermedad autosómica recesiva, ya que en este tipo de herencia es improbable una mutación de novo en el par de cromosomas, por lo que obligadamente debemos pensar en que el afectado deriva de padres heterocigotos.

Bibliografía

Kalmes R, Huret L. Consanguinidad [internet]. Atlas of genetics 2020. Disponible en: http://atlasgeneticsoncology.org/Educ/ConsangSpID30039SS.html

Guitou HR. Coeficiente de consanguinidad. Disponible en: https://www.angus.org.ar/docs/Revistas/248/Coeficientedeconsanguinidad.pdf

Zudaire C. Coeficiente de consanguinidad en zonas de Alava, Guipúzcoa y Vizcaya. MUNIBE Sociedad de Ciencias ARANZADI 1981;33(3-4):245-254. Disponible en: http://www.aranzadi.eus/fileadmin/docs/Munibe/1981245254.pdf

Gómez VL, Morales HA. Reproductividad en matrimonios consanguíneos y consecuencia en la progenie. Salud en Tabasco 1995; 1(2-3): 49-52.

Cortez CHR, Guizar VJ. Trastornos autosómicos recesivos. En: Guízar VJ. Genética clínica. Ed. El Manual Moderno, México, 1988: 330-348.

Al Awadi SA, Naguib KK, Moussa MA. The effects of consanguineous marriages on reproductive wastage. Clin Genet 1994; 29: 384-388.

Capitulo 7

ENFERMEDADES AUTOSÓMICAS RECESIVAS DIS-SINOSTOSIS CRANEOFACIAL

Introducción

La dis-sinostosis craneofacial (DSCF) es un síndrome malformativo craneal raro caracterizado por el cierre prematuro de ambas suturas lambdoideas y de la sutura sagital posterior, así como disostosis de las estructuras de la base del cráneo, lo que da como resultando un contorno craneal anormal (frente prominente, turricefalia anterior con braquicefalia leve, estrechamiento biparietal, concavidad occipital) y rasgos faciales dismórficos (orejas de implantación baja, hipoplasia del tercio medio facial).

El número estrecho de casos no permite esclarecer si las anormalidades acompañantes son parte de la enfermedad o solo coincidentes, ya que tan solo algunas altercaciones neurológicas son atribuibles al trastorno del crecimiento cerebral secundario a la sinostosis prematura.

Manifestaciones clínicas

El caso presentado aquí corresponde a masculino de cuatro meses de vida, producto de la segunda gesta de una madre de 22 años. Nacido a término, sin control prenatal, con amenaza de aborto durante el primer trimestre, recibiendo remedios caseros no especificados; se conjuró la amenaza y llegó a término sin otras complicaciones. El parto fue en su domicilio, atendida por empírica. Se refiere cianosis que duró dos minutos y a los tres días presentó ictericia que desapareció paulatinamente. El padre tenía 23 años de edad, aparentemente sano, sin consanguinidad con su pareja.

A la exploración física cráneo con braquiturricefalia, frente amplia y prominente, puente nasal aplanado, columnela corta, narinas ante vertidas, fisuras palpebrales estrechas con telecanto bilateral, micrognatia e implantación baja de pabellones auriculares con angulamiento posteroanteriror, hélix plegado hacia adentro, hipoplasia del trago con prominencia de antitrago; aplanamiento del occipucio, presencia de dos remolinos en la región occipital, arcos supra orbitarios aplanados, cuello corto con piel redundante. Suturas craneal prominentes, con formación de una cresta a lo largo de la sutura, desplazamiento posterior de la fontanela anterior.

En abdomen presencia de hernia umbilical, extremidades con hipertonía muscular, antebrazos con pliegues supernumerarios, manos con dermatoglifos aberrantes y dedos sobrepuestos: el 1°, 4° y 5° sobre el dedo medio y el índice sobre el pulgar, pies en mecedora con prominencia aquiliana

Etiología

Neuhäuser, Kaveggia y Opitz postularon una "sindromia hipocrática" ya que, de su grupo de siete pacientes, solo cuatro tuvieron ascendencia hispánica y dos de esos cuatro eran hermanas, por lo que también se estableció un tipo de herencia autosómico recesivo. En el diagnóstico diferencial de esta entidad se considera a Disostosis craneofacial, Craneosinostósis, Disostosis craneofacial con hiperplasia diafisiaria, Displasia cráneo metafisiaria, Síndrome cráneo-óculo-dental y el Síndrome de Craneosinostósis y aplasia radial.

Tratamiento

Para el paciente: manejo interdisciplinario de las complicaciones asociadas.

Para la familia: asesoramiento genético.

Bibliografía

Neuhauser G, Kaveggia EG, Opitz JM. Studies of malformation síndrome of man. XXXIX: a craniosinostosis síndrome with mental retardation and other malformations: "Craniofacial dyssynostosis". Europ J Pediatr 1976; 123: 15-28.

Bulnes MD, Arredondo CA, Gómez VL. Dis-sinostosis craneofacial. Presentación de un caso. Bol Med Hosp Infant Mex 1987; 44 (6): 354 - 359.

Boyajian MK, Al-Samkari H. Partial suture fusion in nonsyndromic single-suture craniosynostosis. Cleft Palate CraniofacJ.2020:1055665620902299.

Fearon JA. Discussion: secondary suture fusion after primary correction of nonsyndromic Craniosynostosis: Recognition of the problem and Identification of risk factors. Plast Reconstr Surg. 2020;145(2):504-505.

Zubovic E, Lapidus JB, Skolnick GB. Cost comparison of surgical management of nonsagittal synostosis: traditional open versus endoscope-assisted techniques. J Neurosurg Pediatr. 2020:1-10.

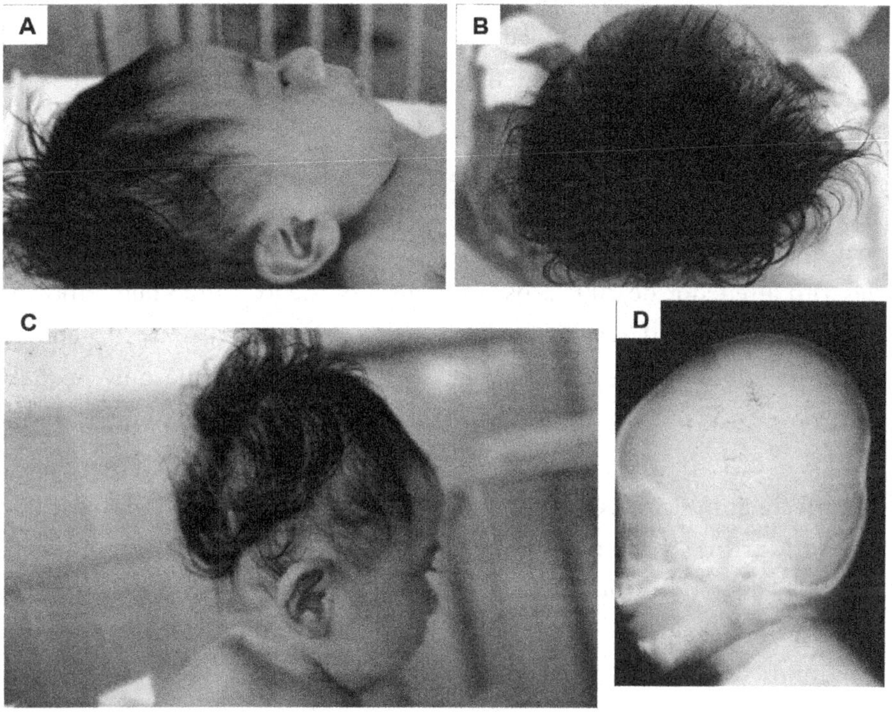

FIG 7-1 A, frente amplia y pronunciada, puente nasal aplanado, micrognatia. **B**, en la proyección coronal, la cabeza se estrecha hacia el frente y se abre hacia atrás (braquicefalia), doble remolino occipital. **C**, turricefalia con aplanamiento del occipucio, implantación baja de pabellones auriculares, angulamiento auricular con hélix plegado, trago hipoplásico, cuello corto. **D**, radiografía lateral de cráneo en la que se observa braquiturricefalia, fontanela anterior muy posterior, cierre prematuro de las suturas lambdoideas y parte posterior de la sutura sagital, base del cráneo pequeña.

SÍNDROME DE ROBINOW

Introducción

Desde el escrito original de Robinow en 1969 en el que reporta cuatro casos en una familia, con presencia de braquimelia mesomélica, hemivértebras, facies peculiar, hipoplasia genital, hipertelorismo y mal alineamiento dentario, se han descrito alrededor de 200 casos con características similares, agregando otros hallazgos que conforman el síndrome.

Manifestaciones clínicas

Nájera Martínez y Gómez Valencia en 1988, reportaron dos casos con este síndrome genético en dos niños de ambos sexos, de 6 y 7 años de edad, con características clínicas similares entre ellos: facie peculiar (cara fetal), frente prominente, boca grande con labio superior formando una V invertida, mal alineamiento dentario, caries múltiples en los niños mayores, bordes gingivales hipertróficos, nariz ancha y pequeña con la punta dirigida hacia arriba, implantación baja de los pabellones auriculares, perfil facial plano, hipertelorismo orbitario, tórax pequeño con *pectum carinatum*, miembros superiores con braquimelia mesomélica (acortamiento de los huesos del antebrazo), incurvamiento de los antebrazos con desviación cubital de las manos, supinación limitada, manos pequeñas con dedos cortos y clinodactilia del quinto dedo, abdomen anormal sin visceromegalias, genitales masculinos con pene muy pequeño de apenas 0.5 cm de longitud, meato en situación normal, escroto rugoso con testículo retráctil; genitales externos femenino hipoplásicos. Extremidades inferiores normales, hipoplasia de glúteos. Inteligencia en límites normales. Por radiología se evidenció el acortamiento de radio y cubito, luxación de la cabeza del radio, humero de tamaño normal, hemivértebras y espina bífida, escoliosis torácica.

Etiología

La etiología del síndrome de Robinow es de origen genético; en la descripción original la herencia autosómica dominante fue sugerida en base a 6 generaciones afectadas de una familia. En 1989 Gómez Valencia y Nájera Martínez, en Tabasco México, dieron a conocer el árbol genealógico de un nuevo caso con esta enfermedad en el que propusieron la herencia autosómica recesiva. Ya antes, en 1973, Wadlington y cols, apoyaron este modo de herencia, sustentado únicamente en una historia de talla baja en los ascendientes de ambos progenitores, sugiriendo que este hecho representaba una manifestación ocasional en heterocigotos. Los autores mexicanos, por su parte, evidenciaron la consanguinidad en primer grado de los padres del propósitus, pero que, además, había antecedentes de padecimiento similar en tres tíos por rama paterna, de padres también consanguíneos en tercer grado y que habían fallecido en el transcurso del primer año de vida por infecciones de vías respiratorias. Los casos aquí presentados parecen seguir un patrón hereditario autosómico recesivo; son hijos de padres clínica y radiológicamente normales, con una sola generación afectada, de ambos sexos y con distribución horizontal. Actualmente se reconoce heterogeneidad genética en el síndrome de Robinow: la forma autosómica recesiva está causada por mutaciones en el gen *ROR2* (9q22.31), y en la forma autosómica dominante la mutación es en el gen DVL3 (3q27.1).

Tratamiento

Para el paciente: manejo interdisciplinario de las complicaciones asociadas.

Para la familia: asesoramiento genético.

Bibliografía

Robinow M, Silverman FN, Smith HD: A newly recognized dwarfing síndrome. Am J Dis Child 1969; 117: 645-651.

Nájera MP, Gómez VL, Valdés BJL: Síndrome de Robinow. Bol Med Hosp Infant Mex 1988; 45 (8): 537-542.

Gómez VL, Nájera MP. Síndrome de Robinow en una familia de matrimonios consanguíneos. Bol Med Hosp Infant Mex 1989; 46 (4): 303-304.

Wadlington WB, Tucker VL. Mesomelic dwarfism with hemivertebrae and small genitalia (the Robinow síndrome). Am J Dis Child 1973; 126: 202-205.

White JJ, Mazzeu JF, Coban-Akdemir Z. WNT Signaling Perturbations Underlie the Genetic Heterogeneity of Robinow Syndrome. Am J Hum Genet. 2018;102(1):27-43.

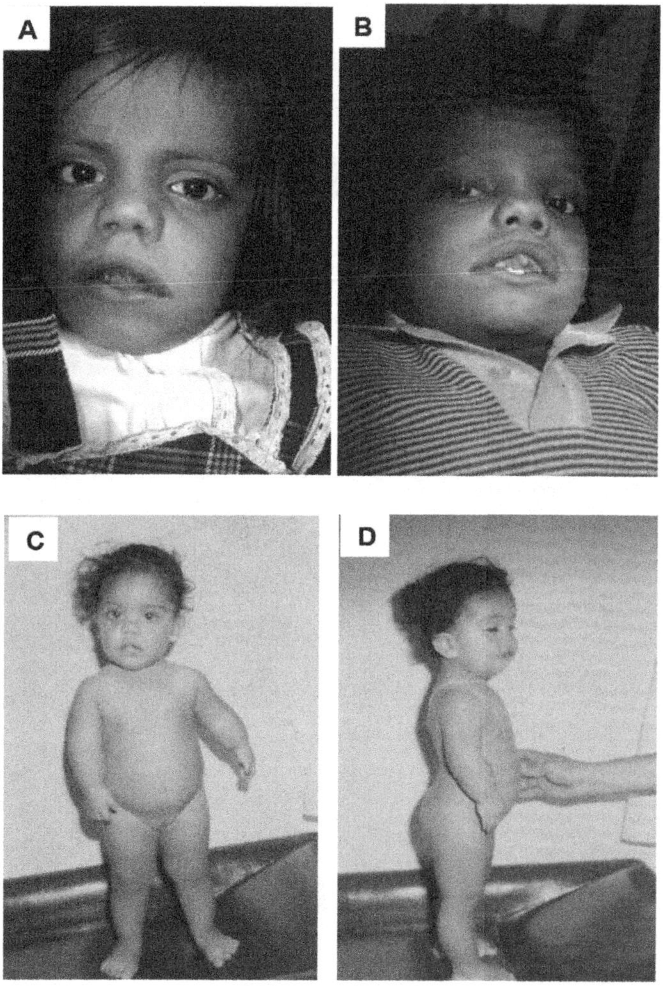

FIG 7-2 A y B, son hermanos, obsérvese la facie peculiar (cara fetal), labio superior formando una V invertida, mal alineamiento dentario, borde gingival hipertrófico, nariz ancha, narinas antevertidas. C y D, extremidades superiores con braquimelia mesomélica (cubito y radio acortados).

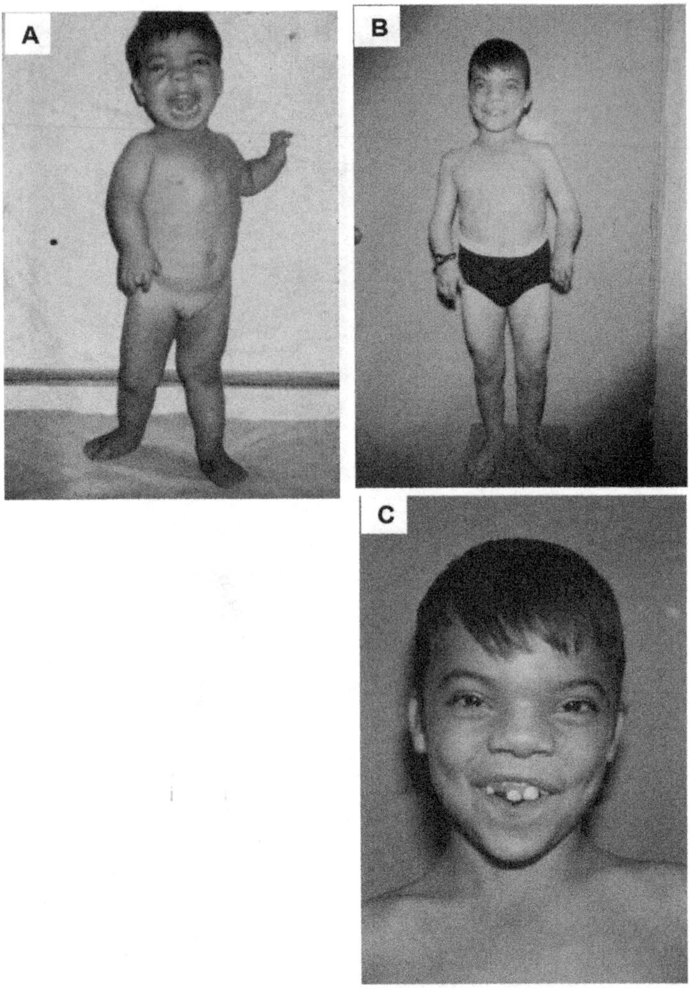

FIG 7-3 Se trata del mismo paciente a distintas edades. A, facie peculiar (cara fetal), braquimelia mesomélica y desproporción de segmentos en relación a la talla, genitales hipoplásicos. B, facie característica, talla baja. C, frente amplia y prominente, puente nasal aplanado con alas nasales aplanadas, micrognatia, arcada dentaria irregular.

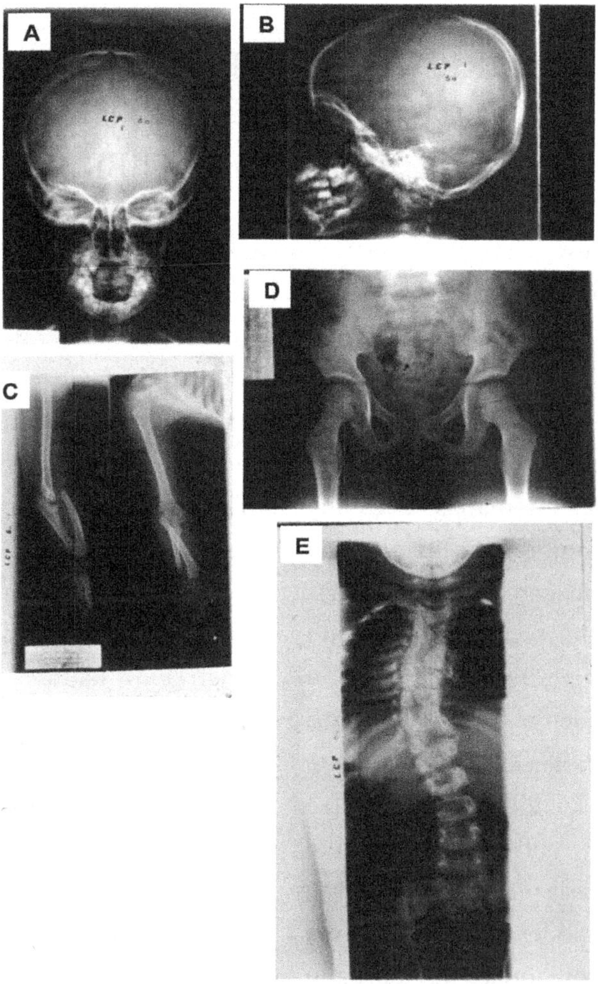

FIG 7-4 A, desproporción cráneo cara, con impresiones digitales múltiples. B, silla turca amplia en forma de J. C, cubito y radio cortos con luxación de la cabeza del radio, desviación cubital de manos. D, cadera displásica. E, columna vertebral con escoliosis y hemivertebras. Sinostosis costal.

SÍNDROME DE GOLDENHAR O MICROSOMÍA HEMIFACIAL (ESPECTRUM OCULOAURICULOVERTEBRAL, DISPLASIA OCULOAURICULOVERTEBRAL, SECUENCIA FACIOAURICULOVERTEBRAL)

Introducción

El síndrome Facio-auriculo-vertebral fue primeramente observado por Von Arlt en 1845, sin embargo, fue Goldenhar quien en 1952 describió en detalle el complejo de anomalías que hoy lleva su nombre, haciendo una diferenciación con otras anomalías congénitas del primero y segundo arco branquial. En la descripción original, Goldenhar reportó 3 nuevos casos en adición a los 16 previamente comunicados. El síndrome se caracteriza fundamentalmente por hipoplasia facial unilateral, dermoide, lipoderrmoide, o lipoma en ojos, coloboma de párpado superior, anomalía auricular y de las vértebras.

Manifestaciones clínicas

Las manifestaciones clínicas están relacionadas a la cara (Facio), a los pabellones auriculares (auriculo), y a la columna vertebral (vertebral). En la cara, se identifica la asimetría facial, hipoplasia malar, maxilar y de rama mandibular unilateral, macrostomia por hendidura de comisura bucal, micrognatia, el paladar es alto y la lengua corta, con desviación hacia el lado hipoplásico de la cara, mala oclusión dentaria, apiñamiento de dientes incisivos inferiores; por radiografías, se puede evidenciar asimetría de la línea media facial con desviación septal, así como desviación de la rama horizontal y ascendente del maxilar inferior que desvía la arcada dentaria.

En pabellón auricular se observa microtia con hélix y lóbulo aberrantes, presencia de apéndices pre auricular de distribución en línea recta que van de la comisura bucal hendida al trago auricular malformado, fístula pre auricular en la misma dirección que los apéndices. En ojos, son frecuentes los quistes dermoide o lipoderrmoide. En columna vertebral, escoliosis, espina bífida,

Datos clínicos comparativos en 5 casos con síndrome de Goldenhar					
Datos clínicos	Caso 1	Caso 2	Caso 3	Caso 4	Caso 5
Asimetría facial	+	+	+	+	+
Hipoplasia de rama mandibular	+	+	-	-	-
Hipoplasia maxilar	+	+	+	+	+
Macrostomia	+	+	+	+	+
Dermoide epibulbar	-	+	-	-	-
Microtia	+	+	+	+	+
Apéndices pre auriculares	+	+	+	+	+
Fístula pretragal	+	+	-	-	-
Defecto cardiaco congénito	*	+	*	+	-
Anomalía del SNC	-	+	+	+	-
Apéndices accesorios	-	+	-	+	-
Alteraciones dentarias	*	+	*	*	*

* No valorado

hemivertebra, malformaciones cervicales en mariposa, subluxación occipito atloidea.

Gómez Valencia y Morales Hernández en 1991, en un reporte de cinco casos, también describieron manifestaciones clínicas en otras partes del cuerpo: manos con dedos alargados, camptodactilia, equivalente de pliegue transverso en palma de manos, pies en abducción con espacio no usual entre el primer y segundo dedos, genitales con micro pene y escroto con rafe medio en lo que sería hendidura interlabial, criptorquidia bilateral. En el 100% de los casos reportaron la asimetría facial, hipoplasia maxilar, macrostomia, microtia y apéndices pre auriculares, el 60% presentaron anomalías en el Sistema Nervioso Central (SNC), en el 40% hipoplasia de la rama mandibular, fístula pretragal y apéndices accesorios, y, en el 20% el dermoide epibulbar.

Etiología

La mayoría de las comunicaciones realizados son casos esporádicos, aunque también se ha reportado casos con patrón de herencia autosómica dominante y herencia autosómica recesiva, los cuales se derivan de la variabilidad en la expresión del síndrome. Se afirma que la severidad del trastorno apoya más un patrón hereditario autosómico recesivo. La ausencia del dermoide epibulbar hace que algunos autores consideren al problema como distinto de lo descrito por Goldenhar, sin embargo, si hubiera que hacer diagnóstico diferencial éste debe realizarse en base a la morfología del trastorno: síndromes otocraneofaciales simétricos y asimétricos, y de ello considerar a dos, el síndrome de Treacher Collins o disostosis mandibulofacial como entidad simétrica, y al síndrome de Goldenhar o microsomía hemifacial como entidad asimétrica. Es claro que la documentación de todos los signos físicos anormales y la historia genética son de mucha importancia para la categorización de malformaciones que involucran la región facial y poder así dar un consejo genético adecuado.

Tratamiento

Para el paciente: manejo interdisciplinario de las complicaciones asociadas.

Para la familia: asesoramiento genético.

Bibliografía

Gómez VL, López ERE, Morales HA. Síndrome de Goldenhar (Facioauriculovertebral). Presentación de cinco casos. Rev Hosp Niño Tab Mex 1991; 2(1): 25-34.

Lyons JK; Crandall JM, Del Campo M. Recognizable patterns of Human malformation. 7 edition; Elsevier Saunders, 2013.

Chen Q, Zhao Y, Shen G, Dai J. Etiology and Pathogenesis of Hemifacial Microsomia. J Dent Res. 2018; 97(12):1297-1305.

Al-Kzayer LFY, Sarsam SN, Alhur NY, Liu T, Nakazawa Y. Asymmetrically enlarged parietal foramina in a rare case of Goldenhar syndrome with a possible etiopathogenesis. Oncotarget. 2017;9(2):2962-2968.

Spineli-Silva S, Bispo LM, Gil-da-Silva-Lopes VL, Vieira TP. Distal deletion at 22q11.2 as differential diagnosis in Craniofacial Microsomia: Case report and literature review. Eur J Med Genet. 2018;61(5):262-268.

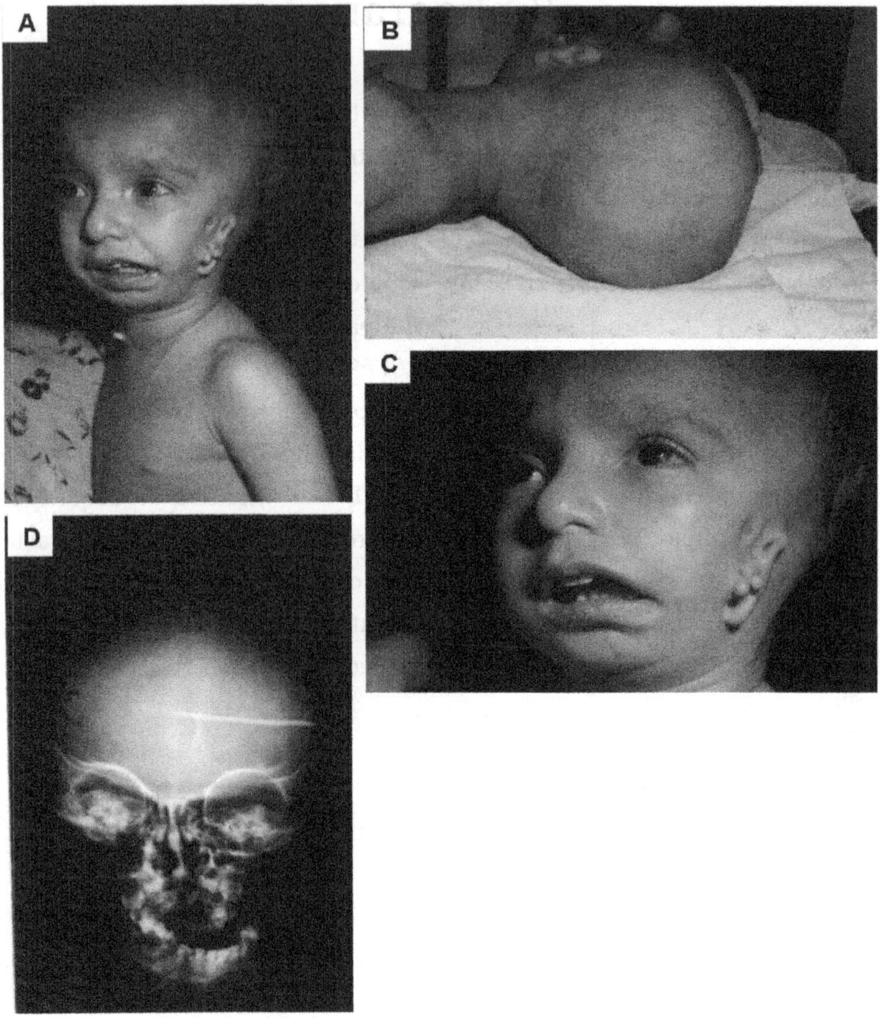

FIG 7-5 A, Asimetría craneofacial, frente amplia y prominente, obsérvese un apéndice accesorio en región de cuello anterior. **B**, macrocefalia a expensa de hidrocefalia. **C**, nariz bulbosa, retracción de comisura bucal hacia el lado izquierdo en donde se aprecia hipoplasia de rama mandibular izquierda, así como microtia. **D**, radiografía en donde se observa cuerpo extraño que corresponde a válvula de derivación, así mismo con hipoplasia de rama mandibular. El síndrome de Goldenhar es un trastorno asimétrico.

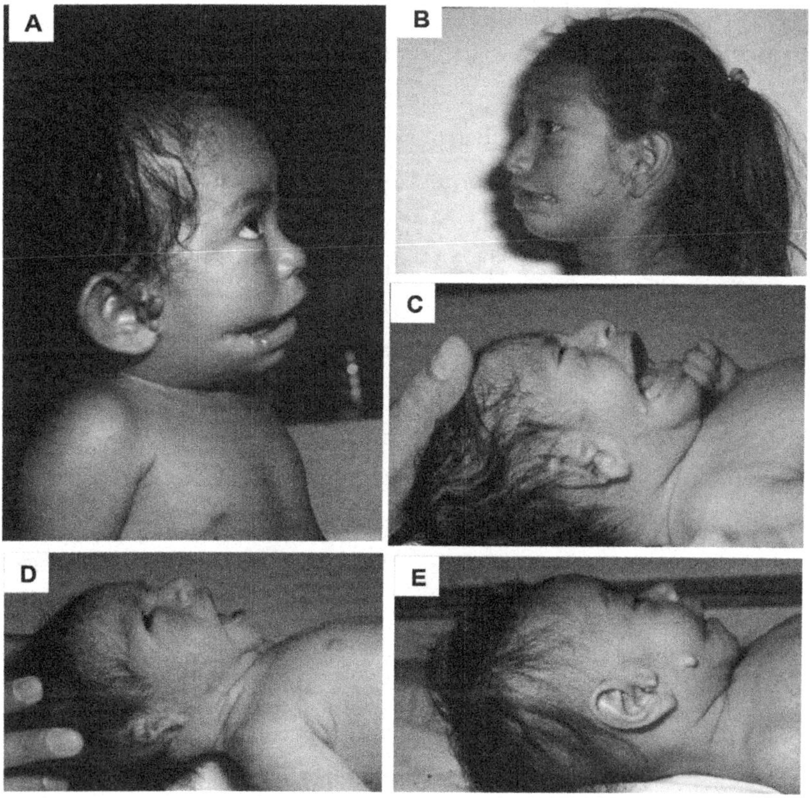

FIG 7-6 A, frente amplia y prominente, puente nasal aplanado, macrostomía unilateral derecha, apéndices auriculares de lado derecho. **B**, macrostomía de lado izquierdo, apéndices preauriculares en línea a región del trago. **C**, macrostomia, apéndices preauriculares y microtia de lado izquierdo. **D**, microtia del lado derecho con cierre de conducto auditivo externo. **E**, macrostomía y apéndice preauricular accesorio.

SINDROME DE BARDET-BIEDL

Introducción

En 1866, Lauence-Moon describió una familia en la cual cuatro integrantes presentaban talla corta, hipogenitalismo, retardo mental y retinitis pigmentaria. En 1920, Bardet describió un paciente con polidactilia asociada a las manifestaciones ya descritas por Laurence-Moon. En 1922, Bield agrega otras malformaciones como la atresia anal, deformidades del cuello y malformaciones digestivas.

A pesar de que algunos autores lo denominan como síndrome de Laurence-Moon-Bield, hay diferencias significativas entre síndrome de Bardet-biedl y síndrome de Laurence Moon.

Manifestaciones clínicas

Los datos clínicos más sobresaliente son, obesidad, deficiencia mental, distrofia retinal, astigmatismo, polidactilia postaxial, sindactilia y braquidactilia. Hipogonadismo, pene y testículos pequeños. También se han reportado defectos cardiacos, macrocefalia y anomalías urológicas.

Aproximadamente en una tercera parte los pacientes son obesos hacia el primer año de vida, distribuyéndose preferentemente en el tronco. Con respecto a la función visual se ha encontrado una pérdida severa de la visión central y periférica, fundamentalmente durante la segunda o tercera década de la vida, sin embargo, hay quienes señalan que la retinopatía pigmentaria está presente en más del 80%.

Etiología

Autosómica recesiva, con expresividad variable. El diagnóstico diferencial del síndrome de Bardet-Biedl debe hacerse con: síndrome de Laurence Moon, el cual presenta paraplejia espástica, pero no presenta polidactilia ni obesidad; el síndrome de Alstrom que cursa con obesidad, diabetes mellitus, pérdida auditiva de tipo neurosensorial e inteligencia normal; el síndrome de Biemond II con retraso mental, obesidad, polidactilia y coloboma de iris; el síndrome de Prader Willi con obesidad y retraso mental pero sin polidactilia ni retinitis pigmentosa.

Tratamiento

Para el paciente: manejo interdisciplinario de las complicaciones asociadas.

Para la familia: asesoramiento genético.

Bibliografía

Abreu IR, Ramírez AP, Bulnes MD, Gómez VL. Síndrome de Bardet Biedl. Presentación de un caso. Rev Hosp del Niño Tab Mex 1991; 2(10): 111-115.

Aizawa T, Morisada N, Nozu K, Tandai S, Tanaka H. Expanding the phenotype of Bardet-Biedl syndrome: Newly diagnosed sibling cases. Pediatr Int. 2020;62(1):101-103.

Khan BA, Shahid A, Bin Nazir M, Khan KS, Punshi A. Laurence-Moon-Bardet-Biedl Syndrome: A Case Report. Cureus. 2019;11(9): e5618.

Detty SQ, Hinshaw MA, Tuite MJ, Means AD. Brachyonychia in a patient with Bardet-Biedl syndrome: Case report and review of this rare syndrome. JAAD Case Rep. 2019;5(8):672-674.

Niederlova V, Modrak M, Tsyklauri O, Huranova M, Stepanek O. Meta-analysis of genotype-phenotype associations in Bardet-Biedl syndrome uncovers differences among causative genes. Hum Mutat. 2019;40(11):2068-2087.

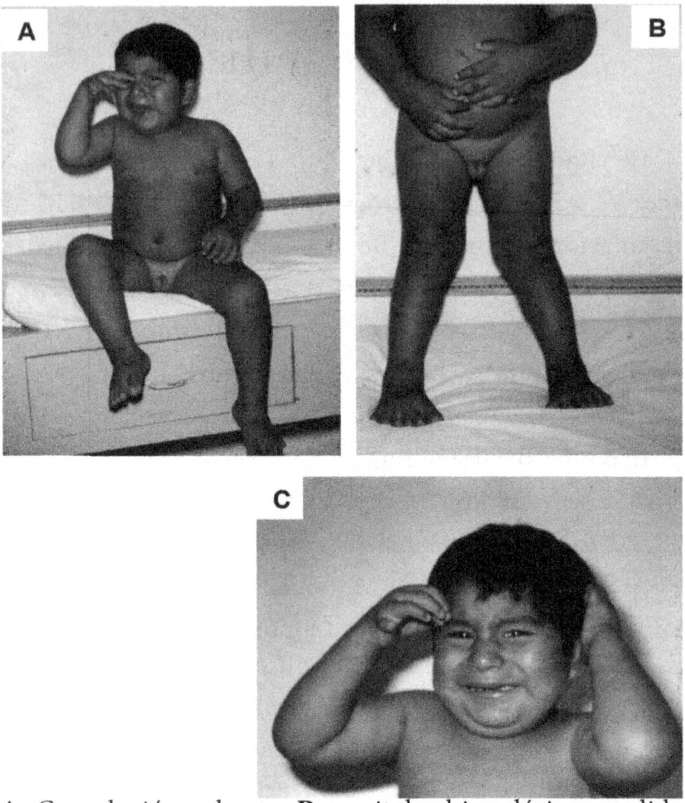

FIG 7-7 A, Complexión robusta. **B**, genitales hipoplásicos, polidactilia de manos y pies. **C**, polidactilia preaxial en manos.

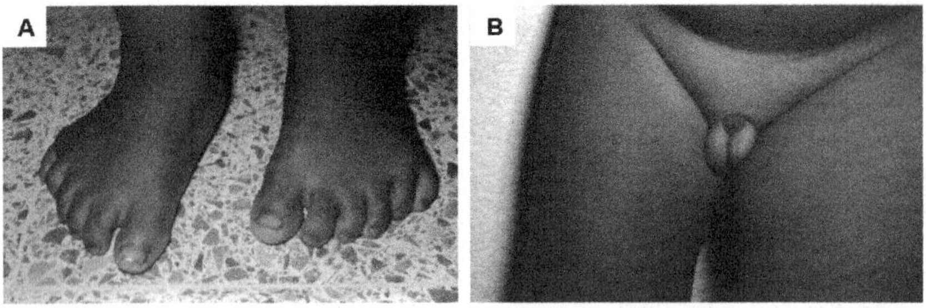

FIG 7-8 A, polidactilia en ambos pies. **B**, hipogenitalismo con micropene

SÍNDROME DE CUTIS LAXA

Introducción

El síndrome de cutis laxa en una entidad rara, genéticamente determinado como un desorden de la elastina, caracterizado clínicamente por una tendencia de la piel a ser plegable, facie grotesca típica y una apariencia de envejecimiento prematuro. Aparte del desorden cosmético puede involucrar diversos órganos, tales como el pulmonar y cardiovascular, siendo letal en muchos casos por complicaciones cardiorrespiratorias; en tanto que otros gozan de existencia comparativamente normal con el resto de la población.

Clásicamente se ha considerado dos tipos de cutis laxa desde el punto de vista genético: la variedad autosómica dominante y la autosómica recesiva, de esta última, a la vez, se ha propuesto la existencia de una forma caracterizada por deficiencia del desarrollo pre y posnatal, fontanela con cierre retardada, luxación de cadera y laxitud articular.

Manifestaciones clínicas

El síndrome de cutis laxa en un desorden sistémico raro, caracterizado por flacidez progresiva de la piel asociado con anormalidades de extensión de otros órganos y estructuras que contienen tejido elástico. El defecto más aparente es la laxitud y redundancia de la piel, pero existen anormalidades del tejido conectivo sistémico, especialmente en los casos de inicio temprano.

Gómez Valencia y Morales Hernández, en 1991, reportaron tres familias con cinco casos de cutis laxa con retraso en el desarrollo y con patrón autosómico recesivo, los pacientes tenían edad aparente mayor a la real, complexión delgada, hipotonía, cráneo con amplitud no usual de fontanelas, frente amplia y prominente, facie de apariencia añosa, flacidez de tejido muscular, proptosis de globos oculares, telecanto, puente nasal aplanado, pabellones auriculares displásicos, de implantación baja, hiperelásticos, hipoplasia de maxilar inferior. Cuello corto con piel redundante y elástica. Miembros superiores e inferiores con hiperlaxitud articular, cadera con signo de Ortolani y Barlow positivos bilateral, genitales con escroto hipoplásico.

Esta es una entidad distinta del síndrome de Ehlers-Danlos, síndrome de pseudoxantoma elástico y el síndrome de Marfán, patologías que pueden ser diferenciadas fácilmente de cutis laxa. En el síndrome de Ehlers-Danlos suele haber fragilidad cutánea e hiperextensibilidad de piel. En el pseudoxantoma elástico son clásicas las pápulas amarillas, sobre todo en áreas de flexión, y, aunque también puede haber laxitud de la piel, ésta se presenta en edad tardía, por último, el síndrome de Marfán, cuya fascie, algunas veces alargadas, recuerda al síndrome de cutis laxa, es claramente diferenciable por sus deformidades esqueléticas, defectos oculares y alteración cardiovascular.

El diagnóstico requiere del análisis histopatológico. El material de biopsia y el análisis ultra estructural de cultivo de fibroblasto de piel muestran variantes en cantidad, apariencia y proporción de la elastina y componentes micro fibrilares.

Etiología

Este síndrome es genéticamente determinado, existiendo heterogeneidad en su presentación. Clásicamente se han considerado dos tipos de cutis laxa: la forma autosómica dominante, en donde las manifestaciones predominantes son en piel, con escasas complicaciones y periodo de vida normal, y la forma autosómica recesiva con complicaciones letales y muerte temprana, usualmente por complicaciones cardiovasculares. Una forma diferente de cutis laxa con herencia autosómica recesiva fue propuesta por Reisner en 1971, en el que la enfermedad se asocia con una deficiencia en el desarrollo prenatal y posnatal, fontanelas con amplitud no usuales y cierre retardado, luxación congénita de cadera y laxitud articular. Los cinco casos reportados por Gómez y Morales en 1991, fueron clínica y radiológicamente sugerentes de cutis laxa congénita con retraso en el desarrollo. Todos productos de término, con predominio del sexo femenino. La consanguinidad entre los progenitores, la gravedad del trastorno y la existencia de más de un afectado en la familia, con transmisión horizontal, sugirió la

existencia de herencia autosómica recesiva.
La biopsia de piel reportó anormalidad de las fibras elásticas, manifestadas por desorganización y fragmentación de las mismas.

Tratamiento

Para el paciente: manejo interdisciplinario de las complicaciones asociadas.
Para la familia: asesoramiento genético.

Bibliografía

Beighton P. The dominant and recessive forms of cutis laxa. J Med Genet 1972; 9: 216-221.

Gómez VL, Morales HA, Berttolini DA. Evidencias de herencia autosómica recesiva en una forma de cutis laxa con retardo en el desarrollo. Bol Med Hosp Infant Mex 1991; 48(12): 890-896.

Tekedereli I, Demiral E, Gokce IK, Esener Z, Camtosun E, Akinci A. Autosomal recessive cutis laxa: a novel mutation in the FBLN5 gene in a family. Clin Dysmorphol. 2019;28(2):63-65.

Duque Lasio ML, Kozel BA. Elastin-driven genetic diseases. Matrix Biol. 2018;71-72:144-160.

Arora P, Chakravarty P, Khanna D, Gupta R. Cutis laxa autosomal recessive type II or wrinkly skin syndrome? Indian Dermatol Online J. 2016;7(5):440-442.

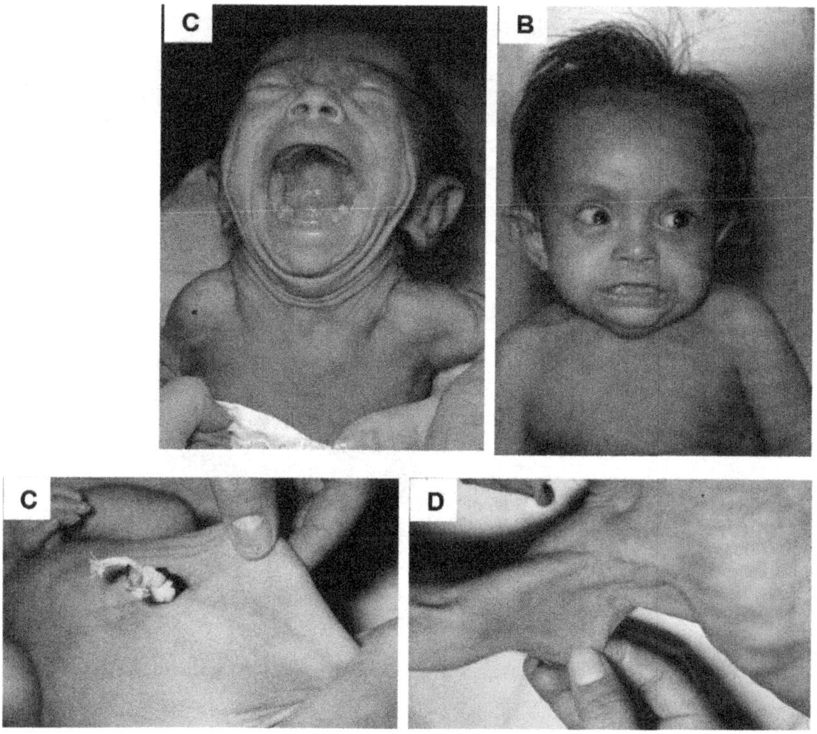

FIG 7-9 **A**, redundancia de piel, paladar alto, cuello corto, pabellones auriculares de implantación baja, displásicos y orientados hacia atrás. **B**, la frente es amplia y prominente, ojos saltones, puente nasal aplanado, micrognatia. **C** y **D**, laxitud de piel.

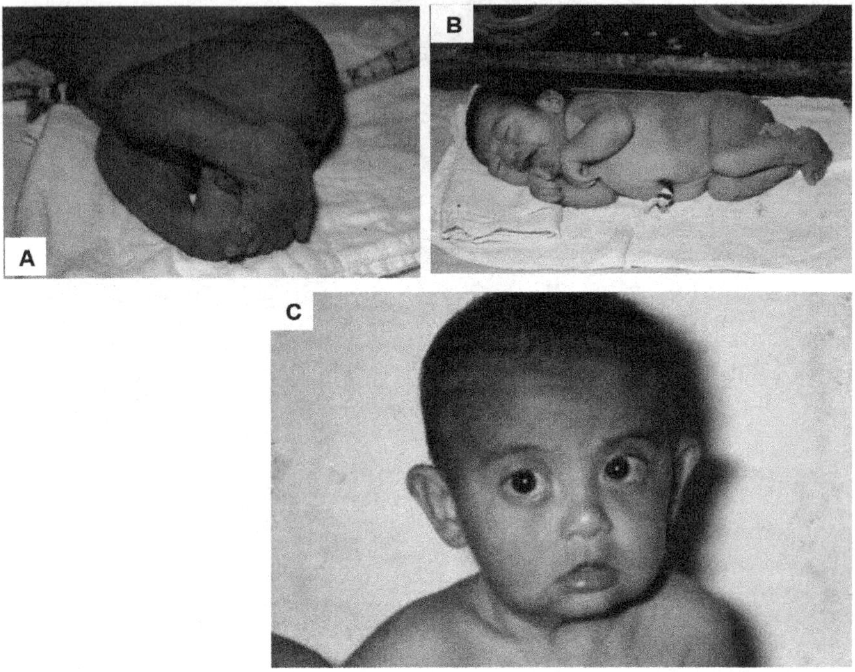

FIG 7-10 A, ambos pies en equino varo. **B**, posición libremente escogida, piel laxa. **C**, fascie peculiar, alargada, frente amplia y prominente, ojos protruyente, la piel de la cara colgante.

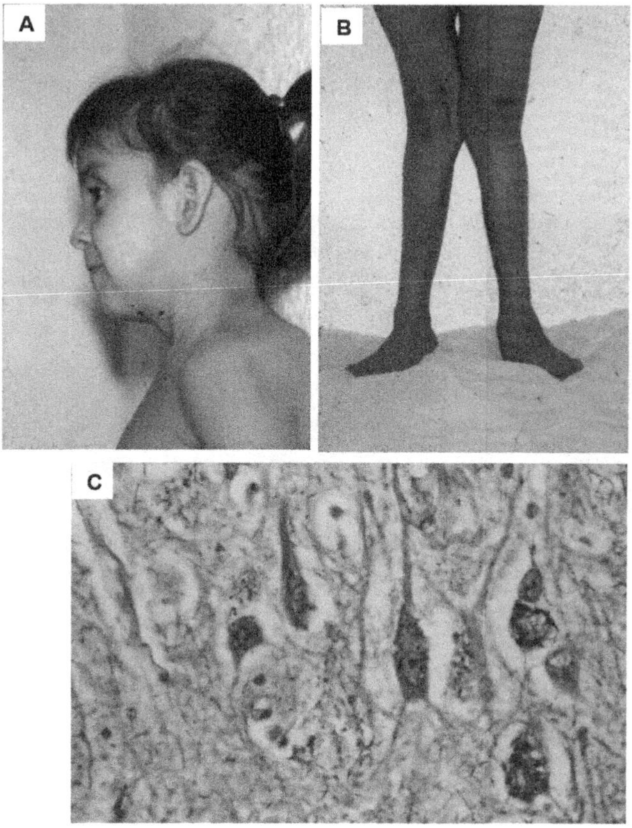

FIG 7-11 A, fascie de una niña de 9 años de vida con síndrome de cutis laxa. **B**, obsérvese el genus valgo y la rotación de los pies. **C**, desorganización y fragmentación de tejido neuronal con tinción argéntica.

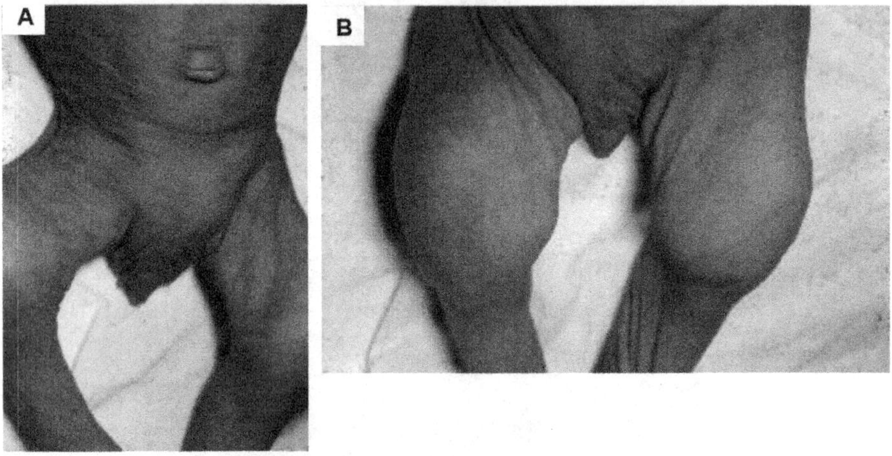

FIG 7-12 A y **B**, tibias en varo, rotación de los pies por inestabilidad tibiotarso, genitales hipoplásicos, inestabilidad de rodillas.

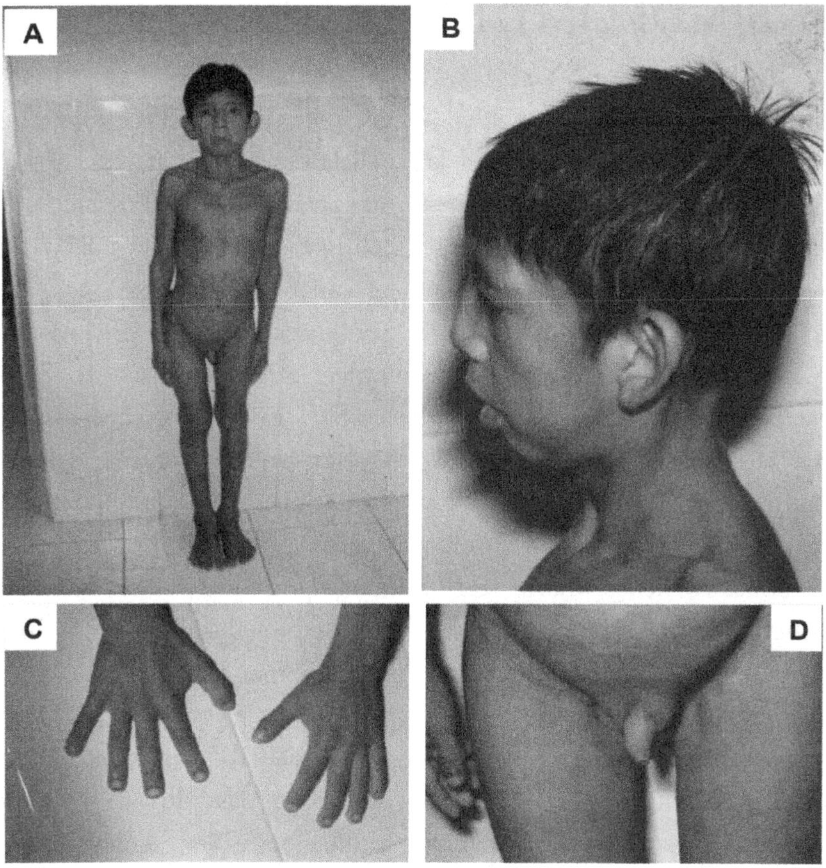

FIG 7-13 **A**, complexión delgada, escoliosis y piel laxa. **B**, fascie alargada, micrognatia, pabellones auriculares de implantación baja. **C**, manos con braquidactilia de la primera falange de los dedos. **D**, hipoplasia de genitales.

SÍNDROME FACIAL FEMORAL

Introducción

En 1961 Ring llamó primeramente la atención acerca de las anormalidades congénitas del fémur, pero es Daentl quien, en 1975, analizó en detalle la coexistencia Facio femoral.

El síndrome facial femoral se caracteriza clínicamente por hipoplasia femoral y anormalidades faciales. Los hallazgos faciales incluyen, entre otros datos, fisuras palpebrales oblicuas, nariz corta, micrognatia y paladar hendido.

Manifestaciones clínicas

El caso presentado aquí fue reportado por Gómez Valencia y Berttolini Díaz en 1992, se trata de una niña de 8 años de vida, hija de padres no consanguíneos, madre de 13 años de edad y padre de 19 años.

A la exploración física se observó edad aparente mayor a la cronológica, en posición de sedestación obligada debido a las malformaciones óseas de extremidades inferiores. Asimetría facial, fisuras palpebrales oblicuas, nariz con puente ancho y aplanamiento de alas nasales, septum y filtrum cortos, boca pequeña con labio superior delgado, micrognatia, asimetría mandibular, pabellones auriculares grandes, hipoplasia de anti hélix acentuando la configuración en concha del pabellón auricular.

Tórax ancho con hipertelorismo de tetillas e hiperlordosis de columna lumbar. Miembros superiores con acortamiento importante de brazos, limitación a los movimientos de rotación de los codos, el izquierdo con arqueamiento en el tercio medio, manos con dedos alargados. Miembros inferiores con acortamiento irregular de piernas y muslos, dando una extremidad angular en "S" en la que participan las dos extremidades. Limitación a los movimientos de rotación de rodillas y de articulación tibiotarsiana; pies alargados, en equino varo y con superficie plantar plana y dermatoglifos aberrantes.

Radiográficamente se documentó la hipoplasia de rama mandibular, columna con escoliosis dorso lumbar y espacios intervertebrales estrechos. Extremidades superiores con hipoplasia humera bilateral, extremidades inferiores con hipoplasia femoral bilateral y angulamiento externo en forma de "Z" en sus dos tercios distales, hipoplasia de tibia y peroné de ambos lados, con arqueamiento en forma de sable.

Etiología

La mayoría de los casos reportados han sido esporádicos y no se han demostrado antecedentes teratogénicos en ninguno de ellos. Lampert en 1980 publico un reporte en donde el padre y su hija tenían el padecimiento, sustentando un patrón de herencia autosómica dominante, no obstante, y a pesar de la expresividad variable de la enfermedad, podría ser que los casos severos de la enfermedad correspondieran a herencia autosómico recesiva. El reporte de Gómez y Berttolini es clínica y radiológicamente un síndrome facial femoral, el cual presenta, además del dismorfismo facial evidente, malformaciones esqueléticas tanto de miembros inferiores como superiores, siendo bilateral, pero con severidad variable en ambos miembros. Si bien es cierto que la propósitus en cuestión no presenta paladar hendido, condición encontrada en la mayoría de los pacientes descritos en la literatura, se podría explicar debido a la expresividad variable del padecimiento. La paciente presenta otros hallazgos no usuales en el síndrome, como son la asimetría facial y la hipoplasia humeral, cubital y radial.

Por otra parte, habiendo sido descrito el síndrome facial femoral como una entidad con base autosómica dominante, en ausencia de manifestaciones clínicas en los progenitores, cabe pensarse en mutación de novo, sin embargo, llama la atención la edad de los padres, ya que habitualmente las mutaciones de novo se asocian con la edad avanzada, particularmente en el padre, por lo que se puede considerar que, dada la severidad de la enfermedad, deja abierta la posibilidad de una heterogeneidad genética del padecimiento.

Como diagnóstico diferencial debe tenerse en cuenta al síndrome de Robert´s, y el síndrome de regresión caudal o de agenesia sacra, los cuales cursan con hipoplasia de los huesos largos y anormalidades faciales.

Tratamiento

Para el paciente: manejo interdisciplinario de las complicaciones asociadas.

Para la familia: asesoramiento genético.

Bibliografía

Ring PA. Congenital abnormalities of the femur. Arch Dis Child 1961; 36: 410-417.

Daentl DL, Smith DW. Femoral hipoplasia unusual facies síndrome. J Pediat 1975; 86: 107-111.

Gómez VL, Berttolini DAJ, Villacampa RCE, Morales HA. Síndrome facial femoral. Reporte de un caso. Cienc Sal Tab Mex 1992; 3(33): 3-5.

Darouich S, Amraoui J, Amraoui N. Femoral-facial syndrome: Report of 2 fetales cases. Radiol Case Rep. 2019;14(10):1276-1282.

Lacarrubba-Flores MDJ, Carvalho DR, Ribeiro EM. Femoral-facial syndrome: A review of the literature and 14 additional patients including a monozygotic discordant twin pair. Am J Med Genet A. 2018;176(9):1917-1928.

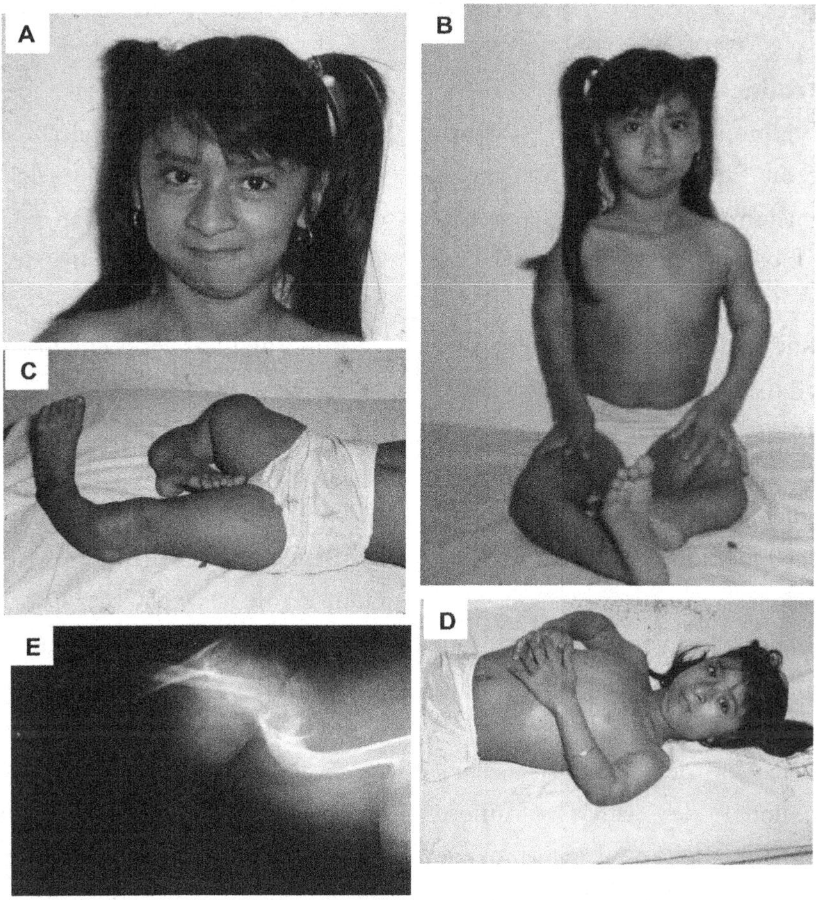

FIG 7-14 A, asimetría facial, puente nasal alto con aplanamiento de alas nasales, micrognatia. **B**, extremidades superiores con acortamiento del brazo. **C**, extremidades inferiores con acortamiento de muslo y pierna, tibia en sable. **D**, obsérvese el componente facial (asimetría y malformaciones) y femoral (acortamiento humeral). **E**, radiografía mostrando angulamiento importante de las extremidades inferiores.

ALBINISMO

Introducción

El albinismo es un trastorno hereditario en el metabolismo de la melanina que puede expresarse en ojos, piel y pelo. El tipo y la cantidad de melanina que produce el cuerpo determina el color de la piel, del cabello y de los ojos. El término se refiere a un grupo de alteraciones genéticas del sistema del pigmento melanina que involucra a la piel, folículos pilosos y ojos (iris y coroides).

Actualmente se reconocen once formas de albinismo oculocutáneo, mismo que puede presentar alta prevalencia de queratosis solar y carcinoma de células escamosas, especialmente en enfermos de regiones tropicales. El albinismo ocular (OA) solo afecta ojos, y el albinismo oculocutáneo (OCA) involucra ojos y piel. El albinismo ocular se clasifica en dos tipos: OA con patrón de herencia autosómica recesiva y OA ligado al cromosoma X. El OCA es un trastorno autosómico recesivo. Es el más frecuente y hay dilución de las cantidades normales de pigmento de la piel, pelo y ojos. Se clasifica, a su vez, en cuatro tipos en función de los genes afectos y el fenotipo, de los cuales el OCA1 y OCA2 suponen del 40 al 50% del total de los casos. En ambos, OA y OCA, siempre hay nistagmo, transparencia del iris y la agudeza visual es anormal, algunas veces con gravedad suficiente para producir considerable deterioro visual. La prevalencia de esta enfermedad es de 1:20.000.

Manifestaciones clínicas

Gómez Valencia y Narváez Osorio en 1998, describieron el caso de una joven de 18 años de edad, con asociación de albinismo oculocutáneo-ictiosis. La paciente era producto de la sexta gesta, de padres no consanguíneos, madre de 33 años de edad y padre de 40 años, sin haberse referido antecedentes teratogénicos ni de padecimiento similar en otros miembros de la familia. A los diez años de edad se le realizó una evaluación psicológica con la escala de Terman-Goodenough dando como resultado una edad mental de seis años con seis meses.

A la exploración física se encontró con edad aparente igual a la real, íntegra, de complexión delgada, coloración blanca lechosa de la piel, con exceso de pelo fino y sedoso de color amarillo pálido. Pupilas rojas con azulamiento de iris, con dificultad para la visión con el sol, presencia de nistagmos, exotropia alterna y mal cierre de los párpados con lagoftalmía. Escamas finas en todo el cuerpo, de color grisáceo, con predominio en extremidades inferiores y en el tronco, sin afectación axilar ni glútea, y respetando los pliegues de flexión; en las manos las escamas afectaban, por su resequedad, los movimientos de flexión y extensión de las mismas; en la piel cabelluda sólo se observó ligera descamación. Como diagnóstico diferencial habrá que considerar al síndrome de Chediak-Higashi que incluye albinismo oculocutáneo, trastornos inmunológicos, infecciones recurrentes y anomalías neurológicas, y el síndrome de Hermansky-Pudlak, con albinismo oculocutáneo y trastornos hematológicos como sangrado y hematomas, así como enfermedades pulmonares e intestinales.

La biopsia de piel para estudio histopatológico mostró hiperqueratosis moderada sin paraqueratosis, que se extendía a los folículos pilosos, con la formación de grandes tapones queratósicos, no se encontró acantosis ni epidermólisis; el estrato granuloso, aunque presente, se observó adelgazado en algunas zonas, y la dermis presentaba inflamación peri vascular.

Etiología

Mutaciones en genes relacionados a la vía de la melanogénesis, dando como resultado la ausencia de la tirosinasa, enzima que contiene cobre y cataliza la oxidación de tirosina a dopamina, y la deshidrogenación de la dopamina a dopamina-quinona. Se dice que es una enfermedad con heterogeneidad genética en la que están involucrados once genes responsables.

El albinismo oculocutáneo (OCA1), es el más frecuente y está relacionado con una mutación en uno de siete genes, etiquetados desde OCA1 hasta OCA7, de manera que la persona hereda dos copias del gen mutado, uno de cada progenitor, constituyendo un patrón de herencia autosómica recesiva. El albinismo ocular tipo 1, que es el más frecuente, se debe a una mutación génica localizada en el cromosoma X. Es un patrón de herencia limitado al cromosoma sexual; la madre suele ser portadora pero sana y el que lo padece es el varón.

Tratamiento

Para el paciente: manejo interdisciplinario de las complicaciones asociadas.

Para la familia: asesoramiento genético.

Bibliografía

Gómez VL, Narvaez OVM, Rodríguez LGA, Ulloa PP, Morales HA. Asociación de albinismo oculocutáneo-ictiosis. Bol Med Hosp Infant Mex 1998; 55(5): 273-275.

Mingarro Castillo Mª Mercedes, Ejarque Doménech Ismael, Sorlí Guerola José Vicente. Albinismo. Rev Clin Med Fam [Internet]. 2013 Jun [citado 2020 Mar 19]; 6(2): 112-114. Disponible en: http://scielo.isciii.es/scielo.php?script=sci_arttext&pid=S1699-695X2013000200007&lng=es. http://dx.doi.org/10.4321/S1699-695X2013000200007.

Tsai AL, Agustines D. The Coexistence of Oculocutaneous Albinism with Schizophrenia. Cureus. 2020;12(1):e6617.

Marçon CR, Maia M. Albinism: epidemiology, genetics, cutaneous characterization, psychosocial factors. An Bras Dermatol 2019;94(5):503-520.

Bataille P, Michaud V, Robert MP. Clinical variability and probable founder effect in oculocutaneous albinism type 7. Clin Genet 2020;97(3):527-528.

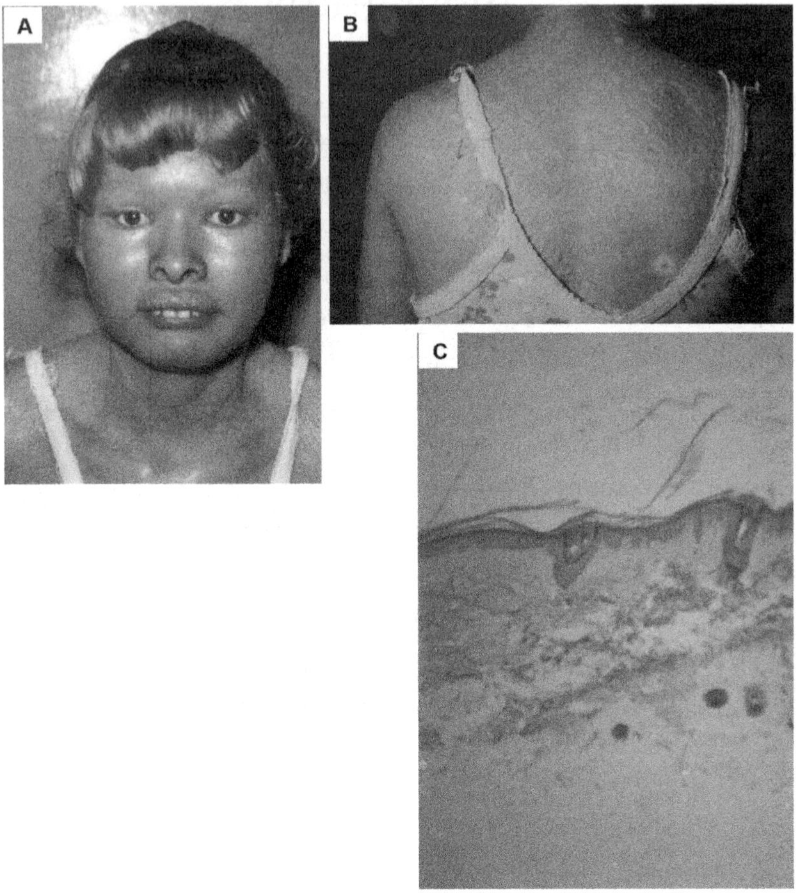

FIG 7-15 A, Cabello blanco amarillento, ojos claros transparentes, piel blanca lechosa. **B**, escamas grandes y blanquecinas en tronco. **C**, en microfotografía de biopsia se observa hiperqueratosis en grado moderado con formación de tapones foliculares grandes

FIBROMATOSIS HIALINA JUVENIL

Introducción

La fibromatosis hialina juvenil (FHJ) es una enfermedad rara del tejido conectivo que se hereda en forma autosómica recesiva, y que se caracteriza, fundamentalmente, por la presencia de nódulos cutáneos múltiples, hipertrofia gingival, contracturas articulares y lesiones osteolíticas. Ribeiro en 2009, menciona que fue Murria, en 1873, quien habló por primera vez acerca del padecimiento como "molusca fibrosa", y que 100 años más tarde, Citano propuso el término "fibromatosis hialina juvenil" para describir el depósito de material hialino en los tejidos de los enfermos. Por lo general el padecimiento inicia durante los primeros meses de la vida con la aparición de nódulos en la región posterior del cuello y del área perianal, mientras que la hipertrofia gingival puede aparecer después de los seis meses de edad. Pasando los 18 meses de edad, los nódulos aparecen con mayor frecuencia, ya sea de manera espontánea o como consecuencia de un traumatismo, de tal manera que para los 15 años los pacientes tienen una extensa deformidad con limitación de sus movimientos.

Manifestaciones clínicas

Gómez Valencia y Ulloa Patiño en 2001, describieron el caso de una niña de siete años de edad, hija de padres jóvenes, madre de 19 años y padre de 29, no consanguíneos y sin antecedentes de padecimiento similar en otros miembros de la familia. Inicio su padecimiento a los dos meses de vida, cuando los padres notaron limitación en movimientos de flexión y extensión de articulaciones de cadera y rodillas. A los 12 meses se le diagnosticó granulomatosis perianal que dificultaba la defecación, siendo intervenida quirúrgicamente para resecar los mismos. Un año más tarde se realizó plastia anal y cerclaje por recidiva de los granulomas en región anal. A los dos años de edad inició con la aparición de pequeños nódulos de distribución generalizada, mismos que fueron aumentando de tamaño y número, así como deformaciones en extremidades superiores e inferiores. En región occipital, presencia de masas tumorales fijas, dolorosas, con áreas ulceradas y salida de material viscoso amarillento, fétidas, de 6 x 5 cm, dificultando la posición del cráneo en decúbito dorsal. Frente amplia, fisuras palpebrales oblicuas, epicanto, puente nasal aplanado con aumento de tamaño del lóbulo nasal, a expensa de nódulo de 2 x 2 cm, dando la apariencia de facie de "nariz de payaso", neo formaciones múltiples en región peri nasal y en la base de región posterior del cuello, de aspecto verrugoso, blanquecinos, de aproximados 0.3 x 0.3 mm. Hipertrofia gingival, micrognatia, pabellones auriculares de implantación baja, con hélix lobulado a consecuencia de nódulos de tamaños variables, cuello corto y ancho en su región posterior, con implantación baja de pelo. Los miembros superiores con limitación a los movimientos de extensión, contracturados, con presencia de masas tumorales en región de hombros, codos, articulaciones interfalángicas y en las palmas de las manos. En ambos pies con nodulaciones localizadas en las articulaciones de los ortejos y en región plantar con limitación de la bipedestación. En región perianal nodulaciones en número variable.

Histológicamente los tumores subcutáneos se observaron mal delimitados, compuestos por colágena densa homogénea y hialina, a veces formando gruesos haces acidófilos. Entre esta matriz fibrosa se identificaron grupos de fibroblastos formando cordones o trabéculas cortas y delgadas, de distribución irregular. Los fibroblastos no presentaron atipias ni actividad mitótica y se observaron frecuentemente rodeados de un halo. Destacó la existencia de extensas áreas celulares constituidas por colágena acidófila densa y amorfa, carente de fibras elásticas, con presencia de calcificaciones distróficas.

Etiología

El síndrome de fibromatosis hialina se hereda de manera autosómica recesiva. Se origina por variantes patogénicas en el gen que codifica para el receptor 2 de la toxina del ántrax (ANTX2), también conocido como proteína capilar morfogénica-2 (CMG2), con locus en 4q21. El gen ANTXR2/CMG2 codifica para una proteína que contiene un péptido de señal, un dominio tipo A extracelular del factor de von Willebrand (vWA), un dominio similar a la inmunoglobulina, un dominio transmembrana y una porción final citosólica.

Las mutaciones en el gen ANTXR2 alteran la síntesis de glucosaminoglicanos por los fibroblastos, lo que provoca deficiencia del metabolismo del colágeno. Se han propuesto tres posibles vías por las que se altera la permeabilidad de la membrana basal de los tejidos, provocando las lesiones papulares y nodulares típicas de la enfermedad: 1) aumento en la síntesis y degradación del colágeno tipo I, 2) reducción significativa del metabolismo del colágeno tipo III y IV y 3) depósitos de colágeno tipo VI.

La pérdida de la función de CGM2 provoca la acumulación de colágeno VI en la matriz extracelular, con subsiguiente ruptura del tejido a largo plazo.

La Fibromatosis Hialina Juvenil (FHJ) es una entidad distinta a la neurofibromatosis, el síndrome de Winchester y la fibromatosis congénita generalizada que pueden diferenciarse fácilmente de la FHJ. En la neurofibromatosis las nodulaciones inician en la infancia tardía y edad adulta, son deslizables, blandas y a veces pedunculados, además de que se asocia con manchas café con leche. En el síndrome de Winchester se observa estatura corta, contracturas articulares, opacidad corneal y osteoporosis generalizada, y, en la fibromatosis congénita generalizada, se observan nódulos subcutáneos de distribución generalizada, presente desde el momento del nacimiento.

En la comunicación de Gómez y Ulloa, las manifestaciones clínicas se evidenciaron a partir de los 2 meses de vida, iniciando con rigidez de articulaciones mayores y aparición de gránulos en región perianal, los cuales fueron progresivos y requirieron intervenciones quirúrgicas en más de cuatro ocasiones, consistentes en resección de tumores en cráneo y región perianal, mostrando recidivas en corto tiempo.

Tratamiento

Para el paciente: manejo interdisciplinario de las complicaciones asociadas.

Para la familia: asesoramiento genético.

Bibliografía

Ribeiro SL, Guedes EL, Botan V, Barbosa A, Freitas EJ.1. "Juvenile hyaline fibromatosis: a case report and review of literature". Acta Reumatol Port 2009; 34(1): 128-133.

Gómez VL, Ulloa PP, Bulnes MDP. Fibromatoris hialina juvenil. Bol Med Hosp Infant Mex 2001; 58: 107-113.

Folpe AL, Schoen M, Kang S. Juvenile Hyaline Fibromatosis. Mayo Clin Proc. 2020;95(2):328-329.

Casas-Alba D, Martínez-Monseny A, Pino-Ramírez RM. Hyaline fibromatosis syndrome: Clinical update and phenotype-genotype correlations. Hum Mutat. 2018;39(12):1752-1763.

Zhang Y, Li R, Li Y, Liao C. [Identification of novel compound heterozygous mutations in the ANTXR2 gene in a Chinese patient with juvenile hyaline fibromatosis]. Zhonghua Yi Xue Yi Chuan Xue Za Zhi. 2017;34(6):866-869.

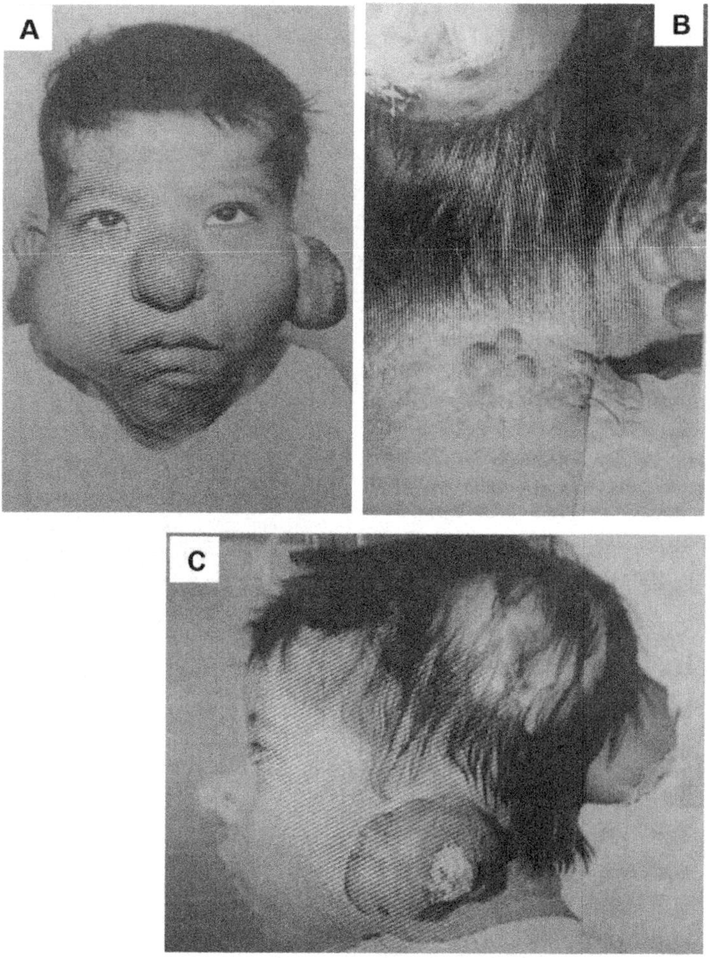

FIG 7-16 A, nódulo en lóbulo nasal, mandíbula y en hélix de pabellón auricular izquierdo. **B**, nódulo recidivante en cráneo (región parietal derecha), así como en cuello posterior, observándose granulaciones blanquecinas que se extienden a región superior y posterior del tórax. **C**, nódulos en cráneo región parietal izquierda).

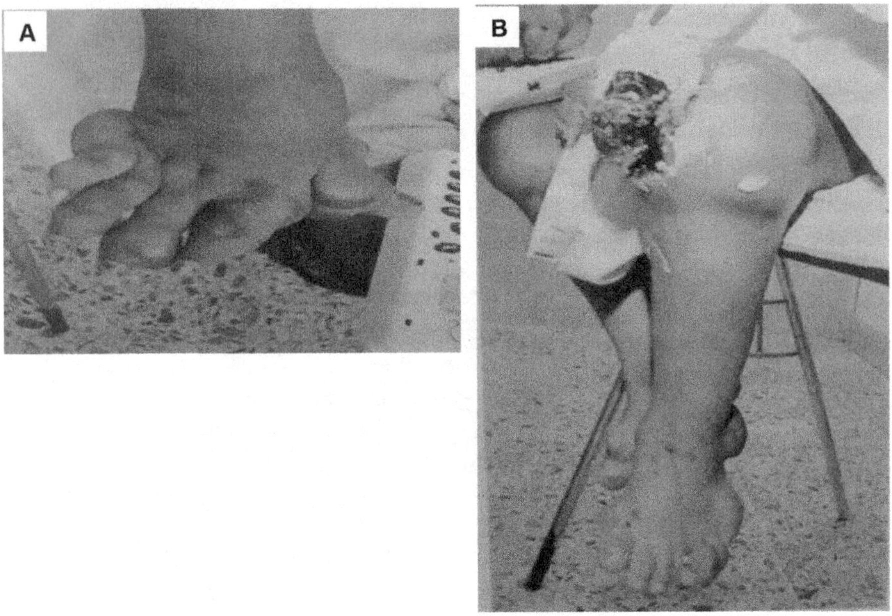

FIG 7-17 A y **B**, nódulos en manos y pies lo cual dificulta la prensión palmar y la deambulación.

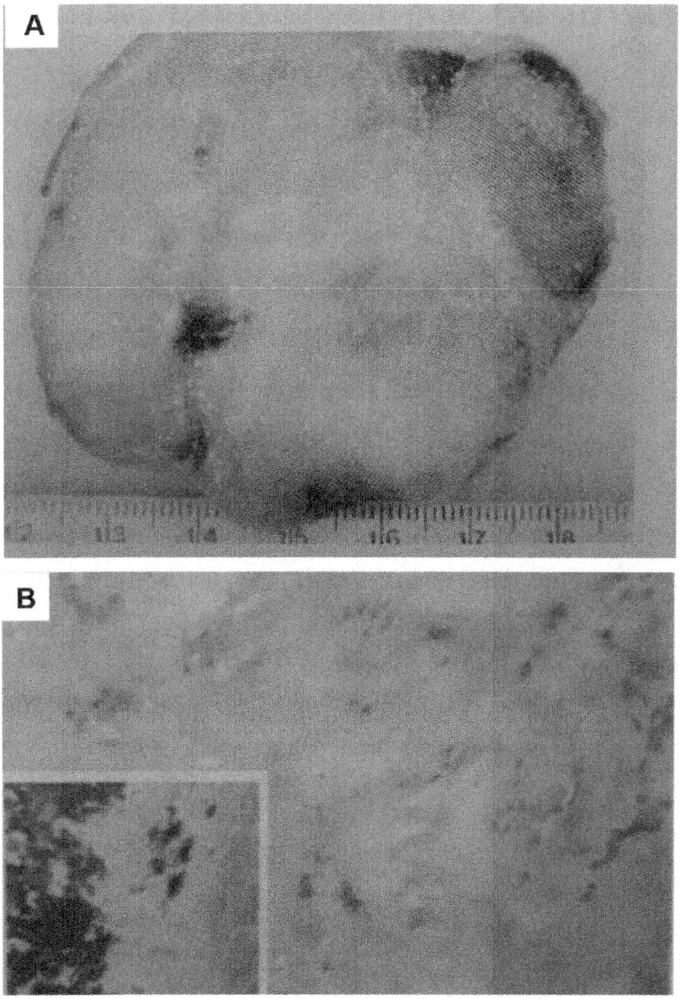

FIG 7-18 A, tumor de región parietal, observándose la distribución irregular del componente fibroso trabeculado, así como pequeñas áreas de hemorragia. **B**, histología del tumor. Extensas zonas de colágena amorfa acidófila, en la que se encuentran algunos cordones de fibroblastos. En el recuadro se aprecia calcificación distrófica.

DISPLASIA ECTODÉRMICA

Introducción

Las displasias ectodérmicas son trastornos congénitos caracterizados por aplasia o displasia, en cuando menos dos o más de las estructuras y tejidos derivados del ectodermo (cabello, uñas, dientes y glándulas sudoríparas), sin otros hallazgos sistémicos. Su frecuencia se estima de un caso a cada 17,000 nacimientos. Thurman en 1848, describió por primera vez a esta enfermedad, al reportar dos casos en los que la piel, cabello y dientes mostraban alteraciones. Los diferentes tipos de displasias ectodérmicas se diferencian dependiendo de los hallazgos encontrados, la severidad y las formas de herencia, siendo las de mayor frecuencia la anhidrótica o hipohidrótica y la hidrótica, de acuerdo a la escasa o mucha secreción de las glándulas sudoríparas.

Manifestaciones clínicas

La displasia ectodérmica hipohidrótica o anhidrótica se caracteriza por una tríada de signos que comprenden cabello escaso (hipotricosis), dientes anormales o faltantes (anodoncia o hipodoncia) e incapacidad para sudar (anhidrosis o hipohidrosis). Además de la reducida cantidad de dientes, los pocos existentes pueden presentar alteraciones tales como coronas cónicas o puntiagudas, hipoplasia del esmalte y alteraciones en la cronología de erupción. A pesar de la ausencia de dientes, el crecimiento de los huesos maxilares ocurre de forma normal, sin embargo, el proceso alveolar no se desarrolla con la ausencia de dientes, llevando a reducción de su dimensión vertical y esto puede promover una protuberancia de los labios.

También es usual la depresión del hueso nasal, protuberancia frontal e hipoplasia del tercio medio del rostro, sequedad de la piel, de ojos, vías respiratorias y membranas mucosas, debido al deficiente desarrollo de las glándulas exocrinas, así como la asociación de un síndrome dismorfológico, caracterizado por protuberancias en la frente, anillos debajo de los ojos, narinas antevertidas y en ocasiones, ausencia de pezones. En las mujeres, las glándulas mamarias son aplásicas o hipoplásicas, con susceptibilidad de padecer enfermedades alérgicas como asma y eczema.

Etiología

La displasia ectodérmica hipohidrótica, conocida también como anhidrótica, se hereda de manera autosómica recesiva, causada por una mutación homocigótica en el gen EDAR para el receptor anhidrótico, que se encuentra en la región 13 del brazo largo del cromosoma 2 (2q13). Shimomura en 2004, informó acerca de una mujer japonesa de 24 años con displasia ectodérmica hipohidrótica, sin antecedentes de consanguinidad ni de padecimiento similar en los padres. La mujer tenía intolerancia al calor, cabello escaso, arrugas periorbitales y oligodoncia, con periodos de fiebre recurrente durante su niñez. La biopsia de piel mostró ausencia de folículos pilosos y glándulas sudoríparas ecrinas hipoplásicas. El análisis molecular identificó heterocigosidad compuesta para 2 mutaciones en el gen EDAR (604095.0007 y 604095.0008).

Tratamiento

Para el paciente: manejo interdisciplinario de las complicaciones asociadas.

Para la familia: asesoramiento genético.

Bibliografía

Thurman J. Two cases in wich the skin, hair and teeth were very imperfectly developed. Medico Chir Trans 1848; 37: 766.

Fernandes BR, Gordón NMA, Oliveira SMA. Displasia ectodérmica hereditaria. Relato de 3 casos en una familia y revisión de la literatura. Rev Asoc Dent Mex 2002; 59 (2): 67-72. https://www.medigraphic.com/pdfs/adm/od-2002/od022f.pdf

Shimomura Y, Sato N, Miyashita A. A rare case of hypohidrotic ectodermal dysplasia caused by compound heterozygous mutations in the EDAR gene. J. Invest. Derm 2004; 123: 649-655.

Nacimiento AS, Ribeiro PLM, Oliveira SMS. Orofacial Features of Hypohidrotic Ectodermal Dysplasia. Head Neck Pathol 2012; 6(4): 460–466.

Trzeciak WH, Koczorowski R. Molecular basis of hypohidrotic ectodermal dysplasia: an update. J Appl Genet 2016; 57: 51–61.

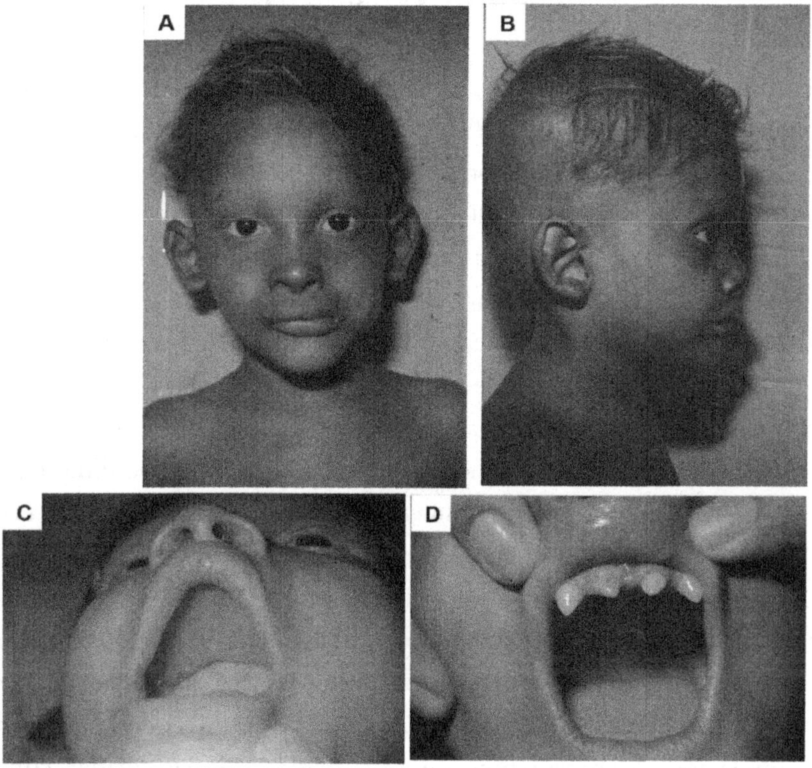

FIG 7-19 A, frente amplia y prominente, nariz bulbosa, pabellones auriculares displásicos, con plegamiento de hélix, labios gruesos. **B**, cráneo con escasa implantación de pelo, pabellón auricular de implantación baja y displásico. **C**, anodontia, labios gruesos. **D**, hipodontia, dientes cónicos.

HIPERPLASIA SUPRARRENAL CONGÉNITA

Introducción

La hiperplasia suprarrenal congénita (ACTH) es un grupo de trastornos genéticos que son el resultado de una deficiencia en alguna de las enzimas de la biosíntesis del cortisol. En cerca del 95% de los casos, la 21-hidroxilación se ve afectada en la zona fasciculada de la corteza suprarrenal, de modo que la 17-hidroxiprogesterona (17-OHP) no se convierte en 11-desoxicortisol. Es por esta síntesis defectuosa de cortisol que los niveles de ACTH aumentan, lo que resulta en una sobreproducción y acumulación de precursores de cortisol, particularmente 17-OHP, proximales al bloqueo; aunado a ello, una producción excesiva de andrógenos, lo que resulta en virilización.

La forma más leve y frecuente de la hiperplasia suprarrenal congénita se denomina «no clásica». La forma clásica, que es más grave, puede detectarse en programas de examen para la detección en recién nacidos. Algunas de las formas de hiperplasia suprarrenal congénita pueden causar problemas con el crecimiento y el desarrollo normal de los niños e incluso poner en riesgo la vida.

Manifestaciones clínicas

Se han reconocido 4 formas clínicas de hiperplasia suprarrenal congénita, las cuales, en la mayoría de los casos, se asocian con deficiencia de 21-hidroxilasa: pérdida de sal, virilización simple, inicio tardío no clásico, y el críptico. Todas ellas representan los efectos de varias combinaciones de alelos. Los signos y síntomas varían en función del gen mutado y del nivel de la deficiencia enzimática. De las formas clínicas mencionadas, destacan dos: la forma clásica de la enfermedad, que es la de mayor gravedad y que generalmente se detecta en la infancia, y, la no clásica, que es la forma leve, pudiendo aparecer en la niñez o en las primeras etapas de la adultez.

La hiperplasia suprarrenal congénita clásica, puede ser perdedora de sal en dos tercios de las personas, mientras que un tercio tienen la forma virilizante simple. En cualquiera de las dos formas, las mujeres presentan genitales ambiguos, y el varón experimentar deficiencia en la producción de cortisol. La deficiente producción de aldosterona puede ocasionar presión arterial baja, nivel más bajo de sodio y nivel más alto de potasio. La producción en exceso de las hormonas sexuales masculinas (andrógenos y testosterona) pueden dar como consecuencia estatura baja y pubertad precoz y, en las niñas, un desarrollo anormal de los genitales (in útero).

En los lactantes, los signos y síntomas observables son: en las niñas, aumento de tamaño del clítoris, labios mayores y menores, dando un fenotipo masculino de genitales externos al momento de nacer; los niños tienen genitales de apariencia normal. Otros datos clínicos a estar pendiente, en niños y adultos son, la aparición muy temprana de vello púbico, el crecimiento rápido durante la infancia con estatura final más baja que la media.

Sumado a lo anterior, habrá que estar pendiente de una complicación importante, la crisis suprarrenal, la cual está relacionada con la deficiencia de cortisol, aldosterona o ambos. La crisis suprarrenal puede poner en riesgo la vida del paciente.

La hiperplasia suprarrenal congénita no clásica, es más leve y usualmente no hay manifestaciones clínicas al momento de nacer. Las mujeres adolescentes y adultas pueden presentar periodos menstruales irregulares, habitus masculino como vello facial, vello corporal excesivo, voz grave y acné intenso. Los signos y síntomas, tanto en hombres como en mujeres, incluyen la aparición temprana de vello púbico, crecimiento rápido durante la infancia, con estatura final más baja que la media.

Etiología

La hiperplasia suprarrenal congénita por deficiencia de 21 hidroxilasa, es un trastorno autosómico recesivo causado por una mutación homocigota en el gen CYP21A2 que codifica el esteroide 21-hidroxilasa, ubicado en la región 21.33 del brazo corto del cromosoma 6 (6p21.33).

Spiro en 1999, informó sobre el primer caso de disomía uniparental materna para el cromosoma 6, determinado a través de la hiperplasia suprarrenal congénita, debido a la reducción a la homocigosidad (o hemizigosidad) de una mutación autosómica recesiva. La madre era heterocigótica para la mutación I172N y el padre sin mutaciones detectables. El análisis de microsatélites de ADN con marcadores polimórficos que abarcan todo el cromosoma 6 indicó la herencia de un solo alelo materno y la ausencia de alelos paternos en el probando. El paciente nació con retraso del crecimiento intrauterino, seguido de un crecimiento de recuperación.

Tratamiento

Para el paciente: manejo interdisciplinario de las complicaciones asociadas.
Para la familia: asesoramiento genético.

Bibliografía

Spiro, R. P., Christian, S. L., Ledbetter, D. H. Intrauterine growth retardation associated with maternal uniparental disomy for chromosome 6 unmasked by congenital adrenal hyperplasia. Pediat Res. 1999; 46: 510-513.

Merke PD, Poppas PD. Management of adolescents with congenital adrenal hiperplasia. Lancet Diabetes Endocrinol. 2013; 1(4): 341-352.

Turcu FA, Auchus JR. Adrenal Steroidogenesis and Congenital Adrenal Hyperplasia. Endocrinol Metab Clin North Am. 2015; 44(2): 275-296.

Feldman WS. Congenital Adrenal Hyperplasia. J Pediatr Adolesc Gynecol. 2017; 30(5): 520-534.

Kurtoğlu S, Hatipoğlu N. Non-Classical Congenital Adrenal Hyperplasia in Childhood. J Clin Res Pediatr Endocrinol. 2017; 9(1): 1–7.

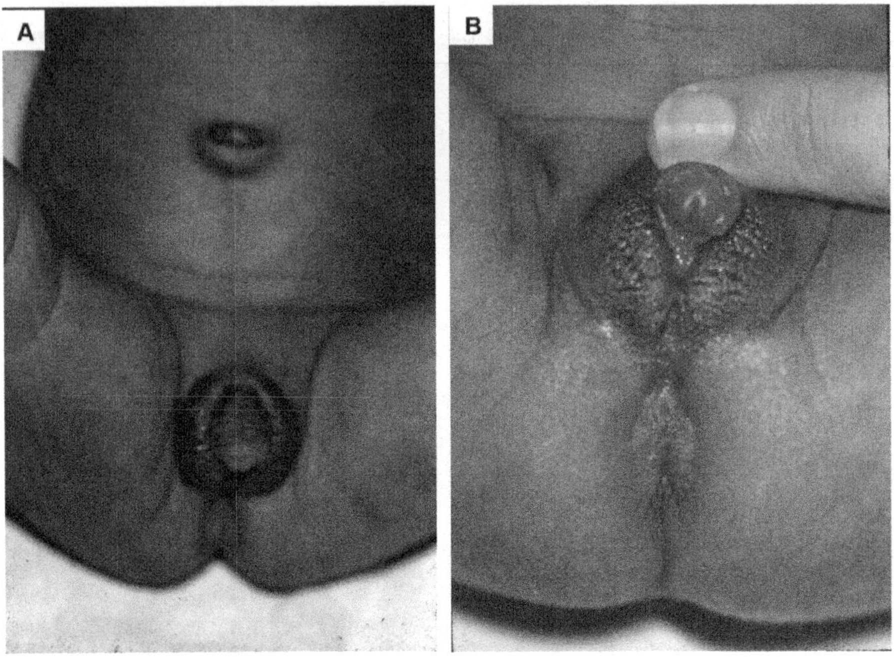

FIG 7-20 A, genitales ambiguos en niña con cariotipo 46, XX con deficiencia de 21-hidroxilasa. Genitales externos con hiperpigmentación. **B**, ausencia de testículos palpables e hipospadia.

ICTIOSIS CONGÉNITA AUTOSÓMICA RECESIVA

Introducción

El término ictiosis abarca a un grupo de trastornos de la cornificación, que se caracterizan por hiperqueratosis y/o descamación. Su nombre deriva de la palabra griega icthis (pez), debido a la forma escamosa de la piel afectada. En su clasificación se toman en cuenta las características clínicas, fisiopatología y aspecto molecular, identificándose 36 tipos de ictiosis, divididas en subgrupos de acuerdo a su compromiso extracutáneo, frecuencia y patrón hereditario. Es una entidad clínica poco frecuente a nivel mundial (1:300,000 nacimientos). En el neonato se reconocen dos formas: bebé colodión y feto arlequín o queratoma maligno.

El bebé colodión es un rasgo fenotípico que incrementa la morbilidad y mortalidad en el neonato, y aunque las manifestaciones clínicas indican que hay una alteración en la barrera epidérmica, no es posible especificar qué enfermedad subyace a la gruesa capa de queratina.

Manifestaciones clínicas

La ictiosis está presente desde el momento de nacer (congénito). Los bebés nacen envueltos por una membrana coloidal, de ahí lo de bebé colodión, días después se instala la descamación seca, plana y poligonal, adherente en su centro y desplegada en los bordes, separada por surcos superficiales, queratodermia palmo-plantar con fisuras profundas que se localizan mayormente sobre las áreas de flexión, implantación escasa de pelo en el cráneo, llegando a la alopecia cicatrizal permanente, uñas normales pero también con fisuras y hendiduras, protrusión de los dientes, ectropión en ambos ojos, pabellones auriculares malformados, puente nasal aplanado y con lóbulo nasal bulboso, boca en carpa o simulando a la boca de un pez.

Histológicamente se ha identificado hiperqueratosis ortoqueratósica, tapones córneos foliculares, hipergranulosis y acantosis ligera a moderada. En la dermis se observa vasodilatación e infiltrado perivascular.

Etiología

La ictiosis en su forma bebé colodión se hereda de manera autosómica recesiva, la cual es causada por una mutación homocigota en el gen ALOXE3, ubicado en la región 13.1 del brazo corto del cromosoma 17 (17p13.1). La ictiosis congénita autosómica recesiva se caracteriza principalmente por escamas anormales limitadas a la piel, con aproximadamente dos tercios de los pacientes que presentan síntomas graves.

Los fenotipos principales de la piel son la ictiosis laminar y la eritrodermia ictiosiforme congénita no ampollosa, aunque puede producirse una superposición fenotípica dentro del mismo paciente o entre pacientes de la misma familia. Ni los hallazgos histopatológicos ni las características ultraestructurales distinguen claramente entre una y otra, sin embargo, se ha demostrado que las mutaciones en varios genes causan fenotipos eritrodérmicos ictiosiformes tanto laminares como no ampollosos. Oji en 2010, señala que el término "ictiosis congénita autosómica recesiva" fue designado para abarcar a la ictiosis laminar, la eritrodermia ictiosiforme congénita no ampollosa, y a la ictiosis arlequín.

Tratamiento

Para el paciente: manejo interdisciplinario de las complicaciones asociadas.

Para la familia: asesoramiento genético.

Bibliografía

Alfageme RF, Ciudad BC, Hernanz HJM. Bebé colodión: manejo y proceso diagnóstico. Acta Pediatr Esp. 2007; 65(9): 449-451. file:///C:/Users/Luis%20Gomez/AppData/Local/Packages/Microsoft.MicrosoftEdge_8wekyb3d8bbwe/TempState/Downloads/Dermatologia_Bebe%20(1).pdf

Oji, V., Tadini, G., Akiyama, M. Revised nomenclature and classification of inherited ichthyoses: results of the first ichthyosis consensus conference in Soreze 2009. J. Am. Acad. Derm. 2010; 63: 607-641.

Estrada-López Arturo G., García-Miranda Gloria A., Meza-Zamora Dulce M.. Bebé colodión. Bol. Med. Hosp. Infant. Mex. 2010; 67(4): 352-358. Disponible en: http://www.scielo.org.mx/scielo.php?script=sci_arttext&pid=S1665-11462010000400007&lng=es.

Pérez AR. Ictiosis laminar: presentación de un caso. Rev Enf no Transm. 2013; 3(2): 72-74. http://www.revfinlay.sld.cu/index.php/finlay/article/view/151/1085

Vega AN, Aranibar DL. Ictiosis hereditaria: desafío diagnóstico y terapéutico. Rev Chil Pediatr. 2016; 87(3): 213-223. https://scielo.conicyt.cl/pdf/rcp/v87n3/art13.pdf

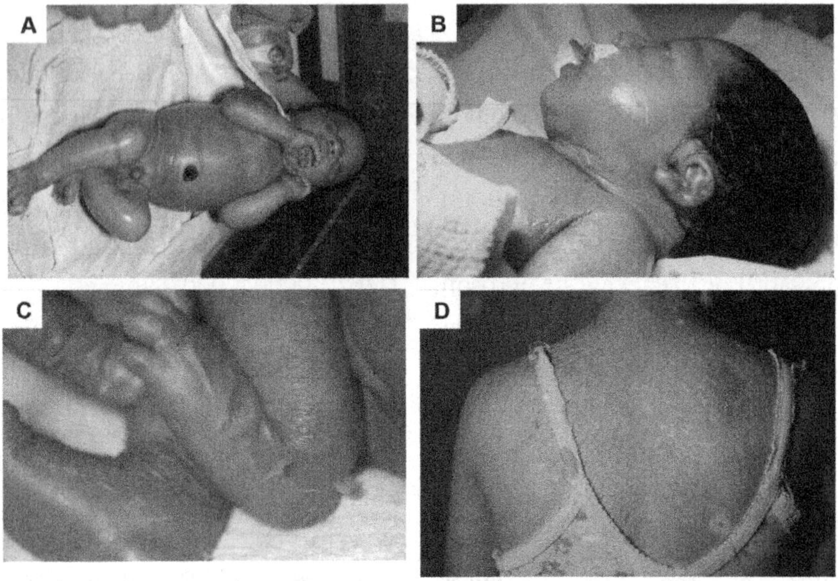

FIG 7-21 A, bebé colodión, ictiosis heredada de manera autosómica recesiva. **B**, se aprecia una piel seca, plana, pabellón auricular malformado, pequeño y con flexión en su tercio inferior, cuello corto. **C**, membrana coloidal, descamación seca y plana, adherente en su centro y desplegada en los bordes, separada por surcos superficiales. **D**, ictiosis laminar autosómica dominante, escamas superficiales de distribución generalizada

ANEMIA DE FANCONI

Introducción

La Anemia de Fanconi es un síndrome de fragilidad cromosómica, que se hereda de manera autosómico recesivo, caracterizado por insuficiencia medular progresiva con tendencia a enfermedades malignas y tumores sólidos, así como malformaciones congénitas en diferentes órganos en el 70% de los casos. Guido Fanconi en 1927, describió a tres hermanos con diferentes malformaciones congénitas, astenia, infecciones de repetición y sangrado por alteración de la función medular.

Se calcula que la frecuencia de portadores es mayor de 1/200, con una prevalencia esperada al nacimiento de 1/160.000. La frecuencia de portadores puede variar en algunas poblaciones, debido a las mutaciones fundadoras.

Manifestaciones clínicas

Las primeras manifestaciones clínicas diagnosticadas al nacimiento son las malformaciones congénitas en esqueleto, la piel y sistemas urogenital, cardiopulmonar, gastrointestinal y nervioso central. Defecto del eje radial, bajo peso y estatura corporal, microcefalia, microftalmia, hiperpigmentación e hipoplasia de eminencia tenar, malformaciones de pabellones auriculares y de oído interno.

Si las manifestaciones clínicas anteriores pasan desapercibidas, el diagnóstico se puede realizar de manera tardía, al aparecer insuficiencia de la médula ósea alrededor de los 7 años de la vida, aunque, el 90% de los pacientes adultos desarrollan insuficiencia de la médula ósea alrededor de los 40 años de edad. La leucemia mieloide aguda es común observarla después de un síndrome mielodisplásico, habiendo también una predisposición a desarrollar tumores sólidos intracraneano, en cuello y región anogenital.

Etiología

El patrón de herencia de la anemia de Fanconi es autosómico recesivo. Se debe a mutaciones en genes implicados en la reparación del ADN y en la estabilidad genómica. El gen mutado FANCD2 se encuentra localizado en la región 25.3 del brazo corto del cromosoma 3 (3p25.3). El gen FANCC, en la región 22.32 del brazo largo del cromosoma 9 (9q22.32). El gen FANCB en la región 22.2 del brazo corto del cromosoma sexual X (Xp22.2). El gen FANCA en la región 24.3 del brazo largo del cromosoma 16 (16q24.3). El gen UBE2T en la región 32.1 del brazo largo del cromosoma 1 (1q32.1). En general se han identificado 15 genes que representan 15 grupos de complementación.

Debido a la heterogeneidad fenotípica y molecular, el diagnóstico se basa en la inestabilidad cromosómica observada (roturas cromosómicas), las cuales son inducidas por diepoxibutano o la mitomicina.

Tratamiento

Para el paciente: manejo interdisciplinario de las complicaciones asociadas.

Para la familia: asesoramiento genético.

Bibliografía

Fanconi G. Familiare infantile perniziosaartige anemia. Jahrbunch Kinder. 1927; 117: 257-261.

Sagaseta de Ilurdoz M, Molina J, Lezáun I, Valiente A, Durán G. Anemia de Fanconi: Consideraciones actuales. Anales Sis San Navarra. 2003; 26(1): 63-78. Disponible en: http://scielo.isciii.es/scielo.php?script=sci_arttext&pid=S1137-66272003000100006&lng=es.

Auerbach AD. Fanconi Anemia and its Diagnosis. Mutat Res. 2009; 668(1-2): 4–10.

Romick RLE, Vivian W. Y. Lui YVY, Grndis RJ. The Fanconi Anemia Pathway: Repairing the Link Between DNA Damage and Squamous Cell Carcinoma. Mutat Res. 2013; 0:78–88.

Brosh RM, Bellani M, Liu Y. Fanconi Anemia: a DNA Repair Disorder Characterized by Accelerated Decline of the Hematopoietic Stem Cell Compartment and Other Features of Aging. Ageing Res Rev. 2017; 33: 67–75.

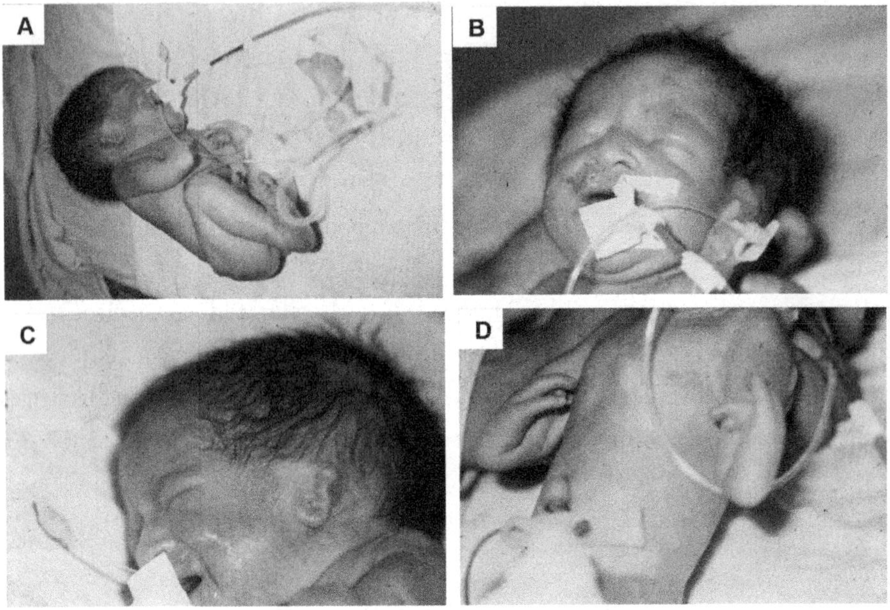

FIG 7-22 A, recién nacido con anemia de fanconi. **B**, frente amplia, puente nasal aplanado y ancho, con narinas planas y extendidas, hipertelorismo ocular. **C**, microtia con cierre del conducto auditivo externo y de implantación baja, cuello corto. **D**, hipoplasia de cúbito y radio con defecto en flexión y malformación de eje radial.

OSTEOGÉNESIS IMPERFECTA

Introducción

La osteogénesis imperfecta (OI) se caracteriza por fracturas óseas y osteopenia. Más de treinta tipos de la enfermedad han sido descritas, de las cuales, los tipos I, II y III son las de mayor presentación, con prevalencia de entre 1/10.000 y 1/20.000.

La osteogénesis tipo I tiene un patrón de herencia autosómico dominante, con marcada variabilidad en su expresión y es el resultado de mutaciones de los genes COL1A1 y COL1A2 que codifican en las cadenas pro-α-1 y pro- α-2 para el tipo I procolágeno. La osteogénesis imperfecta tipo II y el tipo III, son causadas por una mutación heterocigótica en uno de los genes para el colágeno tipo I, COL1A1 localizado en la región 21.33 del brazo largo del cromosoma 17 (17 q21.33), o para el COL1A2 localizado en la región 21.3 del brazo largo del cromosoma 7 (7q21.3). En ambos tipos, los genes mutados se heredan de manera autosómico dominante. La OI tipo II presenta muchas fracturas perinatales, arqueamiento severo de huesos largos, submineralización y muerte en el período perinatal debido a insuficiencia respiratoria, y el tipo III, se caracteriza por escleróticas azules al nacimiento, pero que se normaliza con la mayoría de edad, deformidad progresiva de las extremidades durante la infancia, y de la columna vertebral en la infancia tardía y adolescencia, dentinogénesis imperfecta en la dentición primaria.

Manifestaciones clínicas

Las manifestaciones clínicas más relevante de todos los tipos es la fragilidad ósea, que se manifiesta con fracturas múltiples esporádicas. La OI tipo I es de presentación leve, el tipo II es letal y el tipo III es grave. El tipo I no presenta deformaciones, tiene estatura normal, escleróticas azules y sin dentinogénesis imperfecta. La OI tipo II presentan fracturas múltiples de costillas y de huesos largos al nacer, huesos largos anchos con baja densidad de los huesos del cráneo, y esclerótica oscura. La OI tipo III tienen estatura muy baja, cara triangular, escoliosis grave, esclerótica gris y dentinogénesis imperfecta.

La osteogénesis imperfecta tipo XVI se caracteriza por la aparición prenatal de múltiples fracturas de costillas y huesos largos, escleras azules, disminución de la osificación del cráneo y desmineralización severa. Los miembros de la familia que son heterocigotos pueden presentar fracturas recurrentes con traumatismos mínimos, osteopenia y escleras azules. Se hereda de manera autosómica recesivo y el gen mutado (CREB3L1) se localiza en la región 11.2 del brazo corto del cromosoma 11 (11p11.2).

Etiología

Se considera que el 95% de los casos con osteogénesis imperfecta se hereda de manera autosómico dominante, ocasionado por mutaciones en los genes COL1A1 y COL1A2 (17q21.33 y 7q21.3), que codifican para las cadenas pro-α-1 y pro- α-2 para el tipo I procolágeno. También se han observado formas recesivas de OI, causadas por mutaciones en los genes LEPRE1, CRTAP, CREB3L1 y PPIB (1p34.1, 3p22, 11p11.2, 15q21-q22), las cuales se presentan con manifestaciones clínica más severas, y muerte temprana.

Tratamiento

Para el paciente: manejo interdisciplinario de las complicaciones asociadas.

Para la familia: asesoramiento genético.

Bibliografía

Anissipour AK, Hammerberg KW, Caudill A. Behavior of Scoliosis During Growth in Children with Osteogenesis Imperfecta. J Bone Joint Surg Am. 2014; 96(3): 237–243.

Van Dijk FS, Sillence DO. Osteogenesis imperfecta: Clinical diagnosis, nomenclature and severity assessment. Am J Med Genet A. 2014; 164(6): 1470–1481.

Jain M, Tam A, Cuthbetson D. Growth Characteristics in individuals with Osteogenesis Imperfecta in North America - Results from a Multicenter Study. Genet Med. 2019; 21(2): 275–283.

McKusick-Nathans Institute of Genetic Medicine. OMIM-NCBI: Osteogenesis imperfecta [internet]. [consultado 5 jun 2020]. Disponible en: https://www.ncbi.nlm.nih.gov/omim/?term=osteogenesis+imperfecta

Zhytnik L, Simm K, Salumets A. Reproductive options for families at risk of Osteogenesis Imperfecta: a review. Orphanet J Rare Dis. 2020; 15: 128.

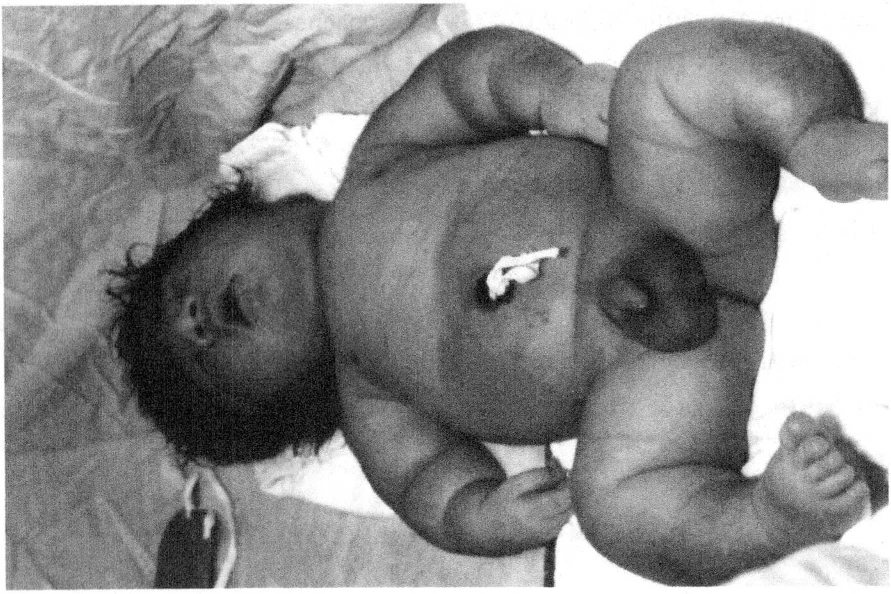

FIG 7-23 Osteogénesis imperfecta en recién nacido. Presentación prenatal de fracturas en huesos largos. El niño mostraba callos óseos en húmero izquierdo y en ambas tibias. Obsérvese angulamiento de extremidades superiores e inferiores.

SÍNDROME DE PRUNE- BELLY

Introducción

Es un padecimiento perteneciente al grupo de trastornos de obstrucción del tracto urinario inferior fetal, caracterizado por dilatación variable del tracto urinario inferior asociado con ausencia parcial o completa de la musculatura de la pared abdominal lateral e inferior y, en varones, criptorquidia bilateral. Se considera que la incidencia oscila de 1/35.000 a 1/50.000 nacimientos y que el 95% de los casos se presenta en varones. Esta condición fue descrita por primera vez por Frolich, a través de una conferencia en 1839, refiriéndose al patrón intestinal evidente a través de la pared abdominal delgada, laxa y protuberante del recién nacido, a lo que denominó "vientre de ciruela pasa".

Manifestaciones clínicas

El síndrome de Prune-Belly puede ser diagnosticado prenatalmente a través de la ecografía de rutina, siendo evidente el oligohidramnios, vejiga distendida, hidroureteronefrosis bilateral de leve a grave, ascitis fetal, displasia renal y uraco persistente. En el recién nacido, además del abdomen con la silueta intestinal manifiesta, son comunes: criptorquidia bilateral, hipoplasia pulmonar, pie en equino varo, secuencia de Potter, hipertelorismo ocular, puente nasal aplanado, micrognatia, implantación baja de pabellones auriculares y micrognatia. Se han reportado asociaciones con defectos pulmonares, esqueléticos, cardiacos y gastrointestinales.

Etiología

Es un padecimiento heredado de forma autosómico recesivo con mutación en el gen CHRM3, ubicado en la región 43 del brazo largo del cromosoma 1 (1q43).

Weber en 2011, mencionó que la etiología de la deficiencia muscular abdominal en el síndrome de Prune-Belly aún es motivo de controversia, mientras algunos autores proponen un defecto subyacente común del desarrollo mesodérmico, otros sugieren que representa un defecto anatómico inespecífico secundario a la distensión de la pared abdominal fetal; en este sentido, se cree que se origina por obstrucción uretral en etapas tempranas del desarrollo, causando una distensión masiva de la vejiga y ascitis urinaria, ocasionando insuficiente desarrollo de la musculatura de la pared abdominal y falla para el descenso testicular. La dificultad para eliminar la orina de la vejiga conduce a oligohidramnios, lo que a su vez involucra el desarrollo de los pulmones, dando lugar a la secuencia de Potter.

Tratamiento

Para el paciente: manejo interdisciplinario de las complicaciones asociadas.

Para la familia: asesoramiento genético.

Bibliografía

Frolich, F. Der Mangel der Muskeln, insbesondere der Seitenbauchmuskeln. Dissertation: Wurzburg (pub.) 1839.

Weber, S., Thiele, H., Mir, S. Muscarinic acetylcholine receptor M3 mutation causes urinary bladder disease and a prune-belly-like syndrome. Am. J. Hum. Genet. 2011; 89: 668-674.

Arlen AM, Nawaf C, Kirsch AJ. Prune belly syndrome: current perspectives. Pediatric. Health Med Ther. 2019; 10: 75–81.

Orphanet. Portal de información de enfermedades raras y medicamentos huérfanos. Síndrome del abdomen en ciruela pasa; [consultado 11 junio 2020]. Disponible en: https://www.orpha.net/consor/cgi-bin/Disease_Search.php?lng=ES&data_id=566&MISSING%20CONTENT=Sindrome---Prune-belly--&search=Disease_Search_Simple&title=Sindrome---Prune-belly--

McKusick-Nathans Institute of Genetic Medicine. OMIM-NCBI: Prune Belly sindrome [internet]. [consultado 11 jun 2020]. Disponible en: https://omim.org/entry/100100

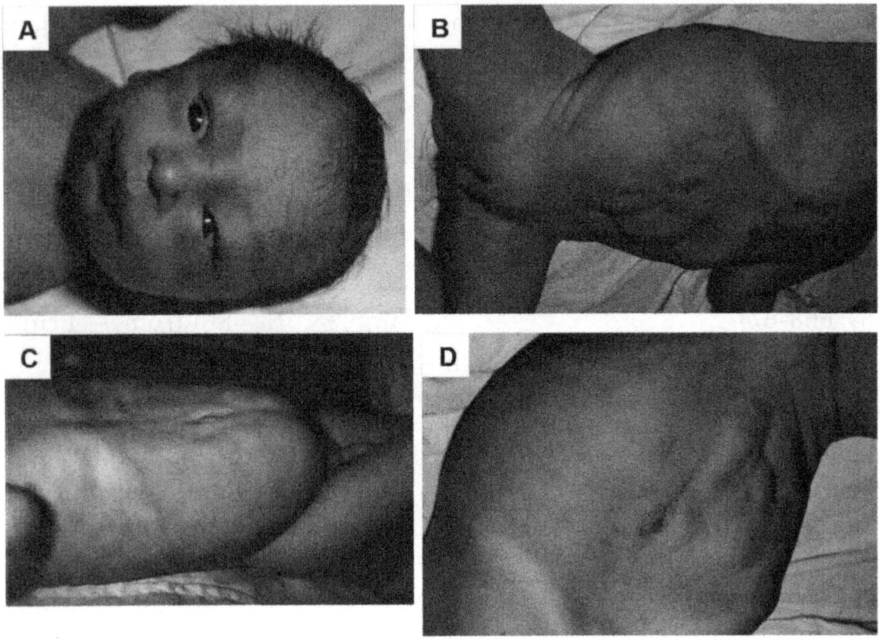

FIG 7-24 A, frente amplia con implantación baja de pelo, blefarofimosis, hipertelorismo ocular, puente nasal aplanado, lóbulo nasal bulboso, filtrum corto, labios delgados, micrognatia. **B**, niña con vientre de ciruela pasa, piel delgada y laxa. **C**, niño con vientre de ciruela pasa, obsérvese abdomen colgante a expensas de la laxitud de la piel por deficiencia de músculos rectos. **D**, vientre de ciruela pasa.

SÍNDROME DE PARRY ROMBERG (HEMI ATROFIA FACIAL PROGRESIVA)

Introducción

Este síndrome fue descrito por primera vez en 1825 por Parry, como una atrofia progresiva lenta de los tejidos blandos de la mitad de la cara. Posteriormente, Henoch y Romberg, en 1846, ampliaron esta descripción al mencionar que la atrofia progresiva de la cara se acompañaba de epilepsia jacksoniana contralateral, neuralgia del trigémino y cambios en los ojos y el cabello. La edad de comienzo es en la adolescencia, con duración en su evolución de 2 a 12 años, sin embargo, existen reportes de casos iniciados en la infancia con duración de 10 años en su evolución.

Manifestaciones clínicas

La hemiatrofia facial progresiva o síndrome de Parry Romberg, se caracteriza por presentar atrofia del tejido graso, piel, músculos faciales, y ocasionalmente, huesos y cartílagos de la región hemifacial. El dato clínico más sobresaliente es la pérdida de la plenitud facial de un lado de la cara, y, a diferencia del lado sano de la cara, está delimitado por una zona paramedial deprimida, representada por una atrofia unilateral de la piel, del tejido celular subcutáneo y las estructuras óseas subyacentes, con afectación de los músculos faciales y el cartílago de la zona afectada. Aunque el daño se limita a las zonas de inervación de una de las ramas del trigémino, puede extenderse e involucrar al cuello, hombro, brazos, tronco y la pierna del mismo lado, así también, caídas de las pestañas, alopecia, neuralgia del trigémino, atrofia ipsolateral de la lengua, procesos inflamatorios del ojo y diplopía. La piel afectada puede presentar color más oscuro de acuerdo con la atrofia de las estructuras anexas. Si bien es una enfermedad progresiva y lenta, se puede detener en cualquier momento dejando una deformidad mínima.

Lewkonia y Lowry 1983, informaron sobre un niño de 16 años con cambios faciales a los 7 años y con esclerodermia localizada en una pierna y el tronco. La presencia de anticuerpos antinucleares en sangre sugirió que el síndrome de Parry-Romberg puede ser una forma de esclerodermia localizada.

Etiología

Anderson en 2005, describió los casos de 2 primos hermanos con enfermedad de Parry-Romberg, cuyos papás eran gemelos dicigóticos y las mamás eran hermanas. A los 9 años, el primo masculino desarrolló una lesión pálida en la mejilla izquierda, con debilidad muscular del labio izquierdo adyacente y anestesia del labio superior. El examen a los 16 años reveló desgaste de los tejidos blandos con alteración de la dentición, desencadenando un ángulo oclusal ascendente. La prima de 14 años había desarrollado una depresión en la región derecha de la frente, que se extendía hasta el cuello, y que, durante los siguientes 2 años, su rostro se volvió cada vez más asimétrico. El examen a los 16 años reveló una deformidad de "golpe de sable" con adelgazamiento de la piel y grasa de la mejilla derecha. Su cabello en la región parietal derecha era delgado y tenía hipoplasia del lado derecho del maxilar y la mandíbula, produciendo una maloclusión con una cavidad oclusal. Ambos pacientes sufrían dolores de cabeza por migraña y tenían eosinofilia. La prima femenina fue positiva para el factor antinuclear.

A pesar de los informes que pudieran sugerir herencia autosómica recesiva, aún no se cuenta con evidencias moleculares de un patrón genético específico.

Tratamiento

Para el paciente: manejo interdisciplinario de las complicaciones asociadas.

Para la familia: asesoramiento genético.

Bibliografía

Parry CH. Collections from the unpublished medical writings of the late Caleb Hillier Parry. Vol. I. London: Underwoods (pub.) 1825. P. 478.

Henoch E, Romberg HM. Klinische Ergebnisse. Berlin: A. Forstner (pub.) 1846. 75-81.

Lewkonia RM, Lowry RB. Progressive hemifacial atrophy (Parry-Romberg syndrome) report with review of genetics and nosology. Am J Med Genet. 1983; 14: 385-390.

Anderson PJ, Molony D, Haan E, David DJ. Familial Parry-Romberg disease. Int J Pediat Otorhinolaryng. 2005; 69: 705-708.

González EME, Cruz RY, García GB. Síndrome de Parry-Romberg: Visión de su tratamiento. Rev Cubana Estomatol [Internet]. 2005 Ago [citado 2020 Jun 12]; 42(2). Disponible en: http://scielo.sld.cu/scielo.php?script=sci_arttext&pid=S0034-75072005000200010&lng=es.

McKusick-Nathans Institute of Genetic Medicine. OMIM-NCBI: Hemifacial atrophy, progressive [internet]. [consultado 12 jun 2020]. Disponible en: https://omim.org/entry/141300

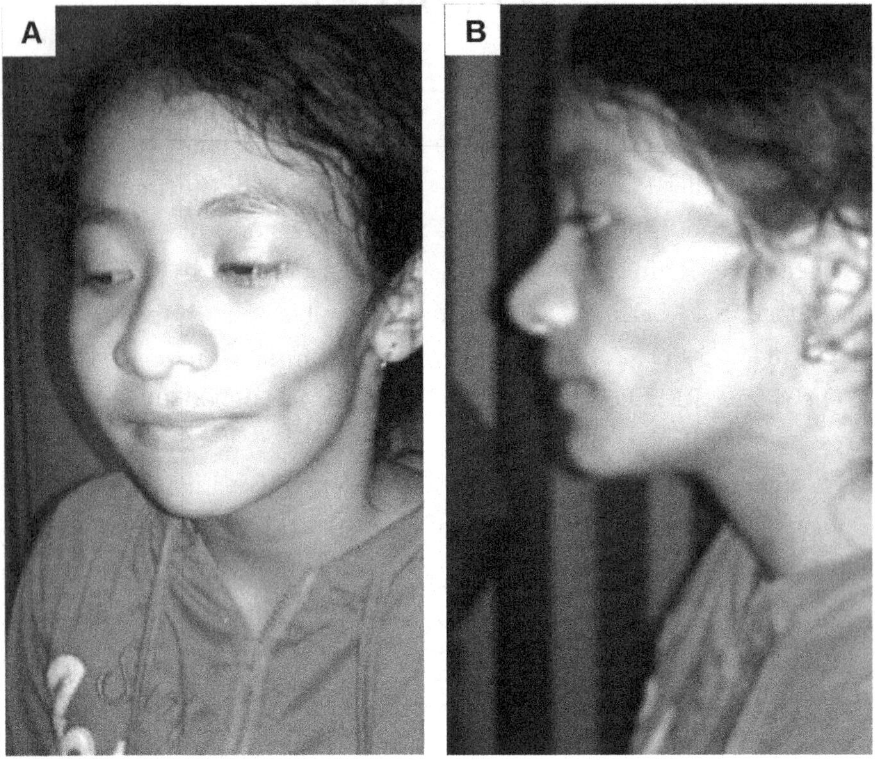

FIG 7-25 A, atrofia hemifacial, involucrando a tejido graso, piel y músculos de la región. **B**, implantación baja de pabellón auricular, cuello corto.

CRIPTOFTALMOS UNILATERAL O BILATERAL

Introducción

Riaño y col., al analizar la frecuencia y presentación clínica de los defectos del ojo, señala que el término "criptoftalmos" (ojo oculto) fue descrito por Zehender en 1872 y consiste en la ausencia congénita de párpados y hendidura palpebral, los cuales son reemplazados por una membrana cutánea continua que cubre al ojo malformado. George Fraser en 1962, hizo la descripción de dos pacientes con un cuadro malformativo complejo, en el cual, criptoftalmos y sindactilia fueron datos comunes.

Manifestaciones clínicas

El criptoftalmos es una malformación de los párpados y del ojo. Existen variedades completas, incompletas y simblefaron. La piel en criptoftalmos completo se extiende ininterrumpidamente desde la frente hasta la mejilla, constituyendo la variedad más frecuente. La incompleta presenta fusión medial del párpado, pero con estructuras laterales intactas coincidentes, y, la variedad simblefaron ocurre con fusión de la piel del párpado superior con el aspecto superior del globo ocular. Pueden existir los ojos ocultos debajo de la piel, pero por lo general son disfuncionales, esbozo de cejas con extensión a la mejilla, el resto de la órbita y de la cara suelen ser normales.

Etiología

El criptoftalmos unilateral o bilateral se hereda de forma autosómico recesivo. El gen mutado es el FREM2 y se encuentra en la región 13.3 del brazo largo del cromosoma 13 (13q13.3). La mutación en el gen FREM2 también es la responsable de la forma sindrómica del síndrome de Fraser. La malformación se origina por un defecto congénito en la migración de la cresta neural que da lugar a un desarrollo anormal de los párpados y de las estructuras oculares anteriores, incluyendo la ausencia parcial o total de las cejas, hendidura palpebral, pestañas y conjuntiva.

Tratamiento

Para el paciente: manejo interdisciplinario de las complicaciones asociadas.

Para la familia: asesoramiento genético.

Bibliografía

Fraser.GR. "Our genetical load": A review of some aspects of genetical variation. Ann Hum Genet. 1962; 25: 387-415.

Riaño GI, Rodríguez DC, García LE. Frecuencia y presentación clínica de los defectos oculares congénitos en Asturias (1990-2004). An Pediatr. 2010;72(4):250-256.

Yaumary BF, Góngora TJC, Veitía RZA. Criptoftalmos bilateral. Rev Cub Oftal. 2016;29(2):332-338.

Yu Q, Lin B, Xie S. A homozygous mutation p.arg2167trp in FREM2 causes isolated cryptophthalmos. Hum. Molec. Genet. 2018; 27: 2357-2366.

McKusick-Nathans Institute of Genetic Medicine. OMIM-NCBI: Cryptophthalmos, unilateral or bilateral, isolated; cryptop [internet]. [consultado 12 jun 2020]. Disponible en: https://omim.org/entry/123570

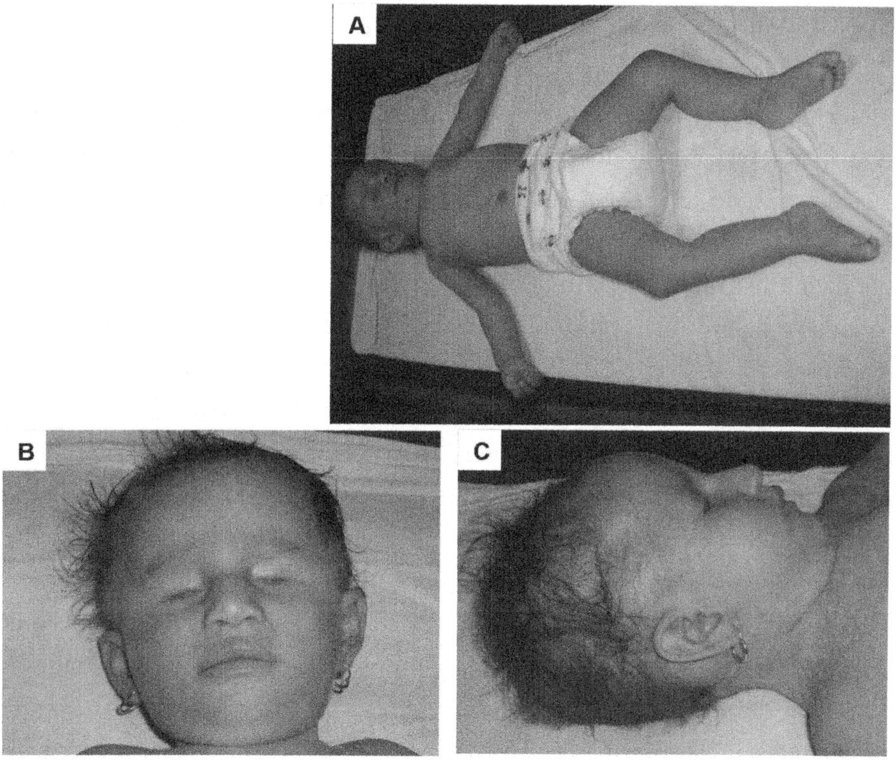

FIG 7-26 A, niña con criptoftalmos bilateral con variedad incompleta. **B**, obsérvese la fusión medial palpebral en ambos lados, hundimiento de la región, pero con estructuras laterales casi intactas, puente nasal aplanado y ancho. **C**, micrognatia, cuello corto, implantación baja de pabellones auriculares con plegamiento del hélix en su porción superior.

SÍNDROME DE DE MORSIER (DISPLASIA SEPTOOPTICA)

Introducción

La displasia septo óptica fue descrita por De Morsier en 1956, y se caracteriza por alteración de estructuras de la línea media, con ausencia o hipoplasia del septum pellucidum, hipoplasia de los nervios ópticos y de la función hipotálamo-hipofisaria.

La tomografía de cráneo suele mostrar la ausencia del tejido ocular, una megacisterna magna con amplia comunicación con las cisternas perimesencefálicas e hipoplasia del septum pellucidum, y con la resonancia magnética se evidencia la ausencia de ambos nervios ópticos, la hipoplasia del quiasma óptico y la disgenesia del cuerpo calloso.

Manifestaciones clínicas

La displasia septo-óptica puede presentar diferentes cuadros clínicos, dependiendo del grado de compromiso de las estructuras involucradas tales como la hipoplasia del nervio óptico y el quiasma, ausencia o hipoplasia del cuerpo calloso, ausencia del septum pellucidum, así como de los cambios dados por la existencia de hipopituitarismo con alteraciones hormonales, diabetes insípida por defectos de la hormona antidiurética e hipotiroidismo por déficit de hormona estimulante de la tiroides. La hipoplasia del nervio óptico puede ser de grado variable, los casos leves revelan al examen oftalmológico falta de detalle visual, alteración en percepción de profundidad y fotofobia. Los grados más severos incluyen otros síntomas como hipotonía, alteraciones mentales y retardo psicomotor; los casos de asociación con displasias corticales pueden presentar convulsiones. La anoftalmia, en su forma primaria, se debe a la ausencia en el cierre de las vesículas ópticas, y, en su forma la secundaria, está causada por la falta de formación del ojo y suele asociarse a otras malformaciones cerebrales. Fenotípicamente se observa hendiduras palpebrales con ausencia de globo ocular y falta de musculatura ocular extrínseca, hipotonía, retraso en el crecimiento y desarrollo. La adquisición de destrezas se ve retrasada por la ceguera asociada; el lenguaje, aunque escaso, muestra comprensión cuando se le habla. Puente nasal deprimido, con nariz ancha y narinas antevertidas, implantación baja de pabellones auriculares, boca alargada con labios delgados.

Etiología

El síndrome de De Morsier o displasia septo-óptica se hereda como autosómico dominante y autosómico recesivo. El gen mutado es el HESX1 que se encuentra en la región 14.3 del brazo corto del cromosoma 3(3p14.3).

Wales y Quarrell en 1996, describieron a una hermana y un hermano de un matrimonio consanguíneo en quienes estaba presente displasia septoóptica, sugiriendo herencia autosómico recesiva. La mujer nació con luxación de cadera y pie equinovaro. La tomografía computarizada del cerebro evidenció ausencia de cuerpo calloso. La visión y el examen del disco óptico eran normales a los 18 meses. El hombre tenía micropene y criptorquidia al nacer, y la tomografía de cráneo mostró agenesia del cuerpo calloso.

Tratamiento

Para el paciente: manejo interdisciplinario de las complicaciones asociadas.

Para la familia: asesoramiento genético.

Bibliografía

De Morsier G. Etudes sur les dysraphies cranioencephaliques III: agenesie du septum pellucidum avec malformations du tractus optiques. La dysplasia septo-optique. Schweiz Arch Neurol Psyquiatr.1956; 77: 267-92.

Aviña FJ, Martínez TJ, Navarrete GA. Anoftalmía bilateral por displasia septo-óptica: Síndrome de De Morsier. Rev chil pediatr. 2005; 76(3): 287-290).

Webb EA, Dattani MT. Septo-optic displasia. Eur J Hum Genet. 2010; 18(4): 393–397.

Garcia FP, Borchert M. Optic Nerve Hypoplasia Syndrome: A Review of the Epidemiology and Clinical Associations. Curr Treat Options Neurol. 2013; 15(1): 78–89.

McKusick-Nathans Institute of Genetic Medicine. OMIM-NCBI: Septooptic dysplasia [internet]. [consultado 13 jun 2020]. Disponible en: https://omim.org/entry/182230

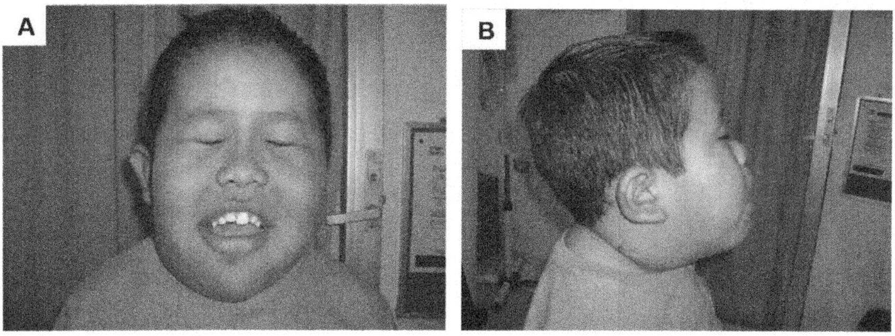

FIG 7-27 A, frente amplia, hendiduras palpebrales deprimidas con ausencia de globos oculares, puente nasal aplanado, nariz ancha, boca con labios gruesos, el labio superior con acentuación de la depresión del filtrum, labio grueso evertido. Arcada dentaria superior irregular, con incisivo central prominente. **B**, implantación baja de pabellón auricular con flexión en forma de "**C**" del tercio inferior, hélix y antihélix gruesos, micrognatia, cuello corto.

DISPLASIA FRONTONASAL

Introducción

El término displasia frontonasal fue acuñado por Sedano en 1970 para describir la presencia de malformaciones en la línea media del cráneo-cara. El padecimiento se soporta con dos o más de las siguientes características: trastorno se define como 2 o más de los siguientes: hipertelorismo ocular, puente nasal ancho, hendidura media facial que involucra a la nariz y, en ocasiones, al labio superior y el paladar, hendidura unilateral o bilateral del ala nasal, falta de formación de la punta nasal, cráneo anterior bífido oculto, y una línea frontal en forma de V o pico de viuda. Se han descrito 3 tipos: el tipo 1 que al parecer es el más frecuente y que se caracteriza por la hendidura media de la cara con afectación de estructuras anexas; el tipo 2 se asocia a craneosinostosis de la sutura coronal, y, el tipo 3 cuya hendidura facial media es severa y se asocia a microftalmia.

Manifestaciones clínicas

El cuadro clínico es variable: hipertelorismo, puente nasal ancho, punta de la nariz larga y bífida y pico de viuda. Se puede observar también, apéndices nasales accesorios, labio hendido, anomalías oculares como coloboma, cataratas o macroftalmia, pérdida de audición conductiva, encefalocele basal, agenesia del cuerpo calloso. La mayoría de las personas afectadas tienen una inteligencia normal. Puede asociarse con otras malformaciones, tales como la tetralogía de Fallot, ausencia de tibia, anomalías auriculares, macrostomía y anomalías cerebrales. Twigg en 2009, describió una forma particular de displasia frontonasal a la que llamó frontorino, caracterizada por una apariencia facial distintiva con hipertelorismo, puente nasal ancho, cresta nasal corta, huesos nasales extendidos con punta nasal bífida, columnela ancha que se adhiere a la cara por encima de las alas, fosas nasales ampliamente separadas, filtrum largo con bordes bilaterales prominentes y muesca en la línea media en el labio superior y los alvéolos. En menor proporción se documentó la ptosis del párpado superior y quistes dermoides de la línea media de estructuras craneofaciales.

Etiología

La displasia frontonasal tipo 1 es causada por una mutación homocigota en el gen ALX3, ubicado en la región 13.3 del brazo corto del cromosoma 1(1p13.3). En el tipo 2, la mutación homocigótica ocurre en el gen ALX4, ubicado en la región 11.2 del brazo corto del cromosoma 11(11p11.2). El tipo 3 es causado por una mutación homocigótica en el gen ALX1, ubicado en la región 21.31 del brazo largo del cromosoma 12(12q21.31). Los tres tipos de displasia frontonasal son autosómicos recesivos.

Tratamiento

Para el paciente: manejo interdisciplinario de las complicaciones asociadas.
Para la familia: asesoramiento genético.

Bibliografía

Sedano HO, Cohen MM, Jirasek J. Frontonasal dysplasia. J. Pediat. 1970; 76: 906-913.

Richieri CA, Guion AM. The Syndrome of Frontonasal Dysplasia, Callosal Agenesis, Basal Encephalocele, and Eye Anomalies – Phenotypic and Aetiological Considerations. Int J Med Sci. 2004; 1(1): 34–42.

Twigg SRF, Versnel SL, Nurnberg G. Frontorhiny, a distinctive presentation of frontonasal dysplasia caused by recessive mutations in the ALX3 homeobox gene. Am . Hum Genet. 2009; 84: 698-705.

Sharma S, Sharma V, Bothra M. Frontonasal dysplasia (Median cleft face syndrome). J Neurosci Rural Pract. 2012; 3(1): 65–67.

McKusick-Nathans Institute of Genetic Medicine. OMIM-NCBI: Frontonasal displasia. [internet]. [consultado 18 jun 2020]. Disponible en: https://omim.org/entry/136760

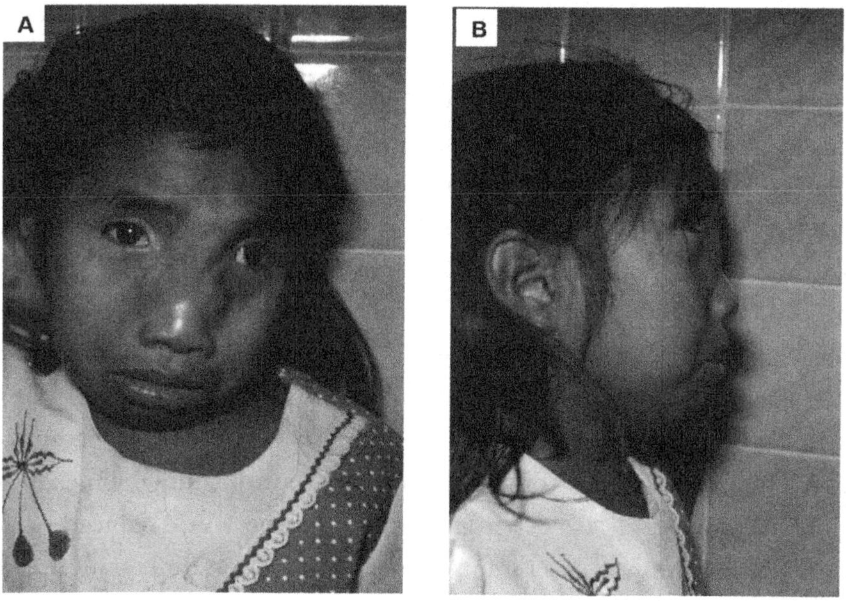

FIG 7-28 A, displasia frontonasal, posterior a cirugía del macizo medio facial, puente de la nariz ampliada, hipertelorismo ocular, fisuras palpebrales oblicua, obsérvese el filtrum pronunciado en su excavación, así como una línea frontal. **B**, pabellón auricular de implantación baja y rodo hacia atrás, micrognatia.

SINDROME DE ELLIS VAN CREVELD

Introducción

El Síndrome Ellis-van Creveld es una displasia condro-ectodérmica que se caracteriza por costillas cortas, polidactilia, retraso del crecimiento, defectos ectodérmicos y anomalías cardíacas. Su prevalencia es de 7 por cada 1.000.000 habitantes en población general, sin embargo, se sabe que los trastornos recesivos infrecuentes se relacionan a grupos genéticamente aislados o con efecto fundador, como es el caso del grupo etno-religioso Amish, en el que su prevalencia se considera en 5 por 1.000 nacidos vivos.

Manifestaciones clínicas

El árbol genealógico más grande con síndrome de Ellis Van Crevel fue el observado por McKusick en 1964, en un aislado religioso consanguíneo, el Old Order Amish, en el condado de Lancaster, Pennsylvania. Las características clínicas que compartían era la talla baja con acortamiento más llamativo en la parte distal de las extremidades, polidactilia, sindactilia en manos y pies, distrofia de las uñas y malformación cardíaca, generalmente un defecto septal.

Etiología

El síndrome de Ellis-van-Creveld es causado por una mutación homocigota o heterocigota compuesta en el gen EVC ubicado en la región 16.2 del brazo corto del cromosoma 4 (4p16.2). Este síndrome también puede ser causado por una mutación en el gen no homólogo EVC2, ubicado cerca del gen EVC, en una configuración de cabeza a cabeza en la misma región (4p16.2).

Las mutaciones se describieron inicialmente en las genealogías Amish y en Brasil, posteriormente, se describió la mutación en el gen EVC2 en un niño Asquenazí que presentaba este síndrome. Los pacientes con mutaciones en EVC o EVC2 son fenotípicamente indistinguibles. Las dos mutaciones descritas pueden igualmente causar la disostosis acrofacial de Weyers, el cual muestra una herencia autosómica dominante.

Tratamiento

Para el paciente: manejo interdisciplinario de las complicaciones asociadas.

Para la familia: asesoramiento genético.

Bibliografía

McKusick VA, Egeland JA, Eldridge R, Krusen DE. Dwarfism in the Amish. I. The Ellis-van Creveld syndrome. Bull. Johns Hopkins Hosp. 1964; 115: 306-336.

Baujat G, Le Merrer M. Ellis-Van Creveld síndrome. Orphanet J Rare Dis. 2007; 2: 27.

Cruz PM, Luna BD, Ramírez CJ. Ellis van Creveld: reporte de caso. Rev. chil. pediatr. [Internet]. 2014 Oct [citado 2020 Jun 18]; 85(5): 578-583. Disponible en: https://scielo.conicyt.cl/scielo.php?script=sci_arttext&pid=S0370-41062014000500008&lng=es. http://dx.doi.org/10.4067/S0370-41062014000500008.

Ibarra RM, Campos ALD, LugoTJ. Phenotypic Variation in Patients with Homozygous c.1678G>T Mutation in EVC Gene: Report of Two Mexican Families with Ellis-van Creveld Syndrome. Am J Case Rep. 2017; 18: 1325–1329

McKusick-Nathans Institute of Genetic Medicine. OMIM-NCBI: Ellis-Van Creveld syndrome. [internet]. [consultado 18 jun 2020]. Disponible en: https://omim.org/entry/225500

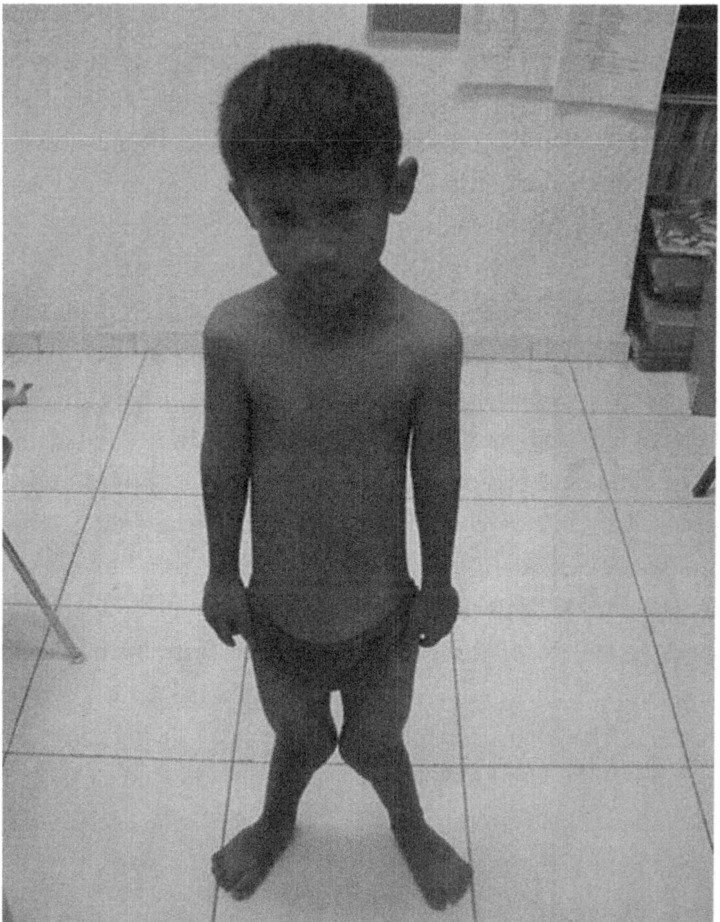

FIG 7-29 Síndrome de Ellis Van Creveld, talla baja con desproporción de segmentos, el segmento inferior sobresale en su acortamiento, polidactilia en manos y polidactilia con sindactilia en ambos pies.

SÍNDROME DE HANHART (HIPOGLOSIA-HIPODACTILIA).

Introducción

El síndrome de hipoglosia-hipodactilia se caracteriza por una mandíbula hipoplásica, ausencia de incisivos inferiores, hipoglosia y un grado variable de ausencia de los dedos y las extremidades. Rosenthal en 1932, señala que fue De Jussieu quien en 1718 describió el primer caso de agenesia congénita de la lengua en una mujer de 15 años de edad, la cual presentaba un rudimento cicatricial en el sitio del órgano. Hanhart en 1950, describió 3 pacientes con la enfermedad y en uno de ellos, los padres eran consanguíneos.

Hall en 1971, hizo una descripción de los "síndromes de hipogénesis oromandibular y de extremidades", clasificándolos en 5 tipos: El tipo 1 presenta hipoglosia y aglosia de forma aislada. El tipo 2, hipoglosia con hipomelia-hipodactilia. El tipo 3, anquilosis glosopalatina, hipoglosia con o sin hipomelia e hipodactilia. El tipo 4, tiene bandas intraorales, hipoglosia con o sin hipomelia, e hipodactilia. El tipo 5, incluye a varios síndromes, (Hanhart, Pierre Robin, Moebius y el síndrome de la banda amniótica). Hall señaló que no se había informado de aglosia completa o adactilia, y sugirió que 'hipoglosia-hipodactilia' es un término más preciso.

Manifestaciones clínicas

En la cara: microstomía, hipoglosia, atresia de coanas, paladar hendido, parálisis de nervio craneal incluyendo secuencia de Moebius, pabellones auriculares grandes y de implantación baja, epicanto, estrabismo, cuello corto, micrognatia. En extremidades: hipoplasia de grado variable de extremidades, adactilia, sindactilia, ectrodactilia, agenesia de metatarso y ortejos.

Etiología

Algunos estudios han sugerido un tipo de herencia autosómica recesiva, aunque no se ha determinado una mutación génica específica concluyente. Hanhart en1950, destacó la consanguinidad entre los padres de uno de sus casos reportados. Tuncbilek en 1977, observaron 3 casos esporádicos y en cada uno de ellos había antecedentes de consanguinidad entre los padres, lo que orienta a una herencia autosómica recesiva.

Tratamiento

Para el paciente: manejo interdisciplinario de las complicaciones asociadas.

Para la familia: asesoramiento genético.

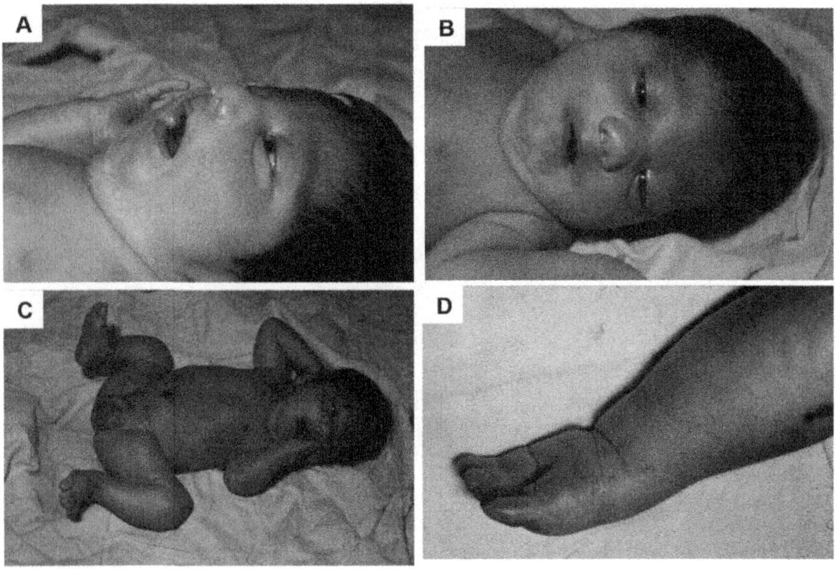

FIG 7-31 A y **B**, congelamiento facial, inexpresiva, frente estrecha con pronunciamiento en región medial, implantación baja de pelo en la frente, nariz corta con puente nasal aplanado y ancho, narinas estrechas, filtrum corto, boca pequeña, micrognatia, cuello corto. **C**, masculino con hipoglosia hipodactilia. **D**, ectrodactilia.

Bibliografía

Rosenthal R. Aglossia congénita. A report of the condition combined with other congenital malformations. Am J Dis Child. 1932; 44: 383.

Hanhart E. Ueber die Kombination von Peromelie mit Mikrognathie, ein neues Syndrom beim Menschen, entsprechend der Akroteriasis congenita von Wriedt und Mohr beim Rind. Arch Klaus Stift Vererbungsforsch. 1950; 25: 531-543.

Hall BD. Aglossia-adactylia. Birth Defects Orig Art Ser. 1971; VII(7): 233-236.

Tuncbilek, E, Yalcin C, Atasu M. Aglossia-adactylia syndrome (special emphasis on the inheritance pattern). Clin Genet. 1977; 11: 421-423.

McKusick-Nathans Institute of Genetic Medicine. OMIM-NCBI: Hypoglossia-Hypodactylia. [internet]. [consultado 22 jun 2020]. Disponible en: https://omim.org/entry/103300

SÍNDROME DE ROBERTS

Introducción

El síndrome de Roberts se caracteriza clínicamente por acortamiento severo de los miembros con defectos radiales, oligodactilia y anomalías craneofaciales. Fue descrita por primera vez en 1919 por Roberts, al describir a un niño con labio y paladar hendido y desarrollo anormal de huesos de las extremidades. Hermann en 1969, se refirió a este síndrome como de pseudotalidomida o síndrome de focomelia, ya que los defectos de las extremidades eran similares a los observados en la embriopatía por talidomida. Es un padecimiento que afecta por igual a hombres y mujeres, y aunque es muy raro, se ha encontrado en todas las áreas geográficas del mundo.

Manifestaciones clínicas

Microcefalia moderada a severa, encefalocele frontal ocasional, labio hendido, paladar hendido o ambas, hipertelorismo ocular, hemangioma capilar en la región mediofacial, micrognatia, implantación baja de pabellones auriculares con malformaciones en grado variable. Las extremidades con malformaciones óseas de moderadas a severas, las extremidades superiores con mayor afectación que las inferiores: tetra-amelia o tetra-focomelia, ausencia de húmero, radio y de los dedos (pulgares aplásicos o hipoplásicos, oligodactilia, clinodactilia, sindactilia), fémur, tibia y peroné, luxación de cadera. Se ha observado también involucración de diversos órganos como cardiopatías congénitas, riñones quísticos o alteraciones de genitales.

Etiología

Su patrón de herencia es autosómico recesivo. Es causado por una mutación homocigota en el gen ESCO2 ubicado en la región 21.1 del brazo corto del cromosoma 8 (8p21.1).

Este gen codifica para una proteína perteneciente a la familia Eco1/Ctf7 de acetiltranferasas, que favorece la cohesión de cromátidas hermanas durante la fase S. Las mutaciones de ESCO2 ocasiona retraso de la división celular, incremento de la muerte celular y defectos en la proliferación celular. La pérdida de las células progenitoras durante la embriogénesis puede explicar las anomalías del desarrollo observadas en el síndrome. El cariotipo convencional muestra hallazgos representativos, observando a los cromosomas en forma de "rieles de tranvía", dado a la expansión de las regiones heterocromáticas y a la separación del centrómero en varios cromosomas, aunque, la ausencia de estos marcadores citogenéticos, no excluye el diagnóstico. Temtamy en 1974, concluyó que el síndrome de Roberts y el síndrome de focomelia son los mismos. La mutación del gen ESCO2 en la región 21.1 del brazo corto del cromosoma 8, es el mismo para el síndrome de Roberts y el síndrome de focomelia.

Tratamiento

Para el paciente: manejo interdisciplinario de las complicaciones asociadas.

Para la familia: asesoramiento genético.

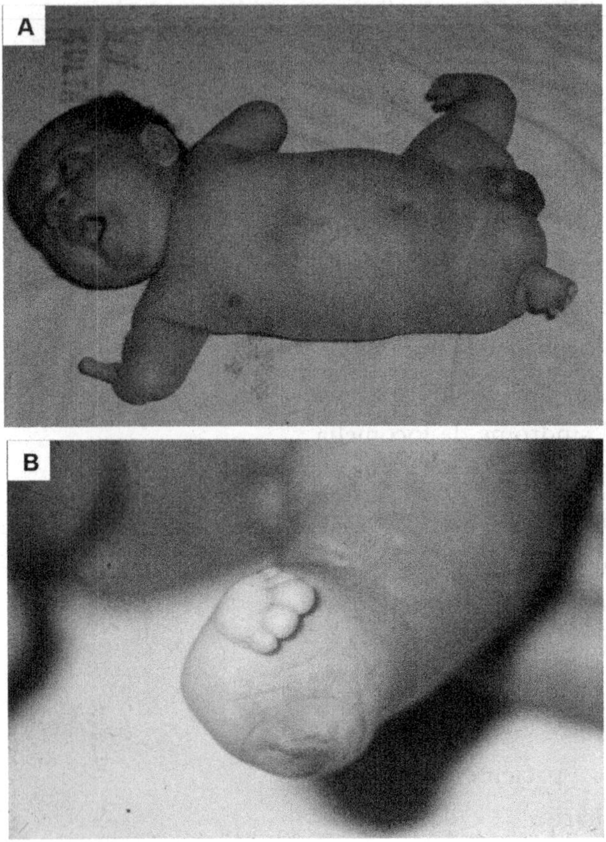

FIG 7-32 A, hipertelorismo ocular, puente nasal aplanado, alas nasales anchas, narinas antevertidas, pabellones auriculares de implantación baja, prominencia de antihélix, filtrum corto, paladar alto y ojival, cuello corto, tetrafocomelia. **B**, focomelia de una de las extremidades.

Bibliografía

Roberts JB. A child with double cleft of lip and palate, protrusion of the intermaxillary portion of upper jaw and imperfect development of the bones of the four extremities. Ann Surg. 1919; 70:252-4.

Herrmann J, Feingold M, Tuffli GA, Opitz JM. A familial dysmorphogenetic syndrome of limb deformities, characteristic facial appearance and associated anomalies: the 'pseudothalidomide' or 'SC-syndrome'. Birth Defects. 1969; 5(3): 81-89.

Temtamy SA. Personal Communication. Baltimore, Md. and Cairo, Egypt 1974.

Mann NP, Fitzsimmons J, Fitzsimmons E. Roberts síndrome: clinical and cytogenetic aspects. J Med Genet. 1982; 19(2): 116-119.

Sánchez SM, Marsán SV, Macías AC. Síndrome de Roberts asociado con inmunodeficiencia. Rev Cubana Hematol Inmunol Hemoter [Internet]. 2012 Jun [citado 2020 Jun 29]; 28(2): 185-191. Disponible en: http://scielo.sld.cu/scielo.php?script=sci_arttext&pid=S0864-02892012000200009&lng=es.

McKusick-Nathans Institute of Genetic Medicine. OMIM-NCBI: Roberts syndrome. [internet]. [consultado 29 jun 2020]. Disponible en: https://omim.org/entry/268300

SÍNDROME DE MECKEL

Introducción

En 1822 Johann Friedrich Meckel reportó el caso de dos niños gemelos, los cuales habían fallecido con idénticas malformaciones: encefalocele occipital, polidactilia, y riñones poliquísticos. En 1934 George B Gruber describió casos familiares de fetos con características clínicas similares, pero que, además, presentaban onfalocele, ambigüedad genital y fibrosis hepática. Opitz y Howe en 1969, dieron a conocer que la tríada clásica del síndrome comprende: enfermedad renal quística, malformación del sistema nervioso central, preferentemente encefalocele occipital, y, polidactilia. El síndrome de Meckel es un trastorno grave, con heterogeneidad genética, causado por la disfunción de los cilios primarios durante la embriogénesis temprana. Se conocen 4 tipos de mutaciones cuyos genes se encuentran ubicados en cromosomas diferentes: el gen mutado para el tipo 1 de la enfermedad se encuentra en el cromosoma 17, el tipo 2 en el cromosoma 11, para el tipo 3 está en el cromosoma 8, y, para el tipo 4 en el cromosoma 12.

La prevalencia estimada a nivel mundial varía entre 1/ 13.250 y 1/ 140.000 nacidos vivos. La prevalencia en nacidos vivos es significativamente mayor en la población finlandesa (1/ 9.000), las poblaciones belgas y de beduinos kuwaitíes (1/ 3.500) y los indios gujarati (1/ 1.300). No se ha descrito una predisposición étnica o de género.

Manifestaciones clínicas

Los afectados por esta enfermedad tienen una supervivencia de días a semanas después del nacimiento o bien, pueden fallecer in útero. En los cuatro tipos de mutaciones se describen alteraciones en cerebro, riñones, hígado y extremidades. Las alteraciones cerebrales de mayor frecuencia son: encefalocele occipital, meningoencefalocele, hidrocefalia, anencefalia y holoprosencefalia; en riñón se ha documentado aumento de tamaño con displasia quística y multiquística; en hígado, cambios fibróticos en el área portal y quistes ductales, y, en extremidades, polidactilia postaxial en el 80% de los casos que puede involucrar a las cuatro extremidades. Otras alteraciones descritas son la hipoplasia pulmonar secundaria a oligohidramnios, labio hendido y paladar hendido, microftalmia, micrognatia, malformaciones cardiacas (comunicación interauricular, coartación de la aorta, conducto arterioso persistente y estenosis valvular pulmonar), criptorquidia y desarrollo incompleto de los genitales internos y externos.

Etiología

El síndrome de Meckel tipo 1 es causado por una mutación homocigótica o heterocigótica compuesta en el gen MKS1, que codifica un componente del proteoma del cuerpo basal del aparato flagelar, ubicado en la región 22 del brazo largo del cromosoma 17 (17q22). El tipo 2 del padecimiento es causado por una mutación homocigótica en el gen TMEM216, ubicado en la región 12.2 del brazo largo del cromosoma 11 (11q12.2). El tipo 3 es causado por una mutación homocigótica o heterocigótica compuesta en el gen TMEM67, ubicado en la región 22.1 del brazo largo del cromosoma 8 (8q22.1). El tipo 4 se debe a una mutación homocigótica o heterocigótica compuesta en el gen CEP290, situado en la región 21.32 del brazo largo del cromosoma 12 (12q21.32). Todos tienen herencia autosómico recesivo con penetrancia completa.

Tratamiento

Para el paciente: manejo interdisciplinario de las complicaciones asociadas.

Para la familia: asesoramiento genético.

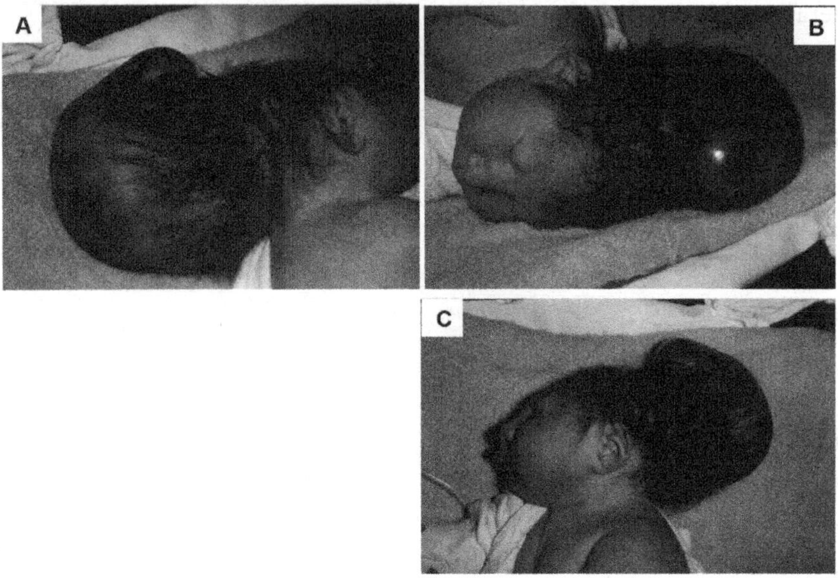

FIG 7-33 A, encefalocele occipital microlobulado, implantación abundante de pelo que se extiende a la superficie de encefalocele. **B**, obsérvese microlóbulo de encefalocele, frente muy estrecha, pronunciamiento de globo ocular, puente nasal alto, nariz pequeña. **C**, implantación baja de pabellón auricular con prominencia de antihélix, retromicrognatia, cuello corto

Bibliografía

Meckel JF. Beschreibung zweier, durch sehr aehnliche Bildungsabweichungen entstellter Geschwister. Dtsch Arch. Physiol. 1822; 7: 99-172.

Gruber GB. Beitraege zur Frage 'gekoppelter' Missbildungen. (Akrocephalo-Syndactylie und Dysencephalia splanchnocystica). Beitr. Path. Anat. 1934; 93: 459-476.

Opitz, JM, Howe JJ. The Meckel syndrome (dysencephalia splanchnocystica, the Gruber syndrome). Birth Defects Orig Art Ser. 1969; 5: 167-179.

Freddy QM, Sánchez SGK, Hochstatter E, Camata M. Síndrome de Meckel Gruber: caso clinico de recurrencia familiar. Gac Med Bol [Internet]. 2017 Dic [citado 2020 Jul 07]; 40(2): 31-33. Disponible en: http://www.scielo.org.bo/scielo.php?script=sci_arttext&pid=S1012-29662017000200007&lng=es.

Orphanet. Portal de información de enfermedades raras y medicamentos huérfanos. Síndrome de Meckel; [consultado 07 julio 2020]. Disponible en: https://www.orpha.net/consor/cgi-bin/OC_Exp.php?Lng=ES&Expert=564

McKusick-Nathans Institute of Genetic Medicine. OMIM-NCBI: Meckel syndrome type 1 [internet]. [consultado 07 jul 2020]. Disponible en: https://omim.org/entry/249000

SÍNDROME DE SECKEL

Introducción

El síndrome de Seckel es un trastorno autosómico recesivo caracterizado por retraso del crecimiento intrauterino, talla baja, microcefalia con retraso mental, y un aspecto facial característico. Seckel en 1960) reportó los casos de 2 personas estudiadas por él, así como 24 casos revisados de la literatura con la enfermedad.

Manifestaciones clínicas

Talla baja con bajo peso al nacer, microcefalia, fontanela anterior estrecha, frente amplia, macroftalmia, fisuras palpebrales antimongoloide, paladar alto y ojival, nariz grande convexa en forma de pico de ave, implantación baja de pabellones auriculares con ausencia de lóbulo, retromicrognatia, clinodactilia bilateral, pliegue transverso palmar, luxación de cadera, dificultad para extender la región de la rodilla, pie equinovaro. El retraso mental no es concordante en relación al cerebro pequeño. Suele observarse consanguinidad entre los padres y afección en ambos sexos. No obstante, la gama de manifestaciones clínicas, la mayoría de éstas, pueden estar relacionadas por la edad y la etnia.

Etiología

Es un padecimiento con heterogeneidad genética. Se conocen al menos 8 mutaciones relacionadas con un fenotipo similar y con herencia autosómico recesivo. El síndrome de Seckel tipo 1 es causado por una mutación homocigótica o heterocigótica compuesta del gen ATR ubicado en la región 23 del brazo largo del cromosoma 3 (3q23). Otros tipos de síndrome de Seckel incluyen: el tipo 2 causado por mutación en el gen RBBP8, ubicado en el brazo largo del cromosoma 18q11; el tipo 4, causado por mutación en el gen CENPJ en el cromosoma 13q12; el tipo 5, por mutación en el gen CEP152 en el cromosoma 15q21; el tipo 6, por mutación en el gen CEP63 en el cromosoma 3q22; el 7, causado por mutación en el gen NIN ubicado en el cromosoma 14q22; el 8, causado por mutación en el gen DNA2 en el cromosoma 10q21; el 9, por mutación en el gen TRAIP en el cromosoma 3p21; y el 10 , causado por mutación en el gen NSMCE2 en el cromosoma 8q24. El reporte de un locus del síndrome de Seckel en el cromosoma 14q, designado como síndrome de Seckel tipo 3, fue descartado porque se encontró falta de consistencia clínica y molecular.

Tratamiento

Para el paciente: manejo interdisciplinario de las complicaciones asociadas.

Para la familia: asesoramiento genético.

Bibliografía

Seckel HP. Bird-headed Dwarfs: Studies in Developmental Anthropology Including Human Proportions. Springfield, Ill.: Charles C Thomas (pub.) 1960.

Pachardo H, Saldarriaga W, Isaza C. Síndrome de Seckel, Dos Casos en una Familia Colombiana. Rev chil pediatr. [Internet]. 2010 Oct [citado 2020 Jul 08]; 81(5): 432-436. Disponible en: https://scielo.conicyt.cl/scielo.php?script=sci_arttext&pid=S0370-41062010000500007&lng=es. http://dx.doi.org/10.4067/S0370-41062010000500007.

Tivey HS, Rokicki MJ, Barnacle JR. Small Molecule Inhibition of p38 MAP Kinase Extends the Replicative Life Span of Human ATR-Seckel Syndrome Fibroblasts. J Gerontol A Biol Sci Med Sci. 2013; 68(9): 1001–1009.

McKusick-Nathans Institute of Genetic Medicine. OMIM-NCBI: Seckel síndrome 1. [internet]. [consultado 8 jul 2020]. Disponible en: https://omim.org/entry/210600

Saeidi M, Shahbandari M. A Child with Seckel Syndrome and Arterial Stenosis: Case Report and Literature Review. Int Med Case Rep J. 2020; 13: 159–163.

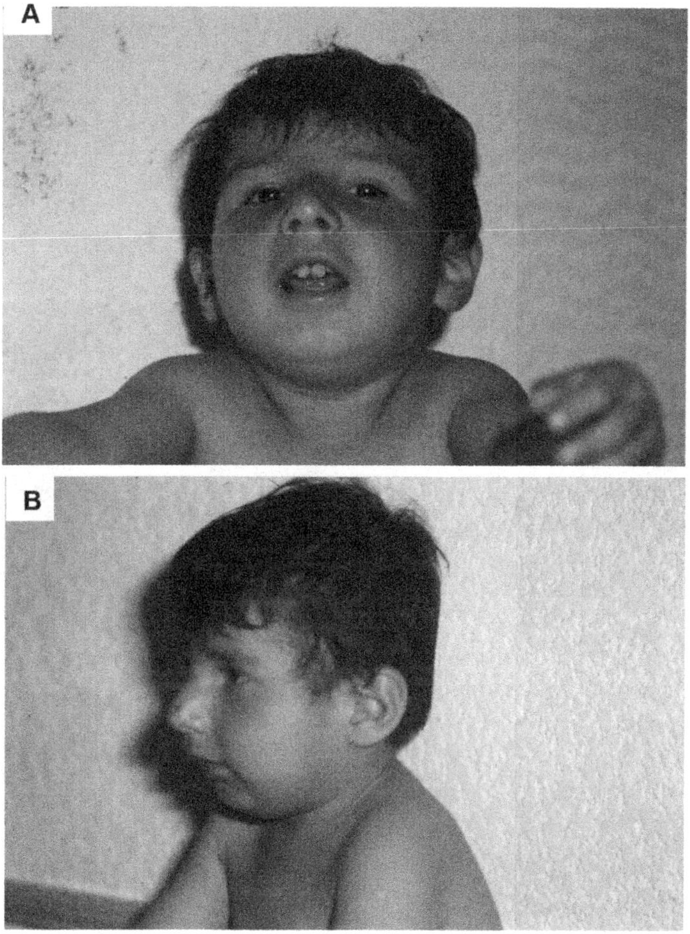

FIG 7-34 A y **B**, hipertelorismo ocular, fisuras palpebrales con oblicuidad antimongoloide, nariz grande, ancha y terminada en extremo convexo, labios delgados, micrognatia, implantación baja de pabellones auriculares, prominencia de antihélix, cuello corto.

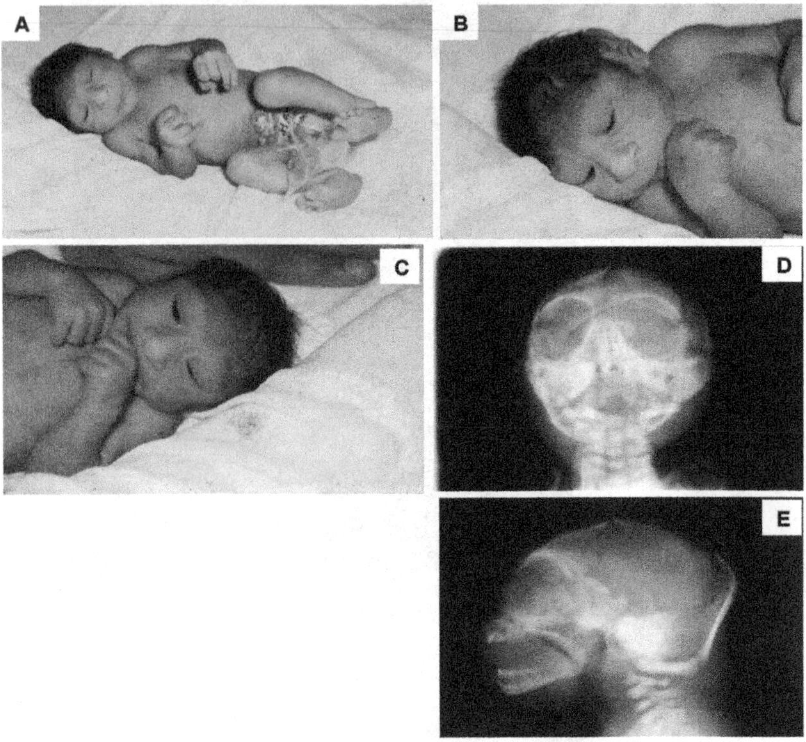

FIG 7-35 A, microcefalia, frente estrecha, fisuras palpebrales antimongoloide, nariz grande y convexa, con forma de pico de ave, micrognatia. **B** y **C**, pabellón auricular grande, con prominencia de antihélix, presencia de vello generalizado, ojos saltones. **D** y **E**, imágenes radiológicas de cráneo y macizo facial, evidenciando la microdolicocefalia.

Capitulo 8

HERENCIA LIGADA AL SEXO

Introducción

La herencia ligada al sexo, hace referencia al gen mutado que se encuentra en uno de los cromosomas sexuales X o Y, sin embargo, en los seres humanos el término (herencia ligada al sexo) se usa para los caracteres que se encuentran determinados por los genes ubicados en el cromosoma sexual X, debido a que es un cromosoma grande y contiene muchos genes, a diferencia del cromosoma sexual Y que es un cromosoma pequeño y con pocos genes.

En la especie humana, el número diploide normal de cromosomas es de 46, distribuidos en 22 pares autosómicos (enumerados del 1 al 22) y un par de cromosomas sexuales (XX en la mujer y XY en el hombre). En cada persona un cromosoma sexual procede del padre y otro de la madre. Los cromosomas contienen a las unidades de información hereditaria llamados genes, si uno de estos genes sufre una mutación se genera un cambio en el ADN, y como consecuencia puede originar una enfermedad. Actualmente se conocen más de 4000 enfermedades por fallas en los genes, de éstos, más de 600 están ligadas al cromosoma X. En el 60 % de las enfermedades se ha comprobado el tipo de herencia y para el resto hay datos clínicos que sugieren estar ligadas al cromosoma sexual X. Cuando una enfermedad es ocasionada por la mutación de un gen localizado en el cromosoma X, se está refiriendo a una enfermedad ligada al sexo. El gen para estas enfermedades, pueden tener un carácter dominante o recesivo, y muchas de estas mutaciones génicas se deben a errores en la síntesis y reparación del ADN. Las personas del sexo masculino XY, cuando tienen mutaciones en los genes del cromosoma X, van a manifestar el trastorno, a diferencia de las mujeres, que tienen dos cromosomas X y presentan una especie de compensación, lo cual le permite tener un gen mutado en uno de sus X sin expresar la enfermedad.

Hipótesis de Lyon (inactivación del cromosoma X)

La mujer tiene dos locus para cada par de alelos, mientras que el hombre solo tiene un locus en el único cromosoma X que posee para un gen en particular. Comparado con la mujer, de dos genes para una misma función que ella tiene, el hombre solo tiene uno. De acuerdo a la hipótesis de Lyon, uno de los dos cromosomas X de cada célula somática de la mujer es inactivado genéticamente en etapas tempranas de la vida embrionaria, de hecho, de acuerdo a esta teoría, no importa cuántos cromosomas X existan, todos, salvo uno, son inactivados.

Se sabe que algunos genes, del cromosoma X inactivado conservan su función y que estos pocos genes son útiles para el desarrollo femenino normal. El XIST es el gen responsable de inactivar los genes al producir RNA que desencadena la inactivación. La inactivación del cromosoma X materno o paterno es un evento aleatorio dentro de cada célula en el momento de la inactivación, o sea, tanto se puede inactivar el X que segregó la mamá como el X que segregó el papá, sin embargo, el cromosoma X que haya resultado inactivado va a permanecer inactivo en todas las células descendientes. La inactivación aleatoria del cromosoma X hace que todas las mujeres sean mosaicos, ya que algunas células tienen un cromosoma X materno activo, y otras, un cromosoma paterno activo. Hay veces en que la distribución estadística aleatoria, de la inactivación en el número de células, determina que un tejido descendiente tenga una preponderancia de cromosoma X activo materno o paterno, ocurriendo lo que se llama inactivación sesgada, lo cual puede explicar la manifestación ocasional de síntomas menores de la enfermedad en mujeres portadoras heterocigotos para trastornos recesivos ligados al cromosoma sexual X. La selección sesgada puede producirse por selección posinactivación.

Sexo homogamético y heterogamético

La gametogénesis es un proceso meiótico que tiene como objetivo producir células sexuales o gametos. Las células germinativas primordiales tienen su origen en la

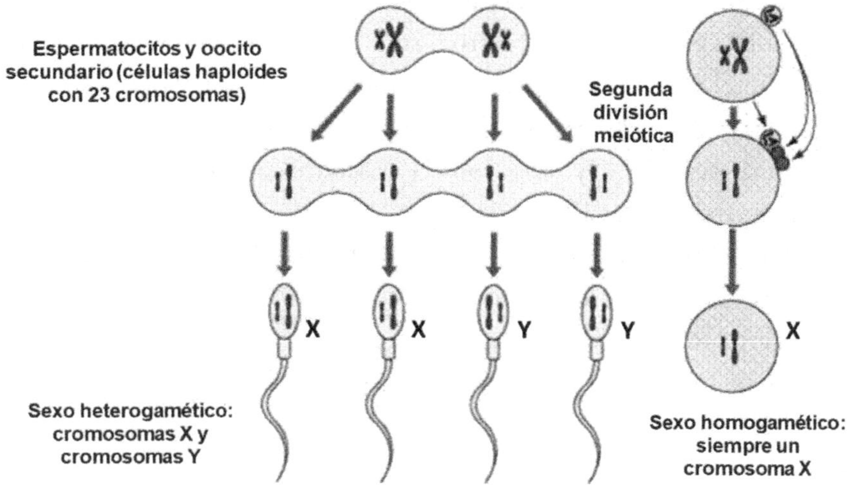

FIG 8-1 Al finalizar la espermatogénesis, el 50% de los espermatozoides producidos contienen un cromosoma sexual X, y el otro 50%, cromosoma sexual Y, por esta razón se dice que el hombre es sexo heterogamético. La mujer, por el contrario, el único óvulo generado con la ovogénesis siempre tendrá un cromosoma sexual X (sexo homogamético).

pared del saco vitelino cerca de la alantoides, y por migración celular se desplazan a través del mesenterio dorsal, hacia las gónadas en desarrollo (testículo u ovario) que representa el sitio de localización definitiva. Al llegar a las gónadas en desarrollo, las células germinativas primordiales se diferencian en espermatogonias en el varón y oogonios en la mujer. En el varón la gametogénesis (espermatogénesis) se inicia en la etapa de la pubertad, mientras que en la mujer la ovogénesis se lleva a cabo en el tercer mes de desarrollo fetal y queda suspendida en la profase. Tanto la espermatogénesis como la ovogénesis finalizan la primera división meiótica con una división de reducción. De ser células con 46 cromosomas (con dos cromátidas cada cromosoma), terminan siendo células con 23 cromosomas (conservando sus dos cromátidas cada uno).

Al concluir la segunda división meiótica, la ovogénesis ha formado un solo gameto funcional, macroscópico e inmóvil y conteniendo siempre un cromosoma sexual X, por lo cual se conoce como sexo homogamético, en tanto que la espermatogénesis finaliza con la producción de cuatro gametos funcionales, microscópicos y móviles, dos de ellos con cromosoma sexual X y dos con cromosoma sexual Y, llamándose sexo heterogamético (fig. 8-1).

La constitución cromosómica del varón (46,XY), en la cual solo cuenta con un cromosoma sexual X lo hace hemicigoto para los genes localizados en el cromosoma X, en cambio la mujer es homocigota (46,XX), ya que presenta una compensación génica, y al poseer dos cromosomas X puede neutralizar el alelo anormal recesivo por la acción del otro alelo, que es normal, de aquí se deduce que, para que una mujer pueda presentar una enfermedad recesiva ligada al X tiene que ser homocigota para el gen recesivo (fig. 8-2).

Diagnóstico clínico de mujeres portadoras heterocigotas

Para el asesoramiento genético es importante realizar el árbol genealógico para identificar en las familias, a las mujeres que son portadoras obligadas y posibles.

Portadoras obligadas. Todas las hijas de un varón afectado reciben el único cromosoma X con la mutación de su padre, por lo tanto, todas ellas son portadoras obligadas, pero también lo es aquella mujer con las siguientes características:

- Madre con un hijo afectado.

Compensación génica en la mujer

X^AX^A Homocigoto para el gen dominante "A"

X^aX^a Homocigoto para el gen recesivo "a"

X^AX^a Heterocigoto para el gen dominante "A"

$X^A Y$ Hemicigoto para el gen dominante "A"

$X^a Y$ Hemicigoto para el gen recesivo "a"

FIG 8-2 En el hombre la constitución cromosómica sexual es de tipo hemicigótica, pues el contenido génico del X es diferente en el Y, mientras que la mujer sigue conservando su refacción.

- Madre con familiar masculino por rama materna afectado (tíos, hermanos, etc.).
- Madre con más de un hijo afectado, ya sea de embarazos independientes o de gestaciones gemelares dicigóticas

Portadoras posibles. Siempre que estemos enfrente de un caso (varón) con herencia recesiva ligado al X, aunque no haya antecedentes en la familia de padecimiento similar, existirá la "posibilidad" de que la madre del afectado pueda ser portadora heterocigota, de manera que, debemos investigar la posibilidad en los siguientes casos:

- Mujeres con un solo hijo afectado y sin antecedentes familiares.
- Todas las hijas de una mujer portadora obligada.
- Todas las mujeres con antecedentes familiares de la enfermedad por línea materna.

En las familias con antecedentes de un padecimiento con herencia recesiva ligada al X, es importante otorgar el asesoramiento genético con el objetivo de identificar a las mujeres portadoras, antes de que decidan tener descendencia y así poder brindar información que les permita planear su descendencia, y, al mismo tiempo, considerar las opciones de diagnóstico prenatal, mismo que debe constituir un proceso educativo e informativo, más no impositivo.

Características de la herencia dominante ligada al X

Las características de la herencia dominante ligada al X se resumen en el árbol genealógico de la figura 8-3.

1. La enfermedad puede aparecer tanto en hombres (hemicigotos) como en mujeres (heterocigotas)

Acordémonos que el carácter dominante de un gen se va a expresar solo (homocigoto) o acompañado (heterocigoto). Aun tratándose de la mujer, con dos cromosomas X, si el

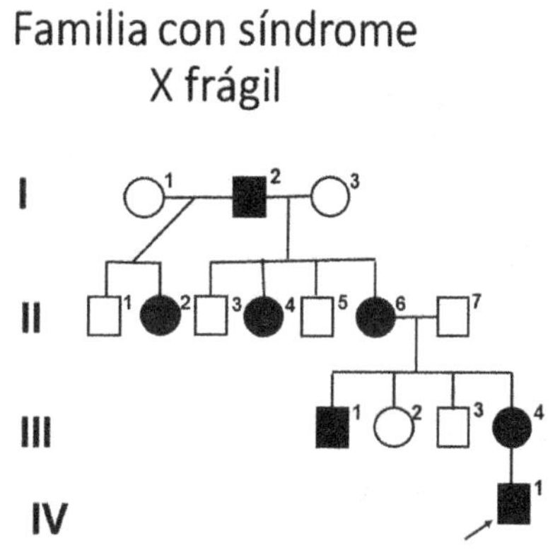

FIG 8-3 En la herencia dominante ligado al X se observan afectados de ambos sexos, (pareciera que se tratara de un árbol genealógico con herencia autosómica dominante), El bisabuelo (I-2) y el propósitus (IV.1) están afectados. El bisabuelo (I-2) tuvo dos matrimonios: con la I-1 procreó a una hija con la misma enfermedad (II-2), y con I-3 procreó a dos hijas con el mismo trastorno (II-4 y II-6), una de ellas, la II-6, es la abuela del propósitus. No hay transmisión de varón a varón, esta es la diferencia con la herencia autosómica dominante.

gen mutado es dominante ella va a enfermar, ya sea heterocigota X^AX^a, u homocigota X^AX^A. Los padecimientos

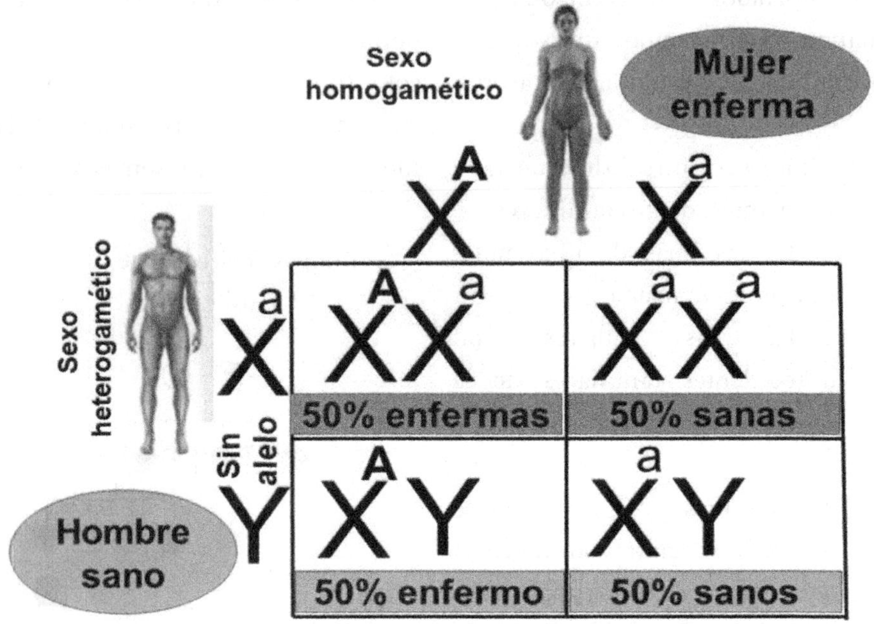

FIG 8-4 La mujer es heterocigota enferma para un gen dominante mutado en uno de sus cromosomas X, pero tiene un gen normal, recesivo, que disminuye la gravedad de la enfermedad. Si una mujer heterocigota enferma procrea con un hombre sano tendrá riesgo, en cada embarazo del 50% de tener hijos afectados, hombre o mujer, pues cuando el espermatozoide con el X sano del varón (gen normal) fecunde al óvulo con el X mutado, generarán hijas afectadas. Si el Y (sin alelo similar) fecunda al óvulo con el X de gen mutado se producirá varones afectados.

con herencia dominante ligado al X es común observarlo en mujeres heterocigotas para un gen dominante mutado. Imaginemos, si la mujer heterocigota tiene una enfermedad grave, ¿Qué será en la mujer homocigota?, la gravedad es mayor, e incluso, puede no ser compatible con la vida. El hombre solo tiene un cromosoma sexual X, él es hemicigoto para un gen dominante mutado (X^AY), no tiene compensación con otro cromosoma similar, por lo que las enfermedades dominantes ligadas al X suelen ser letales para el hombre.

2. Una mujer (heterocigota) afectada tiene riesgo del 50% de transmitir el gen dominante anormal a sus hijos y a sus hijas (ya que a ambos puede heredar el X con el gen anormal).

El matrimonio de una mujer heterocigota enferma (X^AX^a) con un hombre hemicigoto sano (X^aY) tendrá el siguiente riesgo de heredar el gen dominante mutado a sus hijos, en cada embarazo: si es niña, 50% de riesgo de que sea afectada y 50% de ser sana; si es niño, 50%, de ser enfermo y 50% de nacer sano (fig. 8-4).

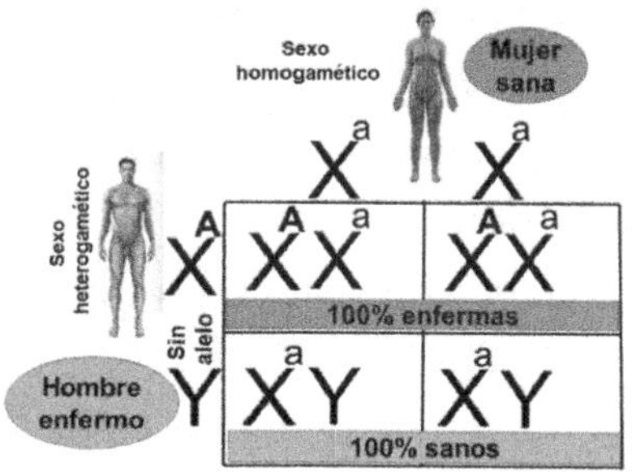

FIG 8-5 Si el varón es enfermo y la mujer sana. Todas las mujeres por nacer serán enfermas y todos los hombres serán sanos.

3. Los hombres afectados nunca transmiten el gen mutado a sus hijos (varones), pero lo heredan a todas sus hijas, que serán heterocigotas enfermas.

Cuando un hombre hemicigoto afectado (X^AY) procrea con una mujer homocigota sana (X^aX^a), pueden tener las siguientes posibilidades de riesgo: si sus hijos son del sexo femenino, todas heredarán el gen dominante mutado, y, por lo tanto, todas serán heterocigotas enfermas. Si sus hijos son del sexo masculino, todos ellos serán sanos, pues para que se dé un varón, el espermatozoide que fecunda al óvulo es el que lleva cromosoma sexual Y, y el cromosoma Y no tiene alelo similar al del X, por lo tanto, los varones nacen sanos, no hay transmisión de varón a varón (fig. 8-5).

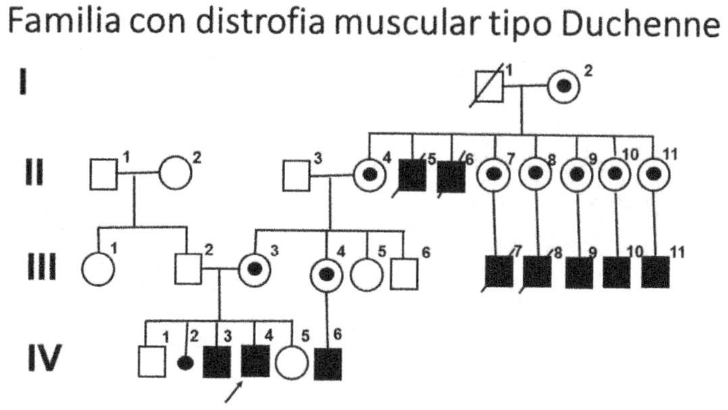

FIG 8-6 Árbol genealógico con herencia recesiva ligado al X. La madre (III-3) del propósitus (IV-4) aparece como portadora heterocigota obligada, pues tiene dos hijos y un sobrino (IV-6) con la enfermedad. La tía del propósitus (III-4), así como la abuela (II-4), tías abuela (II-7-11), y la bisabuela (I-2), son heterocigotas obligadas.

Características de la herencia recesiva ligada al X

Las características de la herencia recesiva ligada al X se resumen en el árbol genealógico de la figura 8-6.

1. La enfermedad aparece siempre en hombres cuyas madres son sanas pero portadoras heterocigotas para el gen mutado.

La mujer portadora heterocigota sana (X^AX^a), tiene un gen dominante (normal), y un gen recesivo (mutado). El gen mutado, en ella, no se expresa porque es recesivo y se requiere que el otro también estuviera mutado para que enfermara; por sí solo un gen recesivo no expresa el carácter, la mujer está compensada y la función del gen normal es suficiente para que este sana. Lo que se observa con mayor frecuencia es que una mujer portadora heterocigota procree con un hombre hemicigoto sano (X^aY).

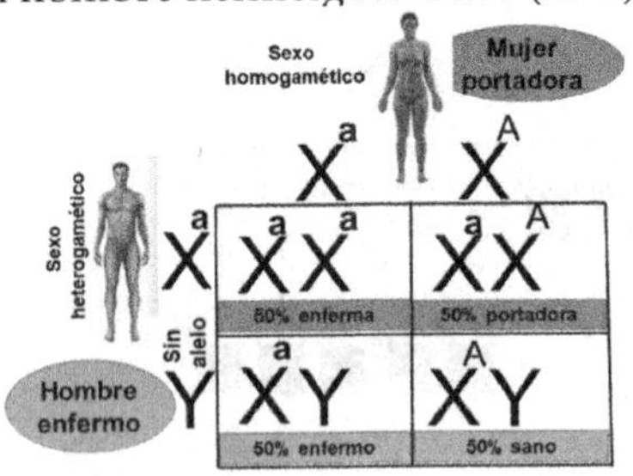

FIG 8-7 En la herencia recesiva ligada al X no es frecuente observar mujeres afectadas, sin embargo, cuando una mujer portadora heterocigota sana, con el gen mutado con carácter recibo, procrea con un hombre afectado, entonces habrá mujeres afectadas.

2. Solo habrá mujer afectada cuando un hombre afectado procree con una mujer portadora, entonces, todas las hijas heredarán el gen mutado de su padre y recibirán de su madre, ya sea el alelo normal (portadoras), o el alelo mutado (afectadas).

En la herencia recesiva ligada al X el enfermo es el hombre, no es usual observar mujeres enfermas, sin embargo, cuando un hombre Hemicigoto enfermo (X^aY), procrea con una mujer heterocigota portadora (X^AX^a), pueden tener hijas e hijos enfermos (fig. 8-7).

3. Los hombres afectados nunca transmiten el gen mutado a sus hijos (varones), pero lo heredan a todas sus hijas, que serán heterocigotas portadoras.

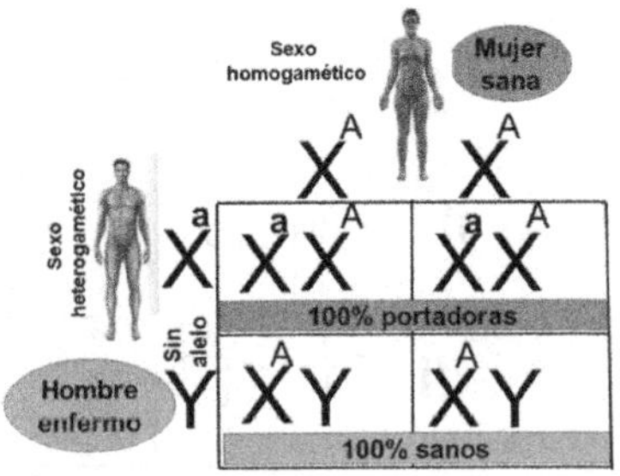

FIG 8-8 Cuando la mujer homocigota sana procrea con un hombre hemicigoto afectado, todas las hijas (riesgo para cada embarazo) serán heterocigotas.

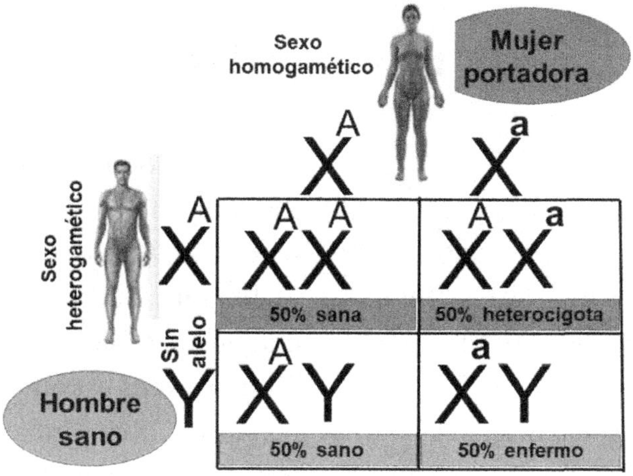

FIG 8-9 Este es el matrimonio usual en la herencia recesiva ligada al X. La mujer portadora heterocigota procrea con hombre hemicigoto sano. Los riesgos de recurrencia, para cada embarazo, va a depender del que sexo: si es varón el riesgo será 50%. Si es mujer, todas serán sanas, pero habrá el riesgo de 50% de que sean portadoras.

Tanto en la herencia dominante ligado al X como en el recesivo ligado al X, no hay transmisión de varón a varón, ya que, como se ha comentado, para tener hijo varón el espermatozoide que fecunde al óvulo tendrá que llevar, obligadamente, el cromosoma sexual Y, el cual carece de alelo similar con el X. El X del varón es el que lleva el gen mutado, y, por consiguiente, lo puede transmitir a sus hijas, por lo que, todas heredarán el gen mutado de su padre y serán heterocigotas del gen recesivo mutado, pero sanas (fig. 8-8).

4. Cada hijo varón de una mujer portadora tiene un riesgo del 50% de estar afectado.

A diferencia de la herencia autosómica dominante (en que los autosomas son similares en hombres y mujeres y el riesgo de recurrencia es similar para ambos sexos), en la herencia ligada al X se tiene que hacer énfasis en el riesgo de recurrencia según sea hombre o mujer, así decimos, ¡si es hombre, el riesgo, en cada embarazo, será 50% de estar afectado!, ¡si es mujer, siempre será sana (siempre y cuando el padre sea sano y la madre portadora), pero, tendrá un riesgo del 50% de haber recibido de la madre el X con el gen mutado, y por lo tanto será portadora heterocigota sana, igual que la madre! (fig. 8-9).

Bibliografía

Calzada LR, Ruiz RML, García FM. Diferenciación sexual normal. Act Ped Méx 2000; 21(2): 34-45. http://189.203.43.34:8180/bitstream/20.500.12103/1494/1/ActPed2000-10.pdf

Rey R. Diferenciación sexual embrio-fetal: de las moléculas a la anatomía. Rev Chil Anat 2001; 19(1): 75-82. https://scielo.conicyt.cl/scielo.php?script=sci_arttext&pid=S0716-98682001000100012&lng=es http://dx.doi.org/10.4067/S0716-98682001000100012.

Armienta AE. Enfermedades ligadas al cromosoma sexual X. Bol Med 2004; 1(5); 20-24. https://biblat.unam.mx/hevila/BoletinmedicoCuliacanMexico/2004-05/vol1/no5/4.pdf

Audi L. Anomalías de la diferenciación sexual. Anales de Pediatría 2011; 9(1): 15-30. https://www.elsevier.es/es-revista-anales-pediatria-continuada-51-articulo-anomalias-diferenciacion-sexual-S1696281811700038

Lavaut SK. Importancia del diagnóstico de portadoras en familias con antecedentes de hemofilia. Rev Cubana Hematol Inmunol Hemoter [Internet]. 2014 [citado 2020 May 19];30(2):[aprox. 0 p.]. Disponible en: http://www.revhematologia.sld.cu/index.php/hih/article/view/134

Pizzi R, Parpacén L Fernández J. Trastornos de a diferenciación sexual. Rev Obstet Ginecol Venez 2016; 76(2): 133-142. http://ve.scielo.org/pdf/og/v76n2/art09.pdf

Kimmel S. Generalidades sobre las anomalías de los cromosomas sexuales. Manual MSD 2018. https://www.msdmanuals.com/es/professional/pediatría/anomalías-cromosómicas-y-génicas/generalidades-sobre-las-anomalías-de-los-cromosomas-sexuales

Capitulo 9

ENFERMEDADES LIGADAS AL SEXO

DISTROFIA MUSCULAR DE DUCHENNE

Introducción

La distrofia muscular de Duchenne (DMD) es una enfermedad muscular grave ligada al cromosoma X. Su nombre se debe a Duchenne de Boulogne, quien contribuyó a definir sus características en 1868. Es la distrofia muscular más frecuente en la infancia, afectando a 1:3.500 recién nacidos varones. Hay ausencia de la distrofina, proteína fundamental para el mantenimiento de la fibra muscular. Se caracteriza por debilidad muscular de inicio en la infancia, que sigue un curso progresivo y estereotipado. Sin ninguna intervención, los pacientes pierden la marcha antes de la adolescencia y el fallecimiento ocurre en la segunda década de la vida por complicaciones respiratorias o, en menor medida, por problemas cardíacos. La distrofia muscular tipo Duchenne (DMD) es la más común en la infancia. Aparece en la mitad de la primera década de la vida y se presenta en forma hereditaria recesiva ligada al sexo, afectando sólo a varones y en raros casos a niñas con síndrome de Turner.

Manifestaciones clínicas

Exageración del centro de gravedad por debilidad muscular de la columna, marcha balanceada, reflejos tendinosos disminuidos o abolidos. Gómez Valencia y Cornelio Nieto en 1998, al analizar las características clínicas de la enfermedad, observaron que la debilidad muscular pélvica, la pseudohipertrofia de los músculos gemelos y las caídas frecuentes fueron las manifestaciones en niños de 2 a 4 años de edad, mientras que en los niños de 5 a 9 años la debilidad muscular se extendió a la cintura escapular, con inicio de contracturas y deterioro de la marcha. De los 63 casos vivos analizados, ninguno manifestó alteración en la velocidad de conducción nerviosa (VCN), mientras que el 96% de los casos presentaron electromiografía (EMG) anormal, mostrando potenciales polifásicos de amplitud disminuida y de corta duración. La serie ósea radiográfica practicada en 12 de ellos mostró rarefacción en huesos largos en el 58%. La biopsia muscular se realizó en 25 pacientes, presentando atrofia de fibras musculares e infiltración adiposa. La creatinfosfokinasa (CPK) se determinó en 63 casos, obteniéndose como resultado niveles séricos de 2 mil a 10 mil unidades por litro.

De los 16 afectados que ya habían fallecido se supo que los decesos ocurrieron entre las edades de 14 a los 18 años de la vida. Los autores analizaron también el estado de portador en las mamás de los niños con DMD, observándose que el 63% correspondieron a mutaciones frescas del padecimiento y cuyas madres fueron consideradas como portadoras posibles de la enfermedad. El 16% resultaron portadoras probables al tener dos o más hijos afectados, y el 21%, fueron portadoras obligadas, las cuales, además de tener hijos afectados, también tenían antecedentes de familiares en primer grado con la enfermedad.

Etiología

El gen de la DMD se localiza en el locus Xp21.2. Es un gen muy complejo con 79 exones y 3Mb. Se localiza en el sarcolema y tiene un peso molecular de 427kDa. Se divide en 4 dominios: el amino-terminal que la une a la actina; el dominio en bastón es el más amplio; el dominio rico en cisteína contiene los sitios de anclaje a la beta-distroglicano de la membrana y, por último, el dominio carboxi-terminal contacta con la distrobrevina. Aproximadamente el 65% de los pacientes tiene una deleción de uno o más exones en el gen, el 10% una duplicación y el resto mutaciones puntuales. Independientemente del tipo de mutación, para que se produzca la enfermedad la alteración genética debe romper el marco de lectura del ARNm que sintetiza la proteína, de manera que su síntesis se interrumpe y se degrada lo ya sintetizado. Si la mutación no rompe el marco de lectura, se produce proteína en menor cantidad o parcialmente funcional, lo que origina otro tipo de distrofinopatía de fenotipo más leve: la distrofia muscular de Becker (DMB).

Tratamiento

Para el paciente: manejo interdisciplinario de las complicaciones asociadas.

Para la familia: asesoramiento genético.

Bibliografía

Gómez VL, Cornelio NJO, Berttolini DAJ, Morales HA. Epidemiología de la distrofia muscular de Duchenne en un hospital pediátrico. Cienc Salud Tab Mex 1998; 49: 72-77.

Bushby K, Finkel R, Birnkrant DJ. Diagnosis and management of Duchenne muscular dystrophy, part 1: diagnosis and pharmacological and psychological management. Lancet Neurol, 9 (2010), pp. 77-93 http://dx.doi.org/10.1016/S1474-4422(09)70271-6

Rooney WD, Berlow YA, Triplett WT. Modeling disease trajectory in Duchenne muscular dystrophy. Neurology. 2020; pii: 10.1212/WNL.0000000000009244.

Grages SM, Bell M, Berlau DJ. Newandemergingharmacotherapy for duchenne muscular dystrophy: a focus on synthetic therapeutics. Expert Opin Pharmacother. 2020; 5:1-11.

Writing Group For Practice Guidelines For Diagnosis And Treatment Of Genetic Diseases Medical Genetics Branch Of Chinese Medical Association, Tan H, Liang D, Wu L. [Clinical practice guidelines for Duchenne muscular dystrophy]. Zhonghua Yi Xue Yi Chuan Xue Za Zhi. 2020;37(3):258-262.

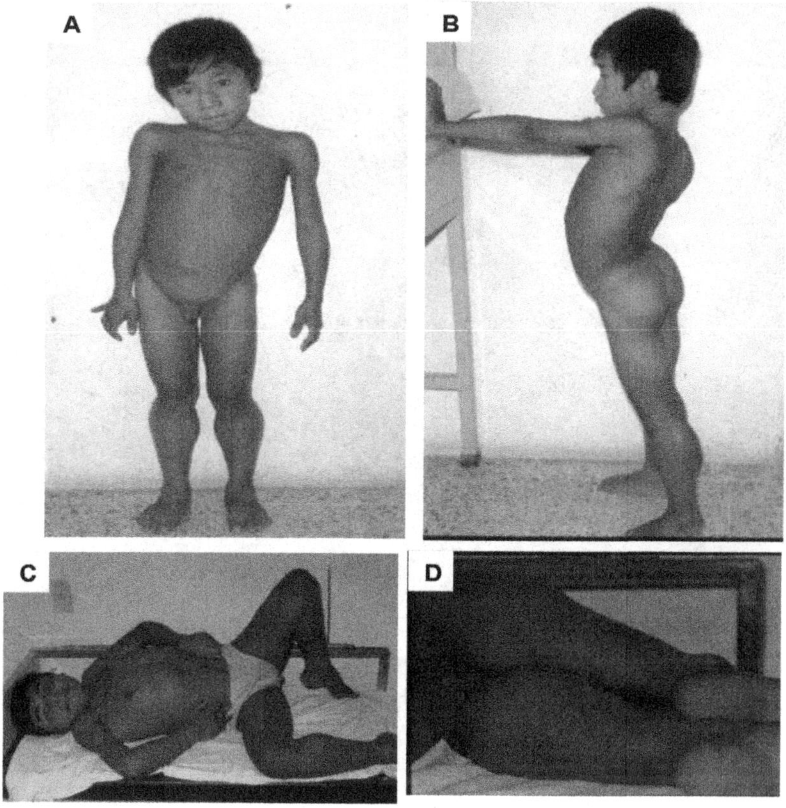

FIG 9-1 A, complexión de un niño con distrofia muscular de duchenne. **B**, hiperlordosis lumbar, pseudohipertrofia de músculos gemelos, amplia base de sustentación. **C** y **D**, pie cavo y pseudohipertrofia de gemelos. pseudohipertrofia de gemelos.

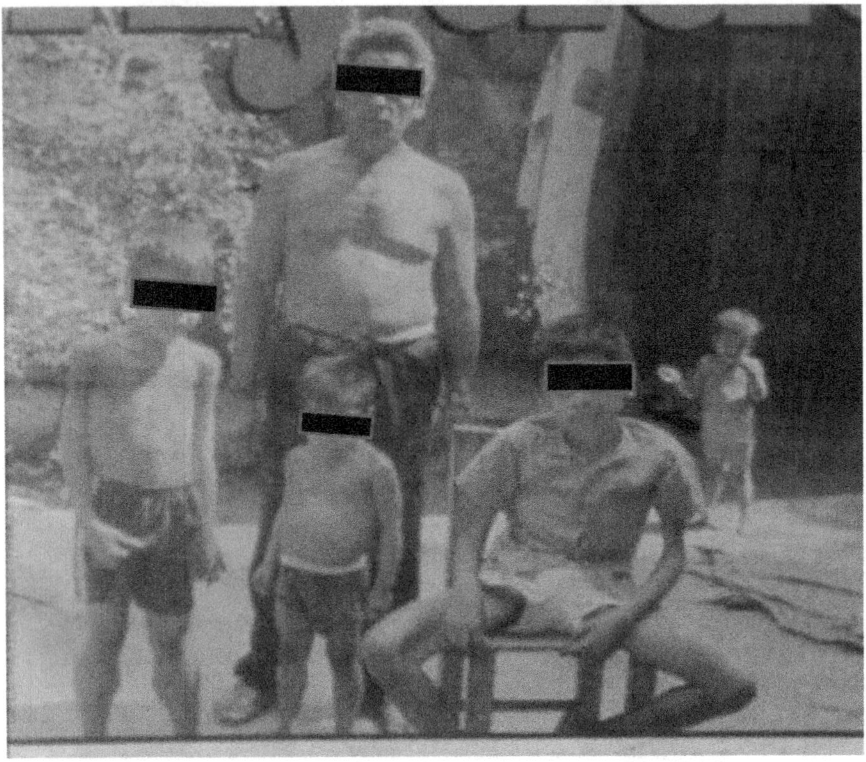

FIG 9-2 Familia de una de las comunidades de Tabasco, México: cuatro hijos varones con distrofia muscular tipo Duchenne. Desde el punto de vista clínico, la madre de estos niños es portadora obligada. El gen mutado se encuentra en el brazo corto de uno de los cromosomas X de la madre. Cada embarazo de esta mujer, si el bebé es masculino tendrá riesgo del 50% de heredar la enfermedad, si es femenino será sano (pero con la posibilidad de ser portadora igual que la madre).

ANOMALIA DE SPRENGEL

Introducción

La anomalía de Sprengel fue descrita por primera vez en 1863 por Eulenberg como una elevación congénita de la escápula. Sprengel en 1891, describió cuatro casos con esta anomalía. La enfermedad se caracteriza por una alteración en el descenso normal de la escápula, quedando en una posición elevada con respecto al tórax y al cuello. Suele asociarse a displasia de escápula y atrofia muscular, representa la malformación de la cintura escapular más común.

Cavendish en 1972, la clasificó según su gravedad en: grado 1 (leve, los hombros están casi al mismo nivel y la alteración no se aprecia con la ropa); grado 2 (leve, los hombros se sitúan casi al mismo nivel, pero la parte superomedial de la escápula elevada sobresale como un bulto); grado 3 (moderada, es visible y el hombro afecto se eleva 2-5 cm con respecto al opuesto); grado 4 (grave, la escápula está muy alta, con el ángulo superomedial en el occipucio, con pterygium colli).

Manifestaciones clínicas

Se caracteriza por una escápula alta con respecto al tórax y el cuello, en algunos casos se observa presencia de una estructura de tejido fibroso, cartílago o hueso que conecta el ángulo superior de la escápula con la columna vertebral. La escápula que se observa más frecuentemente involucrada es la del lado izquierdo. Es común encontrar asociación con alteraciones en los músculos de la región, como el trapecio, romboidal y elevador de la escápula, manifestándose como agenesia, hipoplasia o fibrosis, lo que ocasiona limitación de movimientos de la articulación del hombro, trastornos en el tórax (ausencia de costillas, costillas fusionadas), trastornos en la columna vertebral y médula espinal como escoliosis cervicotorácica o torácica superior, síndrome de Klippel-Feil y espina bífida.

Etiología

Se trata de un padecimiento esporádico, de etiología desconocida, sin embargo, hay reportes que sugieren un patrón hereditario. Waaler y Aarskog en 1980, informaron sobre una familia noruega en que la madre tenía hidrocefalia, malformaciones de costillas, displasia de vértebras torácicas y anomalía de Sprengel; sus 3 hijas tenían 1 o más de esas características. Ferlini en 1995, describió a una familia en que una madre y sus 3 hijas habían presentado retraso psicomotor, hidrocefalia, quistes aracnoideos y anomalías esqueléticas que consistían en braquidactilia y anomalía de Sprengel. De acuerdo a estos reportes, en los dos, se puede argumentar herencia dominante ligada al X, sin embargo, en la madre de la familia reportada por Ferlini en 1995, había ocurrido un aborto espontáneo del sexo masculino, así como el fallecimiento de un neonato del sexo masculino del cual se desconocía la causa de la muerte, por lo cual no se debe descartar un patrón de herencia autosómico dominante.

Tratamiento

Para el paciente: manejo interdisciplinario de las complicaciones asociadas.

Para la familia: asesoramiento genético.

Bibliografía

Cavendish ME. Congenital elevation of the scapula. J Bone Joint Surg Br. 1972;54:395-408.

Ferlini, A., Ragno, M., Gobbi, P. Hydrocephalus, skeletal anomalies, and mental disturbances in a mother and three daughters: a new syndrome. Am. J. Med. Genet. 1995; 59: 506-511.

Waaler, P. E., Aarskog, D. Syndrome of hydrocephalus, costovertebral dysplasia and Sprengel anomaly with autosomal dominant inheritance. Neuropediatrics. 1980; 11: 291-297.

Sanz Álvarez D., Manuel Enguídanos M.J.. Deformidad de Sprengel. Rev Pediatr Aten Primaria [Internet]. 2009 Dic [citado 2020 Jun 09] ; 11(44): 631-638. Disponible en: http://scielo.isciii.es/scielo.php?script=sci_arttext&pid=S1139-76322009000500010&lng=es.

Bidaki R, Pourrashidi BA. Sprengel deformity and Klippel-Feil syndrome leading to cervical myelopathy presentation in old age. J Res Med Sci. 2013 Jun; 18(6): 526–528.

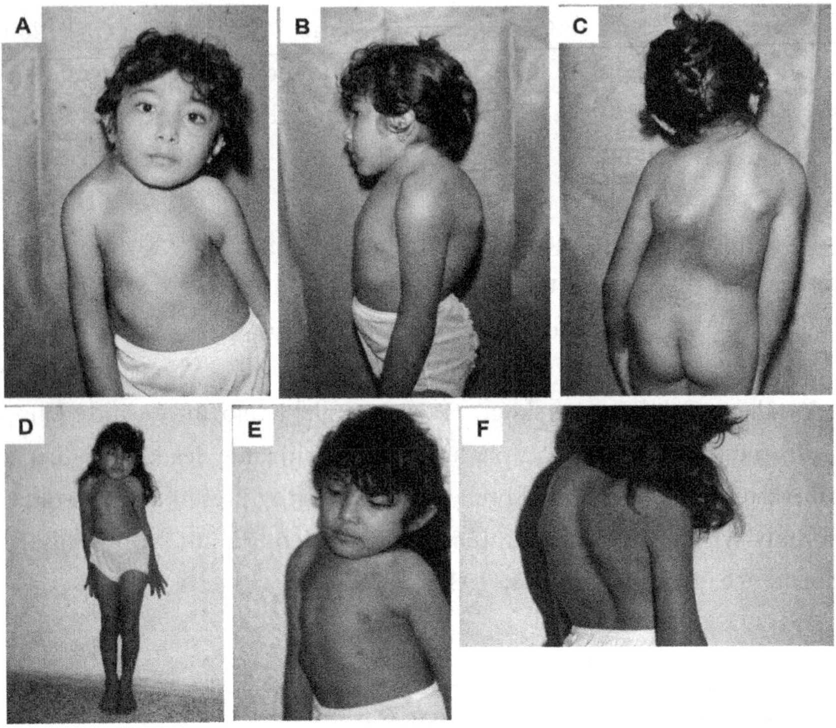

FIG 9-3 Anomalía de Sprengel asociado a síndrome de Klippel Feil. **A**, facie triangular con inclinación obligada por defecto vertebral cervical, deformidad de tórax. **B**, cuello corto con elevación de hemitórax. **C**, implantación baja de pelo en cuello corto posterior, elevación de una de las escápulas, escoliosis, deformidad de cintura escapular y pélvica. **D**, deformidad de tórax. **E**, facie triangular con posición obligada de cráneo-cara por alteración de columna cervical. **F**, elevación de una de las escápulas.

SÍNDROME DE X FRÁGIL

Introducción

El síndrome de X frágil se caracteriza por retraso mental moderado a severo, macroorquidia y manifestaciones faciales que incluyen cara alargada, pabellones auriculares grandes y prognatismo. En la mayoría de los casos, el trastorno es causado por la expansión inestable del triplete CGG, en más de 200 repeticiones en el gen FMR1, lo que conduce a la metilación anormal y la supresión de la transcripción de FMR1 y la disminución de los niveles de proteínas en el cerebro. Su prevalencia se estima entre 1/4.000 y 1/5.000, aunque puede variar en función de la zona geográfica en la que se realice el estudio.

Manifestaciones clínicas

El síndrome de X frágil representa el 50% de los casos de retraso mental ligado a X y es la segunda causa más frecuente de retraso mental después de la trisomía 21, por lo que, es considerado como un trastorno del neurodesarrollo. Lubs en 1969, reportó una familia en la que cuatro varones de tres generaciones presentaron retraso mental. Los estudios citogenéticos mostraron una constricción no usual en el brazo largo del cromosoma X en el 33 % de las células. En un informe del seguimiento de la misma familia, el autor encontró que los individuos afectados tenían testículos grandes, implantación baja de pabellones auriculares y aumentados de tamaño, con asimetría facial y prominencia de la mandíbula.

Desde la infancia suele observarse atraso en el desarrollo con déficit intelectual variable, alteración de la conducta como ansiedad y estado de ánimo inestable, suele morderse las manos y evita las miradas. El trastorno por déficit de atención con hiperactividad (TDAH) está presente en alrededor del 89% de los afectados, y es muy habitual la desinhibición conductual.

Etiología

Se hereda como dominante ligado al cromosoma sexual X, con mutación del gen FMR1 en la región 27.3 del brazo largo del cromosoma X (Xq27.3). Colak en 2014 demostró que el silenciamiento FMR1 está mediado por el ARNm de FMR1, el cual contiene el número de repetidos de CGG transcrito como parte de la región no traducida, se hibrida con la porción de repetición de CGG complementaria del gen FMR1 para formar un dúplex de ARN / ADN. La interrupción de la interacción del ARNm con la porción de repetición CGG del gen FMR1 evita el silenciamiento del promotor. El autor concluyó que sus datos vinculaban la expansión de repetición de trinucléotido a una forma de silenciamiento génico dirigido por ARN y mediado por interacciones directas de la repetición de trinucléotido de ARN y ADN.

Tratamiento

Para el paciente: manejo interdisciplinario de las complicaciones asociadas.

Para la familia: asesoramiento genético.

Bibliografía

Lubs, HA. A marker X chromosome. Am. J. Hum. Genet. 21: 231-244, 1969.

Colak, D, Zaninovic, N, Cohen, MS. Promoter-bound trinucleotide repeat mRNA drives epigenetic silencing in fragile X syndrome. Science 2014; 343: 1002-1005.

Saldarriaga W, Tassone F, Yuriko L. Fragile X Syndrome. Colomb Med (Cali) 2014; 45(4): 190–198.

Ciaccio A, Fontana L, Milani D. Fragile X syndrome: a review of clinical and molecular diagnoses. Ital J Pediatr. 2017; 43: 39.

McKusick-Nathans Institute of Genetic Medicine. OMIM-NCBI: Fragile X Syndrome [internet]. [consultado 11 jun 2020]. Disponible en: https://omim.org/entry/300624

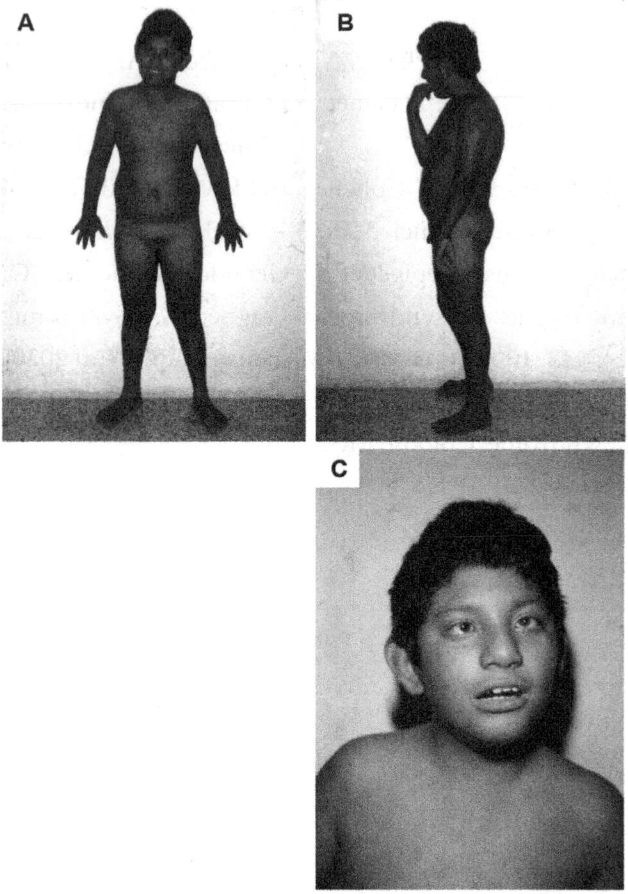

FIG 9-4 A Y **B**, de un varón con síndrome de X frágil. **C**, frente estrecha, estrabismo, puente nasal alto, pabellones auriculares de implantación baja y aumentados de tamaño, mandíbula robusta, cuello corto.

RAQUITISMO HIPOFOSFATÉMICO DOMINANTE LIGADO AL X

Introducción

El raquitismo hipofosfatémico dominante ligado al cromosoma X, aunque variable en su expresividad, se caracteriza por raquitismo con deformidades óseas, talla baja, alteraciones en los dientes, hipofosfatemia con baja reabsorción de fosfato renal, hipocalciuria, nivel sérico de vitamina D normal o bajo, nivel sérico normal de hormona paratiroidea y aumento de la actividad de las fosfatasas alcalinas. Se ha estimado una incidencia de 1:20,000 y constituye la forma más frecuente de los raquitismos hipofosfatémicos hereditarios.

Manifestaciones clínicas

La manifestación clínica más común es el retardo en el crecimiento corporal con talla baja. La hipofosfatemia puede estar presente desde el nacimiento o desarrollarse a la edad de seis hasta 12 meses y cuando se instala se retarda el crecimiento esquelético y, en ocasiones, también la edad ósea. Los niños con lesiones raquíticas se reconocen al empezar la deambulación, aunque, si se realizan estudios radiográficos óseos en el primer año de vida, pueden observarse las lesiones raquíticas iniciales.

Al no hacerse diagnóstico oportuno y retardar el tratamiento, a medida que progresa el crecimiento corporal del niño, ocurren deformaciones de los miembros inferiores, como el genu valgus o genu varum, por la presencia de lesiones raquíticas epifisarias en la parte distal del fémur y proximal de la tibia, y en los casos graves, pueden presentarse deformaciones óseas, como coxa vara o tibias en forma de sable. Las fracturas óseas son más frecuentes en los adultos afectados.

La longitud del tórax es normal en los niños, pudiendo estar presente deformidades torácicas como el tórax en quilla. La talla baja obedece al acortamiento de las extremidades inferiores.

Etiología

La enfermedad es causada por la mutación en el gen PHEX de

la endopeptidasa reguladora de fosfato, ubicado en la región 22.11 del brazo corto del cromosoma sexual X (Xp22.11). Se hereda como dominante ligado al X.

Winters en 1958, observó hipofosfatemia en una gran familia de extracción inglesa-escocesa de Carolina del Norte, con niveles bajos de fosfato sérico tanto en hombres como en mujeres, sin embargo, no hubo casos de transmisión de hombre a hombre de enfermedad ósea o hipofosfatemia, y todas las hijas de hombres hipofosfatémicos eran hipofosfatémicas, lo que sugirió una herencia dominante ligada al cromosoma X.

Tratamiento

Para el paciente: manejo interdisciplinario de las complicaciones asociadas.

Para la familia: asesoramiento genético.

Bibliografía

Winters RW, Graham JB, Williams TF. A genetic study of familial hypophosphatemia and vitamin D-resistant rickets with a review of the literature. Medicine. 1958; 37: 97-142.

Velásquez JL, Medeiros DM. Raquitismos hipofosfatémicos hereditarios. Bol Med Hosp Infant Mex. [revista en la Internet]. 2013 [citado 2020 Jun 20]; 70(6): 421-431. Disponible en: http://www.scielo.org.mx/scielo.php?script=sci_arttext&pid=S1665-11462013000600003&lng=es.

Marik B, Bagga A, Sinha A. Genetics of Refractory Rickets: Identification of Novel PHEX Mutations in Indian Patients and a Literature Update. J Pediatr Genet. 2018; 7(2): 47–59.

Haffner D, Emma F, Eastwood DM. Clinical practice recommendations for the diagnosis and management of X-linked hypophosphataemia. Nat Rev Nephrol. 2019; 15(7): 435–455.

McKusick-Nathans Institute of Genetic Medicine. OMIM-NCBI: Hypophosphatemic rickets, x-linked dominan [internet]. [consultado 20 jun 2020]. Disponible en: https://omim.org/entry/307800

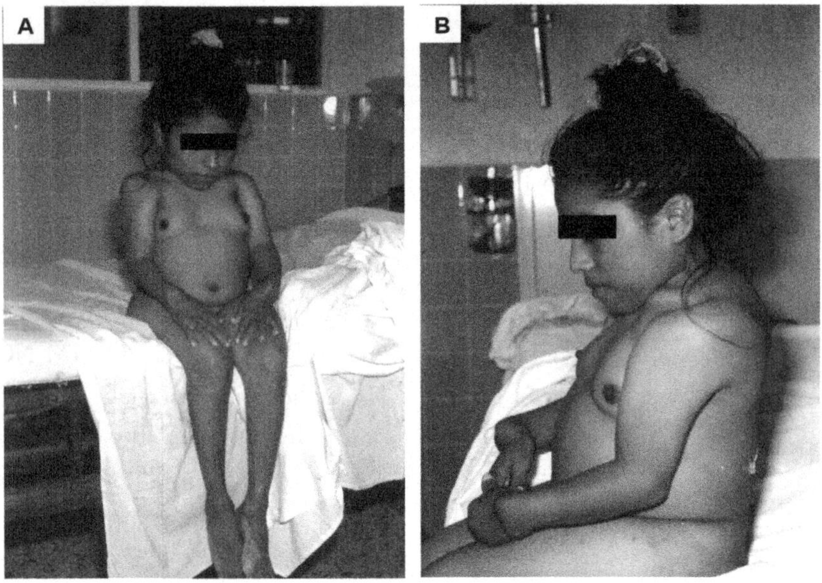

FIG 9-5 A, deformaciones óseas de miembros superiores. **B**, cuello corto, obsérvese pronunciamiento de clavícula izquierda, angulamiento de tercio medio de antebrazo derecho.

SÍNDROME DE LESCH-NYHAN

Introducción

El síndrome de Lesch Nyhan, también conocido como síndrome de automutilación, es la forma más grave del déficit de la hipoxantina-guanina-fosforribosiltransferasa, un error congénito del metabolismo de las purinas asociado con una sobreproducción de ácido úrico, alteración neurológica y problemas de la conducta. Tiene una incidencia de 1/380 000 de los nacidos vivos y las manifestaciones comienzan entre los 3 y 6 meses de edad. Se presenta por igual en los grupos raciales sin ser más frecuente por consanguinidad.

Manifestaciones clínicas

El retraso psicomotor se hace evidente entre los 3 y 6 meses de vida, con retraso en conseguir la sedestación, sostén cefálico e hipotonía. En el pañal del niño se observa cristaluria con obstrucción del tracto urinario, manifestada ésta por el aspecto arenoso que queda después de orinar. El paciente presenta distonía con hipotonía, con dificultad para ponerse de pie y caminar, así como movimientos involuntarios de tipo coreoatetosicos. Disartria, disfagia, opistótonos, espasticidad, hiperreflexia. El déficit intelectual suele ir de leve a moderado; puede aparecer trastorno obsesivo-compulsivo de auto-mutilación, mordiéndose los labios y los dedos, ocasionado por la falta de sensibilidad y que se agrava por el estrés psicológico; de igual manera, es común el comportamiento agresivo dirigido hacia la familia, manifestado como escupir o insultar. Es frecuente la anemia megaloblástica y puede aparecer anemia microcítica. La sobreproducción de ácido úrico puede dar lugar a inflamación, artritis gotosa y litiasis.

La deficiencia de la actividad residual de hipoxantina-guanina-fosforribosiltransferasa, en menos del 1,5%, se asocia con el síndrome de Lesch-Nyhan, y, en el 8% se asocia con el síndrome de Kelley-Seegmiller. Mientras que el síndrome de Lesch-Nyhan se caracteriza por manifestaciones metabólicas y neurológicas anormales, en el síndrome de Kelley-Seegmiller se manifiestan cálculos renales, nefropatía por ácido úrico y la obstrucción renal.

Etiología

El síndrome de Lesch-Nyhan es causado por una mutación en el gen HPRT que codifica la hipoxantina guanina fosforribosiltransferasa. Este gen se encuentra ubicado en las regiones 26.2 a 26.3, en el brazo largo del cromosoma sexual X (Xq26.2-q26.3), y se hereda de forma recesiva ligado al X.

La deficiencia de hipoxantina-guanina-fosforribosiltransferasa provoca un descenso en la reutilización de bases púricas y una mayor producción en la síntesis de purinas. La manifestación bioquímica inmediata es el aumento de la síntesis de ácido úrico, lo que provoca una distribución excesiva a todos los fluidos corporales, precipitación de uratos en el sistema excretor renal, para finalmente, condicionar cristalurias, nefrolitiasis o nefropatías obstructivas. La artritis gotosa, suele ser una expresión articular tardía de la deficiencia de hipoxantina-guanina-fosforribosil-transferasa, apareciendo en la edad juvenil depósitos subcutáneos sólidos denominados tofos.

Tratamiento

Para el paciente: manejo interdisciplinario de las complicaciones asociadas.

Para la familia: asesoramiento genético.

Bibliografía

Rong FU, Ceballos PI, Torres RJ. Genotype–phenotype correlations in neurogenetics: Lesch-Nyhan disease as a model disorder. Brain. 2014; 137(5): 1282–1303.

Jathar P, Panse AM, Jathar M. Lesch-Nyhan Syndrome: Disorder of Self-mutilating Behavior. Int J Clin Pediatr Dent. 2016; 9(2): 139–142.

Tewari N, Prakash MV, Sardana D, Bansal K. Lesch-Nyhan syndrome: The saga of metabolic abnormalities and self-injurious behavior. Intractable Rare Dis Res. 2017; 6(1): 65–68.

McKusick-Nathans Institute of Genetic Medicine. OMIM-NCBI: Lesch-Nyhan syndrome [internet]. [consultado 25 jun 2020]. Disponible en: https://omim.org/entry/300322

Orphanet. Portal de información de enfermedades raras y medicamentos huérfanos. Síndrome de Lesch-Nyhan; [consultado 25 junio 2020]. Disponible en: https://www.orpha.net/consor/cgi-bin/OC_Exp.php?Lng=ES&Expert=510

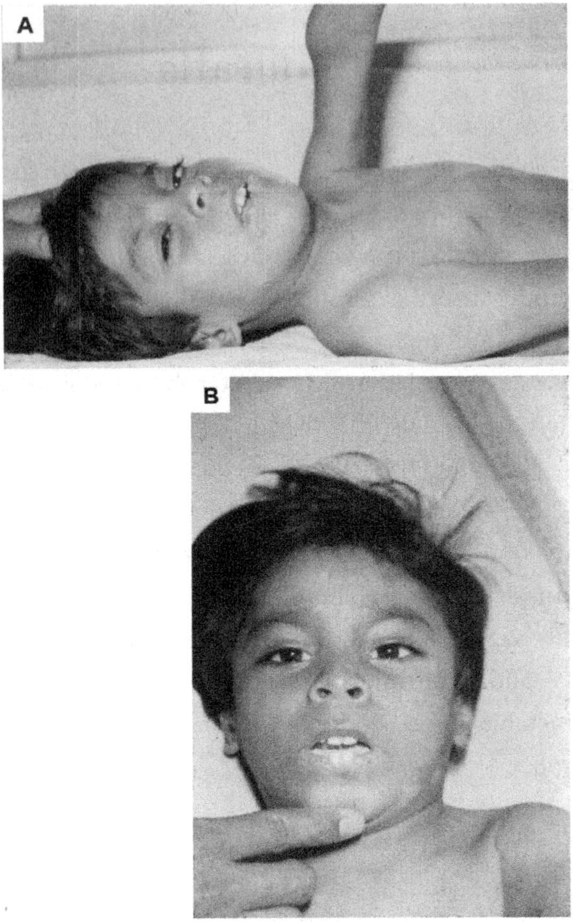

FIG 9-6 A y **B** por el trastorno obsesivo-compulsivo ocurre la auto-mutilación: el paciente se muerde los labios y los dedos, ocasionado por la falta de sensibilidad, y que se agrava por el estrés psicológico

INCONTINENCIA PIGMENTARIA

Introducción

La incontinencia pigmentaria familiar es una genodermatosis que se hereda de forma dominante ligado al cromosoma X y generalmente es letal prenatalmente en los hombres. Fue descrita por primera vez en 1925 por Bardach, al describir a hermanas gemelas con lesiones inusuales en la piel. Tiene una frecuencia de 1 en cada 50,000 recién nacidos vivos.

En las mujeres afectadas, se manifiesta con anomalías variables en piel, cabello, uñas, dientes, ojos y sistema nervioso central. Las manifestaciones cutáneas predominantes ocurren en 4 etapas clásicas: vesículas inflamatorias perinatales, formaciones verrugosas, hiperpigmentación y cicatrización dérmica. Las células que expresan el cromosoma X mutado se eliminan selectivamente alrededor del momento del nacimiento, por lo que las mujeres con enfermas exhiben una inactivación X sesgada.

Manifestaciones clínicas

En el periodo neonatal se observan lesiones cutáneas en forma de exantema vesicular eritematoso que siguen las líneas de Blaschko: lineal en las extremidades y curvilíneas en el tronco y la cabeza. Esta primera etapa evoluciona en unos meses hacia la forma verrugosa, caracterizada por placas verruciformes que persisten por semanas o meses. En la tercera etapa aparecen lesiones hiperpigmentadas a lo largo de las líneas de Blaschko, afectando con mayor frecuencia el tronco y las extremidades; estas lesiones suelen aparece a los pocos meses de edad y pueden persistir hasta la edad adulta. Las tres etapas no son secuenciales, así, por ejemplo, el exantema de la etapa I puede presentar recurrencias durante episodios febriles. La etapa IV se presenta a partir de la adolescencia y se caracteriza por maculas hipopigmentadas con ausencia de vello, con predominio en las extremidades inferiores.

En el 50% de los casos ocurre manifestaciones extracutáneas, con retraso en la dentición y alteración dentaria, alopecia, anomalías oftalmológicas con neovascularización retiniana asociadas a riesgo de desprendimiento de retina. Las alteraciones del SNC incluyen microcefalia e ictus neonatal, desencadenando convulsiones y discapacidades neurocognitivas y motoras, sin embargo, la mayoría de los pacientes (>60 %) son neurológicamente normales.

Etiología

La incontinencia pigmentaria es causada por mutaciones familiares en el 10 al 25% de los casos, y, es esporádica (mutación de novo), en más del 50% de las veces. La mutación ocurre en el gen IKK-gamma (IKBKG), también llamado NEMO, ubicado en la región 28 del brazo largo del cromosoma sexual X (Xq28). En el 80% el defecto subyacente implica una deleción de entre 4 y 10 exones. Es una genodermatosis que se segrega como un trastorno dominante ligado al cromosoma X.

Tratamiento

Para el paciente: manejo interdisciplinario de las complicaciones asociadas.

Para la familia: asesoramiento genético.

Bibliografía

Bardach M. Systematisierte Naevusbildungen bei einem eineiigen Zwillingspaar: Ein Beitrag zur Naevusätiologie. Z Kinderheilkd. 1925; 39: 542.

García GA, Hernández GI, de León ON. Revisión clínica de 28 casos de incontinencia pigmentaria. Rev Cubana Pediatr [Internet]. 2010 Sep [citado 2020 Jun 29]; 82(3): 20-27. Disponible en: http://scielo.sld.cu/scielo.php?script=sci_arttext&pid=S0034-75312010000300003&lng=es.

Schermann PC, Kanaan RJ, Bringhenti L. Incontinentia pigmenti. An Bras Dermatol. 2014; 89(1): 26–36.

McKusick-Nathans Institute of Genetic Medicine. OMIM-NCBI: Incontinentia pigmenti [internet]. [consultado 29 jun 2020]. Disponible en: https//omim.org/entry/308300

Orphanet. Portal de información de enfermedades raras y medicamentos huérfanos. Incontinencia pigmentaria; [consultado 29 junio 2020]. Disponible en: https://www.orpha.net/consor/cgi-bin/OC_Exp.php?lng=ES&Expert=464

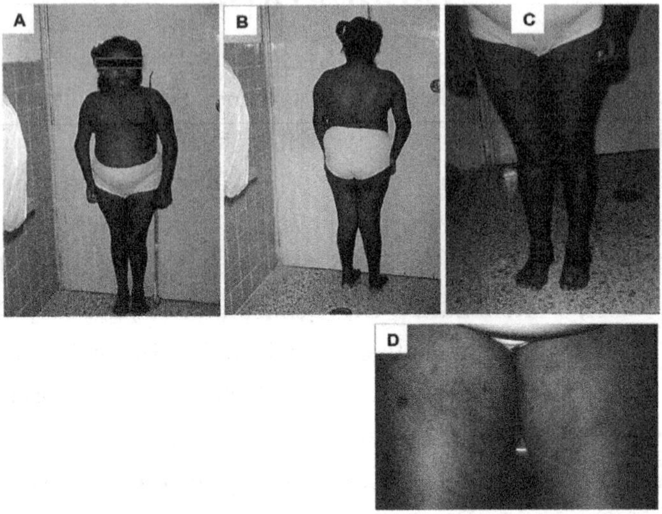

FIG 9-7 A-C, lesiones de hiperpigmentación diseminadas, con predominio en tronco y extremidades. **D**, mancha de hiperpigmentación circunscrita en extremidades inferiores.

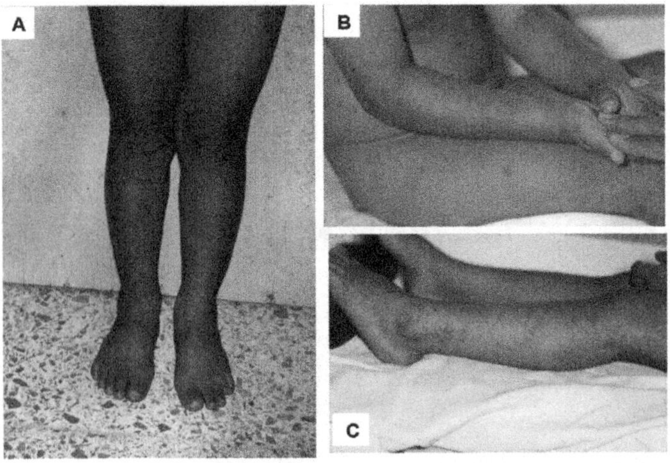

FIG 9-8 A-C, lesiones de hiperpigmentación, afectando con mayor frecuencia el tronco y las extremidades.

SÍNDROME OTO-PALATO-DIGITAL TIPO 1

Introducción

El síndrome oto-palato-digital tipo 1 (OPD1) es una alteración en el desarrollo esquelético. Forma parte de un grupo de alteraciones interrelacionadas conocidas como trastornos del espectro oto-palato-digital, que incluye el tipo 1 y 2 de la enfermedad, la displasia frontometafisaria y el síndrome de Melnick-Needles. El tipo 1 es la forma más leve del espectro, caracterizado por displasia esquelética generalizada, leve discapacidad intelectual, hipoacusia conductiva y anomalías faciales típicas.

Manifestaciones clínicas

Las manifestaciones clínicas están dadas por displasia esquelética generalizada, caracterizada por camptodactilia, dedos largos espatulados, primeros dedos de la mano cortos, pectus carinatum, campomelia, leve arqueamiento femoral, limitación del movimiento articular a la extensión del codo y abducción de la articulación tibio-radial, malformación de huesecillos en oído interno dando como resultado la pérdida auditiva conductiva en algunas personas, así mismo, anomalías craneofaciales como la prominencia occipital, protuberancia frontal con crestas supraorbiculares prominentes, puente nasal aplanado, hipertelorismo ocular, microstomía, anomalías dentarias y paladar hendido. En el extremo leve del espectro oto-palato-digital, que es el tipo 1, los hombres expresan las manifestaciones clínicas antes descritas, mientras que, la mujer, por su ventaja de compensación de dosis, las manifestaciones son aún más leves.

Los hombres con síndrome OPD2 tienen anomalías esqueléticas incapacitantes, además de malformaciones en el cerebro posterior, el corazón, los intestinos y los riñones, lo que conduce con frecuencia a la muerte perinatal. El fenotipo más grave del espectrum lo constituye el síndrome de Melnick Needles, caracterizado por malformaciones como las descritas en la OPD2, pero con mayor severidad, lo cual origina letalidad prenatal o muerte en los primeros meses de la vida.

Etiología

El síndrome oto-palato-digital tipo 1 es causado por mutación en el gen FLNA que codifica la filamina A, ubicado en la región 28 del brazo largo del cromosoma X (Xq28). Su herencia es dominante ligada al X.

Tratamiento

Para el paciente: manejo interdisciplinario de las complicaciones asociadas.
Para la familia: asesoramiento genético.

Bibliografía

Pazzaglia UE, Beluffi G. Oto-palato-digital syndrome in four generations of a large family. Clin. Genet. 1986; 30: 338-344.

Stefanova M., Meinecke P, Gal A. Bolz H. A novel 9 bp deletion in the filamin A gene causes an otopalatodigital-spectrum disorder with a variable, intermediate phenotype. Am J Med Genet. 2005; 132A: 386-390.

Robertson SP. Otopalatodigital syndrome spectrum disorders: otopalatodigital syndrome types 1 and 2, frontometaphyseal dysplasia and Melnick-Needles syndrome. Europ J Hum Genet. 2007; 15: 3-9.

McKusick-Nathans Institute of Genetic Medicine. OMIM-NCBI: Otopalatodigital síndrome, type 1 [internet]. [consultado 09 jul 2020]. Disponible en: https://omim.org/entry/311300

Orphanet. Portal de información de enfermedades raras y medicamentos huérfanos. Síndrome oto-palato-digital tipo 1; [consultado 09 julio 2020]. Disponible en: https://www.orpha.net/consor/cgi-bin/OC_Exp.php?lng=ES&Expert=90650

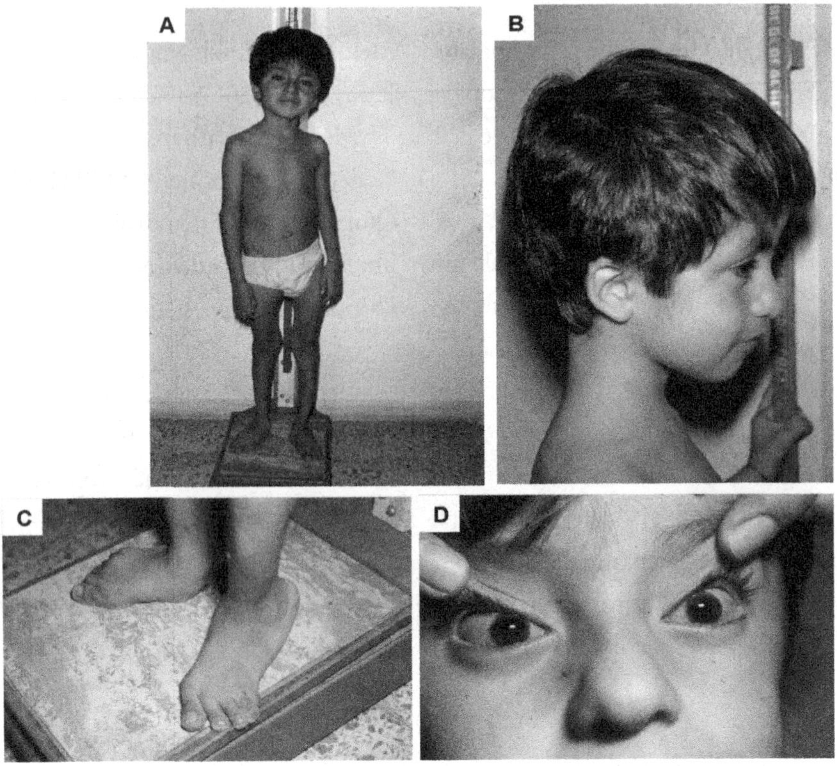

FIG 9-9 A, cara triangular, asimetría postural como resultado de escoliosis dorsolumbar, tibias en varo. **B**, puente nasal alto, nariz con lóbulo bulboso, implantación baja de pabellones auriculares, micrognatia. **C**, articulación tibio-tarsana en abducción, dedos alargados y rotados hacia afuera, primer dedo ancho. **D**, escleróticas azules.

HIDROCEFALIA CONGÉNITA LIGADA AL CROMOSOMA X

Introducción

La forma recesiva de hidrocefalia congénita ligada al cromosoma X es la más común de hidrocefalia hereditaria, con una incidencia de 1/30,000 nacimientos de varones. Se caracteriza por dilatación de los ventrículos laterales y retraso mental. Los casos graves mueren in útero o perinatalmente con hidrocefalia macroscópica y circunferencia de la cabeza agrandada.

Fue descrita por primera vez por Bickers y Adams en 1949, al describir el caso de hidrocefalia ligada al X asociado a estenosis de acueducto de Silvio. Edwards en 1962, reportó cuatro familias con 29 afectados, de los cuales, cerca del 5% fueron ligados al X.

Manifestaciones clínicas

Aumento de la circunferencia cefálica hasta gravedad extrema, acompañada de paraparesia espástica y pulgares en adductión. La hidrocefalia puede dejar de evolucionar y las manifestaciones que queden son la deficiencia mental y paraplejia espástica. La hipoplasia y la contractura del pulgar son características, pero no estuvieron presentes en ninguno de los 7 hombres afectados de la familia estudiados por Bickers y Adams, por lo que se considera que son datos no obligados a encontrar. Howard en 1981, encontró que un tercio de los casos de hidrocefalia congénita son el resultado de estenosis del acueducto de Silvio, pero no todos son ligados al cromosoma X. En ojos es frecuente observar nistagmo, estrabismo, movimientos oculares rotatorio y ptosis palpebral.

Etiología

La hidrocefalia congénita ligada al cromosoma X es causada por una mutación en el gen que codifica la molécula de adhesión celular L1 (L1CAM). El gen L1CAM se encuentra ubicado en la región 28 del brazo largo del cromosoma sexual X. Su herencia es recesiva ligada a X. Strain en 1994, señaló que puede haber una forma separada de hidrocefalia ligada a X con estenosis típica del acueducto, sin relación a marcadores en la región del gen L1CAM, pero con enlace cercano a un sitio muy próximo.

Tratamiento

Para el paciente: manejo interdisciplinario de las complicaciones asociadas.

Para la familia: asesoramiento genético.

Bibliografía

Bickers DS, Adams RD. Hereditary stenosis of the aqueduct of Sylvius as a cause of congenital hydrocephalus. Brain. 1949; 72: 246-262.

Edwards JH. The syndrome of sex-linked hydrocephalus. Arch Dis Child. 1961; 36: 486-493.

Howard FM, Till K. Carter CO. A family study of hydrocephalus resulting from aqueduct stenosis. J Med Genet. 1981; 18: 252-255.

Strain L, Gosden M, Brock DJH, Bonthron DT. Genetic heterogeneity in X-linked hydrocephalus: linkage to markers within Xq27.3. Am J Hum Genet. 1994; 54: 236-243.

Zhang J, Williams MA, Rigamonti D. Genetics of human hydrocephalus. J Neurol. 2006; 253(10): 1255–1266.

Zanni G, Bertini ES. X-linked disorders with cerebellar dysgenesis. Orphanet J Rare Dis. 2011; 6: 24.

Ferrer MR, González AJA, Argote MRamón. Hidrocefalia ligada al cromosoma X o síndrome de Bickers-Adams: presentación de un caso. AMC [Internet]. 2012 Dic [citado 2020 Jul 14]; 16(6): 1766-1776. Disponible en: http://scielo.sld.cu/scielo.php?script=sci_arttext&pid=S1025-02552012000600013&lng=es.

Tully HM, Dobyns WB. Infantile hydrocephalus: a review of epidemiology, classification and causes. Eur J Med Genet. 2014; 57(8): 359–368.

McKusick-Nathans Institute of Genetic Medicine. OMIM-NCBI: Hydrocephalus due to congenital stenosis of aqueduct of sylvius [internet]. [consultado 14 jul 2020]. Disponible en: https://omim.org/entry/307000

Migeon BR. X-linked diseases: susceptible females. Genet Med. 2020; 22(7): 1156–1174.

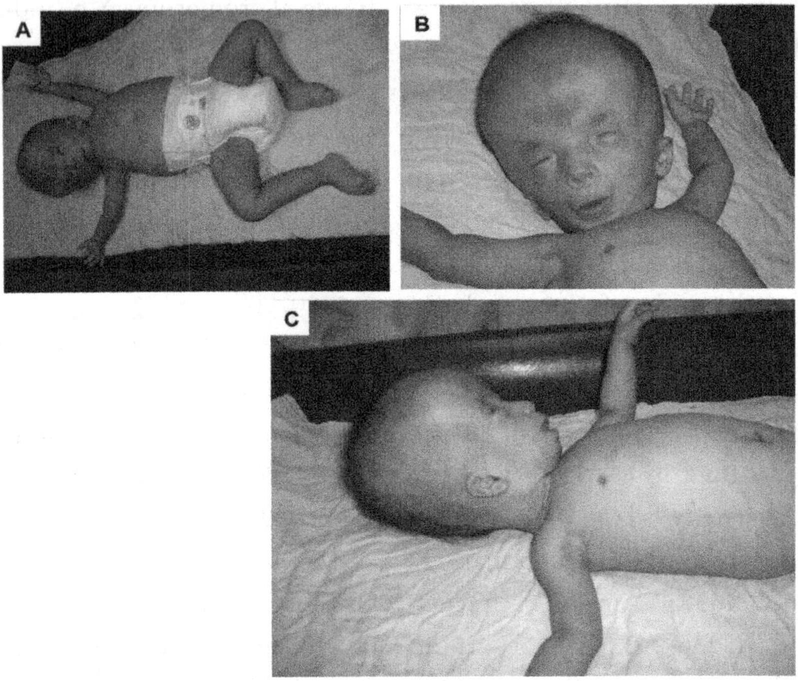

FIG 9-10 A, habitus exterior de varón con hidrocefalia congénita grave ligado a X. **B**, cabeza grande con frente olímpica, desproporción cráneo cara, puente nasal aplanado, hipertelorismo ocular, fisuras palpebrales con oblicuidad antimongoloide, pabellones auriculares de implantación baja. **C**, pabellón auricular de implantación baja y con prominencia de antihélix, micrognatia, cuello corto.

Capitulo 10

BASES CELULARES DE LA HERENCIA

Introducción

Del 15 al 20% de los embarazos clínicamente reconocidos terminan en abortos espontáneos y aproximadamente el 91% de éstos ocurre durante el primer trimestre de la gestación. Varias condiciones se han relacionado con el aborto espontáneo, entre ellas, las infecciones, malformaciones uterinas, trastornos endócrinos e inmunológicos, genéticos y factores ambientales diversos.

En el 20 al 60% de las gestaciones están involucrados los factores genéticos, la variabilidad en el porcentaje es explicada en base a distintos factores como la desigualdad en los criterios de selección de la muestra, la edad gestacional al momento del aborto y el tipo de tejido cultivado.

Más del 60% de los abortos espontáneos tienen un cariotipo anormal y se sabe que, como mínimo, del 12 al 15% de todas las concepciones identificadas terminan en abortos espontáneos, y, tomando en cuenta las cifras de la pérdida preclínica del embarazo, la incidencia es aún mayor, del 22 al 33%. Por otro lado, al analizar, a los bebés que se pierden en el primer trimestre del embarazo, desde el punto de vista morfológico, se ha reconocido en ellos, severas alteraciones morfológicas, pudiéndose en algunos de los casos correlacionar los hallazgos macro y microscópicos con el cariotipo de los mismos, lo cual tiene especial relevancia, dado que permite sospechar una determinada alteración cromosómica cuando por razones técnicas faltan los estudios citogenéticos.

Se sabe que los defectos al nacimiento se presentan en alrededor de 2-3% de los niños recién nacidos. Sin embargo, si el periodo de detección se amplía hasta los primeros años de vida, la proporción de niños afectados llega al 6-7%, dependiendo de los años de seguimiento que se incluyan para el cálculo. Estas frecuencias representan el riesgo poblacional (o basal) de los seres humanos; es decir, el riesgo que tienen todas las parejas de la población en cada embarazo, de que su hijo presente alteraciones del desarrollo prenatal, y es precisamente las alteraciones cromosómicas, una de las causas conocidas de los defectos al nacer, pudiendo ser de dos tipos: alteraciones numéricas y alteraciones estructurales. Las numéricas son más frecuentes que las estructurales, porque en su diagnóstico son más fácil de identificar, y, por consiguiente, son más conocidas. Las alteraciones estructurales son más difíciles de detectar porque dependen del tamaño de la alteración y la capacidad de detección de las técnicas disponibles. El cariotipo de alta resolución puede detectar alteraciones estructurales que implican alrededor de 4 megabases (Mb) de ADN, no obstante, con el espectacular desarrollo de la citogenética molecular, y, sobre todo, con el desarrollo de la hibridación genómica comparada (CGH, del inglés: Comparative Genomic Hybridization), se está produciendo un incremento exponencial en la identificación de alteraciones estructurales, de tamaños que se miden incluso en pares de bases.

Implicaciones clínicas

Gómez Valencia y Morales Hernández en 2007, en un análisis cromosómico en parejas con fallas reproductivas observaron que el 30% de las mujeres estaban entre las edades de 20 y 25 años, en tanto que en los varones eran de 31 a 35 años de edad. El 52% de las mujeres fueron secundigestas y el 30% primigestas. El 73% de las fallas reproductivas ocurrió durante el primer trimestre del embarazo. De los 122 pacientes analizados, en 8 se detectó aberraciones cromosómicas, representando el 6.5% del universo, y, en relación al tipo de aberraciones cromosómicas encontradas, fueron: translocaciones (2.4%), mosaicismos celulares (2.4%), monosomía X (0.8%), y un complemento cromosómico 47, XXY en un varón (0.8%).

Se cree que la mayoría de las anomalías cromosómicas detectadas en pérdidas espontáneas ocurre de novo y resulta de errores aleatorios producidos durante la gametogénesis y el desarrollo embrionario. El riesgo de una trisomía fetal aumenta a mayor edad materna. Debido a que la edad promedio de las mujeres en su primer embarazo ha aumentado en forma importante en las últimas décadas, es probable que aumente la frecuencia de la trisomía fetal.

Las alteraciones cromosómicas contribuyen a una alta mortalidad perinatal e infantil, y pueden provocar abortos espontáneos. Las discapacidades físicas y/o mentales que ocasionan suelen ser de carácter grave, en la mayoría de los casos, afectando al paciente de por vida, lo que también provoca un elevado costo sanitario, social y emocional por la cronicidad de estas enfermedades.

El abordaje de las alteraciones cromosómicas requiere un enfoque interdisciplinario para la evaluación continua y el seguimiento de las complicaciones asociadas y trastornos adquiridos, debido a que el conocimiento de estas complicaciones es de interés científico para los profesionales de la salud que tratan a estos pacientes.

Por consiguiente, es importante un diagnóstico precoz con el objetivo de establecer la mejor estrategia dirigida a minimizar los daños para la salud de los niños, porque el incremento de la mortalidad supone un grave e importante problema en estos casos.

Mitosis y ciclo celular

Es el tipo de división que se produce en células somáticas, dando como resultado células hijas similares a la célula madre, idénticas en forma, estructura y contenido genético. Si partimos del cigoto o huevo como célula somática que se forma en la parte más ancha de la tuba uterina, como consecuencia de la fecundación, podemos entender que con el restablecimiento del número diploide cromosómico (el gameto aporta un número haploide de 23 cromosomas), cada cromosoma estará constituido por una sola cromátida y que para iniciar la división celular se requiere que el material nuclear (cromosomas= DNA) tenga que replicarse. Con la replicación, cada cromosoma, que hasta ese momento estaba constituido por una sola cromátida, pasa a ser de dos cromátidas (fase S del ciclo celular) y continuar a una siguiente fase, la G2, en donde la célula se prepara para dividirse.

En la fase M del ciclo la célula se divide y aquí se puede identificar dos eventos de suma importancia en la genética clínica:

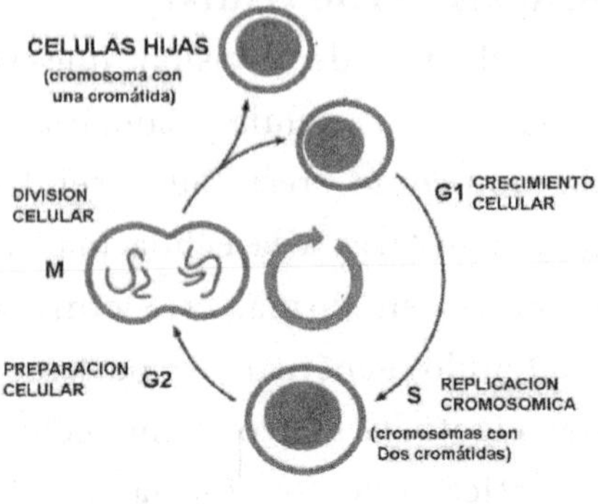

FIG 10-1 Modificado de B. Alberts, Biología Molecular de la Célula. Ed. Omega, 4ta ed. 2004. De acuerdo a Rudolf Virchoff, biólogo alemán, "las células sólo provienen de células". Las células existentes se dividen a través de una serie ordenada de pasos, en los que la célula aumenta su tamaño, el número de componentes intracelulares, duplica su material genético y finalmente se divide.

1. En la metafase de la mitosis se identifican a los cromosomas con toda claridad, son morfológicamente analizables, pudiendo definirse sus cromátidas y la posición de su centrómero, siendo factible el diagnóstico de aberraciones en el número o en la estructura de los mismos (fig. 10-1).
2. En anafase ocurre una división del centrómero a lo largo del cromosoma, desplazando a las cromátidas hacia polos opuestos, fenómeno que se conoce como "disyunción". La disyunción es un fenómeno normal en anafase de la división de una célula somática; la "no disyunción" es un fenómeno anormal que da como resultado células con menos cromosomas (monosomías) y células con más cromosomas (trisomías); ambas son conocidas como aneuploidia. "La no disyunción es el mecanismo de aberración cromosómica más frecuente" y explica por qué el recién nacido trae 45 o 47 cromosomas en vez de 46; en el Síndrome de Down, por ejemplo, la persona nace con tres cromosomas del número 21 producto de una no disyunción del cromosoma 21 durante anafase de la división celular. La mitosis termina con células hijas que han separado sus cromátidas y que, por lo tanto, si bien es cierto que contienen 46 cromosomas, cada uno de éstos está constituido por una sola cromátida. A partir de aquí empieza un nuevo ciclo celular, las células se agrandan y fabrican nuevas proteínas (fase G1) y hay un periodo de restricción en donde la célula decide si debe o no seguir el ciclo celular, si la respuesta es sí entonces entra a la fase S o de síntesis y posteriormente a la G2 y la fase M.

Meiosis

Es el proceso de división que se lleva a efecto en las células germinales, se le conoce también como división de reducción o de maduración. En la meiosis cada célula germinal reduce a la mitad el número de cromosomas; de tal manera que cada gameto maduro va a contener un miembro de cada par de cromosomas; los gametos (espermatozoides y óvulos) formados así durante la meiosis, contienen por lo tanto 23 cromosomas. Un evento importante y trascendental en la meiosis es la variabilidad de caracteres, lo cual se da durante la primera división meiótica al intercambiar segmentos de cromátidas entre cromosomas homólogos procedentes de padre y madre (fig. 10-2).

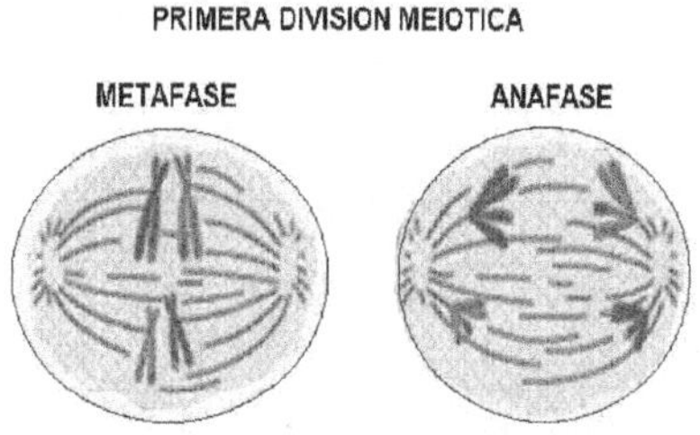

FIG 10-2 En la metafase los cromosomas homólogos ya presentan intercambiados segmentos de cromátidas hermanas y están dispuestos a lo largo del huso acromático. Durante anafase los cromosomas homólogos se desplazan hacia polos opuestos sin separar sus cromátidas (en anafase de la primera división meiótica "no se separan cromátidas" "se separan cromosomas"), resultando células con 23 cromosomas conservando cada uno sus dos cromátidas.

De hecho, por la complejidad que representa los eventos de la meiosis ésta se ha dividido para su estudio en primera y segunda división meiótica, pero es la primera división la que presenta tres eventos que no se observan en la segunda división:

1. Replicación cromosómica. Para que inicie la primera división meiótica, antes la célula germinativa debe de experimentar una replicación de su material genético; dado que las células tienen 46 cromosomas con una sola cromátida, después de la replicación continuarán siendo 46 cromosomas, pero cada uno con dos cromátidas.
2. Entrecruzamiento. En la profase de la primera división meiótica se presenta el intercambio de segmentos de cromátidas hermanas, favoreciendo que genes del padre, para determinados caracteres, pasen a cromosomas de la madre y viceversa, constituyendo la base de la variabilidad en la especie humana, y explicando la forma en

que los caracteres se transmiten de generación en generación; a este fenómeno se le conoce como intercambio de cromátidas hermanas o "entrecruzamiento".

3. Reducción del número diploide cromosómico. La primera división meiótica finaliza con la reducción del número diploide cromosómico. De 46 cromosomas (cada uno con sus dos cromátidas, incluyendo los cromosomas sexuales XX o XY) pasan a quedar 23, llamados también número haploide cromosómico, los cuales continuarán conservando sus dos cromátidas. Por eso se dice que la meiosis es una división reduccional.

GAMETOGÉNESIS

La gametogénesis es un proceso meiótico que tiene como objetivo producir células sexuales o gametos. Las células germinativas primordiales tienen su origen en la pared del saco vitelino cerca de la alantoides, y por migración celular se desplazan a través del mesenterio dorsal, hacia las gónadas en desarrollo (testículo u ovario) que representan los sitios de localización definitiva. Al llegar a las gónadas en desarrollo, las células germinativas primordiales se diferencian en espermatogonias en el varón y oogonios en la mujer. En el varón la gametogénesis (espermatogénesis) se inicia en la etapa de la pubertad, mientras que en la mujer la ovogénesis se lleva a cabo en el tercer mes de desarrollo fetal y queda suspendida en la profase (periodo de leptoteno) de la primera división meiótica, para luego reiniciarse entre los 10 y los 12 años de edad, que es cuando presenta su menarca (fig. 10-3).

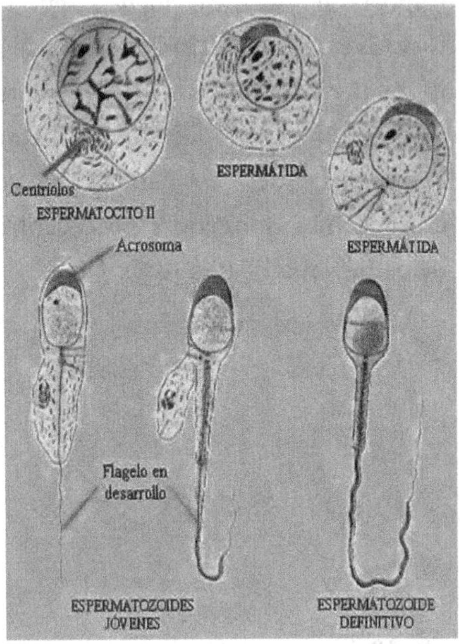

FIG 10-3 Espermatogénesis: de espermátide a espermatozoide definitivo.

Espermatogénesis

El tiempo que necesita una espermatogonia para transformarse en espermatozoide es de 65 días aproximadamente, y se considera que el número normal de espermatozoides es de 30 a 60 millones por centímetro cúbico de líquido seminal, teniendo una vida media de 72 hrs. o menos después de ser eyaculado. Cuando el varón alcanza la pubertad, las espermatogonias que se encontraban en los cordones sexuales (cordones macizos durante el desarrollo, pero en forma de túbulos en la pubertad), empiezan a experimentar divisiones sucesivas, siendo cada vez más diferenciadas hasta constituirse en espermatocitos primarios (células de 46 cromosomas de dos cromátidas cada uno). La primera división meiótica ocurre en estas últimas células y como resultado se forman los espermatocitos secundarios (dos células hijas conteniendo 23 cromosomas con dos cromátidas cada uno). En la segunda división meiótica, cada uno de los 23 cromosomas separa sus cromátidas, dando como resultado a las espermátides, células con número cromosómico haploide (23) pero de una sola cromátida. El paso siguiente es un proceso de transformación morfológica por medio del cual

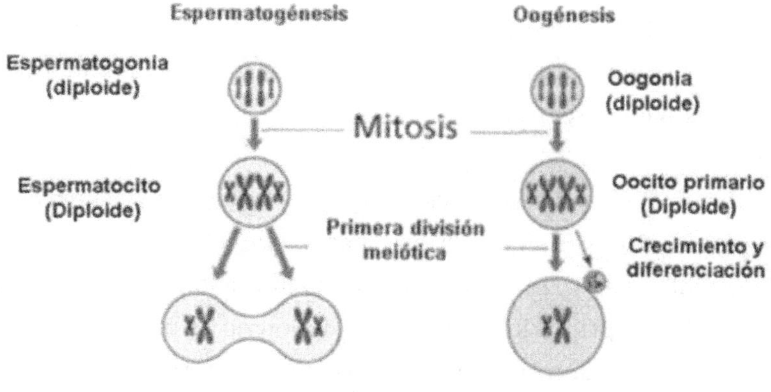

FIG 10-4 Tanto la espermatogénesis como la oogénesis finalizan la primera división meiótica con una división de reducción. De ser células con 46 cromosomas (con dos cromátidas cada cromosoma), terminan siendo células con 23 cromosomas (conservando sus dos cromátidas cada uno).

la espermátide se convierte en espermatozoide (fig. 10-4).

Tanto la espermatogénesis como la oogénesis finalizan la primera división meiótica con una división de reducción. De ser células con 46 cromosomas (con dos cromátidas cada cromosoma), terminan siendo células con 23 cromosomas (conservando sus dos cromátidas cada uno).

1) Durante 26 días la espermatogonia experimenta un período de crecimiento, para posteriormente transformarse en un espermatocito primario.

2) Con la primera división meiótica el espermatocito primario origina a dos espermatocitos secundarios.

3) Es durante la segunda división meiótica cuando los espermatocitos secundarios originan cuatro células haploides llamadas espermátides.

4) Las espermátides experimentan un proceso de diferenciación (espermiogénesis), y se convierten en espermatozoides. El paso de espermatocito primario hasta espermatozoide maduro se lleva 40 días aproximadamente.

En anafase, durante la segunda división meiótica, cada cromosoma separa su cromátida resultando células con número haploide cromosómico (23), mismo número de cromosomas que cuando finalizaron la primera división meiótica, nada más que con esta última división, cada célula (espermatozoide y óvulo) tiene cromosomas con una sola cromátida.

Ovogénesis

Alrededor del tercer mes de desarrollo, las ovogonias se multiplican y se diferencian hasta llegar a ser ovocitos primarios. Es hasta el séptimo mes en que los ovocitos primarios entran a la primera división meiótica, siendo en la profase, precisamente en el diploteno, en que los cromosomas se contactan entre sí e intercambian segmentos de cromátidas (entrecruzamiento), de manera que cuando una niña nace, las células sexuales solo han completado la profase de la primera división meiótica y así permanecen hasta que esos ovocitos alcancen su maduración. Se considera que el diploteno es una fase especial de las células germinales femeninas, porque los ovocitos detienen su maduración y pasan a un estado de latencia que puede durar años. Cuando la niña nace se considera que hay alrededor de 400 mil ovocitos, pero cuando ésta llega a la pubertad solo presenta cuatrocientos, por ello se considera que entre más edad tenga la mujer sus células sexuales serán más añosas y escasas, lo que pudiera contribuir para que se presenten fallas en la separación de cromátidas de un cromosoma (no disyunción), dando como resultado la formación de células con cromosomas de más o células con cromosomas de menos. El ovocito tiene una vida media de 24 horas, después de las cuales pierden su capacidad de ser fertilizado y se degenera.

1) En 7 días la ovogonia experimenta un proceso de crecimiento hasta transformarse en un ovocito primario.

2) Con la primera división meiótica el ovocito primario origina dos células, una grande llamada ovocito secundario y una pequeña, primer corpúsculo polar

3) Es durante la segunda división meiótica cuando, por una parte, el ovocito secundario forma dos células: óvulo y segundo corpúsculo polar, y, por otro lado, el primer corpúsculo polar se divide en dos células igual de pequeñas: Segundos corpúsculos polares (fig. 10-5).

Aspectos interesantes entre la espermatogénesis y la ovogénesis

1). La ovogénesis es un proceso que inicia en el desarrollo embrionario temprano (tercer mes del desarrollo intrauterino). La espermatogénesis hasta que el varón llega a la pubertad.

2) La ovogénesis finaliza con la producción de un solo gameto funcional, macroscópico e inmóvil y conteniendo siempre un cromosoma sexual X (sexo homogamético). La espermatogénesis finaliza con la producción de cuatro gametos funcionales, microscópicos y móviles, dos de ellos con cromosoma sexual X y dos con cromosoma sexual Y (sexo heterogamético).

3) Durante la formación de los espermatozoides se requiere de un proceso de diferenciación para obtener gametos funcionales. Esto no sucede en la ovogénesis.

MECANISMOS DE LAS ABERRACIONES CROMOSÓMICAS

La frecuencia de aberraciones cromosómicas en humanos varía dependiendo del material estudiado; así tenemos que en abortos espontáneos es del 50 al 60%, en mortinatos 5%, en recién nacidos vivos 0.63%, en personas con deficiencia mental 20% y en varones con infertilidad 6%

Alteraciones cromosómicas de tipo numéricas.

La no disyunción es el mecanismo de aberración cromosómica de tipo numérica más frecuente. Durante anafase ocurre la división longitudinal del centrómero y la separación de las cromátidas hermanas de cada uno de los 23 pares de cromosomas (disyunción), sin embargo, existe la posibilidad de que uno o más cromosomas no experimenten la disyunción, ocasionando que resulten células con cromosomas de más (trisomía) o de menos (monosomía), constituyendo aberraciones cromosómicas en el número conocidas como aneuploidia.

Alteraciones cromosómicas de tipo estructurales.

Los cromosomas presentan rompimientos y reordenamientos en su estructura. Estas rupturas son inducidas por algunos agentes como la radiación ionizante, algunas

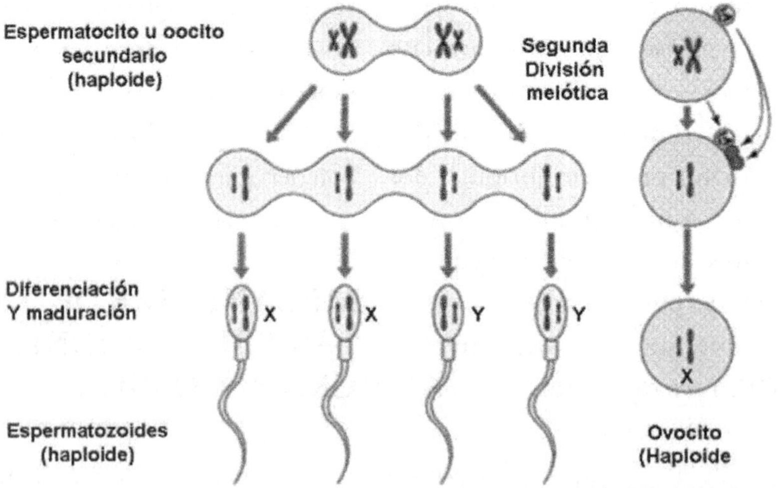

FIG 10-5 En anafase, durante la segunda división meiótica, cada cromosoma separa su cromátida resultando células con número haploide cromosómico (23), mismo número de cromosomas que cuando finalizaron la primera división meiótica, madamas que, con esta última división, cada célula (espermatozoide y óvulo) tiene cromosomas con una sola cromátida.

infecciones virales y productos químicos, entre otros. Las aberraciones estructurales que con mayor frecuencia se observan en el humano son: translocación, deleción, anillo, Isocromosomas. En la mayoría de los casos, las anormalidades cromosómicas presentan esporadicidad, es decir, con poco riesgo de reaparición en otros miembros de la familia; existen casos en los que hay predisposición cromosómica, como, por ejemplo, las translocaciones heredadas, en las cuales el individuo portador puede transmitirla a sus descendientes.

ESTUDIO DE LOS CROMOSOMAS HUMANOS

Los cromosomas presentan una forma y un tamaño característicos. Cada cromosoma tiene una constricción llamada centrómero, que le da la apariencia a cada cromosoma y que permite clasificarlos de acuerdo a la posición que ocupa ese centrómero a lo largo del cromosoma, además del tamaño de cada cromosoma y del patrón de bandas características.

Karl Wilhem Von Nágeli en 1842, observó por primera vez a los cromosomas visualizando el núcleo de células vegetales, pero fue Heinrich Wilhelm Gottfried, patólogo alemán, quien en el año 1888 definió y acuñó el término cromosoma, favoreciendo con ello el desarrollo y aplicación de técnicas citológicas como la tinción basada e anilinas, y permitió el estudio y la observación más detallada de los cromosomas. Walther Flemming, biólogo y fisiólogo alemán y uno de los fundadores de la citogenética, hizo uso de estas técnicas y descubrió que el material contenido en el núcleo era capaz de teñirse fuertemente otorgando visibilidad a la estructura que hoy conocemos como cromatina (forma en la que se presenta el DNA en el núcleo celular).

Todos estos acontecimientos se llevaron a cabo totalmente independiente a los postulados de Gregor Mendel, y no fue sino hasta que Erich von Tschermak, Carl Correns y Hugo de Vries, con sus estudios complementarios a las leyes de Mendel, en que los descubrimientos cromosómicos cobraron importancia, asociando los principios establecidos por Mendel y el comportamiento de los cromosomas, correlación que se llevó a cabo gracias a los diversos estudios que culminaron con el establecimiento de la teoría cromosómica de la herencia descrita de manera independiente por Walter Sutton y Theodor Boveri, la cual postula que los factores responsables de la herencia (genes) se encuentran en los cromosomas y que el comportamiento de los cromosomas durante la meiosis puede explicar las leyes de la herencia descritas por Mendel.

Thomas Hunt Morgan confirmó la Teoría cromosómica de la herencia al estudiar en la Drosophila melanogaster los cruces monohíbridos, concordando sus resultados con las leyes de Mendel y con la Teoría cromosómica de la herencia. Más tarde, Sutton y Boveri con sus experimentos permitieron el nacimiento de la Citogenética moderna y el inicio de la Genética.

Es así que, los primeros trabajos de citogenética humana datan de 1956 y se deben a Tjio y Levan que desarrollaron las técnicas de análisis cromosómico y determinaron que el número de cromosomas en la especie humana es de 46. Dos de estos cromosomas son los implicados en la determinación del sexo, siendo iguales en la mujer (XX) y diferentes en el hombre (XY), a los cuales se les llamó cromosomas sexuales o gonosomas, mientras que a los 22 pares restantes se les denominó autosomas.

En el congreso de citogenética de Denver (1960), se propuso ordenar los cromosomas de acuerdo con su longitud, numerando los pares del 1 al 23. Patau propuso subdividir los pares de cromosomas en grupos de la A a la G incluyendo en cada grupo aquellos pares más parecidos morfológicamente. Con la puesta en marcha de las técnicas de bandeo, en las conferencias de París de 1971 y 1975 se propuso numerar los cromosomas humanos por pares del 1 al 22, más dos cromosomas sexuales, manteniendo para los autosomas los grupos propuestos por Patau e identificados con letras mayúsculas de la A a la G; se mantiene también la ordenación por longitud decreciente dentro de cada grupo y se propone un grupo aparte para los cromosomas sexuales.

Esta aportación constituye un hito en la cronología de la historia de los cromosomas, lo que permitió sentar las bases de la Genética Clínica, posibilitando el establecimiento de relaciones entre las anomalías cromosómicas y la aparición de determinadas enfermedades.

Este acontecer apasionante se desarrolló durante el siglo XX, trayendo consigo: técnicas de citogenética molecular, técnicas de hibridación cromosómica in situ (FISH) o la Hibridación Genómica comparada (CGH); todas estas técnicas han permitido la observación detallada y precisa de los cromosomas y el esclarecimiento de diagnóstico de enfermedades causadas por anomalías cromosómicas, dejando evidencias acerca de la relevancia de los cromosomas para la vida.

Visto desde el microscopio y mediante tinciones especiales, los cromosomas tienen propiedades especiales:

- Todos los seres de una misma especie tienen el mismo número de cromosomas.
- Los cromosomas se replican durante la división celular y, una vez completada, recuperan el estado original.
- Los cromosomas de una célula difieren en tamaño y forma, y de cada tipo se encuentran dos ejemplares, de modo que el número de cromosomas es de 2N o diploide.
- Durante la formación de células sexuales (meiosis) el número de cromosomas se reducen a N. La fertilización del óvulo por el espermatozoide, restaura el número diploide (2N), de los cuales N proceden del padre y N de la madre.
- Además de los cromosomas usuales que forman pares, existen los cromosomas sexuales X e Y. La mujer es XX y el hombre XY.
- Los cromosomas se observan al microscopio durante la metafase, cuando el DNA se ha duplicado y la cromatina está muy condensada, formando las cromátidas. A partir de las fotografías obtenidas en esta fase, se crea el cariotipo, agrupando los cromosomas por pares.

Hoy en día prevalece que, en la especie humana, el número de cromosomas es de 23 pares. Del 1 al 22 son cromosomas idénticos en hombre y mujer por lo cual se les denomina autosomas, mientras que el par de cromosomas sexuales son la diferencia, a ellos se les llama gonosomas, y son el XX en la mujer y XY en el hombre. Durante la metafase, las dos hebras del DNA, ya duplicado, se encuentran unidas por el centrómero. El centrómero esta constituido por DNA, mientras que el cinetocoro es una proteína.

Estudio de los cromosoma humanos
1. Posición de su centrómero • Metacéntricos • Submetacéntricos • Acrocéntricos 2. Tamaño 3. Bandas cromosómicas

A los cromosomas se les estudia de acuerdo a tres características: posición de su centrómero, su tamaño y sus bandas cromosómicas.

1. Por la posición del centrómero

Según la posición del centrómero los cromosomas pueden ser: metacéntrico, cuando los dos brazos son aproximadamente iguales y el centrómero está en el centro, submetacéntrico, el centrómero está ligeramente desplazado hacia un lado dando dos brazos algo desiguales, acrocéntrico, son cromosomas en donde prácticamente no hay brazo corto, el centrómero está ubicado distalmente y son identificados en ellos estructuras parecidas a los palillos de tambor (fig. 10-6).

2. Por su tamaño

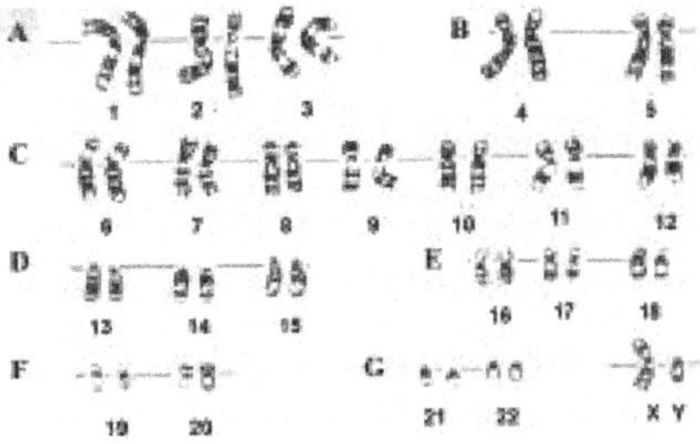

Figura 10-7. Por su tamaño los cromosomas se ordenan en grupos, del más grande al más pequeño, tomando en cuenta, también, la posición del centrómero.

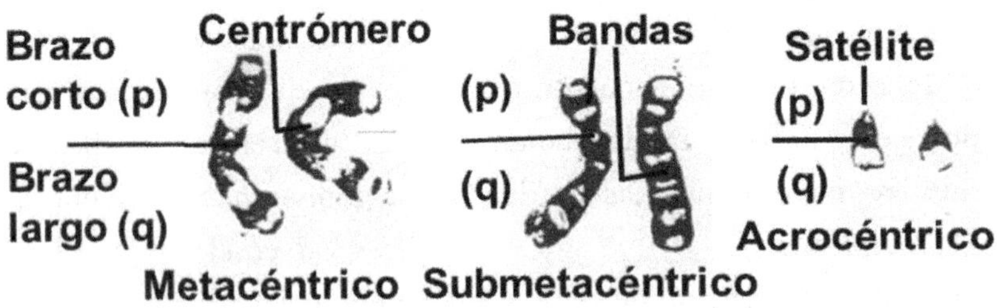

FIG 10-6 Clasificación de los cromosomas tomando en cuenta la posición del centrómero.

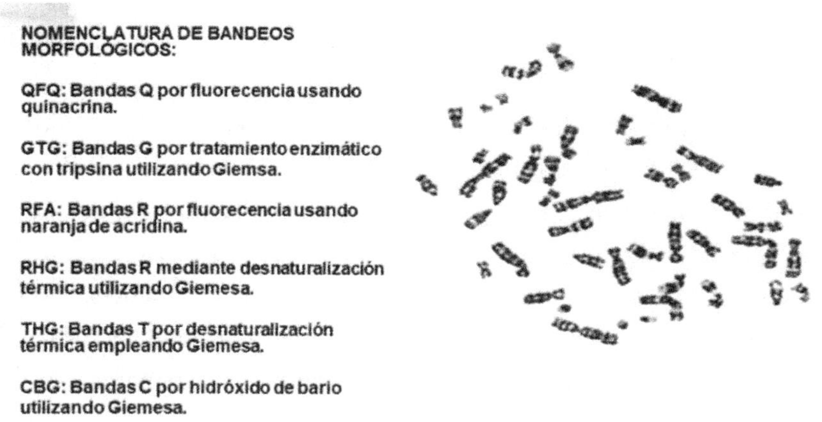

FIG 10-8 Tercer componente que favorece el estudio inequívoco de los cromosomas humanos.

Por su tamaño los cromosomas se ordenan del más grande al más pequeño y dentro de los de tamaño similar se distribuyen por grupos, tomando en cuenta la disposición del centrómero (metacéntrico, submetacéntrico y acrocéntrico). Los cromosomas sexuales se ubican en el grupo de cromosomas similares. En la especie humana, los cromosomas se ordenan en siete grupos identificados con las primeras letras mayúsculas del abecedario (fig. 10-7).

3. Por sus bandas

Las bandas cromosómicas son segmentos oscuros y claros que aparecen de forma transversal a lo largo de los cromosomas, observables cuando estos se tiñen con productos químicos y se observan bajo un microscopio. Las bandas son útiles para identificar y nombrar el sitio en que se encuentra un gen en un cromosoma y saber de una posible alteración (fig. 10-8).

Köhler había observado hace más de 100 años que los componentes nucleares eran capaces de fluorescer cuando eran iluminados con luz ultravioleta, pero el resultado era una fluorescencia uniforme de los cromosomas y, por ende, no informativa. Fue Caspersson quien innovó, uniendo un agente alquilante con un fluorocromo, logrando su intercalación con las guaninas del ADN cromosómico. Como se conocía que el número y tipo de bases del ADN variaba localmente a lo largo del cromosoma metafásico, Caspersson supuso que el empleo de dicho agente podría permitir la diferenciación de los segmentos cromosómicos ricos en bases guaninacitosina (GC) de los compuestos por adenina-timina (AT) aguardando la producción de áreas más o menos brillantes lo que podría contribuir, eventualmente, a una identificación más precisa de los cromosomas. A solicitud de Caspersson, el químico estadounidense E. Modest, sintetizó un nuevo compuesto, la mostaza de quinacrina y, para gran satisfacción de Caspersson y su grupo, después de teñir los cromosomas con este producto, observaron que los cromosomas presentaban segmentos fluorescentes (o bandas) los cuales brillaban con diversos grados de intensidad. El aspecto más interesante de este descubrimiento fue que los segmentos fluorescentes siempre aparecían localizados en forma característica en cada cromosoma, configurando patrones de bandeo específicos y permitiendo una precisa identificación de cada par cromosómico.

A partir de las contribuciones de Caspersson a la citogenética se dieron saltos sorprendentes con otras técnicas, lograndose la universalidad de su desarrollo en los laboratorios del mundo y bajando los costos de su realización. Es así que con los tres componentes descritos los cromosomas pueden ordenarse atendiendo una sistematización:

Grupo A: comprende los pares 1, 2 y 3 de cromosomas grandes, metacéntricos y submetacéntricos. El par 1 es el mayor de los metacéntricos, con un índice centromérico Ic = 48-49. Con las bandas C, el brazo largo presenta una serie de bandas oscuras distribuidas en toda su longitud; en el brazo corto tiene 2 bandas proximales (más próximas al centrómero) bien marcadas y la mitad distal (más alejadas del centrómero) de aspecto más claro. El par 2 es el submetacéntrico más grande, Ic = 38-40, por su tamaño es fácilmente identificable. El par 3, metacéntrico, es un 20% menor que el par 1; su índice centromérico es Ic = 45-46 y sus brazos se pueden distinguir poque el el corto tiene una banda doble muy marcada cerca del telómero, mientras que el brazo largo tiene dos bandas dobles aproximadamente en la misma posición.

Grupo B: comprende los pares 4 y 5 que son cromosomas grandes y claramente submetacéntricos. Tienen una morfología muy parecida (Ic = 24-30); el par 4 tiene un Ic más pequeño que el par 5. Es necesario el bandeo G, Q o R para su clasificación por pares. El bandeo G muestra en el brazo largo del cromosoma 4 cuatro grupos de bandas dobles casi regularmente distribuidas; por su parte, el brazo largo del cromosoma 5, con idéntico tratamiento muestra también cuatro grupos de bandas muy marcadas, pero irregularmente distribuidas, con los dos grupos centrales próximos entre sí y dejando zonas claras entre ellos y los grupos de bandas centromérico y telomérico (estos dos grupos son además mucho más tenues que los dos grupos centrales).

Grupo C: está formado por los pares del 6 al 12, son cromosomas submetacéntricos de tamaño mediano y su Ic está entre 27 y 35. El par 6 tiene un brazo largo con varias bandas oscuras regularmente distribuidas y un brazo corto muy característico con una zona muy clara entre dos bandas oscuras casi en los extremos. El par 7 tiene en el brazo largo 2 bandas oscuras y una distal más tenue; en el brazo corto presenta una banda oscura en el extremo telomérico. El par 8 tiene dos bandas oscuras en el brazo largo, la más distal es más marcada y el aspecto general del brazo es oscuro. El par 9 tiene una banda oscura en su mitad del brazo corto, y con bandeo C muestra una banda de heterocromatina constitutiva en la zona proximal del brazo largo, al lado del centrómero, para la que existe polimorfismo; esta heterocromatina hace que la zona proximal del brazo sea estrecha. El brazo largo tiene dos bandas oscuras regularmente separadas entre sí. El par 10 tiene una morfología bastante peculiar, con un ensanchamiento del brazo largo justo al lado del centrómero y coincidiendo con una banda oscura (tres bandas oscuras en el brazo largo). Los pares 11 y 12 son de morfología muy similar. Se diferencian principalmente en: Índice centromérico mayor en par 11 que en 12; banda doble del brazo largo más distal en 11 que en 12.

Grupo D: pares 13, 14 y 15, son los mayores de los acrocéntricos, todos con satélite cuyo tamaño puede ser variable, y sus Ic son los más bajos del cariotipo (aproximadamente 15). Se pueden diferenciar por el patrón de bandas G del brazo largo; el 13 tiene dos bandas muy marcadas en la mitad distal, el 14 una proximal y otra distal y el 15 dos en la mitad proximal si bien sólo suele verse bien la más distal.

Grupo E: pares 16, 17 y 18, son cromosomas metacéntricos o submetacéntricos relativamente cortos. El par 16 (Ic=40) tiene una banda de heterocromatina constitutiva en el brazo largo, al lado del centrómero cuyo tamaño puede variar. El par 17, más submetacéntrico que el anterior (Ic=31), tiene en el brazo largo una banda doble en posición distal. El par 18, más submetacéntrico todavía (Ic=26), tiene una banda proximal y una distal en el brazo largo.

Grupo F: pares 19 y 20 son los más pequeños de los metacéntricos, con Ic entre 36 y 46. También son llamados cruces por el aspecto que presentan en metafases avanzadas. El par 19 es de aspecto general más claro que el 20 y presenta una banda centromérica muy intensa. El par 20 es de aspecto más oscuro y presenta en el brazo corto una banda oscura.

Grupo G: pares 21 y 22 son los más pequeños de los acrocéntricos, con Ic entre 13 y 33. Esta variación tan amplia se debe al polimorfismo que pueden presentar para el tamaño de los satélites. Por razones históricas se clasifican en este orden, aunque el par 22 es ligeramente mayor que el 21. El par 21 tiene una fuerte banda ligeramente separada del centrómero en el brazo largo. El par 22 tiene una pequeña banda oscura prácticamente pegada al centrómero.

Cromosomas sexuales: el cromosoma X es submetacéntrico mediano, con silueta similar a la de los primeros pares del grupo C. Tiene una banda muy marcada en la mitad del brazo corto y otra también intensa aproximadamente en mitad proximal del brazo largo. El cromosoma Y es ligeramente más largo que los cromosomas del grupo G, aunque no siempre, siendo fácil su identificación por el paralelismo que suelen presentar las cromátidas del brazo largo, dándole un aspecto más estrecho que el resto de los cromosomas. Es acrocéntrico, su Ic varía entre 0 y 26 y tiene un segmento de heterocromatina constitutiva de tamaño variable en el extremo telomérico del brazo largo.

Las fórmulas cromosómicas comienzan siempre indicando el número total de cromosomas que posee el individuo seguido de una coma y la especificación expresa de los cromosomas sexuales que no tengan anomalías estructurales. Un varón normal será 46, XY. También se suele escribir: 46, XY varón normal. Una mujer normal será 46, XX.

Anomalías numéricas de los cromosomas

La aneuploidia cromosómica implica que la persona tiene un cromosoma de más o de menos. Cuando sobra un cromosoma hay una trisomía, y cuando falta un cromosoma hay una monosomía, de manera que, las aneuploidías pueden ser monosómicas o trisómicas. La no disyunción es el mecanismo de aberración cromosómico más frecuente de aneuploidías. La no disyunción significa que, durante anafase de la meiosis, en donde los cromosomas dividen su centrómero de manera longitudinal, ocurre una falla en la división de ese cromosoma y permanece con sus dos cromátidas, en lugar de una cromátida, de ahí que la célula hija resultante tenga un cromosoma de más o un cromosoma de menos.

Las euploidias son complementos del número haploide cromosómico (n= 23), pudiendo encontrar células con tres, cuatro, cinco veces el número haploide cromosómico, observándose cariotipos con 69 o 92 cromosomas,

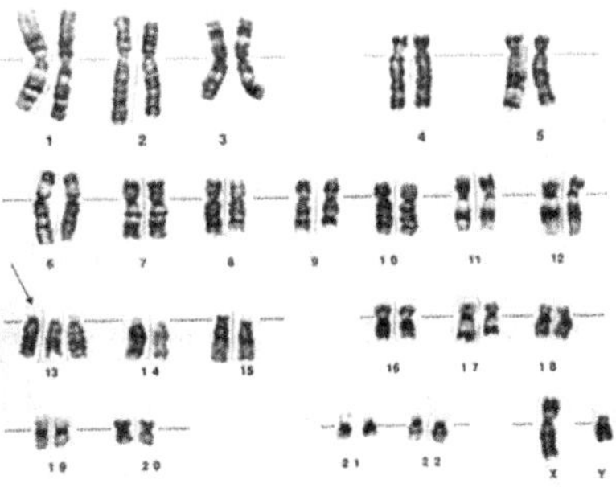

FIG 10-9 Aneuploidia tipo trisomía, 47, XY +13

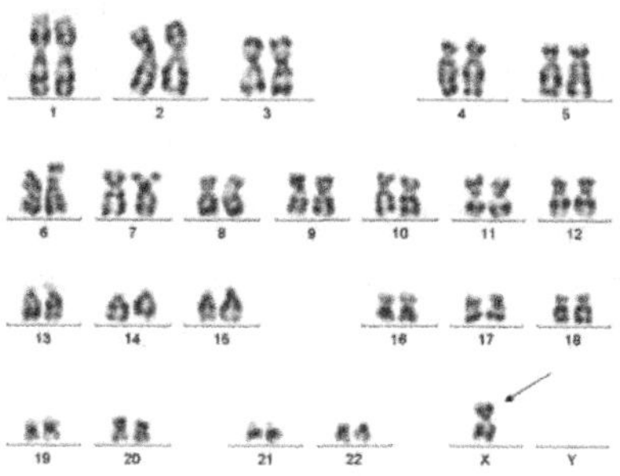

FIG 10-10 Aneuploidia tipo monosomía, 46, X

determinándose las triploidías o tetraploidías (fig. 10-9 a 10-10).

Alteraciones numéricas
Euploidias (múltiplo de 23 cromosomas): • Triploidías (69 cromosomas) • Tetraploidías (92 cromosomas) Aneuploidías (no disyunción): • Monosomías (falta un cromosoma) • Trisomías (sobra un cromosoma)

Anomalías estructurales de los cromosomas

Las personas que tienen alterada la información genética por pérdida, ganancia o cambio de posición de segmentos cromosómicos, se dice que tienen anomalías estructurales en sus cromosomas. Para establecer las fórmulas cromosómicas de los individuos portadores de anomalías estructurales es fundamental disponer de marcas a lo largo de los cromosomas (fig. 10-11).

Los cromosomas se encuentran divididos por el centrómero en brazo corto y largo (p y q). Cada brazo para su estudio se divide en regiones (primer número después de p o q) y las regiones en bandas (las de referencia son las G, tanto claras como oscuras, y son el segundo número después del indicativo del brazo). El centrómero va a ser en toda la nomenclatura el punto de referencia; las regiones se numeran desde centrómero a telómero tanto en brazo corto como en brazo largo (la región 1 será siempre la más cercana al centrómero y el número más alto la más cercana al telómero); para el segundo número (bandas) las más próximas al centrómero tendrán numeración más baja; las sub-bandas siguen la misma pauta. La división entre regiones (primer número) se dibuja siempre en mitad de una banda; esa banda se denominará como la primera banda del segmento de número mayor, aunque en la representación parezca que su mitad proximal (la más cercana al centrómero) pertenece a otra región.

Esta nomenclatura permite enumerar todas las bandas G de los cromosomas bien espiralizados o en profase tardía, pero en los casos de células en profase temprana (con menor espiralización que pone de manifiesto la existencia de sub-bandas dentro de las bandas de profase tardía) es obligado añadir un nuevo número que, con la misma ordenación de los anteriores y separados de éstos por un punto, indicará la banda de profase temprana dentro de la zona-banda de profase tardía.

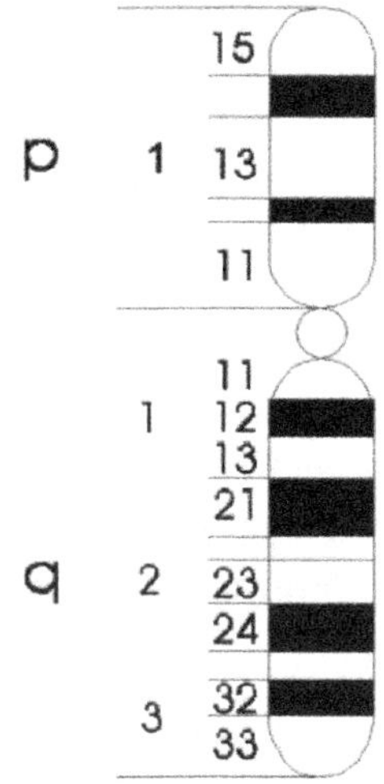

FIG 10-11 Configuración en la nomenclatura de un cromosoma.

Deleción (del). Es el cambio estructural que tiene como resultado la pérdida de un segmento de cromosoma y de la información genética que en él se contiene. Las deleciones pueden ser de dos tipos: terminal, si la pérdida es de un segmento que incluya un telómero, e intersticial, si la pérdida es de un segmento no terminal, es decir, que no incluya al telómero.

Anillo (r). Consiste en la pérdida de dos segmentos cromosómicos que incluyen ambos telómeros, formándose un cromosoma circular. Es una doble deleción terminal con circularización del cromosoma.

Duplicación (dup). Es la repetición o duplicación de una sección del cromosoma. Esta puede ser: duplicación en tándem cuando el segmento duplicado se encuentra adyacente con el original y duplicación desplazada cuando el segmento duplicado no está adyacente con el original.

Inversión (inv). Se produce por el cambio de sentido de un segmento cromosómico dentro del propio cromosoma. Las inversiones se clasifican en atención a que incluyan o no al centrómero; las que lo incluyen se llaman pericéntricas y las que no lo incluyen y se localizan en un solo brazo cromosómico se denominan paracéntricas. Aunque el comportamiento genético de ambas clases es distinto, en su formulación no se establecen diferencias entre ellas ya que la localización de los puntos de inversión permite determinar claramente el tipo de que se trata.

Cromosoma recombinante (rec). Cromosoma con nueva ordenación y contenidos de segmentos, producido por recombinación meiótica en heterocigotos para una inversión o un desplazamiento dentro del cromosoma (inserción). Sólo se considera cromosoma recombinante (rec) si la anomalía parental (inversión o inserción) ha sido identificada; en caso contrario se describirá como derivado (der) cuya formulación se verá más adelante.

Inserción (ins). Desplazamiento de un segmento, dentro del mismo cromosoma o de un cromosoma (donante) a otro (receptor). Lo que mayormente ocurre son las inserciones entre cromosomas no homólogos., lo que constituye una translocación intercromosómica no recíproca.

Translocación (t). Suponen el cambio de lugar de uno o dos segmentos cromosómicos. Pueden ser de dos tipos: balanceadas cuando en el intercambio no se pierde ni se gana material genético, entonces la persona será aparentemente normal. Estos son los llamados portadores de translocaciones balanceadas. Por el contrario, cuando existe pérdida o ganancia de información o material genético, la translocación es no balanceada o desbalanceada. Las translocaciones balanceadas no tienen repercusiones en el fenotipo de los individuos portadores, aunque algunos pueden tener problemas reproductivos, como fertilidad reducida. La importancia de ser portador de una translocación balanceada es que, aunque el individuo sea sano, los ovocitos o espermatozoides pueden tener un desequilibrio cromosómico y, como consecuencia, el embrión o embarazo resultante, heredarán este desequilibrio. La mayoría de las translocaciones desbalanceadas son de novo, aunque algunos pueden ser heredados de padres portadores de anomalías balanceadas. Algunos portadores de estas anomalías desequilibradas, que son compatibles con la vida, son producto de segregaciones anómalas en la meiosis de padres portadores balanceados.

La translocación robertsoniana es una translocación recíproca entre dos cromosomas acrocéntricos y puntos de translocación pericentroméricos, de tal suerte que los dos brazos cortos quedan juntos y los dos largos también, teniendo como consecuencia la pérdida sistemática e inmediata de los brazos cortos; el número de cromosomas del individuo quedaría reducido a 45 si no se le suman otras anomalías. El individuo con 45 cromosomas tendrá un fenotipo normal

Robertson propuso que los puntos de rotura de la translocación eran p10 y q10 resultando una translocación simétrica con pérdida inmediata del cromosoma pequeño portador de los brazos cortos. Sybenga propuso que los puntos de rotura eran p10 en ambos cromosomas resultando una translocación asimétrica (los dos brazos cortos sin centrómero se perderían inmediatamente y los dos centrómeros con los brazos largos se unirían formando una unidad funcional; esta propuesta parece que se encuentra más frecuentemente).

Cromosoma derivado (der). Cromosoma con reordenamientos que implican a dos o más cromosomas o con múltiples anomalías cromosómicas (en un solo cromosoma).

Isocromosoma (i). Cromosoma con brazos homólogos (los brazos son imágenes especulares). La formación de los Isocromosomas puede ser por procesos diferentes, desde una translocación robertsoniana entre cromosomas homólogos, hasta una subdivisión; en todo caso el punto de rotura y reunión, el centrómero, se formulará q10 o p10 dependiendo de que se trate de un Isocromosoma de brazo largo o brazo corto respectivamente.

Punto frágil (fra). Situación de un punto cromosómico, banda, subbanda o secuencia por la que el cromosoma tiende a fracturarse en condiciones de cultivo normales o especiales.

Adición de material de origen desconocido (add). Identificación de material de origen desconocido.

Cromosoma marcador (mar). Cromosoma autónomo, muy pequeño, con centrómero y aparentemente funcional, que no se puede identificar en ninguna de sus partes.

TÉCNICA DEL CARIOTIPO HUMANO.

Los pasos para realizar el estudio de los cromosomas humanos mediante técnicas convencionales son los siguientes:

1. Obtención de la muestra: se realiza exclusivamente de tejidos vivos que contengan células con núcleo. Principalmente se emplean linfocitos de sangre periférica por su fácil accesibilidad. La jeringa deberá haber sido bañada su pared con heparina para evitar la coagulación de la sangre (fig. 10-12).

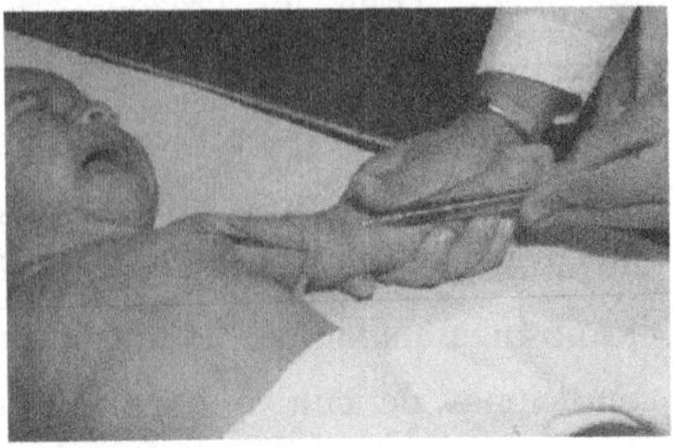

FIG 10-12 Se extrae 1 cm de sangre periférica, dado a que en realidad solo se utiliza de 8 a 10 gotas de sangre para realizar el cultivo.

2. Siembra: en frasco esterilizado y en un ambiente estéril se procede a la siembra de la muestra. En el frasco estéril se coloca el medio de cultivo especial, enriquecido con suero fetal de bovino, antibiótico y mitógenos, así como también se agrega las 10 gotas de sangre periférica extraída del paciente. Con estos componentes se busca estimular el crecimiento celular y la división de las mismas (fig. 10-13).

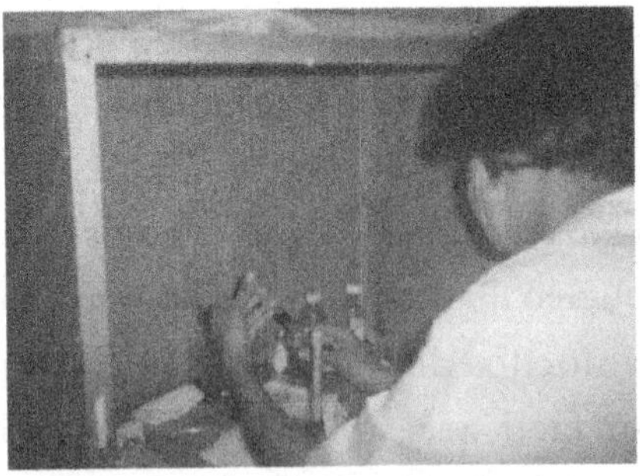

FIG 10-13 La campana de siembra que se observa, con la implementación de un mechero, fue diseñada por el personal de mantenimiento del hospital del Niño, supliendo la función de la campana de flujo laminar que se utiliza en la mayoría de los laboratorios del mundo.

3. Incubación: una vez realizada la siembra, los frascos se cierran muy bien y se pasan a una estufa, la cual mantiene una temperatura regulada a 38 grados centígrados con una atmosfera de CO_2 al 5%, dándole seguimiento a lo largo de 72 horas (fig. 10-14).

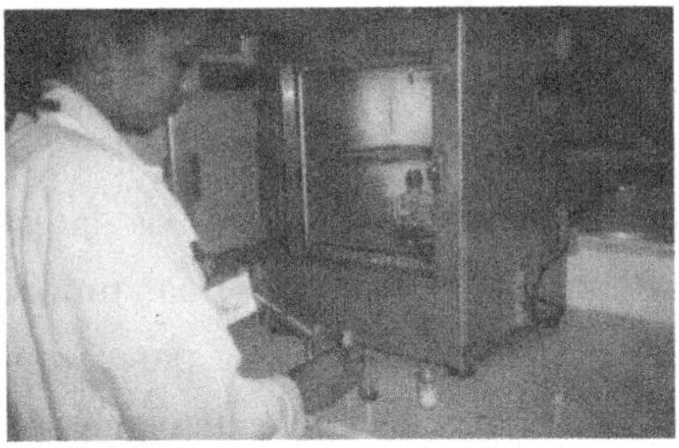

FIG 10-14 En el laboratorio donde nos encontramos, se siembran dos frascos por paciente, ya que si ocurriera la contaminación o la falta de crecimiento celular en uno de ellos tendremos la alternativa del otro frasco.

4. Cosecha: una hora antes de cumplir 72 horas de incubación sacamos los frascos, y de regreso a la campana estéril, le agregamos colchicina con el objetivo de parar la mitosis, precisamente en metafase. Cerramos nuevamente los frascos y los metemos nuevamente a la estufa que está regulada a temperatura de 38 grados centígrados, para que

concluyan ahí las 72 horas (fig.10-15).

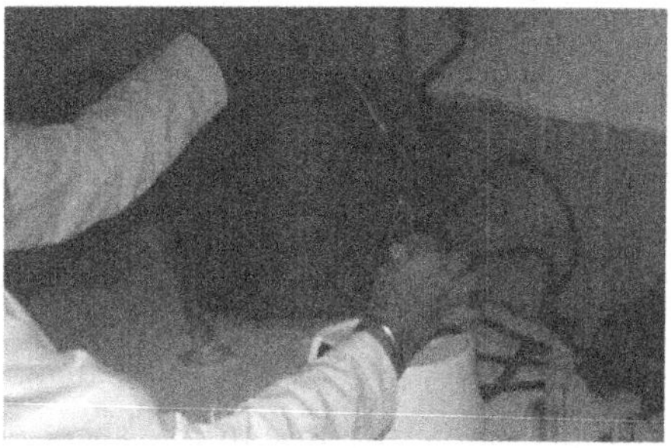

FIG 10-15 Se busca detener la mitosis precisamente en la metafase, porque es en esta fase en donde los cromosomas se observan bien diferenciados, grandes, con sus dos cromátidas y su centrómero. Es en esta fase donde se estudian a los cromosomas humanos.

5. Preparado de laminillas: al cumplir las 72 horas, los frascos se retiran de la estufa de incubación. El material de cada frasco se pasa a tubos especiales para el centrifugado; al centrifugarse el material, se retira el sobrenadante (suero sanguíneo y medio de cultivo) y se le agrega solución hipotónica de cloruro de potasio para romper las membranas celulares y así finalizar el paso de la cosecha. Se hacen lavados sucesivos del material con una solución de Carnoy (metanol y ácido acético), conocida como fijador, hasta la obtención de un botón celular blanco. El botón se suspende en la misma solución fijadora de metanol y ácido acético y se procede a gotear en un portaobjetos (a unos cuantos centímetros de altura), esto es con el objetivo de "reventar" las células y obtener los cromosomas (fig. 10-16).

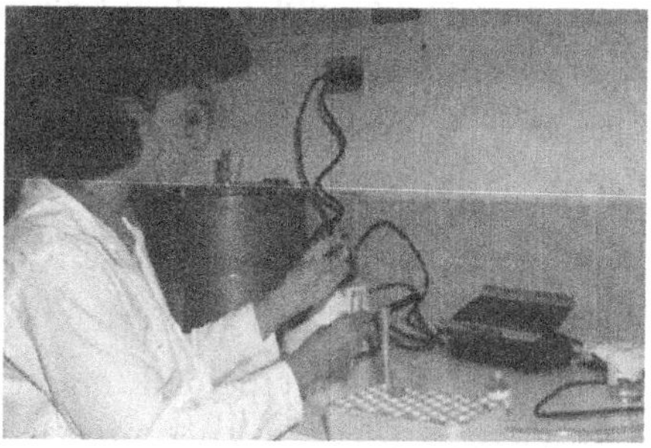

FIG 10-16 Con la solución hipotónica de cloruro de potasio dejamos reposar la muestra durante 30 minutos, para posteriormente pasar a los lavados sucesivos del material, mediante el agregado de solución de Carnoy (metanol y ácido acético) y centrifugado.

6. Tinción: existen muchos tipos de tinciones para observar los cromosomas. La de mayor uso es la tinción con colorante Giemsa, se conoce como técnica de bandas GTG. Se expone la muestra del portaobjetos a la Tripsina, con el objetivo de desnaturalizar algunas de las proteínas constitutivas de los cromosomas, para después, teñirlas con dos colorantes, Giemsa y Wrigth. El empleo de los dos colorantes mejora la calidad del resultado, puesto que facilita el análisis al

microscopio creando un contraste de color en las bandas que se formaron al emplear la tripsina. Con estas bandas podemos distinguir las características de un cromosoma y determinar si es normal o presenta alguna anomalía estructural. Otras técnicas de tinción, como bandas NOR, ICH, bandas Q, bandas R, técnicas para teñir centrómero y heterocromatina, son utilizadas de acuerdo a la especificidad que el citogenetista esté buscando (fig. 10-17).

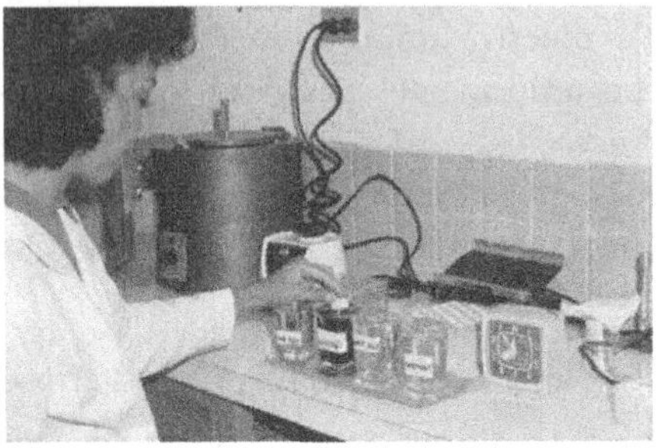

FIG 10-17 Se expone la laminilla a la tripsina buscando desnaturalizar las proteínas de los cromosomas, para después teñir el material con colorante Giemsa.

8. **Lectura**: el último paso consiste en observar por lo menos 20 metafases y formar un cariotipo o cariograma, en donde se acomodan los cromosomas por grupos, según el tamaño y la localización del centrómero.

En el pasado el armado de un cariotipo era algo laborioso en el que se requería una mayor dosis de tiempo y de paciencia, ya que implicaba imprimir las microfotografías tomadas a las células metafásicas, a través del microscopio, para luego recortar los cromosomas uno por uno y hacer el ordenado de los mismos.

En el laboratorio de genética del Hospital Regional de Alta Especialidad del Niño "Dr. Rodolfo Nieto Padrón" nos tocó la etapa laboriosa de armar los cariotipos de los niños en estudio. En el hospital había un encargado de fotografía (Don Julio Javier Bedolla Rivera) para las necesidades de imagen de todos los servicios. La consulta externa de genética fue una de las que utilizaba de manera frecuente este servicio, para ir haciendo un archivo clínico de imágenes que hoy, en su mayoría, se muestra en esta obra. En el laboratorio de citogenética, a través de uno de los oculares del microscopio, se tomaba fotografía a la metafase que habíamos elegido como óptima para el estudio; don Julio las revelaba y las imprimía y nos entregaba los cariotipos impresos en papel. Nos correspondía recortar los cromosomas y pegarlos en un formato específico, de acuerdo a la posición del centrómero, su tamaño y las bandas cromosómicas (fig. 10-18 a 10- 21).

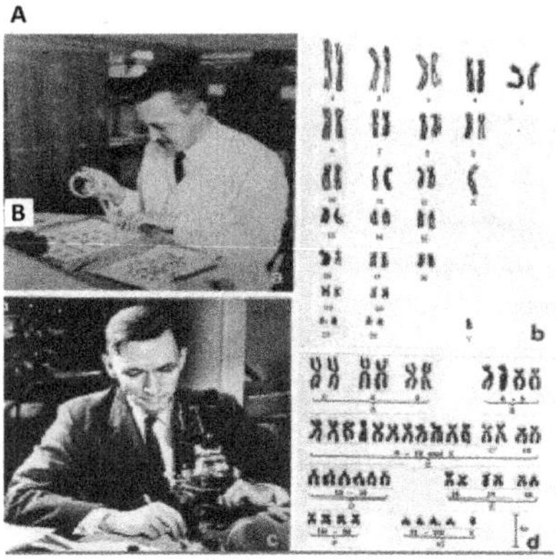

FIG 10-18 Los dos grandes maestros fundadores de la citogenética humana: **A**, Jerome Lejeune construyendo un cariotipo humano en su laboratorio de París (abril de 1966). **B**, Klaus Patau, observando cromosomas en el Laboratorio de Genética de Madison (circa 1961).

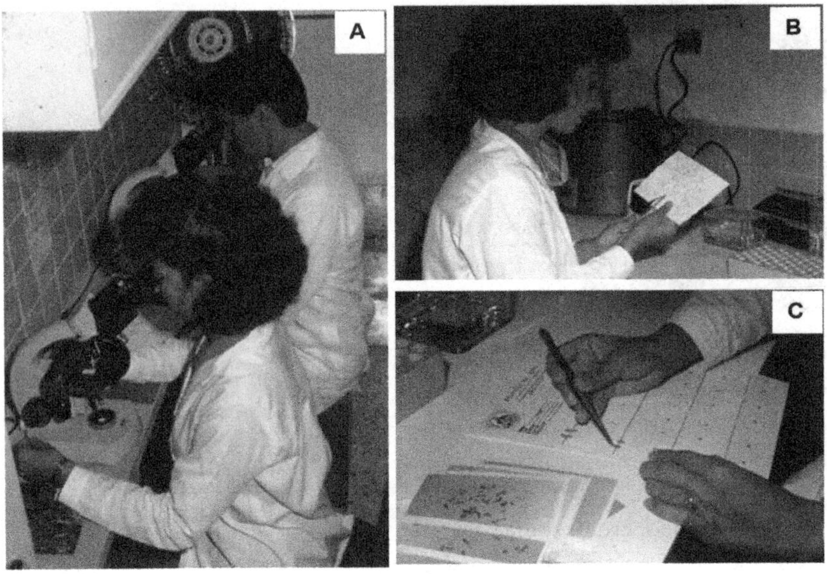

FIG 10-19 En el Hospital Regional de Alta Especialidad del Niño "Dr. Rodolfo Nieto Padrón", se inició con la aventura de la citogenética humana en marzo de 1986: **A**, en un pequeño espacio del vestidor de un área de quirófano, ahí nos organizamos y empezamos a realizar nuestros primeros cultivos de linfocitos y a observar los cromosomas de niños tabasqueños. **B**, los cromosomas se observaban y analizaban a través del microscopio, se seleccionaba la metafase, se fotografiaban, se revelaba y se imprimía. **C**, se recortaban y se ordenaban.

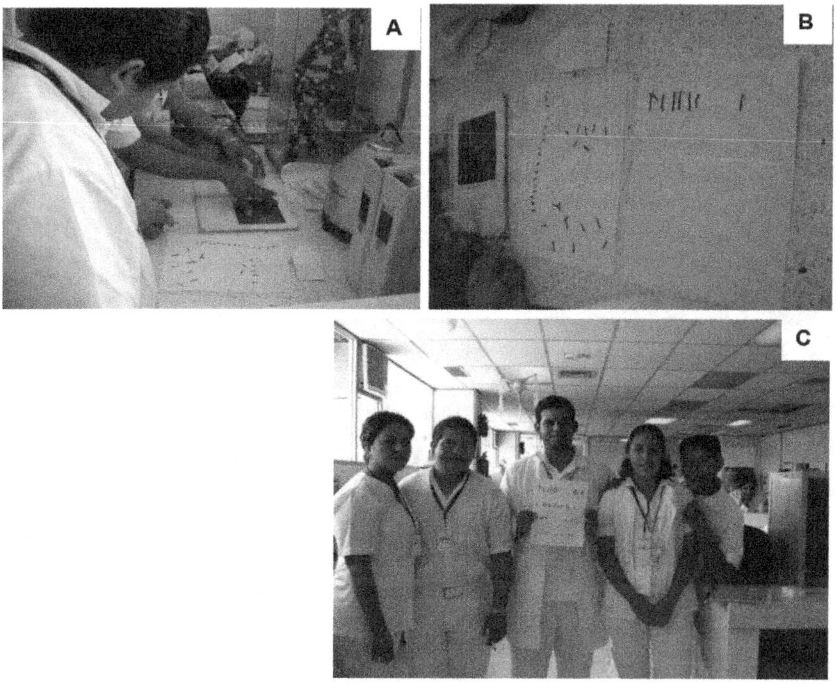

FIG 10-20 A, el desarrollo de la citogenética en Tabasco, México, no solo ha sido asistencial, también ha ido de la mano con el proyecto de formación de los profesionales de la salud en licenciatura y posgrado. **B**, la enseñanza de la citogenética humana ha evolucionado en su concepción y su aplicación, y los alumnos son testigos activos de ese acontecer. **C**, un grupo de jóvenes de la Licenciatura de Medicina mostrando un trabajo terminal.

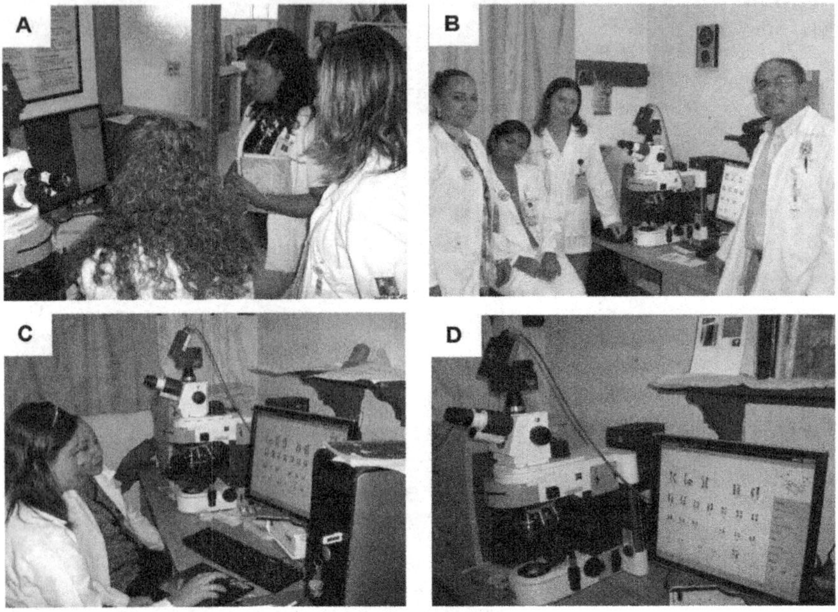

FIG 10-21 A partir del año 2003 la "Fundación Río Arronte" hizo una donación de dos equipos con software de un programa de ikaros, lo cual ha permitido mejorar nuestra actividad como centro regional de referencia en citogenética humana. **A**, el equipo del laboratorio de citogenética analizando un caso. **B**, en el área de trabajo de análisis de los casos. **C**, ordenando a los cromosomas por su tamaño y posición del centrómero. **D**, cariotipo terminado.

Bibliografía

Salamanca F. Citogenética humana. México: Ed. Panamericana; 1990.

Barch MJ, Knutsen T, Spurbeck JL. The AGT cytogenetics laboratory manual. 3o. ed. Philadelphia: Ed. Lippincott-Raven; 1997.

Ega C V, Viñas P CI., Lantigua CA, del Monte SE. Defectos cromosómicos y fallas reproductivas: Un estudio en 452 pacientes. Rev Cubana Obstet Ginecol [Internet]. 1999 Abr [citado 2020 Abr 13]; 25(1): 19-23. Disponible en: http://scielo.sld.cu/scielo.php?script=sci_arttext&pid=S0138-600X1999000100004&lng=es.

Johnson AD, Drum M, Bachvarova RF, Masi T, White ME, Crother BI. Evolution of predetermined germ cells in vertebrate embryos: implications for macroevolution. Evol Dev 2000; 5(4): 414-31.

Shaffer LG, Tommerup N. ISCN (2005): An International System for Human Cytogenetic Nomenclature. New York: S. Karger, Basel; 2005.

Gómez VL, Morales HA, Zagal RG. Análisis cromosómico en personas con fallas reproductivas. Salud Tab 2007; 13(1): 573-576.

Beisson J. Preformed cell structure and cell heredity. Prion 2008; 2(1):1-8.

d'Erfurth I, Jolivet S. Turning meiosis into mitosis. PLoS Biol 2009; 7(6): 100-24.

Castillo TS, Fuentes SAM, Paulos MAl, de la Rosa RE. Estudio cromosómico en abortos espontáneos. Rev. chil. obstet. ginecol. [Internet]. 2014 [citado 2020 Abr 13]; 79(1): 40-46. Disponible en: https://scielo.conicyt.cl/scielo.php?script=sci_arttext&pid=S0717-75262014000100007&lng=es. http://dx.doi.org/10.4067/S0717-75262014000100007.

Gimeno MS, Cavero CC, López MA. Anomalías cromosómicas: la experiencia del Registro de Anomalías Congénitas de la Comunitat Valenciana. Anales de Pediatría 2016; 84(4): 203-210.

Díaz VJP, Vidal HB, Pérez PA. Detección de translocaciones cromosómicas mediante diagnóstico citogenético. Cienfuegos, 2006-2016. Medisur [revista en Internet]. 2017 [citado 2020 Abr 15]; 16(1): [aprox. 5 p.]. Disponible en: http://medisur.sld.cu/index.php/medisur/article/view/3530

Besante AI. Historia de los cromosomas. Colaboradores Genotipia 2019. Disponible en: https://genotipia.com/historia-de-los-cromosomas/

EcuRed contributors. Cromosoma 2019; 19: 23. Disponible: https://www.ecured.cu/index.hp?title=Cromosoma&oldid=3486859

Capitulo 11

ENFERMEDADES CROMOSÓMICAS

ENFERMEDADES POR ALTERACIONES NUMÉRICAS DE AUTOSOMAS Y CROMOSOMAS SEXUALES.

SÍNDROME DE TRISOMÍA 9

Introducción

La trisomía del cromosoma 9 presenta como datos clínicos la microcefalia, anoftalmia, micrognatia, alteraciones osteoarticulares y viscerales. El primer caso de trisomía 9 regular fue reportado en 1973 por Feingold Murray y Atkins Leonard, los cuales enfatizaron como datos clínicos fundamentales el aplanamiento del puente nasal, pliegue epicantal, micrognatia e implantación baja de los pabellones auriculares.

Manifestaciones clínicas

Fenotípicamente se puede documentar la microcefalia con dolicocefalia. La anoftalmia es frecuente, pero es posible hallar que los ojos estén hundidos en sus órbitas; retromicrognatia, paladar alto y ojival, así como también los pabellones auriculares de implantación baja; suele haber luxación de cadera, de rodillas o de codos y deformidades de columna vertebral. La criptorquidia, hipoplasia escrotal y el micro pene son datos clínicos constantes.

Alteraciones como el linfoma de células B, CA de vejiga, anomalía de Peter, anomalía de Dandy Walker, entre otros, han sido reportados asociados a trisomía 9. Aproximadamente la mitad de los casos son trisomía 9 regular y la otra mitad presentan mosaicismo.

Etiología

Trisomía del cromosoma 9. Se sabe que la mayoría de los niños con esta trisomía, fallecen en los dos o cuatro primeros meses de la vida por infecciones respiratorias, sin embargo, en la institución donde laboran los autores se lleva el seguimiento de un muchacho de 17 años de vida con trisomía 9 regular, pero con retraso mental profundo. Otro caso del sexo femenino ya rebasó los 6 meses de vida, presentando instalación lenta de sus logros psicomotores.

Tratamiento

Para el paciente: manejo interdisciplinario de las complicaciones asociadas.
Para la familia: asesoramiento genético.

Bibliografía

Murrar F, Atkins L. A case of trisomy 9. J Med Genet 1973; 10(2):184-7.

Rodríguez S, Monjagata N, Ascurra M. Trisomía parcial del cromosoma 9. Reporte de un caso. Mem Inst Investig Cienc Salud 2005; 3 (1): 71-73.

Tonni G, Lituania M, Chitayat D. Complete trisomy 9 with unusual phenotypic associations: Dandy-Walker malformation, cleft lip and cleft palate, cardiovascular abnormalities. Taiwan J Obstet Gynecol. 2014; 53(4):592-7.

Ma J, Cram DS, Zhang J. Birth of a child with trisomy 9 mosaicism syndrome associated with paternal isodisomy 9: case of a positive noninvasive prenatal test result unconfirmed by invasive prenatal diagnosis. Mol Cytogenet. 2015; 8:44.

Miryounesi M, Dianatpour M, Shadmani Z, Ghafouri-Fard S. Report of a Case with Trisomy 9 Mosaicism. Iran J Med Sci. 2016;41(3):249-52.

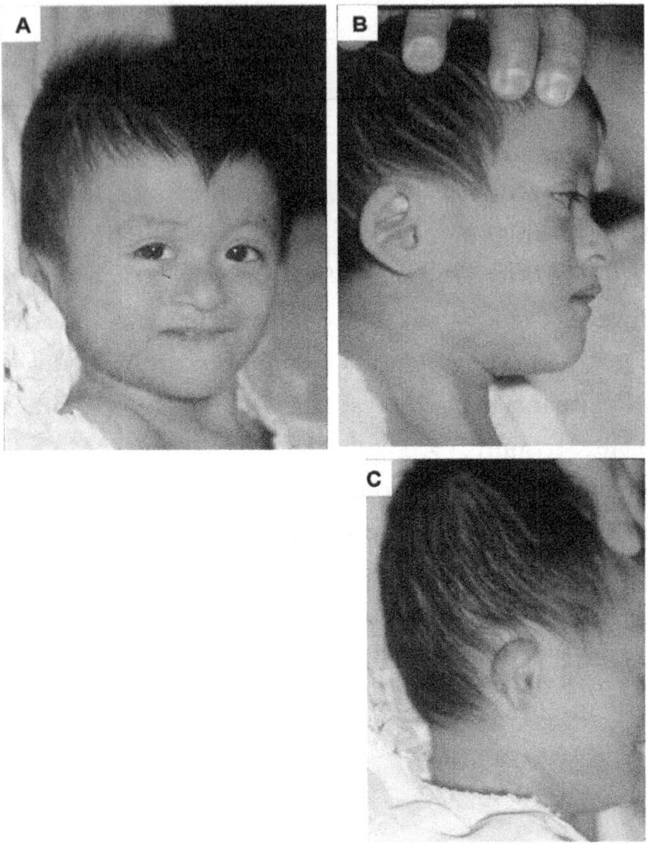

FIG 11-1 **A**, nótese el mechón de pelo en la región frontal medial, fisuras palpebrales con oblicuidad anti mongoloide, telecanto, borramiento del filtrum. **B**, puente nasal aplanado, lóbulo nasal bulboso, cuello corto. **C**, pabellones auriculares de implantación baja, rotados hacia atrás, con malformaciones de los mismos a nivel de hélix, anti hélix y trago, en forma de concha.

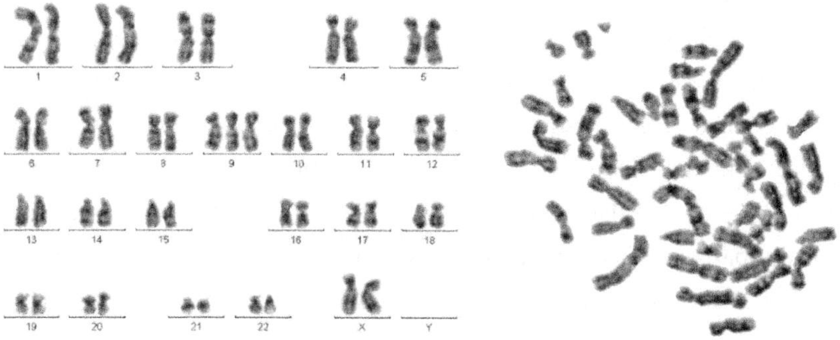

FIG 11-2 A, cariotipo de una niña con un cromosoma 9 extra; complemento cromosómico 47, XX, + 9. **B**, célula en metafase.

SÍNDROME DE TRISOMÍA 13 (SÍNDROME DE PATAU)

Introducción

El síndrome de trisomía del cromosoma número 13 se caracteriza clínicamente por microcefalia, labio hendido, paladar hendido o ambos y polidactilia, existiendo frecuentemente afectación del sistema nervioso central, fundamentalmente holoprosencefalia de diverso grado.

Smith, en una revisión de las cromosomopatías más frecuentes, señala que este tipo de anomalía fue al parecer descrito por primera vez por el oftalmólogo Bartholin, seguido por Warburgy Nikkelsen en 1653, por Kundrat en 1882, y Yakoulev en 1959, pero que no fue considerada en general como una entidad específica hasta que Patau y otros investigadores en 1960 descubrieron su causa trisómica. Tiene una frecuencia de 1 en 10,000 recién nacidos consecutivos.

Manifestaciones clínicas

Datos frecuentes
Frecuencia de 1/10 000-1/20 000. Depende de la edad materna. Triada: Microcefalia, Labio/paladar hendido Polidactilia.

Morales Hernández y Gómez Valencia en 1991, en la descripción de dos casos con trisomía 13, señalaron que los datos clínicos encontrados de manera uniforme fueron la microcefalia, paladar hendido y disposición características de los dedos de ambas manos. La polidactilia posaxial y la microftalmia pueden ser unilateral o bilateral Los pacientes presentan retraso psicomotor importante, pudiendo presentarse convulsiones; cerca del 80% de los casos presentan cardiopatía congénita, lo cual contribuye a ensombrecer el pronóstico de vida. Aunque las cardiopatías congénitas más frecuentes son la comunicación interventricular y la persistencia del conducto arterioso, también puede presentarse las malformaciones de rotación como la dextro posición del corazón sin situs inversus abdominal, o bien, combinación de ventrículo único con transposición de asa en L, atrio único y retorno venoso pulmonar anómalo. El 44% de los niños mueren en el primer mes de vida, el 69% a los seis meses, y solo el 18% logra sobrevivir hasta el año de edad. Los casos presentados por Morales y Gómez fallecieron dentro del primer mes de vida.

Malformaciones asociadas
Cardiacas: CIV, CIA en 80%.
Renales: Poliquístico en 50%.
Digestiva: Malrotación del colon.
Cerebrales: Holoprosencefalia.

Etiología

El defecto básico lo constituye la presencia de una trisomía del cromosoma 13, lo cual ocurre en el 80% de los casos. Casi todos los pacientes con estigmas de trisomía 13 presentan una trisomía regular, sin embargo, es común que un paciente con estos rasgos fenotípicos tenga un cariotipo sin anormalidad cromosómica detectable. A este respecto, el autor de estas notas ha tenido la experiencia de examinar a dos pacientes con fenotipo de trisomía13, caracterizado por hendidura labial bilateral completa, anoftalmia unilateral, microcefalia severa y polidactilia posaxial, y en los cuales el estudio citogenético reveló complemento cromosómico normal; los dos casos fueron diagnosticados como Síndrome de Holoprosencefalia.

Posibles resultados del cariotipo	
Trisomía 13 regular	80%.
Translocación	10%.
Mosaicismo	10%.

Las cifras de riesgo de recurrencia, tanto en la trisomía del cromosoma 18 como en la 13 son bajo; no se cuenta con estimaciones precisas, pero el riesgo empírico es menor del 1%.

Tratamiento

Para el paciente: manejo interdisciplinario de las complicaciones asociadas.

Para la familia: asesoramiento genético.

Bibliografía

Patau K, Smith DW, Therman E, Inhorn SL, Wagner HP. Multiple congenital anomaly caused by an extra autosome. Lancet 1960; 790-93.

Smith DW, Patau K, Therman E. The D1 trisomy syndrome. J Pediat 1963; 62: 326-41.

Morales HA, Gómez VL. Síndrome de la trisomía del cromosoma 13. Rev Hosp del Niño Tab Mex 1991; 2 (10): 106-110.

Létard P, Guimiot F, Dupont C. Duplicated distal phalanx of thumb or hallux in trisomy 13: A recurrent feature in a series of 42 fetuses. Am J Med Genet A. 2018;176(11):2325-2330.

Nishi E, Takasugi M, Kawamura R. Clinical courses of children with trisomy 13 receiving intensive neonatal and pediatric treatment. Am J Med Genet A. 2018;176(9):1941-1949.

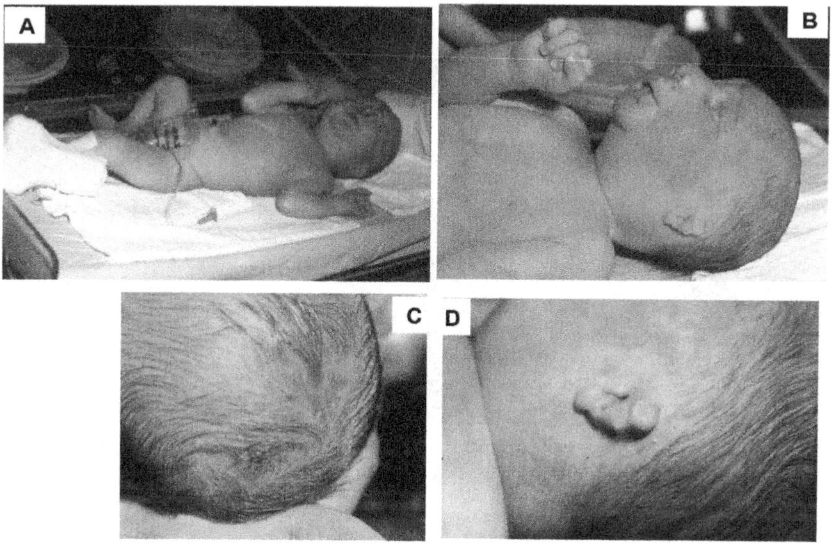

FIG 11-3 A, se debe buscar la triada constituida por microcefalia, labio y/o paladar hendido y polidactilia. **B**, frente prominente, anoftalmia, puente nasal aplanado, micrognatia, cuello corto, hexadactilia en quinto dedo. **C**, dermatosis en piel cabelluda. D, obsérvese la malformación del pabellón auricular, su ubicación posterior, cuello corto.

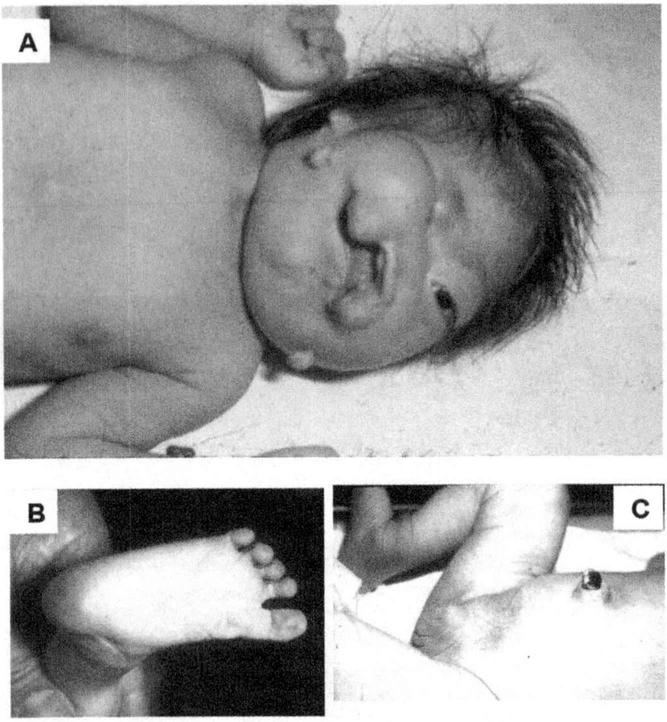

FIG 11-4 A, ante la presencia del complejo holoprosencefálico se debe pensar en trisomía 13, y al revés, ante el diagnóstico de trisomía 13 se debe buscar holoprosencefalia. **B**, obsérvese el talón del pie pronunciado (pie en bastón de alpinista). **C**, hipoplasia de genitales externos, criptorquidia.

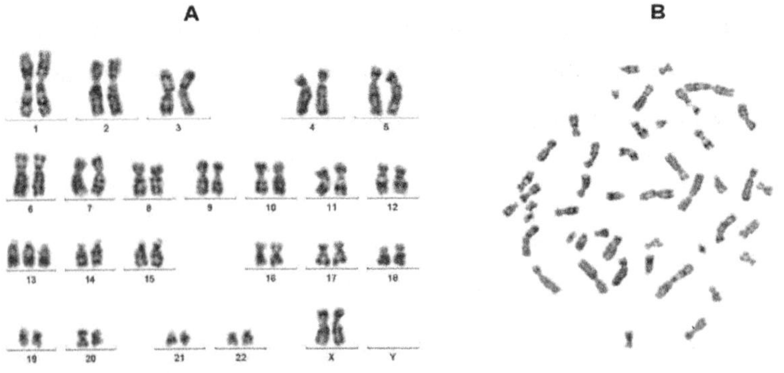

FIG 11-5 A, Cariotipo de niña con trisomía 13 regular. Complemento cromosómico 47, XX, +13. **B**, célula en metafase

SÍNDROME DE TRISOMÍA 17

Introducción

La trisomía del cromosoma 17 es relativamente común observarla en el desarrollo de tumores gastrointestinales primarios. Diversos estudios informan acerca de la relación de este tipo de aneuploidia con el cáncer colorrectal, en donde la trisomía y la monosomía del cromosoma 17 se asocian a un estado avanzado de malignidad. En general se considera que la aneuploidia del cromosoma 17 y las deleciones del gen TP53, puede representar una alteración genética importante en el desarrollo y la progresión de los tumores gastrointestinales primarios.

Manifestaciones clínicas

En 1996, Shaffer LG y cols reportaron por primera vez el caso de un varón de 3 años de vida con una trisomía 17 mosaico, el cual se caracterizaba clínicamente por microcefalia, retardo mental, sordera, hiperactividad y conducta autista, retardo en el crecimiento y desarrollo, y dismorfología facial. Estos autores señalaban que la trisomía 17 nunca se había reportado en un recién nacido vivo. El caso que se presenta aquí posiblemente representa el primer caso de trisomía 17 regular; se trata de recién nacido del sexo femenino, producto de la primera gesta, de padres jóvenes, no consanguíneos, madre de 18 años de vida y el padre de 21 años, sin antecedentes de padecimiento similar en otros miembros de la familia. Desde el punto de vista clínico, cráneo dolicocéfalo, fisuras palpebrales oblicuas, epicanto, puente nasal aplanado, pabellones auriculares de implantación baja y malformados, cierre del conducto auditivo externo y pobre formación de hélix, micrognatia, cuello corto, ambas manos con disposición característica de los dedos, presentando flexión de 3° a 5° y sobreposición del 2° al 1°. El análisis cromosómico mostró un complemento 47, XX, + 17.

Etiología

Trisomía del cromosoma 17. En el 2006, Uteman B y cols informaron que hasta esa fecha se habían reportado 23 casos con trisomía 17 mosaico, representando una rara trisomía autosómica en humanos. En el cromosoma 17 se localizan genes importantes involucrados en diversos mecanismos biológicos, como protooncogénes, genes supresores de tumores como el TP53, genes que controlan el ciclo celular y genes de reparación, entre otros. Por lo que se considera que la pérdida o ganancia en el número de copias del cromosoma 17 afecta notablemente la expresión de dichos genes.

Tratamiento

Para el paciente: manejo interdisciplinario de complicaciones asociadas.

Para la familia: asesoramiento genético.

Bibliografía

Shaffer LG, Mccaskill C, Hersh JH, Greenberg F, Lupski JR. A clinical and molecular study of mosaicism for trisomy 17. Human Genet 1996; 97(1): 69-72.

Fringes B, Mayhew TM, Reith A, Gates J, Ward DC. Numerical aberrations of chromosomes 1 and 17 correlate with tumor site in human gastric carcinoma of the diffuse and intestinal types. Fluorescence in situ hybridization analysis on gastric biopsies. Lab Invest 2000; 80(10): 1501-8.

Uterman B, Riegel M, Leistritz D y cols. Pre- and postnatal findings in trisomy 17 mosaicism. Am J Med Genet 2006; 140(15); 1628-36.

Ramírez GC, Herrera PJC, Muletón PCM, Márquez VJR, Isaza JLF. Análisis de las aneuploidías del cromosoma 17 y deleción del gen TP53 en tumores gastrointestinales por FISH-bicolor. Rev Col Gastroenterol 2008; 23 (4): 334-42.

de Vries FA, Govaerts LC, Knijnenburg J. Another rare prenatal case of post-zygotic mosaic trisomy 17. Am J Med Genet A. 2013;161A (5):1196-9.

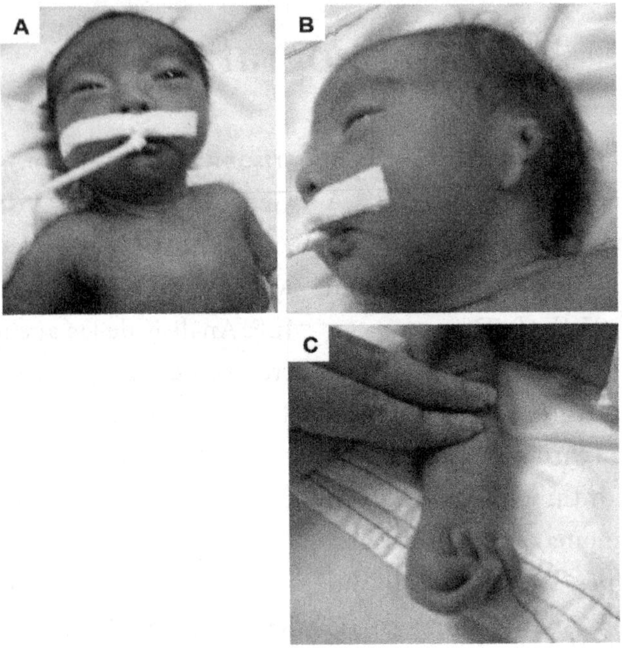

FIG 11-6 A, frente con prominencia central, fisuras palpebrales oblicuas, blefarofimosis, epicanto, puente nasal aplanado. **B**, pabellones auriculares de implantación baja y malformados, con cierre del conducto auditivo externo y pobre formación de hélix, micrognatia, cuello corto, con piel redundante. **C**, ambas manos con disposición característica de los dedos, con flexión de 3º a 5º y sobreposición del 2º al 1º

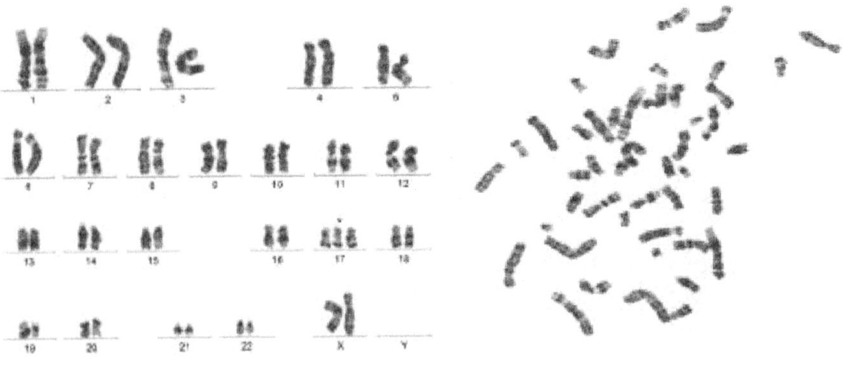

FIG 11-7 A, Cariotipo correspondiente a paciente del sexo femenino con un cromosoma extra del número 17. Complemento cromosómico 47, XX, +17. **B**, célula en metafase

SÍNDROME DE TRISOMÍA 18 (SÍNDROME DE EDWARDS)

Introducción

Es el segundo síndrome malformativo más común de los autosomas; su frecuencia es de 1/8000 nacimientos. Existe preponderancia del sexo femenino, en relación de 3:1 con respecto al masculino. Es frecuente encontrar antecedentes de período gestacional alterado, antecedente de polihidramnios, placenta pequeña, una sola arteria umbilical y prematurez.

Manifestaciones clínicas

Datos a considerar
Frecuencia: 1/8, 000. Bajo peso al nacer. Hipotrofia generalizada. Micro dolicocefalia con occipucio prominente. Micrognatia. Depende de la edad materna.

Desde el punto de vista clínico presenta microcefalia y dolicocefalia, fisuras palpebrales oblicuas, blefarofimosis, micrognatia.

Complicaciones asociadas	
Cardiopatía	>95%
Divertículo de Meckel.	
Riñón en Herradura.	

La nariz tiene forma de pico de loro, el tórax presenta acortamiento del esternón, pelvis estrecha, manos con sobre posición de los dedos (el primer dedo flexionado sobre la palma, el tercer y cuarto dedos se encuentran flexionados sobre el pulgar, mientras que el segundo y el quinto están sobrepuestos sobre el tercero y el cuarto), pie en mecedora. El 90% de los nacidos con trisomía 18 presentan comunicación interventricular. Son igualmente complicaciones comunes el tejido pancreático ectópico, divertículo de Meckel y anomalías renales.

Etiología

Trisomía completa del cromosoma 18. El 80% de los pacientes tienen una trisomía regular del cromosoma 18. El 10% pueden resultar con mosaicismo, y otro 10% con translocación no balanceada. Los niños con trisomía 18 tienen una sobrevida media de 2 a 3 meses, la mayoría de ellos fallecen antes de los 6 meses de vida, actuando como causa importante la cardiopatía congénita. El riesgo de recurrencia es menor del 1% cuando es una trisomía libre, o en mosaico. En caso de translocación heredada por uno de los padres, el riesgo es mayor del 5%.

Gómez Valencia y Briceño González en 2011, dieron a conocer el caso de una niña de 18 meses de vida, producto de la quinta gesta, de padres no consanguíneos, madre de 27 años de edad y padre de 32 años, sin antecedentes de padecimiento similar en otros miembros de la familia. Sin control prenatal, obtenida por parto vaginal en su domicilio, asistida por empírica, con datos de hipoxia neonatal. Inició su padecimiento desde el tercer día de nacida cuando los padres notaron que la niña no aceptaba alimentación por la vía oral, motivo por el cual se desplazaron hasta un hospital comunitario en donde fue hospitalizada 48 horas. Al ser referida a la unidad de genética fue valorada y se le extrajo 1 mililitro de sangre periférica para cariotipo, resultando con cuatro líneas celulares: 46, XX/47, XXX/47, XX, +18/48, XXX, +18.

En el síndrome de Edwards, si se sospecha el diagnóstico y éste es confirmado, tendrá que valorarse, desde el punto de vista de la ética médica, las medidas "extraordinarias" para preservar la vida al paciente: "Al enfermo evitarle el sufrimiento y el dolor y a los padres darle esperanza y consuelo".

Posibles resultados del cariotipo
80% trisomía 18 regular. 10% translocación. 10% Mosaicismo.

Tratamiento

Para el paciente: manejo interdisciplinario de las complicaciones asociadas.

Para la familia: asesoramiento genético.

Bibliografía

Hou YJ, Chen FL, Ng YY. Trisomy 18 syndrome with incomplete Cantrell syndrome. Pediatr Neonatol 2008; 49(3): 84-7.

Surányi A, Bitó T, Vajda G. Unusual clinical history of a male infant with Edwards syndrome. Pathol Oncol Res 2009; 15(1): 147-52.

Gómez VL, Briceño GMR, Morales HA, Rivera AMM. Síndrome de Edwards mosaico con doble aneuploidía: 46, XX/47, XXX/47, XX, +18/48, XXX, +18. Salud en Tabasco 2011; 17(1-2): 41-45.

Tobin M, Gunaji R, Walsh JC, Grice GP. A review of genetic factors underlying craniorachischisis and omphalocele: Inspired by a unique trisomy 18 case. Am J Med Genet A. 2019;179(8):1642-1651.

Kochan M, Davidoff L, Falck A. Let It Be: The Evolving Standard of Care for Trisomy 18. Am J Bioeth. 2020;20(1):64-65.

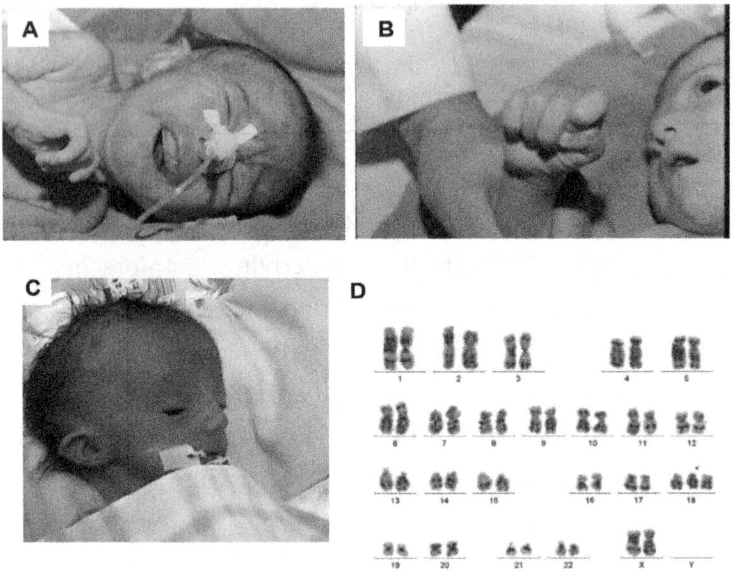

FIG 11-8 A, micro dolicocefalia, fisuras palpebrales oblicuas y blefarofimosis, micrognatia. **B**, mano con sobreposición de los dedos. **C**, pabellones auriculares rotados hacia atrás y de implantación baja, blefarofimosis con oblicuidad de fisuras palpebrales. **D**, cariotipo 47, XX, +18.

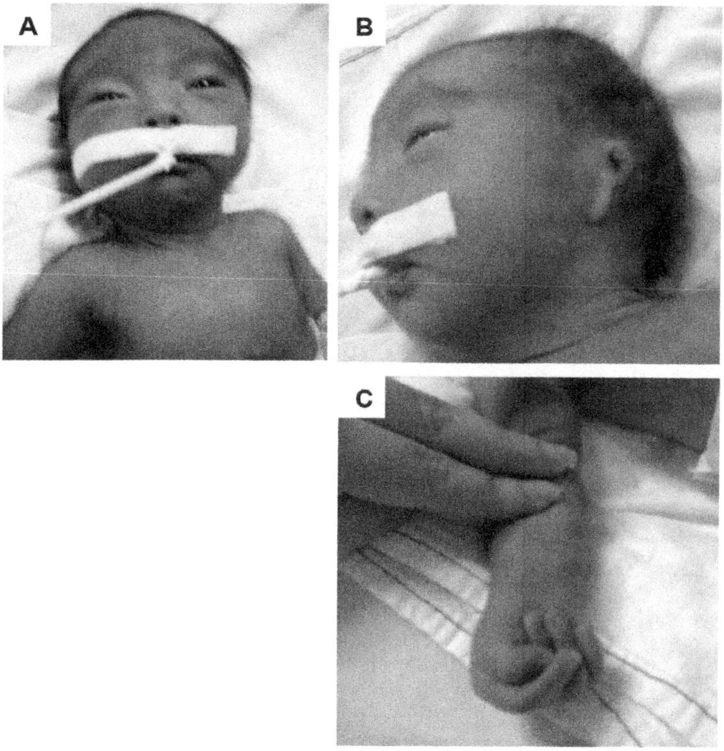

FIG 11-9 A, femenina con síndrome de Edwards mosaico con doble aneuploidia: 46, XX/47, XXX/47, XX, +18/48, XXX, +18. **B**, perfil facial en donde se aprecia la rotación del pabellón auricular, hipoplasia de mandíbula y cuello corto. **C**, la boca en carpa, pecho escavado, disposición de los dedos de ambas manos de manera no usual.

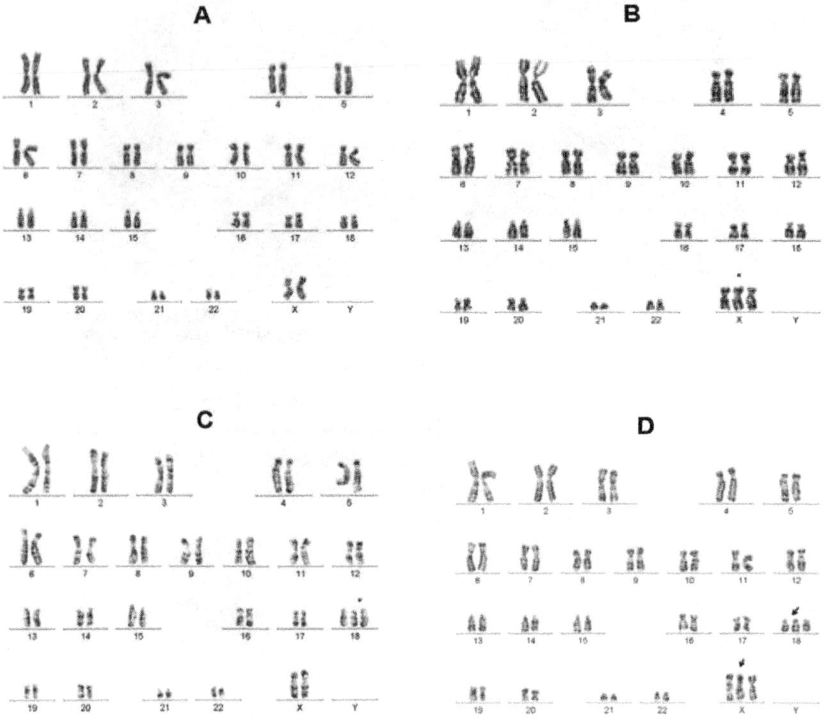

FIG 11-10 Cariotipo de niña con síndrome de Edwards mosaico con doble aneuploidia. **A**, 46, XX. **B**, 47, XXX. **C**, 47, XX, +18. **D**, 48, XXX, +18. El complemento cromosómico es: 46, XX/47, XXX/47, XX, +18/48, XXX, +18

SÍNDROME DE TRISOMÍA 19 MOSAICO

Introducción

La trisomía del cromosoma 19 es frecuentemente asociada a leucemia mieloide crónica y rara vez se observa como una anormalidad cromosómica aislada. A la fecha se conocen cerca de 50 casos con este tipo de aberración: 48 casos identificados en personas con enfermedad hematopoyética maligna, un caso con adenocarcinoma y uno con tumor astrocitico.

Manifestaciones clínicas

El caso presentado aquí, corresponde a paciente femenina de 5 días de vida, producto de la primera gesta, de padres jóvenes, no consanguíneos y sin antecedentes de padecimiento similar en otros miembros de la familia, hospitalizada en la Unidad de Cuidos Intensivos del Hospital Regional de Alta Especialidad de la Mujer, con intubación oro traqueal. Cráneo dolicocéfalo, fisuras palpebrales oblicuas, epicanto, puente nasal aplanado, pabellones auriculares desplazados hacia región posterior del cráneo, de implantación baja y malformados, los 2/3 superiores del pabellón auricular está plegado hacia adelante, con hélix prominente y cayendo hacia adelante, filtrum corto, paladar alto y ojival, micrognatia, cuello corto y ancho, con implantación baja de pelo en la región posterior del cuello. Tórax estrecho en su porción superior y de amplitud inferior, hipertelorismo de tetillas. Las manos con disposición no usual de los dedos; pies alargados, con prominencia del talón. El cultivo de linfocitos en sangre periférica para análisis cromosómico mostro doble línea celular: 46, XX / 47, XX, +19.

Etiología

Presencia de dos líneas celulares, una mostrando un complemento cromosómico normal (46, XX), y otra con trisomía del cromosoma 19 (47, XX, + 19). Soon Il Jung y colaboradores, en el 2008, reportaron los primeros dos casos de trisomía 19 como aberración cromosómica independiente, los cuales, en ambos casos, a la edad de 80 años desarrollaron anemia refractaria y exceso de blastos.

Tratamiento

Para el paciente: manejo interdisciplinario de las complicaciones asociadas.

Para la familia: asesoramiento genético.

Bibliografía

Nimer SD, MacGrogan D, Jhanwar S, Alvarez S. Chromosome 19 abnormalities are commonly seen in AML, M7. Blood 2002; 100: 3838-42.

Hu J, Shekhter-Levin S, Shaw PH, Bay C, Kochmar S, Surti U. A case of myelodysplastic syndrome with acquired monosomy 7 in a child with a constitutional t (1;19) and a mosaicism for trisomy 21. Cancer Genet Cytogenet. 2005;156(1):62-7.

Daskalakis M, Mauritzson N, y cols. Trisomy 19 as the sole chromosome abnormality in proliferative chronic myelomonocytic leukemia. Leuk Res 2006; 30: 1043-7.

Soon IlJ, Hee SCh, Chae HL y cols. Two cases trisomy 19 as a sole chromosomal abnormality in myeloid disorders. Korean J Lab Med 2008; 28: 174-8.

Faucz FR, Souza J, Bonalumi Filho A. Mosaic partial trisomy 19p12-q13.11 due to a small supernumerary marker chromosome: ¿a locus associated with Asperger syndrome? Am J Med Genet A. 2011 Sep;155A (9):2308-10.

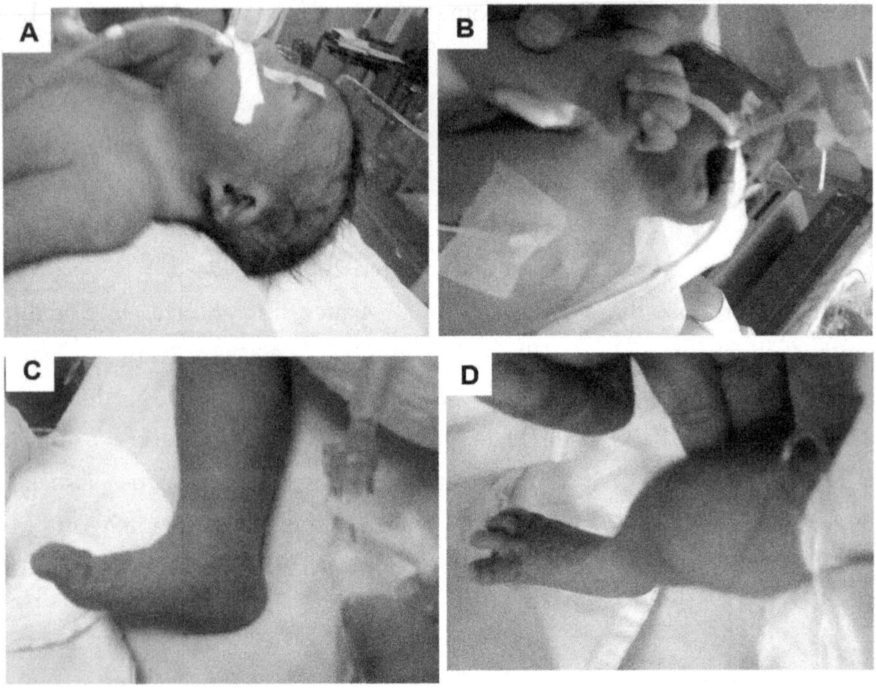

FIG 11-11 **A**, cráneo dolicocéfalo, frente amplia, puente nasal aplanado, micrognatia, pabellones auriculares de implantación baja, rotados hacia atrás, malformados, con hélix mostrando plegamiento en su porción superior. **B**, Cuello corto y ancho. **C** y **D**, pies con talón en bastón de alpinista.

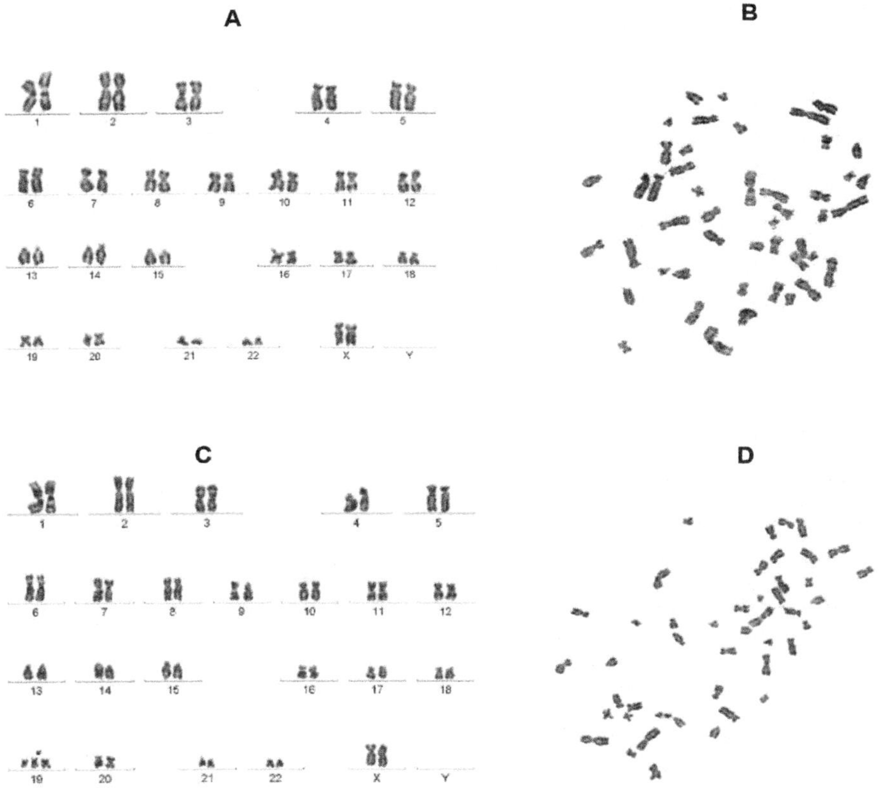

FIG 11-12 Cariotipo de niña con dos líneas celulares: **A** y **B**, cariotipo y metafase con un complemento cromosómico normal (46, XX). **C** y **D**, cariotipo y metafase con un complemento cromosómico en donde hay un cromosoma 19 extra. El complemento cromosómico es: 46, XX/47, XX, +19.

SÍNDROME DE TRISOMÍA 21 (SÍNDROME DE DOWN)

Introducción

Es el trastorno cromosómico más común. En promedio, 1 de cada 700 nacimientos viene al mundo con esta patología; el 92% de los casos con síndrome de Down presentan una trisomía 21 regular.

Manifestaciones clínicas

El síndrome de Down (SD) en el recién nacido puede mostrar alguna dificultad diagnóstica desde el punto de vista clínico; sin embargo, tomando en cuenta los criterios de la doctora Hall se puede integrar el diagnóstico desde el punto de vista dismorfológico. Seis de los criterios de Hall pueden estar presente en el 89% de los recién nacidos afectados, y en un 100% se puede documentar cuatro de los criterios.

CRITERIOS DE HALL PARA EL DIAGNÓSTICO DE SÍNDROME DE DOWN	
Facie ancha y plana	Hipotonía muscular
Epicanto	Pelvis displásica
Pabellones auriculares redondos y pequeños	Reflejo de moro ausente o parcialmente ausente
Pliegue transverso palmar	Exceso de piel en la región posterior del cuello
Hipoplasia de la falange media del quinto dedo	Hiperflexibilidad

Después de esa etapa de la vida el fenotipo es característico: Cráneo braquicefálico con aplanamiento del occipucio, perfil facial aplanado, hendiduras palpebrales oblicuas con el canto externo inclinado hacia arriba, epicanto, puente nasal aplanado, pabellones auriculares de implantación baja con hélix angulado, antihélix prominente y lóbulos pequeños. Habitualmente los pacientes permanecen con la boca abierta y sacando la lengua, por el escaso desarrollo del paladar, lengua fisurada, mentón hipoplásico, cuello corto. Las manos y los dedos presentan acortamiento, con clinodactilia del quinto dedo, pliegue transverso palmar. En ambos pies es usual encontrar en la región plantar un surco pronunciado entre el primer y segundo dedos. Igualmente es frecuente la hipotonía especialmente en el lactante, así como híper extensibilidad y ausencia del reflejo de Moro.

Más del 50% de los pacientes presentan malformaciones cardiacas congénitas, siendo la más frecuente la comunicación interventricular, la cual representa alrededor del 60% de todas las malformaciones cardiacas. De igual manera, estos pacientes tienen alta susceptibilidad al fenómeno de transformación maligna, en particular la leucemia; este riesgo del paciente Down a padecer leucemia es de 10 a 15 veces más elevado en relación a quienes no tienen el problema. El SD se asocia con talla baja y retraso mental. Los varones no son fértiles, ya que ocurre una detención de la maduración espermática. Las mujeres, por el contrario, pueden ser fértiles, habiéndose descrito cerca de 20 casos de mujeres con trisomía 21 que han tenido hijos.

ENFERMEDADES ASOCIADAS AL SÍNDROME DE DOWN	
Tiroidea:	Hipotiroidismo
Hematológica:	Leucemia
Neurológica:	Alzheimer

Gómez Valencia y Flores Campero en 1990, en un estudio observacional, retrospectivo y longitudinal, revisaron 544 expedientes del archivo del servicio de genética, del Hospital del Niño Dr. Rodolfo Nieto Padrón, en Tabasco, México, encontrándose que el 17.5% correspondían a pacientes con SD. El 61.5% de las madres en este estudio, tenían edades dentro del rango de 20 a 34 años, presentando un promedio de gestas de 4 y con peso de 2800 gramos. El 3.2% de los casos presentaron leucemia mielocitica.

Más o menos una cuarta parte de los pacientes fallecen dentro del primer año de vida, en tanto que el 50 % mueren antes de los 5 años; únicamente el 8% sobreviven más allá de los 40 años. Los autores de esta obra reportaron el caso de un niño de 10 años de edad con Síndrome de Down con exostosis múltiple en distintas regiones corporales, de mayor gravedad que en otros miembros de la familia con exostosis múltiple. Existe evidencias de genes responsables tanto para la mielopoyesis anormal, como para la exostosis cartilaginosa múltiple. La mielopoyesis anormal es una reacción leucemoide que ocurre frecuentemente en niños con síndrome de Down, los cuales a menudo desarrollan leucemia grave años más tarde. No obstante, lo anterior, también cabe la posibilidad que este evento pudiera representar más una coincidencia que una asociación.

Etiología

Trisomía del cromosoma 21. Con fines de consejo genético es importante realizar el cariotipo para establecer la variedad citogenética. El 92.5% de los casos tienen una trisomía 21 regular, el 4.8% translocación, y mosaicismo celular el 2.7%. Si el resultado citogenético es de trisomía 21 completa, que es lo más frecuente, el riesgo de repetirse en los subsecuentes embarazos dependerá de ciertos factores predisponentes, sin embargo, se acepta que el riesgo de recurrencia es muy bajo (1-2%).

POSIBLES RESULTADOS CITOGENÉTICOS EN EL SÍNDROME DE DOWN	
RESULTADO	**FRECUENCIA**
Trisomía 21 regular:	92.5%
Trisomía 21 por translocación: 4.8%	
Trisomía 21 mosaico:	2.7%

La edad media materna se ha estimado en 34.4 años, en tanto que en la población general es de 28.2 años. Es decir, se sabe que el 75 % de los pacientes con SD provienen de madre que tienen entre 30 y 40 años de edad, cayendo los casos en un promedio de gesta de 4 y con peso de 2800 gramos. Existe ligera predominancia del sexo masculino en relación de 3 masculino 2 femeninos. Cuando se identifica una translocación del cromosoma 21, se tendrá que investigar si ésta es heredada, o si es esporádica o de novo. Si la translocación es heredada habrá que realizar el estudio citogenético a la madre y al padre; si la madre es quien tiene la translocación el riesgo de recurrencia será del 16%, en tanto que si es el padre este será del 5%, pero si la translocación es de novo el riesgo de repetición prácticamente es de cero.

No se ha explicado aún la causa de reaparición del problema en un nuevo hijo con trisomía 21 regular; se piensa que pueda corresponder a un riesgo aleatorio en determinadas familias, mientras que, en otras, es posible que actúen factores genéticos o ambientales desconocidos que produzcan el nuevo caso por falta de disyunción.

RIESGO DE TRISOMÍA 21 EN FUNCIÓN DE LA EDAD MATERNA	
EDAD	**FRECUENCIA**
< de 20	1/1,150
20 a 24	1/1,400
25 a 29	1/1,600

30 a 34	1/750
35 a 39	1/275
40 a 44	1/100
> de 45	1/35

Tratamiento

Para el paciente: manejo interdisciplinario de las complicaciones asociadas.

Para la familia: asesoramiento genético.

En principio, todo niño con síndrome de Down requiere de las medidas tradicionales de todo ser humano. En el período neonatal se deberá realizar pruebas rutinarias de detección de errores innatos del metabolismo y del hipotiroidismo. De inmediato se tendrá que establecer un programa de evaluación interdisciplinaria, encausado con criterio fundamentado para no trastornar la dinámica de la familia ni de la institución. En este sentido se solicitarán las valoraciones por cardiología, oftalmología, cirugía pediátrica, medicina física y rehabilitación, estimulación temprana, endocrinología, genética, cirugía plástica, hematología y nutrición, entre otras especialidades, mismas que se irán requiriendo de acuerdo a la detección de complicaciones o de sospechas de las mismas. Existe también manejos médicos no usuales que han sido propuestos por diversos profesionales de la salud, entre los que se mencionan: Extractos de hipófisis para mejorar el desarrollo intelectual, uso del ácido glutámico y sus derivados, de hormonas tiroideas en el caso de que el paciente curse con hipotiroidismo congénito, del 5-hidroxitriptofano para mejorar el tono muscular, del dimetilsulfóxido para mejorar la conducta y el aprendizaje, la inyección de células liofilizadas obtenidas de diversos órganos de ganado vacuno o de oveja en período fetal (células secas) para revitalizar los órganos afectados. Las vitaminas, minerales, hormonas y enzimas también han sido utilizados para mejorar los rasgos físicos y del funcionamiento intelectual. Mucho más actual es la administración de compuestos como el sulfato de zinc y el selenio para favorecer una mayor velocidad de crecimiento. La cirugía plástica facial se ha implementado con el objetivo de mejorar la expresión facial, aunque las técnicas quirúrgicas dependerán de las necesidades individuales del niño con esta enfermedad. No obstante, lo comentado hasta aquí, se puede afirmar que, hasta el momento, lo único que ha mostrado sus bondades han sido la estimulación temprana y la rehabilitación, mismas que buscan llevar al niño con síndrome de Down alcanzar logros motores, sociales, de lenguaje y de coordinación, a la par que los niños que no cursan con este síndrome.

HALLAZGO CROMOSÓMICO Y RIESGO DE RECURRENCIA EN SÍNDROME DE DOWN			
VARIEDAD	**RESULTADOS**	**FRECUENCIA**	**RIESGO DE RECURRENCIA**
Trisomía 21 regular	47,XX,+21 47,XY,+21	92.5 %	1%
Trisomía 21 por translocación robertsoniana	46, XY, t(14q;21q) 46, XX, t(14q;21q) 46, XY, t(21q;22q) 46, XX, t(21q;22q) 46, XX, t(21q;21q)	4.8 %	16% y 5%
Trisomía 21 mosaico	47,XY,+21/46,XY 47,XX,+21/46,XX	2.7 %	1%

Bibliografía

Gómez VL, Flores CR, HuescaLA, Morales HA. Frecuencia del síndrome de down en un hospital pediátrico. Rev Hosp del Niño Tab Méx 1990; 1(3): 3-5.

Ghosh S, Feingold E, Dey SK. Etiology of Down syndrome: Evidence for consistent association among altered meiotic recombination, nondisjunction, and maternal age across populations. Am J Med Genet A 2009; 149A (7): 1415-20.

Patterson D. Molecular genetic analysis of Down syndrome. Hum Genet 2009; 126(1): 195-214.

Postolache L, De Jong C, Casimir G. Illustration of tessellation in Down syndrome. Ophthalmic Genet. 2020; 23:1-11.

Salemi M, Ridolfo F, Salluzzo MG. Humanin gene expression in fibroblast of Down syndrome subjects. Int J Med Sci. 2020;17(3):320-324.

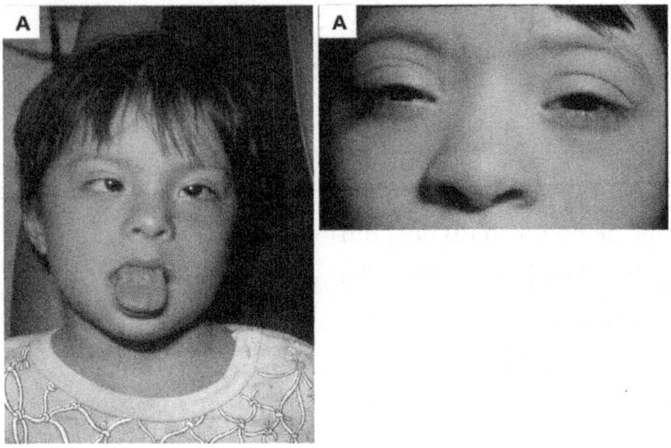

FIG 11-13 A, fisuras palpebrales oblicuas, epicanto, hipertelorismo ocular, puente nasal aplanado, lengua protruyente, y fisurada, estrabismo. **B**, blefarofimosis. ¡El retardo mental es una manifestación constante!

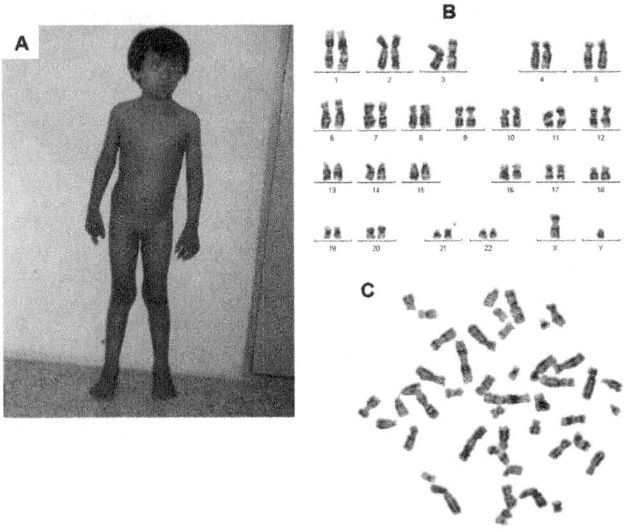

FIG 11-14 A, facie característica, estrabismo. **B**, cariotipo en el que se puede contar 46 cromosomas libres, sin embargo, el paciente (varón) presenta un cromosoma 21 extra translocado a otro 21. **C**, célula en metafase. El complemento cromosómico es 46, XY, t (21; 21).

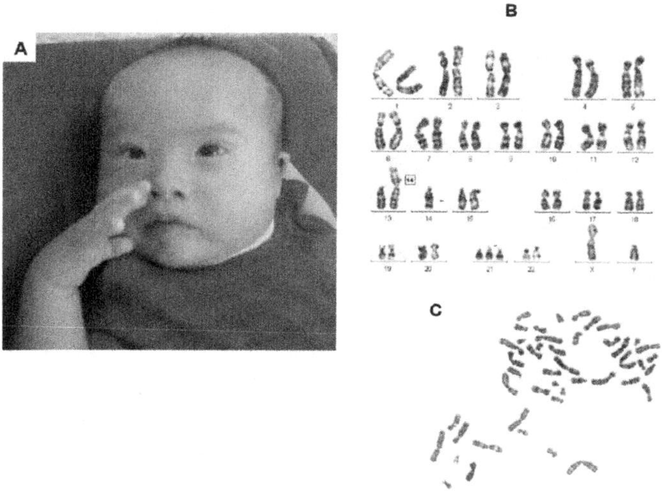

FIG 11-15 A, Paciente masculino con diagnóstico clínico y citogenético de Síndrome de Down por trisomía 21 regular, quien además era portador de una translocación robertsoniana 13; 14 heredada de la madre. **B**, cariotipo 46, XY, t (13; 14) (q10; q10), +21. C, célula en metafase

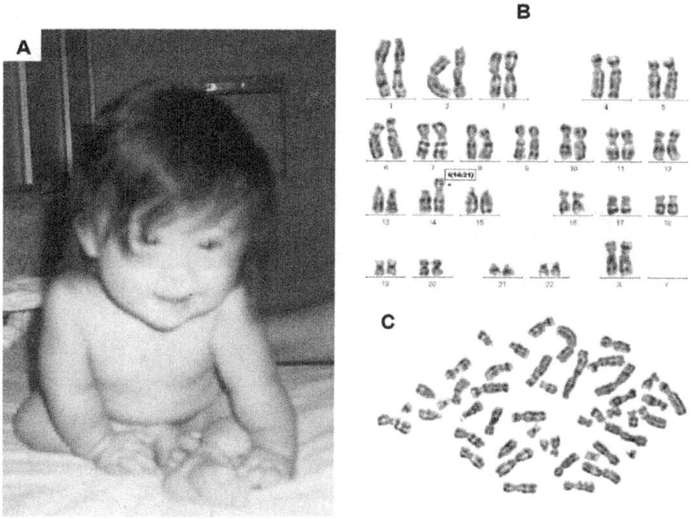

FIG 11-16 A, niña con síndrome de Down. **B**, cariotipo con trisomía 21 por translocación robertsoniana 14;21. Obsérvese que hay dos cromosomas 21 ordenados de manera normal, sin embargo, un cromosoma 21 extra se encuentra pegado al brazo corto de un cromosoma 14. **C**, célula en metafase.

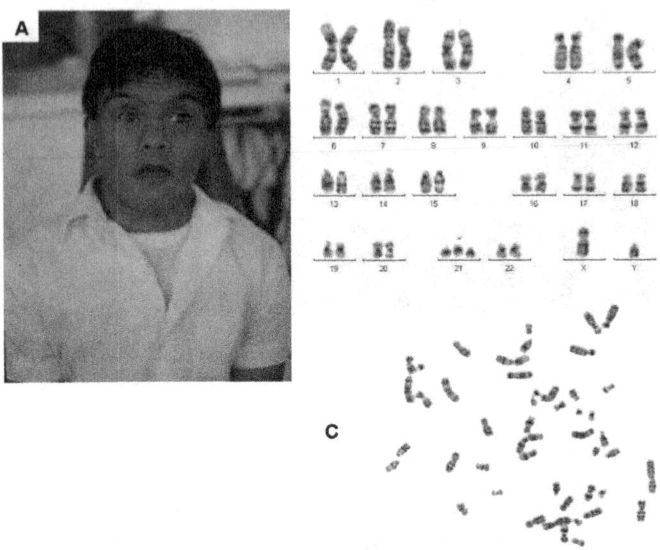

FIG 11-17 A, varón con síndrome de Down. **B**, cariotipo con 47 cromosomas, estando un cromosoma 21 extra libre. El complemento cromosómico es 47, XY, +21. **C**, célula en metafase.

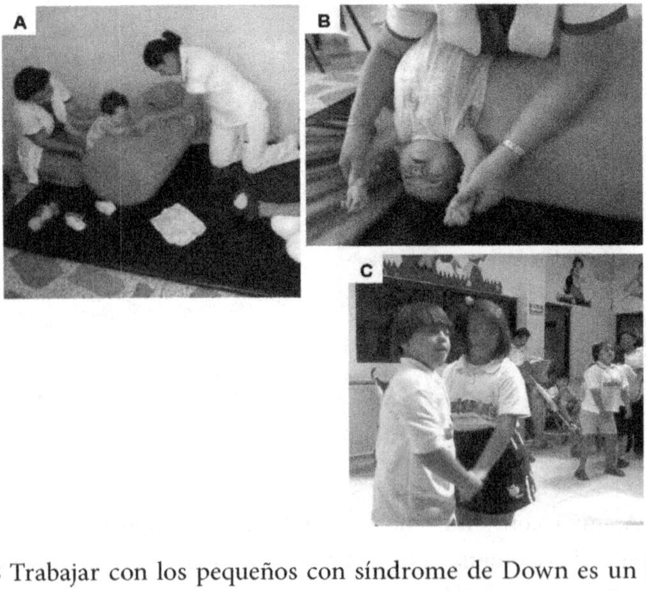

FIG 11-18 Trabajar con los pequeños con síndrome de Down es un arte. **A** y **B**, trabajando la neurorehabilitación. **C**, la socialización y el entrenamiento de funciones biológicas elementales constituyen prioridades.

SÍNDROME DE MONOSOMÍA X (SÍNDROME DE TURNER)

Introducción

El síndrome de Turner es originado por ausencia o anomalía estructural de uno de los cromosomas X y se caracteriza fundamentalmente por talla baja, disgenesia gonadal y estigmas físicos. Turner, en 1938, al estudiar a un grupo de mujeres pospuberales, describió el síndrome que lleva su nombre, caracterizado por talla baja, infantilismo sexual, amenorrea primaria, pterigión colli y cubitus valgus. Morales y Gómez hacen mención que fue Ford, en 1959, quien describió por primera vez el cariotipo 45, X en estas pacientes, y que existen otras variantes citogenéticas, entre las que se encuentra el mosaicismo XO/ XX. Se ha descrito la asociación de este síndrome con enfermedad inflamatoria intestinal, artritis reumatoide, tiroiditis autoinmune y diabetes mellitus.

Manifestaciones clínicas

En la recién nacida el diagnóstico suele sospecharse por la presencia de linfedema congénito en dorso de manos y pies, y en la adolescencia por la presencia de amenorrea y ausencia de desarrollo sexual secundario.

Gómez Valencia y Morales Hernández en 1994 estudiaron, desde el punto de vista clínico y citogenético, a 23 pacientes con síndrome de Turner, encontrando que las manifestaciones clínicas más frecuentes, además de la talla baja, fueron el cuello corto, implantación baja de pelo en la región posterior del cuello y la facie típica triangular, así como también, otros datos clínicos que los autores consideraron como de segundo orden: cuello alado, nevos pigmentados de distribución diseminada y con predominio en tronco, cubitus valgus y el acortamiento del cuarto metacarpiano.

Las complicaciones más comunes son la coartación de la aorta y la hipertensión idiopática que se presentan en un 25% aproximadamente, así como anomalías renales en más del 40 %. La talla baja es una característica constante y se considera que en los tres primeros años de vida la velocidad de crecimiento está dentro de lo normal, para sufrir posteriormente una desaceleración. El síndrome de Turner debe diferenciarse del síndrome de Noonan, el cual se hereda de manera autosómica dominante y que, no obstante, de compartir similitud fenotípica, es diferente desde el punto de vista hereditario.

MANIFESTACIONES CLÍNICAS	
Neonatal	• Linfedema en manos y pies. • Hipertelorismo de tetillas. • Tórax ancho. • Pterigium colli. • Implantación baja de pelo en la nuca. • Cardiopatía congénita. • Implantación baja de pabellones auriculares.
Infancia	• Retraso en el crecimiento. • Cara triangular. • Cubitus valgus. • Nevos diseminados. • Acortamiento 4o metacarpiano • Hipoacusia. • Osteoporosis carpiana.
Adolescencia	• Ausencia de desarrollo puberal. • Maduración ósea retrasada. • Talla baja.
Adultez	• Infertilidad. • Amenorrea.

Complicaciones asociadas
• Urogenital: Disgenesia gonadal/infertilidad. • Cardiovascular: aorta bivalva/coartación de la aorta. • Otras: hipoacusia/ alteraciones renales/ diabetes/ tiroiditis/ hipertensión.

Etiología

Monosomía parcial o completa del cromosoma X, la cual se observa en el 55-60% de los casos, y que es debida a una no disyunción meiótica en el proceso de gametogénesis en el padre o la madre, o bien a un error mitótico postcigótico.

El complemento 45, X es una de las alteraciones cromosómicas más frecuentes en abortos espontáneos del primer trimestre (15-20%). Cerca del 99% de los fetos 45, X son abortados espontáneamente, de manera que solo el 1% de todas las concepciones 45, X son las que logran nacer. Se ha propuesto que las recién nacidas con síndrome de Turner podrían tener una constitución cromosómica de tipo mosaico, es decir que coexistan dos líneas celulares en la misma persona, una línea celular con complemento cromosómico normal y otra línea celular con la monosomía del cromosoma sexual X. En el 24% de los casos suele existir una segunda línea celular (casos mosaicos) con cromosomas sexual normal o anormal, y en el 7% se encuentra un cromosoma X en anillo.

Posibles resultados del cariotipo	
Numéricos	**Estructurales**
Monosomía del X (55 a 60%): 45,X	Isocromosomas: 46, X, i(Xq)
Mosaicos (24%): 45, X/46, XX 45, X/47, XXX 45, X/46, XY 45,X/46,XX/47,XXX	Deleciones: 46, X, del(Xp) 46, X, del (Xq)
	Translocaciones: X:X

A todas las pacientes con diagnóstico de Síndrome de Turner deberá solicitarse ultrasonido renal, ya que existe una alta frecuencia de anomalía renal. De igual manera será de utilidad conocer el perfil endocrinológico, mismo que en pacientes con síndrome de Turner muestra hipogonadismo hipergonadotrófico, caracterizado por cifras elevadas de LH y FSH, y estradiol bajo.

Morales Hernández y Gómez Valencia en 2009, reportaron el caso de una niña de 11 años de edad con síndrome de Turner asociado a Síndrome de Klippel-Feil. La niña era originaria y residente de Amatán, Chiapas, México; producto de la primera gesta, de embarazo normo evolutivo, de término, sin referirse antecedente teratogénico, parto aparentemente normal, atendido en su domicilio por empírica. Período neonatal sin complicaciones, desconociéndose somatometría al nacimiento. El desarrollo neurológico en su infancia fue tardado: sedestación a los 10 meses de vida, deambulación a los 18 meses, e inició lenguaje con pronunciación de frases a los tres años. Padres no consanguíneos, madre de 16 años de edad y padre de 27 años en el momento del nacimiento de la paciente.

El cultivo de linfocitos de sangre periférica para análisis cromosómico mostró la existencia de tres líneas celulares: 45, X/46, XX/47, XXX, en el 64, 24 y 12% respectivamente. Radiológicamente se observó fusión de la primera a la quinta vértebras cervicales, y disminución de los espacios intervertebrales 5º - 7º, así como la fusión vertebral de la séptima cervical con la primera torácica. Morales y Gómez consideran que este caso pudiera corresponder al primer reporte en la literatura de síndrome de Turner con esta variedad citogenética, asociada al síndrome de Klippel-Feil.

Tratamiento

Para la paciente:

a) En la infancia se orienta a mejorar la talla final, ya sea con hormonas de crecimiento humano o con anabólicos esteroides, estrógenos y andrógenos. El tratamiento con hormona de crecimiento ha demostrado que puede lograr un aumento de la talla final de entre 5 y 10 cm. por encima de los 132.5 cm promedio de mujeres mexicanas con síndrome de Turner. La mayoría de los autores recomiendan iniciar el manejo con hormona de crecimiento entre los 5 y 7 años de edad, y suspenderlo cuando el crecimiento sea menor a 2 cm por año, o cuando se alcance una edad ósea de 15 años.

b) Manejar la falla ovárica a través del reemplazo con estrógenos para inducir desarrollo sexual secundario y los ciclos menstruales. Esta terapia debe iniciarse después de los 14 años (recordar que la última etapa de velocidad de crecimiento en la mujer es entre los 12 a 14 años de edad), contando para ello con un resultado radiológico de edad ósea de 11 años.

c) Corrección de las anomalías somáticas, en las que participaran los demás integrantes del grupo interdisciplinario, como cardiología, nefrología, endocrinología, entre otros.

Para los familiares: asesoramiento genético.

Bibliografía

Hillemand B, Bonneau JC, Joly JP. [Conjunction of Turner's syndrome, atypical Rokitansky-Kuster-Hauser syndrome and Klippel-Feil syndrome]. Ann Med Interne (Paris) 1973; 124(5): 423-8.

Gómez VL, Morales HA, Bulnes MDP, Villacampa RCE, Valdez PGM. Estudio clínico y citogenético en 23 pacientes con síndrome de Turner atendidos en el hospital del niño, Tabasco, México. Rev Cienc Salud Tab Mex 1994; 4(38): 3-9.

Salomón CJ, Gómez VL. Morales HA. Hallazgos citogenéticos en el síndrome de Turner. Experiencia de 20 años. Rev Hosp Niño Tab Mex 2007; 2(2): 8-11.

Morales HA, Gómez VL, Rivera AM, Briceño GMR. Sindrome de Turner mosaico 45, X/46, XX/47, XXX asociado al Sindrome de Klippel-Feil. Bol Med Hosp Infant Mex 2009; 66: 446-50.

Zhang X, Hong D, Ma S. Integrated functional genomic analyses of Klinefelter and Turner syndromes reveal global network effects of altered X chromosome dosage. Proc Natl Acad Sci U S A. 2020;117(9):4864-4873.

Dabrowski E, Jensen R, Johnson EK, Habiby RL, Brickman WJ, Finlayson C. Turner Syndrome Systematic Review: Spontaneous Thelarche and Menarche Stratified by Karyotype. Horm Res Paediatr. 2019;92(3):143-149.

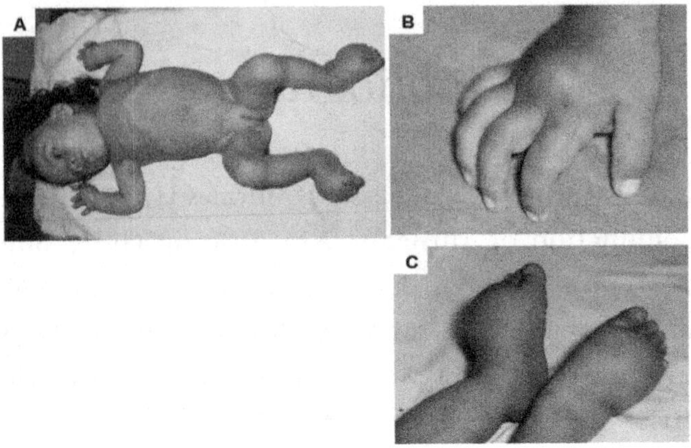

FIG 11-19 A, desproporción de segmentos en la talla. **B** y **C**, linfedema congénito de manos y pies.

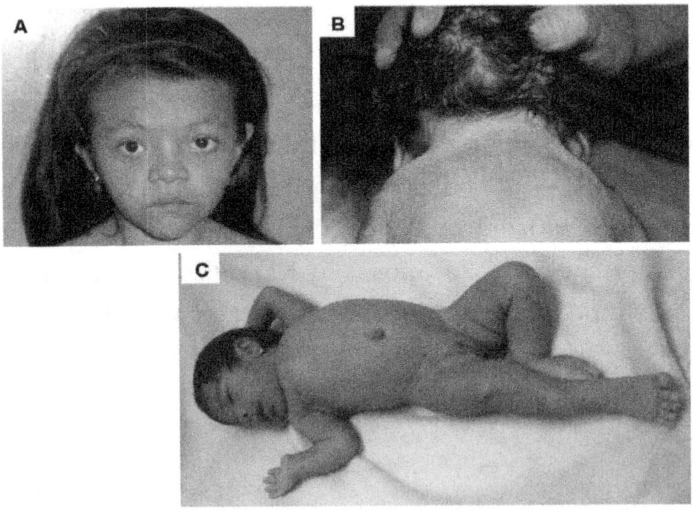

FIG 11-20 A, facie triangular (terminada en triangulo), hipertelorismo ocular, puente nasal aplanado, micrognatia. **B**, cuello corto y ancho (pterigium colli), con implantación baja de pelo en la región posterior del cuello. **C**, desproporción de segmento corporal respecto a la talla.

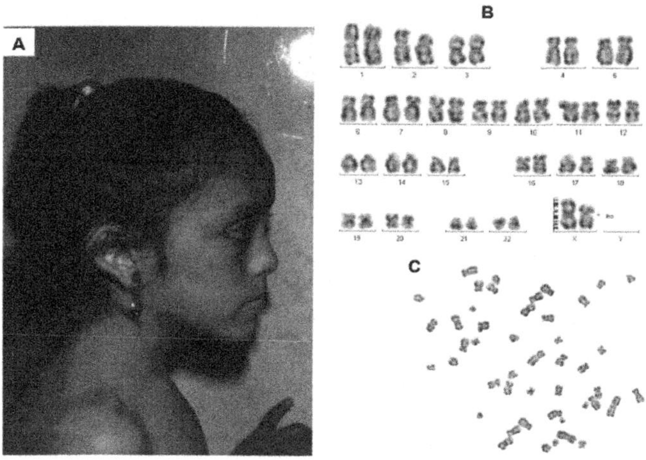

FIG 11-21 A, paciente con síndrome de Turner. **B**, cariotipo de una niña con síndrome de Turner por isocromosoma del X. Complemento cromosómico 46, X, i(X)(q10). **C**, célula en metafase.

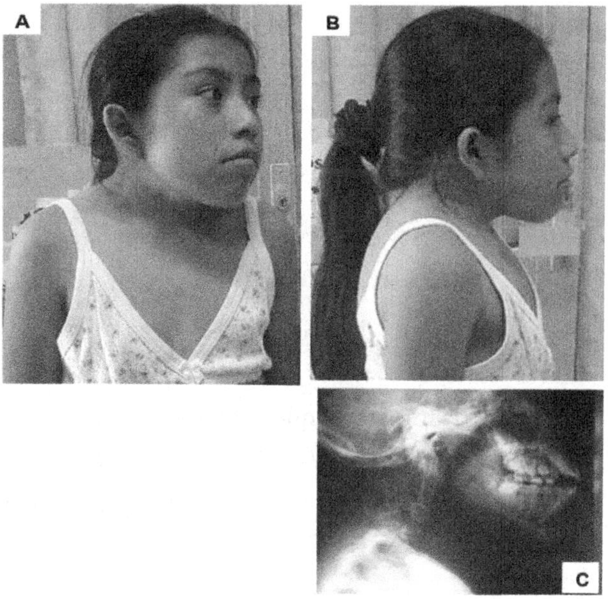

FIG 11-22 A y **B**, niña con síndrome de Turner variedad mosaico, quién además presenta un síndrome de Klippel Feil. Obsérvese el pabellón auricular de implantación baja y orientado hacia atrás, cuello corto. **C**, la imagen radiográfica muestra las uniones de vértebras cervicales, lo que da dificultad a la paciente para realizar movimientos de rotación de cráneo y cuello.

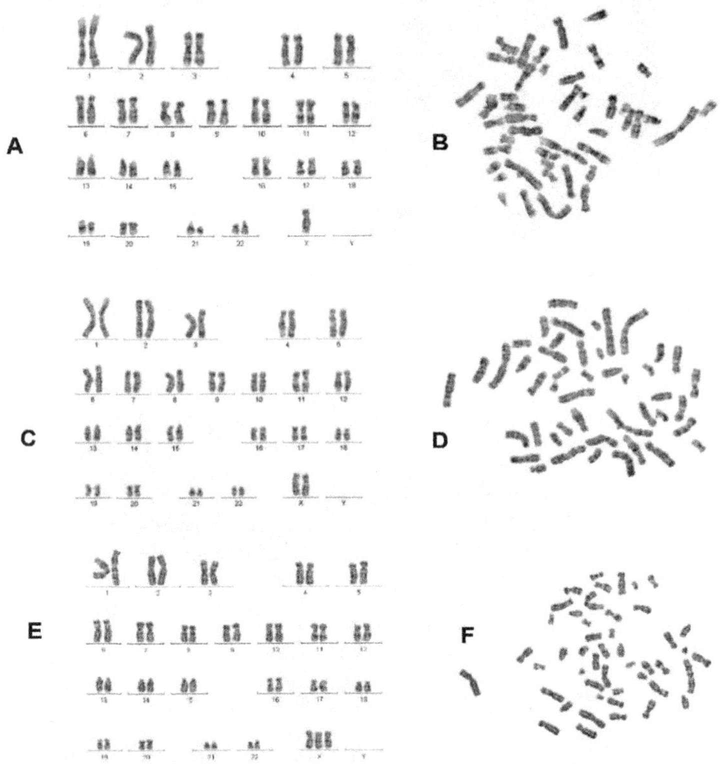

FIG 11-23 Imágenes de metafases que corresponden a una niña con síndrome de Turner por mosaicismo: 45, X/46, XX/47, XXX, asociado al síndrome de Klippel-Feil. **A** y **B**, cariotipo y célula en metafase, 45, X. **C** y **D**, cariotipo y célula en metafase 46, XX. **E** y **F**, cariotipo y célula en metafase 47, XXX.

SÍNDROME DE PENTA X

Introducción

En 1963 Kesaree y Wooley publicaron el primer caso del síndrome penta X basándose en el estudio de una niña de dos años de edad con retraso físico y mental, conducto arterioso permeable, hipertelorismo, iris azules con áreas melanóticas, pliegue transverso palmar, clinodactilia, piernas adelgazadas e historia de infecciones frecuentes de vías respiratorias. El estudio citogenético reveló cariotipo con 49 cromosomas y núcleos de células epiteliales con cuatro corpúsculos de Barr. A partir de este trabajo ha habido varios informes que confirman la existencia de esta entidad clínica. Gordon y Paulsen reportaron el primer caso de mosaico penta-X correspondiente a una paciente de 17 años de edad quien manifestaba síntomas de menopausia, presentando títulos elevados de gonadotropinas urinarias y niveles bajos de estrógenos urinarios.

Manifestaciones clínicas

En la mayoría de los casos la apariencia facial caracterizada por pliegue epicantal, telecanto, aplanamiento del puente nasal y fisuras palpebrales dirigidas hacia arriba y afuera recuerdan al síndrome de Down, sin embargo, el profundo retraso mental, la dificultad para crecer y la inestabilidad de los codos, descartan los datos somáticos sugestivos de síndrome de Down, lo cual termina corroborándose con el análisis cromosómico. Las manifestaciones clínicas de los mosaicos penta-X son similares a la forma regular de la enfermedad; no obstante, en los casos mosaicos existen algunas características clínicas no descritas en la forma regular.

Gómez Valencia y Nájera Martínez en 1989, reportaron el caso de una niña de dos años de vida, producto de la primera gesta, de término, de padres menores de 25 años, con cuadros infecciosos de repetición, persistencia del conducto arterioso, mesotaurodontismo, subluxación clínica y radiológica de codos; genitales internos normales corroborados por ultrasonido y sin alteración renal. El cariotipo mostró un complemento cromosómico 47, XXX/48, XXXX/49, XXXXX. Las características clínicas en esta variedad no se apartan grandemente de lo descrito para la forma penta-X regular.

Etiología

Presencia de 5 cromosomas X. La variedad mosaico ocurre por errores de no disyunción sucesivas del cromosoma X en más de una división postcigótico, con variaciones potenciales de estirpes celulares casi ilimitadas. Las distintas estirpes celulares pueden sobrevivir en forma irregular en el organismo y la función de cada una de ellas puede ser diferente en los distintos tejidos.

Tratamiento

Para la paciente: manejo interdisciplinario de las complicaciones asociadas.

Para la familia: asesoramiento genético.

CORRELACIÓN DE DATOS CLÍNICOS EN EL SÍNDROME PENTA-X MOSAICO.

Datos clínicos	48, XXXX/ 49, XXXXX Ricci y col. 1968 Cooke y col. 1972 Silengo y col. 197	45, X/46, XX/ 47, XXX/ 49, XXXXX Gordon y Paulsen 1967	47, XXX/ 48, XXXX/ 49, XXXXX Gómez-Valencia 1989
Retraso psicomotor	+	*	+
Talla baja	*	*	+
Cardiopatía	-	-	PCA
congénita	+	*	+
Defecto dental	-	*	+
Braquicefalia	+	*	+
Paladar alto	+	*	+
Pliegue transverso			
palmar	+	*	+
Malformación			
auricular	*	*	+
Asimetría			
craneofacial	+	*	+
	+	*	Subluxación
Micrognatia	*	*	+
Luxación de codos			
Estrabismo			

Bibliografía

Gordon DL, Paulsen CA. Premature menopause in XO/XX/XXX/XXXXX mosaicism. Am J Obstet Gynecol 1967; 97:85-90.

Gómez VL, Najera MP, Morales HA, Martínez DLA. Síndrome penta X. Informe de un caso con mosaicismo 47, XXX/48, XXXX/49, XXXXX. Bol Med Hosp Infantil Mex 1989; 46(6): 417-21.

Kassai R, Hamada I, Furuta H y cols. Penta X syndrome: a case report with review of the literature. Am J Med Genet 1991; 40(1): 51-6.

Markholt S, Graakjaer J, Thim SB, Høst B, Skytte AB. A case of penta X syndrome caused by nondisjunction in maternal meiosis 1 and 2. Clin Case Rep. 2017;5(7):1136-1140.

Hajrasouliha AR, Moss HE, Maralani PJ, Kaufman l, Grassi MA. Macular detachment associated with anomalous optic nerves and dural ectasia in 49, xxxxy Syndrome. Retin Cases Brief Rep. 2018;12(1):39-41.

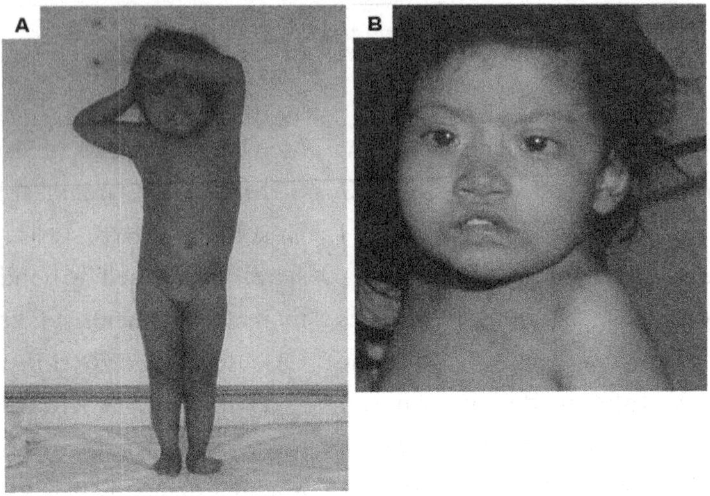

FIG 11-24 A, desproporción de segmentos corporales en relación a la talla. **B**, cara con aplanamiento medio facial, hipertelorismo ocular, telecanto, puente nasal aplanado, lóbulo nasal ancho, filtrum corto, boca en carpa, micrognatia, pabellones auriculares de implantación baja y rotados hacia atrás, cuello corto.

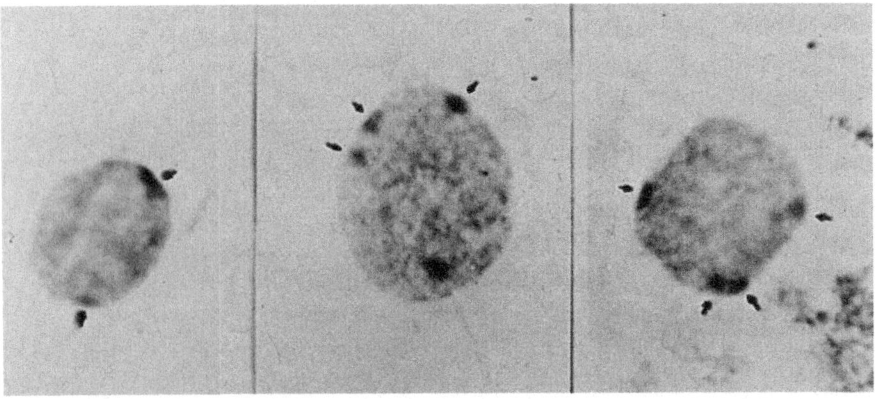

FIG 11-25 Las flechas señalan el número de corpúsculos de Barr o cromatina sexual presentes en el núcleo de las células: dos, tres, y cuatro corpúsculos de Barr. A la fecha, esta prueba ya está en desuso. Su valor es histórico.

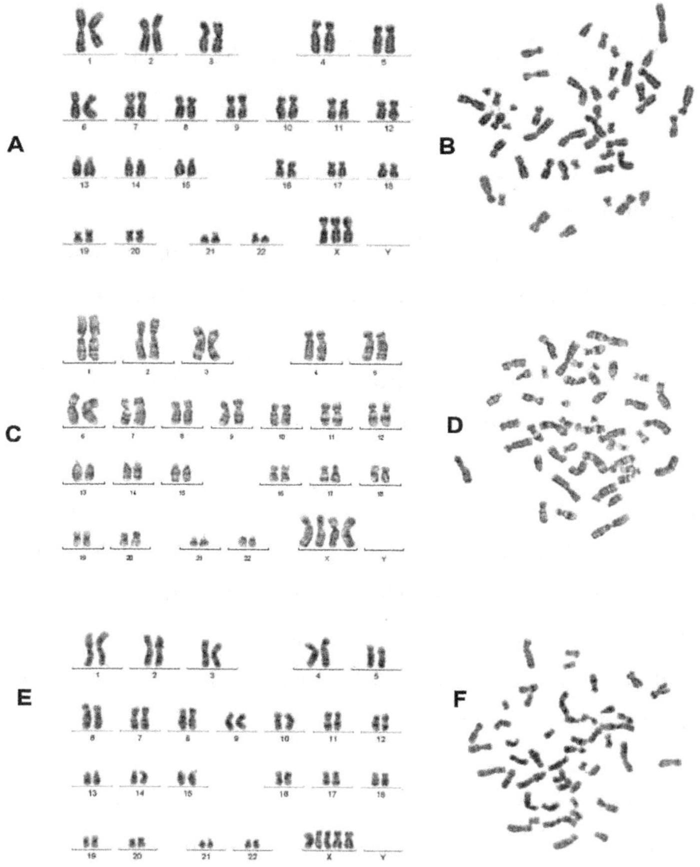

FIG 11-26 Tres imágenes de metafases que corresponden a una niña con síndrome de penta X mosaico (con tres líneas celulares): 47, XXX/48, XXXX/49, XXXXX. **A** y **B**, cariotipo y célula en metafase 47, XXX. **C** y **D**, cariotipo y célula en metafase 48, XXXX. **E** y **F**, cariotipo y célula en metafase 49, XXXXX.

SÍNDROME XXY (SÍNDROME DE KLINEFELTER)

Introducción

Fue descrito inicialmente por Klinefelter y colaboradores en 1942, y representa la causa más frecuente de hipogonadismo e infertilidad que afecta aproximadamente a uno de cada 500 varones recién nacidos. El cromosoma X supernumerario conduce a falla testicular primaria con infertilidad e hipogonadismo. Se considera que la mitad de los nacimientos 47, XXY se abortan de manera espontánea.

Manifestaciones clínicas

El síndrome de Klinefelter se caracteriza clínicamente por testículos pequeños, ginecomastia y niveles de testosterona sérica bajos. El diagnóstico de éste síndrome es raro hacerlo en la infancia, dado a que los niños desde que nacen hasta la pubertad no presentan manifestaciones clínicas específicas. Se debe sospechar en todo individuo con anomalías en el aprendizaje y retraso en el desarrollo del lenguaje. Otras características son vello escaso o ausente en cara, cuerpo, axila y en pubis; disminución de masa muscular, distribución ginecoide de la grasa corporal y ginecomastia. Los individuos con mosaicismo celular presentan mayor variabilidad clínica del padecimiento, en especial las características histológicas de los testículos, pudiendo existir casos raros del padecimiento con espermátides en proceso de maduración en los túbulos seminíferos de pacientes con síndrome de Klinefelter mosaico, lo cual explicaría la fertilidad en este grupo de pacientes.

El caso que aquí presentamos llegó a la consulta externa de genética, referido por el servicio de psicología. La madre del niño solicitó apoyo psicológico porque observaba que su hijo tenía conducta no usual en lo referente a querer vestirse con prendas femeninas. La valoración clínica y la determinación de la cromatina sexual (técnica que actualmente ya está en desuso) como medida inicial sugirieron el diagnóstico. El análisis cromosómico dio el diagnóstico de certeza (46, XXY).

Etiología

El 90% de los pacientes presentan un complemento cromosómico 47, XXY, sin embargo, no es raro encontrar otras variedades citogenéticas asociadas. La mayor parte de estos varones tienen inteligencia normal, pero hay algunos que cursan con retraso mental moderado. Son individuos que antes de la pubertad tienden a ser tímidos, inseguros y fácil de manejar.

Tratamiento

Para el paciente: está dirigido a corregir la deficiencia androgénica y promover el desarrollo de las características sexuales secundarias. La terapia con testosterona puede ser de mucha ayuda en el control de su conducta, al mismo tiempo que mejora el desarrollo sexual en la adolescencia, aunque no modifica la esterilidad con la cual cursan la mayoría de estos enfermos. Se recomienda iniciar el tratamiento con enantato de testosterona intramuscular a partir de los 12 años de edad para que los cambios puberales se manifiesten a la edad fisiológica.

Para la familia: asesoramiento genético.

Bibliografía

Aksglaede L, Jørgensen N, Skakkebaek NE, Juul A. Low semen volume in 47 adolescents and adults with 47, XXY Klinefelter or 46, XX male syndrome. Int J Androl 2009; 32(4): 376-84.

Demirhan O, Pazarbaþi A, Tanriverdi N, Aridoðan A, Karahan D. The clinical effects of isochromosome Xq in Klinefelter syndrome: report of a case and review of literature. Genet Couns 2009; 20(3): 235-42.

Yang J, Sun TT, Ren XL. [Predictive factors for clinical pregnancy in patients with nonmosaic Klinefelter's syndrome undergoing microdissection testicular sperm extraction]. Zhonghua Nan Ke Xue. 2019;25(7):637-641.

Masterson TA, Nassau DE, Ramasamy R. A clinical algorithm for management of fertility in adolescents with the Klinefelter syndrome. Curr Opin Urol. 2020;30(3):324-327.

Zhang X, Hong D, Ma S. Integrated functional genomic analyses of Klinefelter and Turner syndromes reveal global network effects of altered X chromosome dosage. Proc Natl Acad Sci U S A. 2020;117(9):4864-4873.

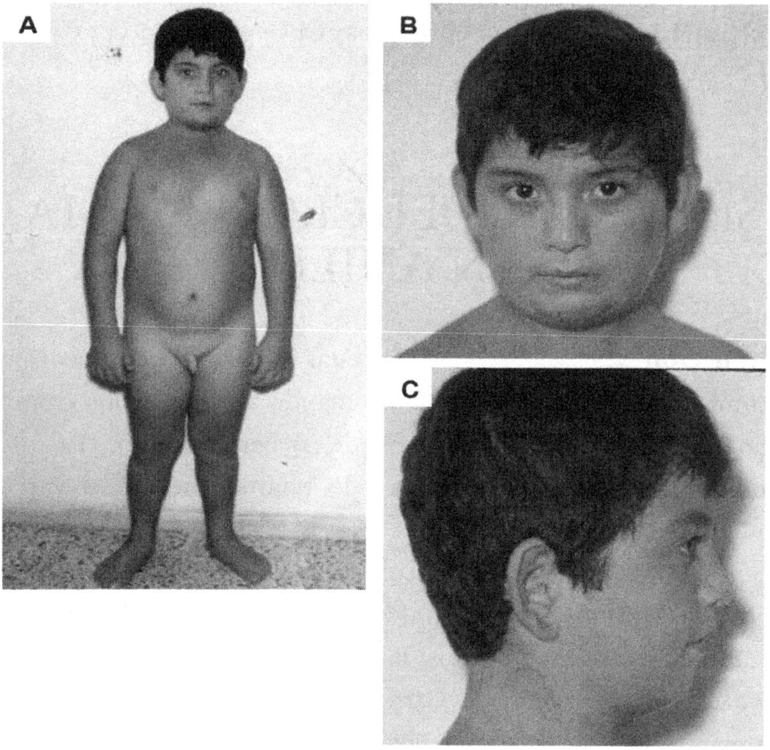

FIG 11-27 A, obsérvese la desproporción de segmentos en la talla. **B**, facie no peculiar, puente nasal alto. **C**, el cuello es corto, los pabellones auriculares están implantados bajos, micrognatia.

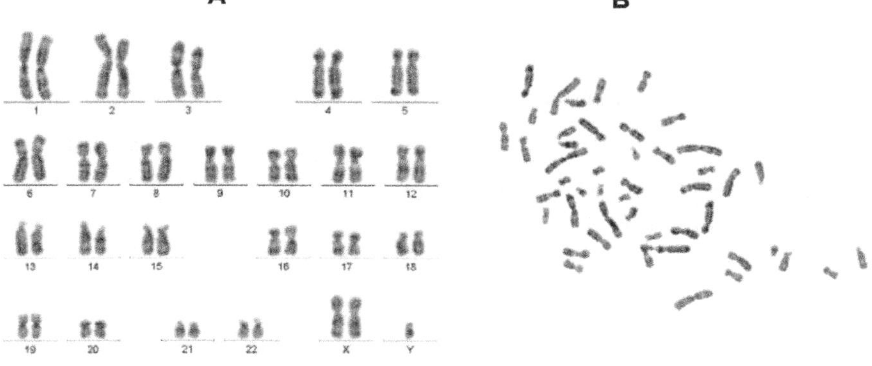

FIG 11-28 A y **B**, cariotipo de un varón con síndrome de Klinefelter 47, XXY.

ENFERMEDADES POR ALTERACIONES ESTRUCTURALES DE AUTOSOMAS Y CROMOSOMAS SEXUALES.

SÍNDROME DEL CROMOSOMA 2 EN ANILLO.

Introducción

Los cromosomas en anillo se forman debido a rompimientos terminales en ambos brazos de un cromosoma seguido por fusión de los extremos. La cantidad de material genético perdido en este proceso depende del punto de ruptura y determina la severidad de los signos clínicos. Otro mecanismo por el cual son formados es por disfunción de los telómeros de un cromosoma, frecuentemente observado en neoplasias y en los cuales no hay pérdida de material genético.

Manifestaciones clínicas

Por lo general, los pacientes con "Síndrome de anillo", independientemente del cromosoma involucrado, presentan fallas en el crecimiento, pero sin la coexistencia de malformaciones mayores, y a veces sin malformaciones menores; es común hallar algunas malformaciones inespecíficas, lo cual se observa con más frecuencia cuando se trata de los cromosomas de mayor tamaño. La presencia de retardo mental es variable en estos pacientes, puede ser medio o moderado, e incluso puede haber inteligencia normal. Hasta la fecha se han reportado alrededor de 10 casos en la literatura con anillo del cromosoma 2. El síndrome del anillo resulta interesante, ya que puede pasar desapercibido cuando la inteligencia se encuentra en límites normales; sin embargo, el diagnóstico de certeza permite encauzar adecuadamente el manejo de la talla baja como manifestación clínica más constante, así como proporcionar asesoría genética a los familiares, particularmente sobre los riesgos en la reproducción.

Etiología

Cromosoma circular con pérdida o no de material en sus telómeros. Este tipo de aberración cromosómica es muy raro y constituye una de las causas de malformaciones congénitas, incluso cuando no hay aparentemente pérdida de material genético. Los anillos han sido descritos para todos los cromosomas humanos e identificados por bandeo G.

Tratamiento

Para el paciente: manejo interdisciplinario de las complicaciones asociadas.
Para la familia: asesoramiento genético.

Bibliografía

Dee SL, Clarck AT, Willat LR, Yates W JR. A case of ring chromosome 2 with growth retardation, mild dysmorphism, and microdeletion of 2p detected using FISH. J Med Genet 2001; 38: 32-7.

Kosho T, Matsushima K, Sahashi T. Ring Syndrome - Involving chromosome 2 confirmed by FISH Analysis using chromosome specific subtelomeric probes. Genetic counseling 2005; 16 (1): 65-70.

Gómez VL, Rivera AMM, Morales HA, Briceño GMR. Síndrome por deleción del cromosoma 12 (12p-). Reporte de un caso. Salud en Tabasco 2008; 14: 759-62.

Sarri C, Douzgou S, Kontos H y cols. 35-Year Follow-Up of a Case of Ring Chromosome 2: Array-CGH Analysis and Literature Review of the Ring Syndrome. Cytogenet Genome Res. 2015;145(1):6-13.

Yip MY. Autosomal ring chromosomes in human genetic disorders. Transl Pediatr. 2015;4(2):164-74.

Pristyazhnyuk IE, Menzorov AG. Ring chromosomes: from formation to clinical potential. Protoplasma. 2018;255(2):439-449.

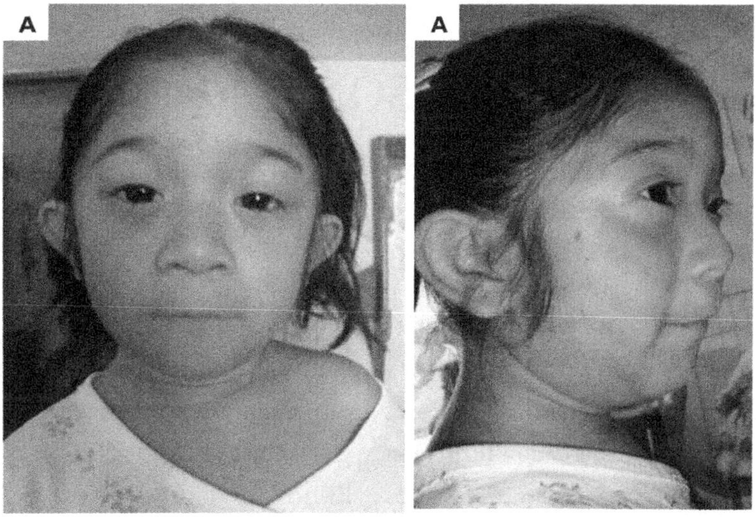

FIG 11-29 A, fisuras palpebrales oblicuas, blefarofimosis, hipertelorismo ocular, puente nasal aplanado. **B**, pabellones auriculares de implantación baja y su tercio superior presenta un plegamiento hacia adelante, micrognatia.

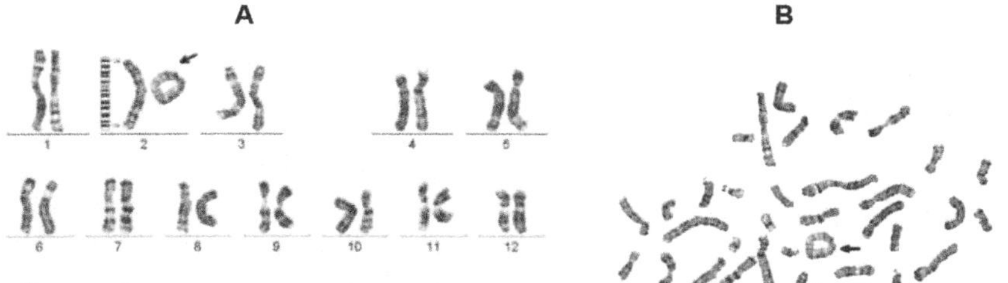

FIG 11-30 A, Cariotipo de una niña con un cromosoma 2 en anillo. Complemento cromosómico 46, XX, r (2) (p25q37). **B**, célula en metafase.

SÍNDROME POR TRANSLOCACIÓN CROMOSÓMICA 2;6

Introducción

Las translocaciones implican el intercambio de segmentos cromosómicos entre cromosomas diferentes; pueden ser balanceadas y no balanceadas. Las translocaciones se observan en 1 de cada 500 recién nacidos vivos y en el 60% de los productos que se abortan de manera espontánea. En las translocaciones balanceadas no falta ni sobra material cromosómico y generalmente las personas portadoras no presentan manifestaciones clínicas, sin embargo, cuando ocurre la formación de los gametos, se puede producir gametos desbalanceados, y como consecuencia tener descendiente afectado.

Manifestaciones clínicas

La presencia de translocación se evidencia hasta que los individuos alcanzan la edad reproductiva y experimentan infertilidad, subfertilidad o nacimiento de descendencia cromosómicamente anormal. Las manifestaciones clínicas que usualmente presentan los portadores de una translocación desbalanceada son: retardo en el crecimiento intrauterino y posnatal, dismorfología facial variable, malformaciones mayores y/ o menores, múltiples o aisladas, y retraso del desarrollo psicomotor. El niño de la figura de esta sección es originario y residente del Estado de Chiapas, México, producto de la tercera gesta, quien fue referido a nuestra institución con diagnóstico de retraso psicomotor. El cultivo de linfocitos en sangre periférica para análisis cromosómico mostró un complemento cromosómico 46, XY, t(2; 6) (p21;q23) + dup (6p22p24).

Gómez Valencia y Morales Hernández en 2007, publicaron un trabajo en donde se analizaron los cariotipos de personas con fallas reproductivas y en los cuales el 6.5% presentaba aberraciones cromosómicas: 2.4% con translocaciones, 2.4% con mosaicismo celular, 0.8% monosomía X, y, 0.8% con 47, XXY.

Etiología

La descendencia de una pareja en la

que él o ella sean portadores de una translocación, tendrá las siguientes probabilidades de riesgo: Un 6% de que su hijo o hija sea sano, esto será posible cuando el descendiente recibe los dos cromosomas normales de cada progenitor; el 6% de que el hijo o hija nazca con la misma aberración cromosómica del progenitor, "portador equilibrado", esto se logra cuando se recibe de uno de los progenitores portador los dos cromosomas involucrados en la translocación, y por el otro lado, recibe los dos cromosomas normales del otro progenitor; el 88% de probabilidad, en cada embarazo, de que el hijo o la hija nazca afectado, ya que puede recibir del progenitor afectado un cromosoma normal y otro con la translocación, mientras que por parte del otro progenitor recibe los dos cromosomas normales.

El genetista tiene el deber de proporcionar esta información a toda pareja portadora de translocaciones, ya que existen técnicas de diagnóstico prenatal como la biopsia de vellosidades coriónicas, que se realiza entre la semana 9 y 11 del embarazo, y la amniocentesis entre las semanas 16 y 18. A través de estas técnicas diagnósticas se puede determinar si el bebé de una pareja, en donde uno de ellos sea portador de una translocación cromosómica, ha heredado o no dicha alteración. Los padres deben tener información profesional de certeza y confiable que les permita planear su proyecto de vida.

Uno de los cariotipos mostrados aquí, constituye el resultado de un cultivo de linfocitos de sangre periférica para análisis cromosómico en una mujer de 31 años de vida, misma que fue referida al servicio de citogenética con diagnóstico de infertilidad. La mujer había tenido tres pérdidas gestacionales, y dentro del protocolo de estudio se consideró el análisis cromosómico. La pareja fue canalizada al servicio de biología de la reproducción del Hospital Regional de Alta Especialidad de la Mujer, en Tabasco, México.

Tratamiento

Para el paciente: manejo interdisciplinario de las complicaciones asociadas.

Para la familia: asesoramiento genético.

Bibliografía

Mattina T, Milana G, D´Agata A, conti L, Sciacca F. Unstable translocation: a new case? Clin Genet 1991; 39(2): 149-50.

Scriven PN, Flinter FA, Braude PR, Ogilvie CM. Robertsonian translocations reproductive risks and indications for preimplantation genetic diagnosis. Hum Reprod 2001; 16(11): 2267-73.

Zhang YP, Xu JZ, Yin M, Chen MF, Ren DL. Pregnancy outcomes of 194 couples with balanced translocations. Zhonghua Fu Chan Ke Za Zhi 2006; 41(9): 592-6.

Gómez VL, Morales HA, Zagal RG y cols. Análisis cromosómico en personas con fallas reproductivas. Salud en Tabasco 2007; 13(1): 573-576.

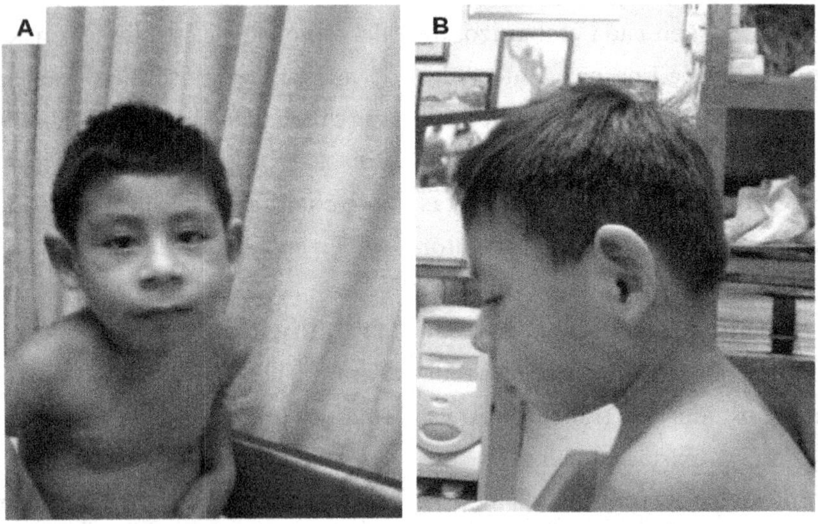

FIG 11-31 A, masculino con retraso psicomotor; hipertelorismo ocular, micrognatia. **B**, pabellones auriculares grandes, de implantación baja.

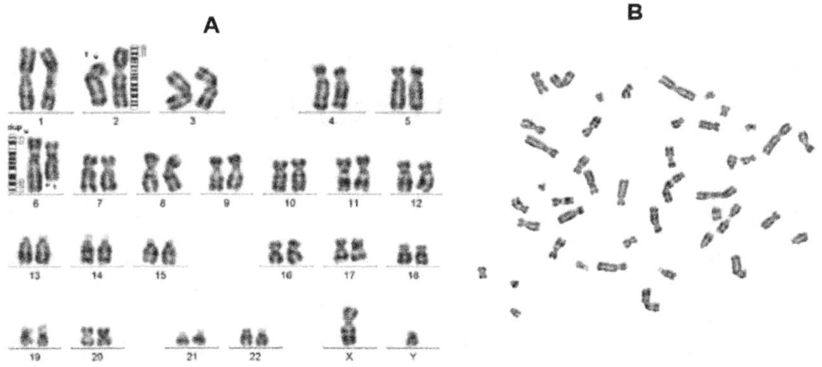

FIG 11-32 A, cariotipo de un varón con translocación 2; 6, en donde un segmento del brazo corto del cromosoma 2 paso al brazo largo del cromosoma 6, pero que, además, el mismo cromosoma 6 presenta una duplicación de la porción distal de su brazo largo. El complemento cromosómico es 46, XY, t (2; 6) (p21; q23) +dup(6)(p22p24). **B**, célula en metafase.

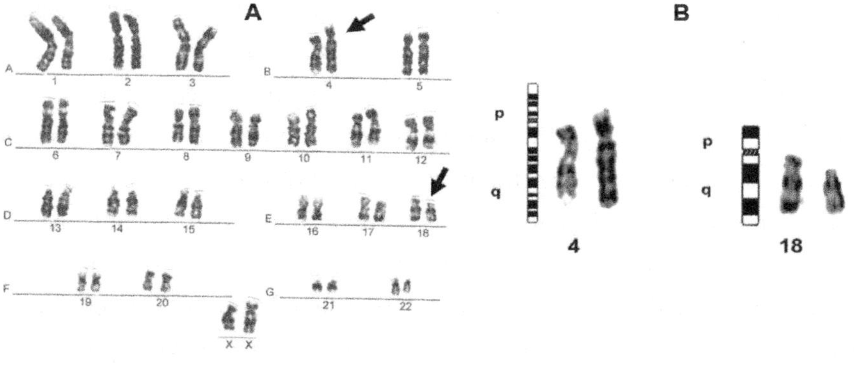

FIG 11-33 A y **B**, este cariotipo corresponde a una mujer de 31 años de vida con diagnóstico de infertilidad, con antecedente de tres pérdidas gestacionales. El resultado del análisis citogenético mostró una translocación entre los cromosomas 4 y 18.

Síndrome por deleción 4p- (Síndrome de Wolf-Hirschhom)

Introducción

El Síndrome de Wolf-Hirschhorn (WHS) es un padecimiento poco frecuente que se atribuye a la pérdida parcial del brazo corto del cromosoma 4, con una incidencia de cerca de 1:50.000 nacimientos. La deleción en el cromosoma 4 aparece de novo en el 90% de los casos, mientras que en el 10% puede ser consecuencia de una translocación heredada de alguno de los progenitores. Se observa más frecuente en el sexo femenino en razón de 1M/2F, registrándose posmadurez en el 40 % de los afectados y prematurez en el 25%.

En 1965, Wolf y cols. y Hirschhorn y cols. Publicaron de manera independiente casos similares de la enfermedad, llamando la atención de la comunidad científica. Desde entonces al síndrome por deleción del brazo corto del cromosoma 4 es llamado también síndrome de Wolf-Hirschhorn.

Manifestaciones clínicas

Marcada deficiencia en el crecimiento que se inicia en la etapa prenatal, microcefalia, actividad fetal débil, hipotonía, retraso mental grave y convulsiones. En la región craneofacial se observa estrabismo, deformidad del iris, hipertelorismo ocular, epicanto de ambos lados, occipucio prominente, labio y/o paladar hendido, boca en forma de carpa de circo con las comisuras dirigidas hacia abajo, filtrum corto y micrognatia, defectos en la línea media posterior del cuero cabelludo, asimetría craneana, apéndice y hoyuelo pre auricular. Otras alteraciones menos frecuentes la constituyen el exoftalmos, hipospadia, criptorquidia, pubertad precoz.

Estos niños presentan deficiencia mental profunda y tienden a presentar convulsiones motoras menores. Los que sobreviven más allá de la niñez temprana, han mostrado crecimiento continuamente lento con propensión a las infecciones del aparato respiratorio.

Etiología

Rompimiento con pérdida de un segmento del brazo corto del cromosoma 4. Citogenéticamente la deleción 4p- puede ser detectada fácilmente mediante cultivo de sangre periférica para análisis cromosómico. En el 87% de los casos se ha observado que constituyen deleciones de novo de origen paterno, sin embargo, existen reportes de translocaciones balanceadas t (4;8) en padres que son considerados portadores equilibrados de esta alteración genética.

Tratamiento

Para el paciente: manejo interdisciplinario de las malformaciones asociadas.

Para la familia: asesoramiento genético.

Bibliografía

Wolf U, Reinwein H, Porsch R, Schroter R, Baitsch H. Defizienz an den kurzen armen eines chromosoms no 4. Humangenetik 1965; 1: 397-413.

Aparicio RJM, Barrientos PM, Maldonado AR y cols. Asociación del síndrome de Wolf-Hirschhorn (deleción del brazo corto del cromosoma 4) con el síndrome de rubéola congénita. Bol Med Hosp Infant Mex 1997; 54 (1): 34-41.

Briceño GMR, Rivera AMM, Morales HA. Síndrome por deleción del brazo corto del cromosoma 4, o síndrome de wolf-hirschhorn. La Voz del Niño 2008; 2: 7-9.

Xing Y, Xiong S, Yuan M. [Prenatal diagnosis for a pedigree affected with Wolf-Hirschhorn syndrome due to a subtle chromosomal translocation]. Zhonghua Yi Xue Yi Chuan Xue Za Zhi. 2019;36(7):682-685.

Mozer JT, Paiva GCH, Gaona de O GF. Partial Monosomy 4p and Trisomy 12q due to a t(4;12)(p16.3;q24.31) Familial Translocation in Two Cousins. Mol Syndromol. 2020;10(5):264-271.

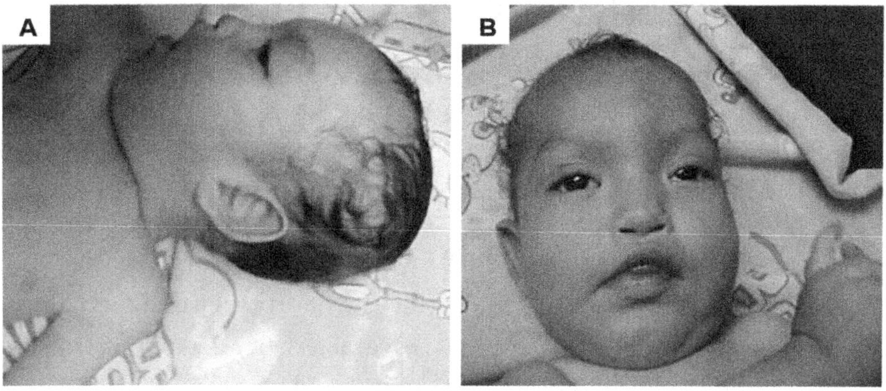

FIG 11-34 A, obsérvese la facie descrita como "máscara de guerrero griego", con perfil facial resaltado pabellones auriculares de implantación baja, faunescos, con borramiento de antihélix y rotados hacia atrás. **B**, fisuras palpebrales oblicuas, telecanto, puente nasal aplanado con lóbulo deprimido, filtrum corto, boca en carpa, micrognatia.

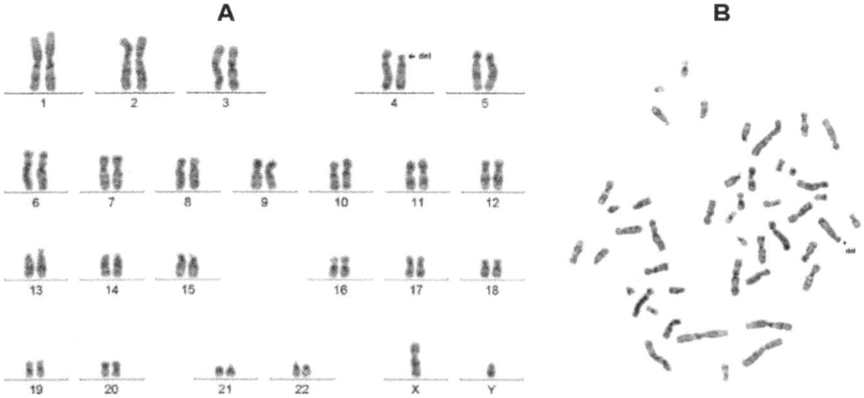

FIG 11-35 A, cariotipo de varón con 46, XY, 4p-. La flecha muestra al cromosoma 4 delecionado en su brazo corto. **B**, célula en metafase.

SÍNDROME POR DELECIÓN DEL BRAZO CORTO DEL CROMOSOMA 5 (5P-). SÍNDROME DE CRI DU CHAT

Introducción

Lejeune y colaboradores en 1963 publicaron los casos de 3 niños no emparentados con la asociación de algunos rasgos clínicos tales como incapacidad para crecer, anomalías craneofaciales, un llanto peculiar, retraso psicomotor y cambios en los patrones dermatoglíficos, mismos que estuvieron condicionados por la pérdida de una parte del brazo corto de un cromosoma del grupo B. Se trata de una patología no frecuente, motivo por el cual su incidencia no se ha establecido con exactitud, pero se considera que cerca de 1 por cada 50 mil nacidos viene al mundo con este problema; así mismo, también se menciona que el 1% de los enfermos con retraso mental confinados en hospitales padecen este trastorno.

Manifestaciones clínicas

Este padecimiento se caracteriza por un llanto agudo, semejante al maullido de un gato, dato éste manifestado por la madre como peculiar; sin embargo, existen casos de este síndrome en donde el llanto no es característico. Las manifestaciones clínicas presentes en el recién nacido cambian con la edad. Son niños con microcefalia, cara redonda e hipertelorismo ocular, pero, sobre todo, un importante retraso físico y mental, fisuras palpebrales anti mongoloides, pabellones auriculares con plegamientos no usuales, puente nasal prominente y micrognatia; en el niño mayor y en el adulto es común observar la cara estrecha, mandíbula pequeña y la desaparición de los ángulos mandibulares.

Gómez Valencia y Morales Hernández en 1989, reportaron el caso de un niño con este padecimiento, y al cual se le dio seguimiento durante 13 años. El paciente fue visto por primera vez a la edad de 3 meses de vida, originario y residente de Veracruz, México, producto de la primera gesta, madre de 26 años de edad y padre de 27 años en el momento del nacimiento, no consanguíneos; el trabajo de parto inició a las 32 semanas de gestación y terminó por cesárea, al parecer por falta de evolución del mismo. Presentó dificultad para respirar y llorar en el momento de nacer, desconociéndose manejo, sin haberse detectado padecimiento similar en otros miembros de la familia. La madre notó llanto débil, con sonido peculiar, dificultad para la deglución e inestabilidad del cuello durante el primer mes de vida. A la exploración física: peso de 5300 gramos, talla 58 cm, perímetro cefálico 36.6 cm, edad aparente igual a la cronológica, íntegro, con hipotonía de músculos de cuello y tono adecuado en el resto del cuerpo. Cráneo microcéfalo, frente amplia y áreas frontoparietales alopécicas, cara redonda, hipertelorismo, telecanto, fisuras palpebrales anti mongoloides, puente nasal alto y ancho con lóbulo de nariz aplanado, narinas estrechas, paladar alto, mandíbula hipoplásica, pabellones auriculares de implantación baja y rotados hacia atrás. Abdomen con presencia de dos tumoraciones de aproximadamente 1 centímetro de diámetro en región inguinal, reducible, no dolorosas. El cariotipo en sangre periférica mostró una deleción en el brazo corto del cromosoma 5 en el 100% de las metafases analizadas.

Etiología

En la actualidad se conoce con exactitud que el Síndrome de Cri du-Chat se debe a la pérdida de un fragmento pequeño en el brazo corto del cromosoma número cinco. El diagnóstico de certeza se logra con el cariotipo, en donde se observa la pérdida parcial, ya sea terminal o intersticial, del brazo corto del cromosoma número cinco. El pronóstico es incierto.

Tratamiento

Para el paciente: manejo interdisciplinario de las complicaciones asociadas.

Para la familia: asesoramiento genético.

En la adquisición de la deleción puede existir tres posibilidades:

1. Que la deleción sea de nueva aparición, lo cual ocurre en el 85% de los casos.
2. Que se trate de una translocación desequilibrada heredada de uno de los progenitores, lo cual ocurre en el 15% de los casos.

3. Que se trate de un anillo, aberración en donde el cromosoma adopta una forma redondeada con la pérdida de fragmentos distales. Cuanto mayor sea el material delecionado, menor será la inteligencia, estatura y peso

El manejo de este tipo de padecimiento se enfoca a la medicina preventiva. La prevención primaria se consigue con el asesoramiento genético, información detallada y amplia del padecimiento, su evolución natural y el riesgo de recurrencia para hermanos. El pronóstico es desfavorable. Los pacientes presentan un retraso importante, y el promedio de vida es bajo.

Bibliografía

Lejeune J, Lafourcade J, Berger R, Vialatte J, Boeswillwald M, Seringe P, Turpin R. Trois cas de déletion partielle du bras court d´un chromosome 5. C.R. Acad Sci (París) 1963; 257: 3098-3102.

Gómez VL, Morales HA. Síndrome del Mullido de gato. Rev Cienc Salud Tab Mex 1989; 3(22): 17-18.

Kristoffersen KE. Speech and language development in cri du chat syndrome: a critical review. Clin Linguist Phon 2008; 22(6): 443-57.

Li DZ. Prenatal diagnosis of Cri-du chat syndrome following high maternal serum human chorionic gonodotrophin and ventricular septal defect. Prenat Diagn 2009; 29(9): 914.

Dmetrichuk JM, Chiasson DA, Lu JQ. Neuronal inclusions and α-Synucleinopathy in a patient with 5p deletion syndrome. J Neurol Sci. 2019; 403:56-58.

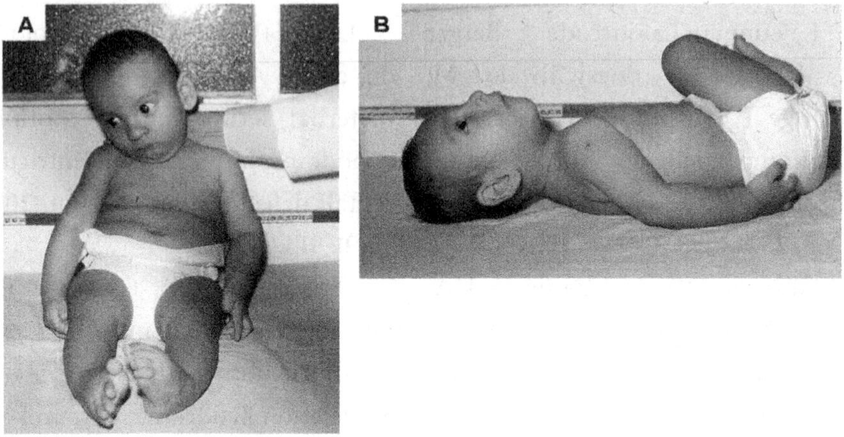

FIG 11-36 A, cara redonda, hipertelorismo, telecanto, puente nasal aplanado, micrognatia. **B**, pabellones auriculares de implantación baja y rotados hacia atrás, cuello corto.

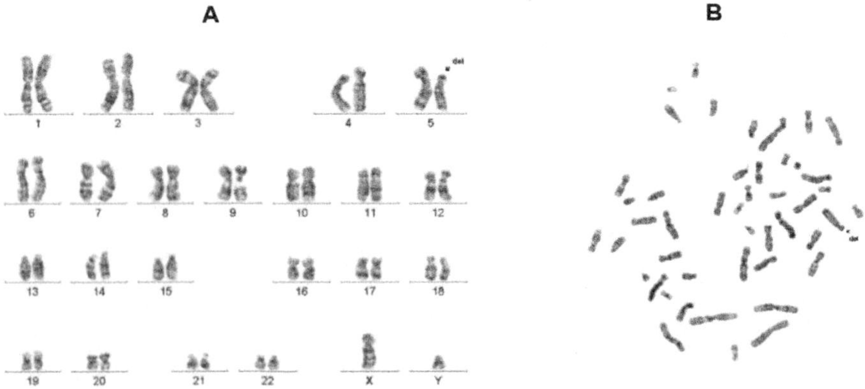

FIG 11-37 A, cariotipo de un varón con deleción en el brazo corto del cromosoma 5. Síndrome de cri du chat. El complemento cromosómico es 46, XY, +5p-. **B**, célula en metafase.

SÍNDROME POR DUPLICACIÓN DEL BRAZO CORTO DEL CROMOSOMA 11 (dup 11P). SÍNDROME DE BECKWITH-WIEDEMANN.

Introducción

El síndrome de Beckwith-Wiedemann (SBW) es un síndrome común que en la mayoría de las veces suele ser esporádico, aunque hay reportes de casos con herencia autosómico dominante. Fue descrito por primera vez en 1965, como una enfermedad genética que afecta alrededor de uno de cada 13 700 nacidos vivos.

Manifestaciones clínicas

Las características principales fenotípicas en la edad prenatal son: crecimiento excesivo, macroglosia, onfalocele, visceromegalia, tumor embrionario, hemihiperplasia, anomalías renales, citomegalia adrenocortical e hipoglucemia. El caso que presentamos aquí corresponde a paciente del sexo masculino de 16 meses de vida, originario y residente de Agua Dulce, Veracruz, traído por la abuela materna al hospital del niño "Dr. Rodolfo Nieto Padrón" de Villahermosa, Tabasco, a la edad de 8 meses porque el niño presentaba hernia umbilical e hidrocele. Es producto de la primera gesta, de padres no consanguíneos, ambos de 29 años de edad en el momento de nacer, sin antecedentes de padecimiento similar en otros miembros de la familia; a la exploración física se encontró cráneo dolicocéfalo, frente amplia y prominente, puente nasal aplanado, fisuras palpebrales oblicuas, epicanto, boca permanentemente abierta, lengua aumentada de tamaño y de grosor, micrognatia, implantación baja de pabellones auriculares, orientados hacia adelante, con prominencia del antihélix, cuello corto, tórax con hipertelorismo de tetillas, abdomen globoso, ombligo prominente, con presencia de cicatriz circundante de lado derecho. El cultivo de linfocitos de sangre periférica para análisis cromosómico mostró un complemento cromosómico 46, XY, +dup 11p. El paciente fue evaluado y manejado por las subespecialidades pediátricas requeridas y actualmente permanece en un programa de estimulación y rehabilitación.

Etiología

El SBW se produce por un desequilibrio en la expresión del imprinting génico en la región p15 del cromosoma 11. Uno de los genes transcritos, pero no traducidos, codifica un factor de crecimiento semejante a la insulina que promociona el crecimiento; por el contrario, otro de los genes codifica un supresor del ciclo celular que limita la división y el crecimiento celular. El desequilibrio en la expresión de los genes 11p15 puede ocurrir mediante varios mecanismos, dentro de los cuales se encuentran las mutaciones en el alelo materno por pérdida de expresión, lo que provoca pérdida de expresión del gen codificante del supresor, e incremento de la expresión del gen codificante para el factor de crecimiento. Se sabe que existe una isodisomía (dos cromosomas del mismo progenitor que son similares) paterna del 11p15, de modo que, como la recombinación somática que lleva a la disomía uniparental (con cromosomas que proceden de un mismo progenitor) ocurre después de la concepción, los individuos con este tipo de disomía son mosaicos y pueden necesitar el análisis de otros tejidos, además de la sangre, para la detección de su disomía.

Tratamiento

Para el paciente: manejo de las malformaciones asociadas.

Para la familia: asesoramiento genético.

Bibliografía

Toranzo FJM, Duarte HS, Rodríguez PA. Síndrome de Beckwith-Wiedemann. Reporte de tres casos. Revista ADM 2001; 58(5): 170-2.

Zarate YA, Mena R, Martin LJ. Experience with hemihyperplasia and Beckwith-Wiedemann syndrome surveillance protocol. Am J Med Genet A 2009; 149A (8): 1691-7.

Urzua A, Burattini S, Pinochet C, Benavides F, Repetto GM. Somatic Mosaicism for Paternal Uniparental Disomy of 11p15.5 Region in Adrenal and Liver Tissues in a Newborn with Atypical Beckwith-Wiedemann Syndrome. J Pediatr Genet. 2019;8(4):226-230.

Correa ARE, Mishra P, Kabra M, Gupta N. Epigenetic Abnormalities of 11p15.5 Region in Beckwith-Wiedemann Syndrome - A Report of Eight Indian Cases. Indian J Pediatr. 2020;87(3):175-178.

Jurkiewicz D, Skórka A, Ciara E. Rare clinical findings in three sporadic cases of Beckwith-Wiedemann syndrome due to novel mutations in the CDKN1C gene. Clin Dysmorphol. 2020;29(1):28-34.

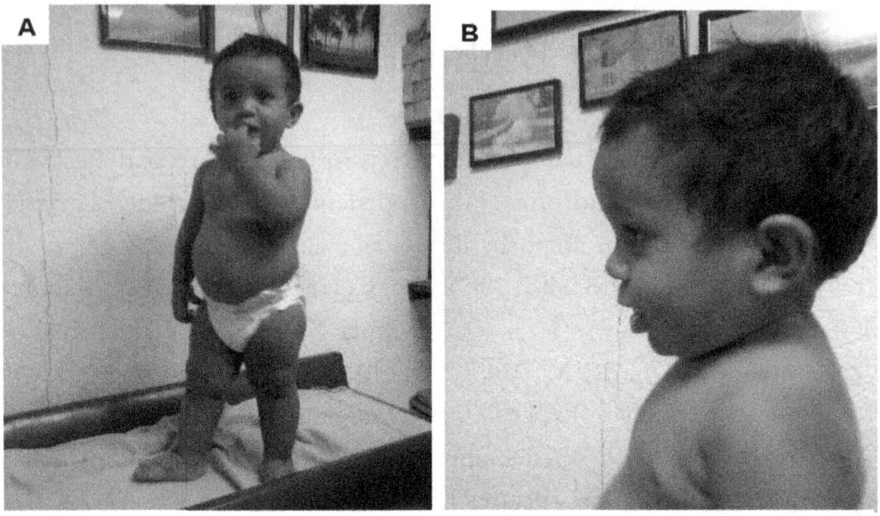

FIG 11-38 A, cráneo dolicocéfalo, frente amplia y prominente, puente nasal aplanado, fisuras palpebrales oblicuas, epicanto, abdomen globoso, ombligo prominente. **B**, boca permanentemente abierta, micrognatia, implantación baja de pabellones auriculares, orientados hacia adelante y con prominencia de antihélix, cuello corto, tórax con hipertelorismo de tetillas.

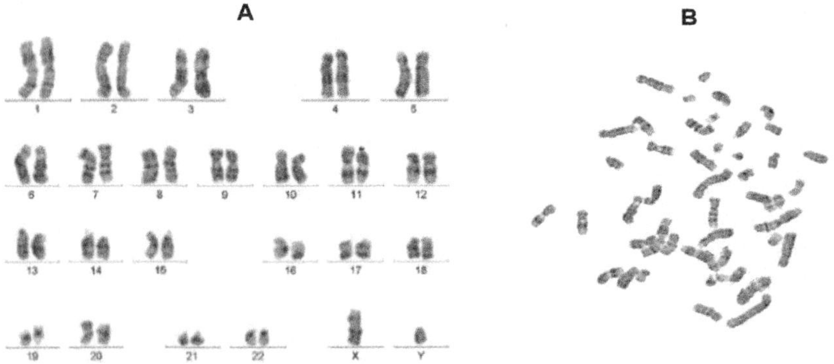

FIG 11-39 A, cariotipo de varón en donde se muestra una duplicación de material en el brazo corto del cromosoma 11. Complemento cromosómico 46, XY, + dup 11p. **B**, célula en metafase.

SÍNDROME POR DELECIÓN TERMINAL 11q23 (SÍNDROME DE JACOBSEN)

Introducción

El síndrome de Jacobsen (SJ) es una enfermedad cromosómica poco frecuente, asociado a una deleción distal del brazo largo del cromosoma 11. Fue descrito por primera vez en 1973, siendo su incidencia de 1 de cada 100.000 nacidos vivos, reportándose en la literatura al menos 90 casos en el mundo.

Manifestaciones clínicas

Las características clínicas más frecuentes son el retraso psicomotor y del crecimiento, trigonocefalia y una dismorfia craneofacial. El caso presentado aquí corresponde a femenina producto de la primera gesta, padre de 35 años y madre de 38 años, no consanguíneos, originarios de Comalcalco, Tabasco. Es referida a la Unidad de Genética, con impresión diagnóstica de Síndrome de Turner versus Síndrome de Noonan, documentándose talla baja, fisuras palpebrales oblicuas presentando canto externo inferior e interno superior, hipertelorismo ocular, boca en carpa, puente nasal aplanado, pabellones auriculares de implantación baja y rotados hacia atrás, cuello corto con implantación baja, cardiopatía congénita, trigonocefalia, epicanto, boca en carpa, frente prominente, manos con clinodactilia de quinto dedo en ambas manos, hipotonía generalizada, se ausculta soplo sistólico.

El cariotipo de la propósitus mostró 46, XX, del(q23-25), siendo los padres normales citogenéticamente.

Etiología

La mayoría de estos casos son de causa desconocida, la deleción puede abarcar desde 11q23 hasta 11q25, siendo el punto de ruptura más frecuente en 11q23, la región critica para la expresión fenotípica de este síndrome es en la sub banda q24.1, puede darse por una segregación desbalanceada de progenitores portadores de una translocación reciproca balanceada, una segregación de novo, de progenitores normales, o bien por factores ambientales.

Los casos relacionados con el síndrome de Jacobsen se deben a deleciones terminales del cromosoma 11q, pero también se han descrito deleciones intersticiales, translocaciones y cromosomas en anillo, siendo la más común la deleción del cromosoma 11q23. En el presente caso la paciente tiene una deleción terminal de novo ya que los padres están normales. Las características clínicas pueden variar dependiendo la región que involucre la deleción ya que la zona terminal del 11 incluye más de 100 genes distintos, los diferentes puntos de rupturas pueden originar una variabilidad genética.

Tratamiento

Para el paciente: manejo de las malformaciones asociadas.

Para la familia: asesoramiento genético.

Bibliografía

Marcou CA, Studinski Jones AL, Murphree MI, Kirmani S, Hoppman NL. De novo 11q deletion including SHANK2 in a patient with global developmental delay. Am J Med Genet A. 2017;173(3):801-805.

Jurcă AD, Kozma K, Ioana M. Morphological and genetic abnormalities in a Jacobsen syndrome. Rom J Morphol Embryol. 2017;58(4):1531-1534.

Lallar M, Srivastava P, Phadke SR. A large interstitial 11q deletion with isolated mild intellectual disability: review of the literature for genotype-phenotype correlation. Clin Dysmorphol. 2018;27(4):142-144.

Guo C, Wang J, Tang Y, Shi H, Liu J, Zhao L. [Prenatal diagnosis of Jacobsen syndrome in a fetus carried by a pregnant woman with intellectual disability]. Zhonghua Yi Xue Yi Chuan Xue Za Zhi. 2019;36(8):826-288.

Kawai M, Tsutsumi M, Suzuki F. Two siblings with 11qter deletion syndrome that had been rescued in their mother by uniparental disomy. Eur J Med Genet. 2019;62(3):224-228.

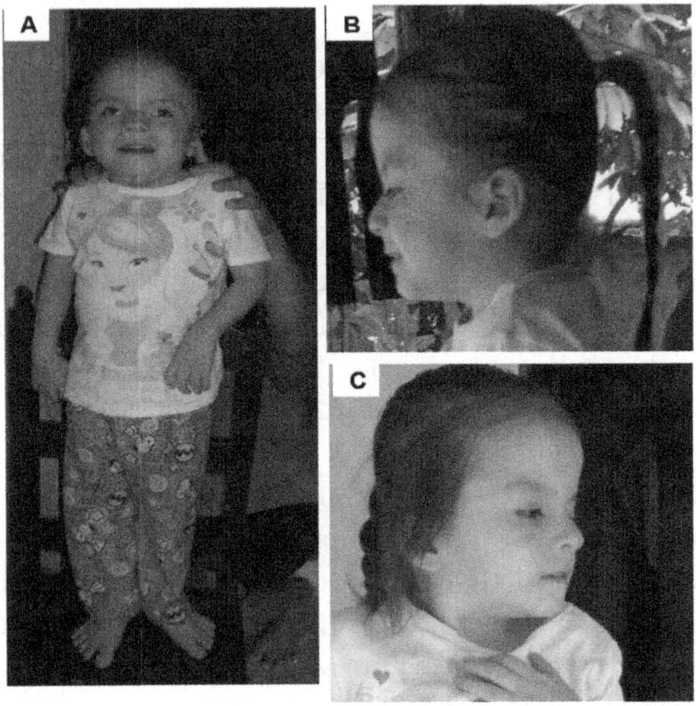

FIG 11-40 A, frente amplia, puente nasal aplanado, estrabismo. **B** y **C**, trigonocefalia, pabellones auriculares de implantación baja, cuello corto, clinodactilia, braquidactilia.

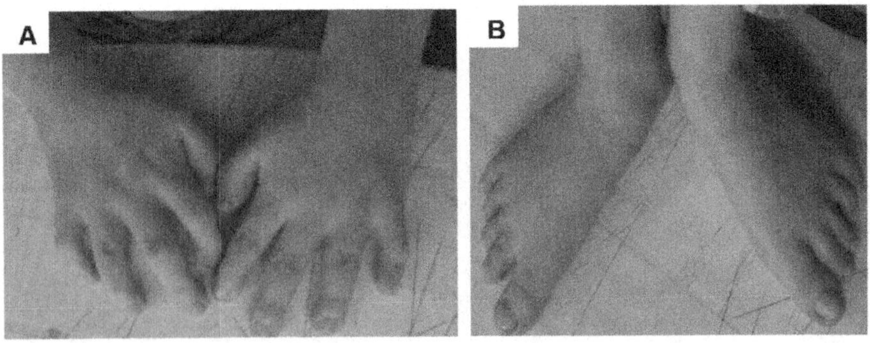

FIG 11-41 A y **B**, braquidactilia en manos y pies. Ambos pies con rotación externa, ausencia de arco plantar.

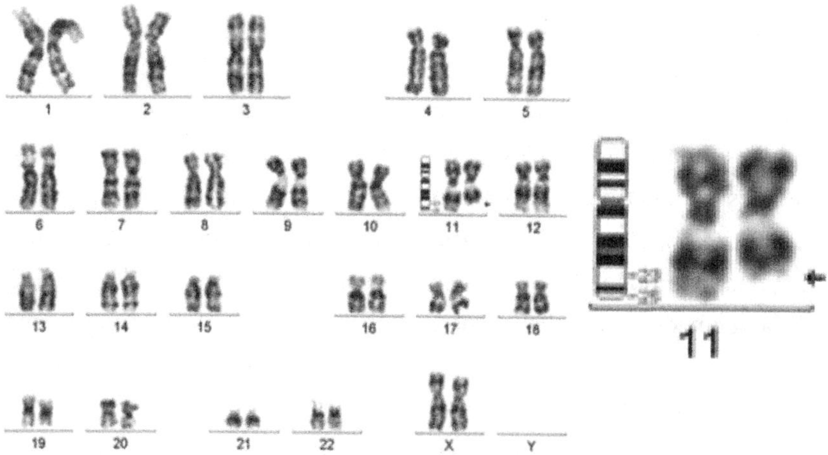

FIG 11-42 Cariotipo con deleción del brazo largo del cromosoma 11.

SÍNDROME POR DELECIÓN DEL BRAZO CORTO DEL CROMOSOMA 12 (12P-)

Introducción

El retardo mental es debido a una diversidad de factores genéticos y ambientales, constituyendo la manifestación de una disfunción cerebral que se origina durante el período de desarrollo, dando como resultado limitación de habilidades adaptativas, como son la comunicación, el cuidado de uno mismo, las habilidades sociales, la salud, la seguridad, el trabajo, entre otros más. Cerca del 30% de los pacientes con retardo mental severo, son genéticamente determinados y en ellos, las aberraciones cromosómicas como monosomías y trisomías, ocupan uno de los primeros lugares.

Las deleciones en el brazo corto del cromosoma 12 son aberraciones cromosómicas estructurales muy raras. Hasta la fecha se han descrito 10 casos con deleciones intersticiales en el brazo corto del cromosoma 12, caracterizándose fundamentalmente por dismorfología facial, talla baja, retardo mental y alteración de la conducta.

Manifestaciones clínicas

Gómez Valencia y Rivera Ángles en 2008, reportaron el caso de un paciente del sexo masculino con deleción en el brazo corto del cromosoma 12, con peso 20.90 kg, talla 103 cm., bien conformado, en actitud libremente escogida, con dificultad para pronunciar su nombre, coordinación motora adecuada para su edad cronológica; cráneo braquicéfalo, frente amplia, fisuras palpebrales oblicuas, telecanto bilateral, puente nasal alto, pabellones auriculares grandes y de implantación baja, micrognatia, cuello corto, hipertelorismo de tetillas, cubitus valgus, manos con acortamiento falángicos, estando el primer dedo de ambas manos ancho. El paciente no presentó hendidura de labio ni de paladar, así como tampoco anormalidades en la lengua, como lo han sugerido varios autores, sin embargo, consideramos que la variabilidad fenotípica encontrada pudiera corresponder a las diferencias en el tamaño del segmento de la deleción del cromosoma 12, o bien, a la presencia o ausencia de genes mutados en el segmento homólogo.

Etiología

El brazo corto del cromosoma 12 es una de las regiones usualmente involucrada en enfermedades malignas hematológicas, fundamentalmente leucemia mieloide aguda, síndrome de mielodisplasia y enfermedad mieloproliferativa, observándose deleciones del brazo corto del cromosoma 12 en aproximadamente el 5% de todos los recién nacidos. Esta pérdida de material genético sugiere la presencia de un gen supresor tumoral que juega un papel importante en la regulación del crecimiento y en la diferenciación del sistema hematopoyético. Recientemente se ha señalado que los rearreglos subteloméricos en este cromosoma, representa una de las causas más frecuente de anomalías congénitas múltiples y de retardo mental.

Tratamiento

Para el paciente: manejo neurológico y rehabilitatorio.

Para la familia: asesoramiento genético.

Bibliografía

Kivlin JD, Fineman RM, Williams MS, y cols. Phenotypic variation in the del(12p) Syndrome. Am J Med Genet 2005; 22: 769-79.

Stumm M, Klopocki E, Gaisiorek WA y cols. Molecular Cytogenetic Characterisation of an intersticial deletion 12p detected by prenatal diagnosis. Pren Diag 2007; 27: 4758.

Gómez VL, Rivera AMM, Morales HA y cols. Síndrome por deleción del cromosoma 12 (12p-). Reporte de un caso. Salud en Tabasco 2008; 14: 759-62.

Lee RW, Bodurtha J, Cohen J, Fatemi A, Batista D. Deletion 12p12 involving SOX5 in two children with developmental delay and dysmorphic features. Pediatr Neurol. 2013;48(4):317-20.

Oliveira JT, Marques P, Preza Fernandes JM. Cecum perforation in intestinal malrotation setting in a patient with chromosome 12p deletion syndrome: A case report. Int J Surg Case Rep. 2020; 66:342-345.

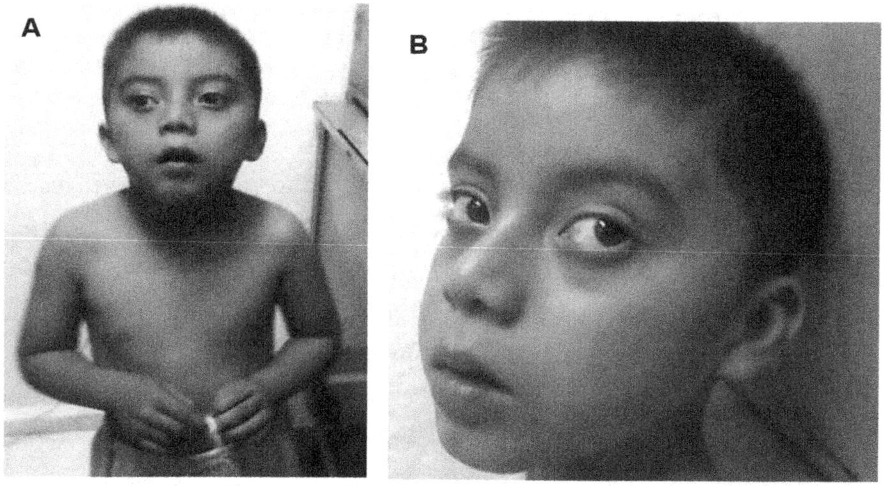

FIG 11-43 **A**, cráneo braquicéfalo, frente amplia, fisuras palpebrales oblicuas, tetillas de implantación bajas e hipertelóricas. **B**, puente nasal alto, pabellones auriculares grandes y de implantación baja, micrognatia, cuello corto.

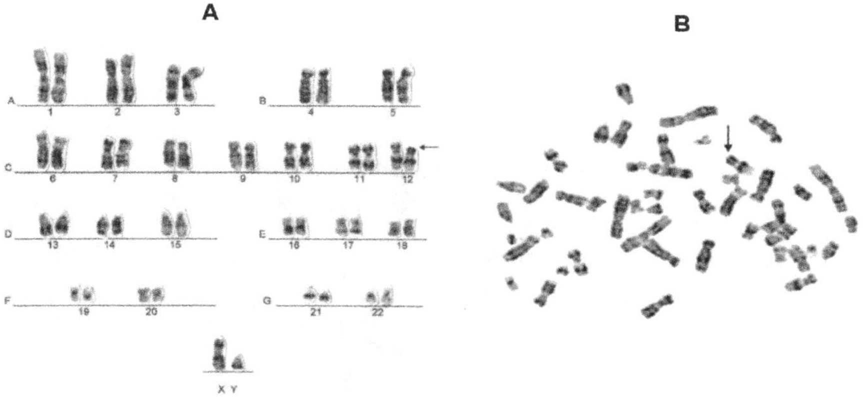

FIG 11-44 **A**, la flecha señala la región del brazo corto en el cromosoma 12 con deleción. Complemento cromosómico 46, XY, del(12p). **B**, célula en metafase.

SÍNDROME POR DELECIÓN DEL BRAZO CORTO DEL CROMOSOMA 18.

Introducción

La deleción del brazo corto del cromosoma 18 fue descrita por primera vez en 1963 por Grouchy y colaboradores, al señalar un caso con esta aberración cromosómica estructural, caracterizada clínicamente por retardo mental variable, talla baja, pabellones auriculares grandes, ptosis palpebral y luxación de cadera. Cerca de 100 casos con esta alteración cromosómica han sido reportados en la literatura. Presenta una alta variabilidad fenotípica lo que hace difícil su diagnóstico clínico. La edad media en los padres de los afectados es de 32 años en la madre y 38 en el padre. El peso promedio al nacimiento es de 2800 gramos, existiendo una predominancia del sexo femenino en relación de 3 mujeres/2 hombres.

Manifestaciones clínicas

De la totalidad de los reportes, el 84% presentan retardo psicomotor más o menos importante y el 16% con malformaciones graves en cráneo y en facie. El coeficiente intelectual puede ser de 25 a 75 con un promedio de 50, valorado principalmente por la habilidad en el lenguaje, iniciándose en algunos entre 7 y 9 años de edad. Gómez Valencia y Morales Hernández en 1990, dieron a conocer el caso de una niña de cuatro años de vida, la cual fue traída al hospital del niño por presentar retraso en el crecimiento y desarrollo. Producto de la segunda gesta, madre de 23 años de edad y padre de 24 en el momento de nacer la paciente, no consanguíneos, desarrollo del embarazo normal, a término, con inicio de movimientos fetales a los cinco meses de gestación; antecedente prenatal de ingesta materna de progestacionales durante los cuatro primeros meses de la gestación. El parto fue a término, obtenida vía cesárea por falta de evolución del mismo. Presento dificultad para respirar y llorar en el momento del nacimiento, desconociéndose manejo. A la exploración física: talla 88 cm, peso 10, 500 gr, perímetro cefálico 49.5 cm, edad aparente menor a la cronológica, íntegra, cara redonda, frente amplia, fisuras palpebrales con oblicuidad antimongoloide, ptosis palpebral bilateral, epicanto, filtrum ancho, pabellones auriculares rotados hacia atrás, puente nasal aplanado, narinas antevertidas y amplias, micrognatia, boca en carpa, cuello corto, manos y pies pequeños. El cultivo de linfocitos de sangre periférica mostro un complemento cromosómico 46, XX, del(18).

Etiología

El diagnóstico de certeza se logra mediante el cariotipo al detectar una deleción en el brazo corto del cromosoma 18. En el origen de esta alteración cromosómica se sugiere que se trate de una translocación de novo, debida a una mala segregación parenteral, o bien, a la existencia de un mosaicismo en la madre.

Tratamiento

Para el paciente: manejo de las malformaciones asociadas.

Para la familia: asesoramiento genético.

Bibliografía

Grouchy J, Lamy M, Thieffry S, Arthuis M, Salmon C. Dysmorphie complexe avec oligophrénie: délétion des bras courts d'un chromosome 17-18. C.R. Acad Sci 1963; 256: 1028-29.

Gómez VL, Morales HA. Síndrome de deleción del brazo corto del cromosoma número 18. Rev Hosp Niño Tab Mex 1990; 1(5): 10-12.

Kim YM, Cho EH, Kim JM, Lee MH, Park SY, Ryu HM. Del(18p) syndrome with increased nuchal translucency in prenatal diagnosis. Prenat Diagn 2004; 24(3): 161-4.

Portnoï MF, Gruchy N, Marlin S y cols. Midline defects in deletion 18p syndrome: clinical and molecular characterization of three patients. Clin Dysmorphol 2007; 16(4): 247-52.

Vela-Desojo L, Rojo-Sebastian A, Baron-Rubio M, Badenes D. The Spectrum of Movement Disorders in 18-p Deletion Syndrome. Mov Disord Clin Pract. 2019;6(8):729-730.

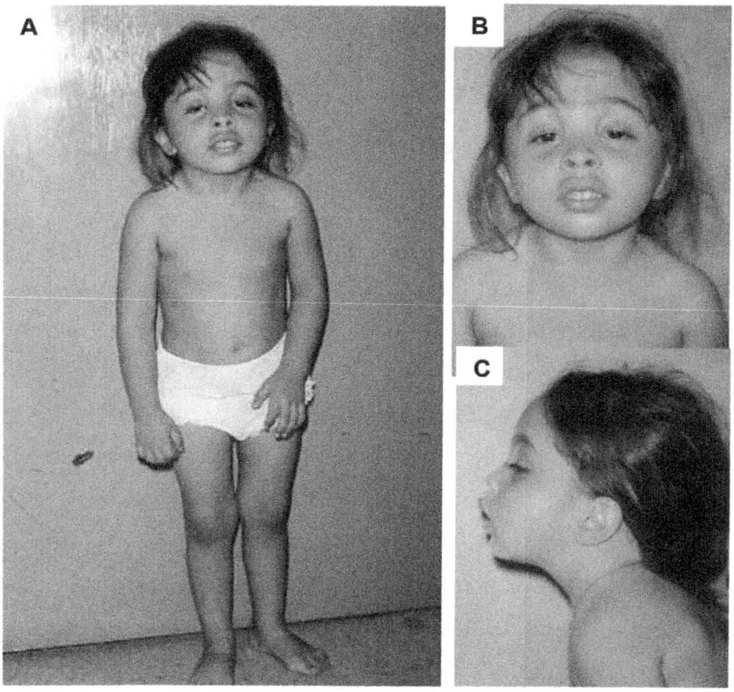

FIG 11-45 A, cara redonda, frente amplia, fisuras palpebrales con oblicuidad antimongoloide. B, ptosis palpebral bilateral, epicanto, filtrum ancho, narinas antevertidas. C, pabellones auriculares rotados hacia atrás, puente nasal aplanado, micrognatia, boca en carpa, cuello corto.

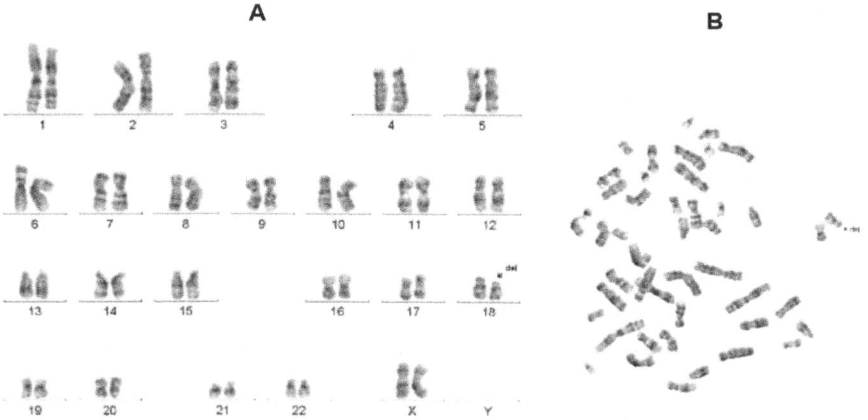

FIG 11-46 A, se observa una deleción en el brazo corto del cromosoma 18. Complemento cromosómico 46, XX, del(18p). **B**, célula en metafase.

SÍNDROME POR DELECIÓN DEL BRAZO LARGO DEL CROMOSOMA 18.

Introducción

El síndrome por deleción del brazo largo del cromosoma 18 del(18q), es una alteración cromosómica que puede deberse a una deleción terminal o intersticial de parte del brazo largo del cromosoma 18. Se ha descrito un fenotipo neuropsiquiátrico en estos pacientes, aunque no muy bien documentado, pero incluye desórdenes de la personalidad y del lenguaje.

Manifestaciones clínicas

Se caracteriza clínicamente por microcefalia, retardo mental, estatura corta, hipotonía, labio y paladar hendido y deformidades de las extremidades inferiores. Es usual hallar complicaciones asociadas como cardiopatía e hipotiroidismo.

El caso que presentamos aquí corresponde a paciente femenino de 16 días de vida, producto de la sexta gesta, embarazo normo evolutivo, obtenido por cesárea. Al nacimiento producto hipoactivo, con leve esfuerzo respiratorio, acrocianosis, con Apgar 6-8, Silverman Andersen 0. A la exploración física: Edad gestacional de 35.1 semanas por capurro, talla 45cm, peso 2450grs, perímetro cefálico de 38.5cm, fontanela anterior amplia sin aumento de tensión, pabellones auriculares de implantación baja, micrognatia, permeabilidad esofágica adecuada, cuello cilíndrico, tórax simétrico, campos pulmonares con crépitos difusos, ruidos cardiacos de adecuado tono e intensidad. Abdomen distendido, con perímetro abdominal de 30cm, cordón umbilical con 2 arterias y una vena, no se delimitan los polos renales a la palpación, espalda con presencia de escoliosis lumbar izquierda y prominencia ósea a nivel de región lumbo-sacra, genitales con labios mayores y menores hipo desarrollados, foseta anal no permeable, fístula en región perineal con salida de orina y meconio a través de orificio vaginal. Extremidades sin alteraciones en el eje radial. Es valorada por cirugía pediátrica y a los 2 días de vida se le realizó colostomía por malformación ano rectal tipo cloaca vs fistula recto-vestibular. La TAC mostró quiste de fosa posterior, con comunicación a cuarto ventrículo, así como hidrocefalia comunicante. La UROTAC evidenció la presencia de hemivertebras a nivel de L4, y espina bífida a nivel de L5-S1, así como también riñones en herradura. El cariotipo mostró deleción del brazo largo del cromosoma 18.

Etiología

Deleción terminal o intersticial del brazo largo del cromosoma 18, más comúnmente pérdida simple, y en ocasiones, como parte de un cromosoma 18 en anillo.

Tratamiento

Para el paciente: manejo de las malformaciones asociadas.

Para la familia: asesoramiento genético.

Bibliografía

Andler W, Heüveldop A, Polichronidou T. [Endocrinologic disorders in deletion of chromosome 18]. Monatsschr Kinderheilkd. 1992;140(5):303-6.

Gordon MF, Bressman S, Brin MF. Dystonia in a patient with deletion of 18q. Mov Disord. 1995;10(4):496-9.

Benini R, Saint-Martin C, Shevell MI, Bernard G. Abnormal myelination in ring chromosome 18 syndrome. J Child Neurol. 2012;27(8):1042-7.

Brandigi E, Molinaro F, Bulotta AL. Chromosome 18q-syndrome and 1p terminal duplication in a patient with bilateral vesico-ureteral reflux: case report and literature revision. Ital J Pediatr. 2013; 39:6.

Jackowski T, Petriczko E, Horodnicka-Jozwa A. Growth hormone treatment in a patient with deletion of the long arm of chromosome 18: An 8-year observation. Neuro Endocrinol Lett. 2019;40(4):169-174.

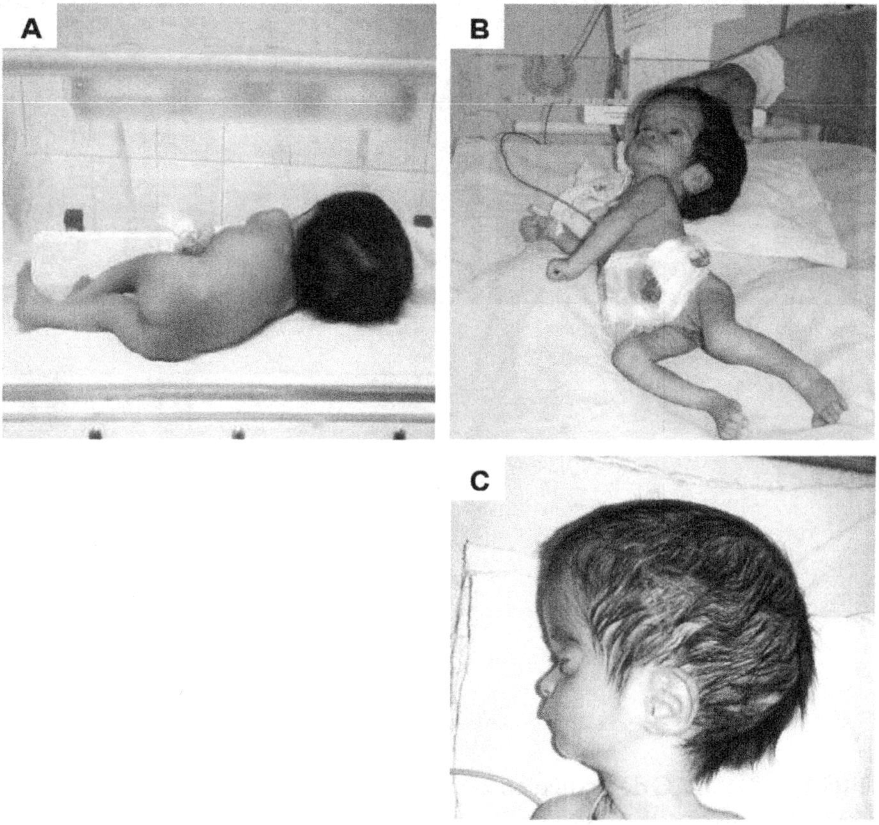

FIG 11-47 A, B y **C**, desproporción cráneo cara, dolicocefalia, puente nasal en silla de montar, pabellones auriculares de implantación baja, micrognatia.

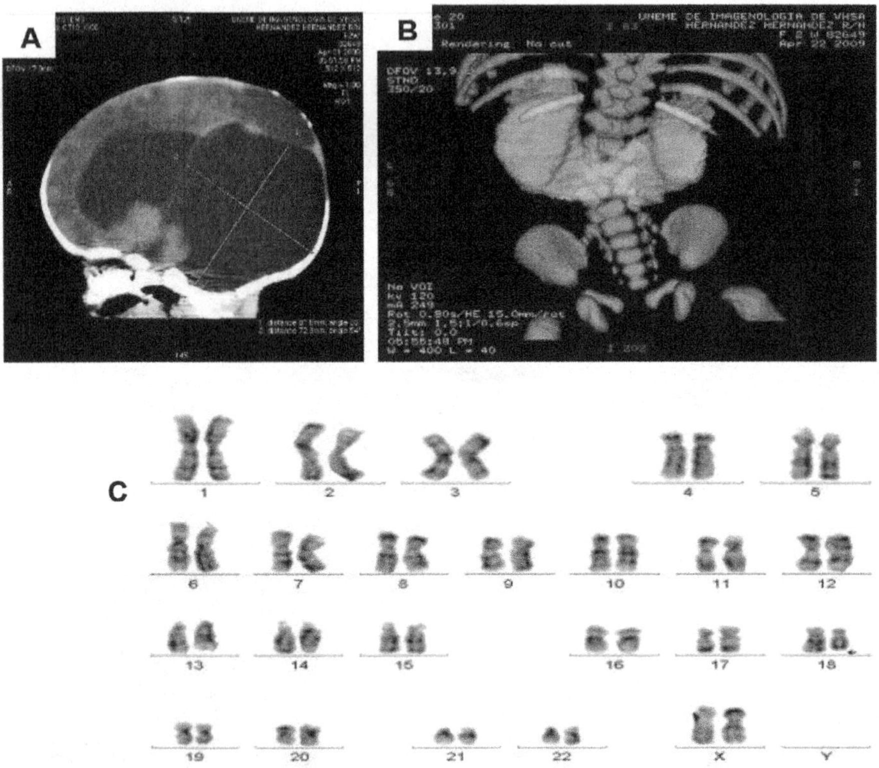

FIG 11-48 A, TAC de cráneo en la que se observa un quiste de fosa posterior e hidrocefalia. **B**, UROTAC evidenciando hemivertebras en L4 y espina bífida a nivel de L5S1, riñones en herradura. **C**, cariotipo 46, XX, del (18) (q22).

SÍNDROME DEL CROMOSOMA 21 EN ANILLO

Introducción

El síndrome del cromosoma 21 en anillo presenta un fenotipo clínico y citogenético con causa efecto entre la anomalía cromosómica y las complicaciones asociadas, no obstante haberse comunicado casos de personas aparentemente normales con cromosoma 21 en anillo, existen comunicaciones en donde se ha descrito a mujeres clínicamente sanas con anillo del cromosoma 21, pero con descendencia que presentan la misma alteración cromosómica y manifestaciones fenotípicas.

Manifestaciones clínicas

De Grouchy ha sugerido una relación de tipo contratipo entre el síndrome de Down (trisomía 21) y el Síndrome de cromosoma 21 en anillo, sobre todo en lo que se refiere a tono muscular, forma de cráneo, puente nasal, oblicuidad de hendiduras palpebrales, orificios nasales, forma de pabellones auriculares, dermatoglifos y pliegues palmares. El caso presentado aquí corresponde a femenina de 7 años de vida referida a la institución pediátrica por retraso psicomotor. A la exploración física se consignaron datos dismorfológicos sobresalientes como el cráneo dolicocéfalo con frente estrecha y sobresaliente en su unión frontonasal, fisuras palpebrales oblicuas, invertidas en relación al síndrome de Down, canto externo inferior y canto interno superior, puente nasal aplanado en su base y prominente en su dorso, filtrum sin relieve del lado izquierdo, boca en carpa y permanentemente abierta, con labios gruesos, pabellones auriculares de implantación baja y rotados hacia atrás, cuello corto y ancho, con implantación baja de pelo en la nuca, tórax ancho con hipertelorismo de tetillas, manos con equivalente de pliegue transverso, en ambos pies con separación no usual entre primero y segundo dedos. La valoración cardiovascular documentó comunicación interventricular. La paciente presentaba crecimiento concordante a su edad, pero con atraso en el desarrollo.

Etiología

Cromosoma circular con pérdida o no de material en sus telómeros. Este tipo de aberración cromosómica es muy raro y constituye una de las causas de malformaciones congénitas, incluso cuando no hay aparentemente pérdida de material genético. Los anillos han sido descritos para todos los cromosomas humanos e identificados por bandeo G. La reestructuración cromosómica con pérdida de material determina un desbalance genético, que obligadamente, altera los mecanismos moleculares de regulación y expresión génica y por consiguiente la síntesis proteica correcta.

Tratamiento.

Para el paciente: manejo interdisciplinario de las complicaciones asociadas.
Para la familia: asesoramiento genético.

Bibliografía

Arslan M, Yiş U, Vurucu S, Tunca Y, Unay B, Akin R. Ring chromosome 21 in the differential diagnosis of waddling gait. Brain Dev. 2012 Oct;34(9):792-5.

Guilherme R, Klein E, Hamid A. Human Ring Chromosomes - New Insights for their Clinical Significance. Balkan J Med Genet. 2013;16(1):13-20.

Vignoli A, Bisulli F, Darra F. Epilepsy in ring chromosome 20 syndrome. Epilepsy Res. 2016; 128:83-93

Hu Q, Chai H, Shu W, Li P. Human ring chromosome registry for cases in the Chinese population: re-emphasizing Cytogenomic and clinical heterogeneity and reviewing diagnostic and treatment strategies. Mol Cytogenet. 2018; 11:19.

Piché J, Van Vliet PP, Pucéat M, Andelfinger G. The expanding phenotypes of cohesinopathies: one ring to rule them all! Cell Cycle. 2019;18(21):2828-2848.

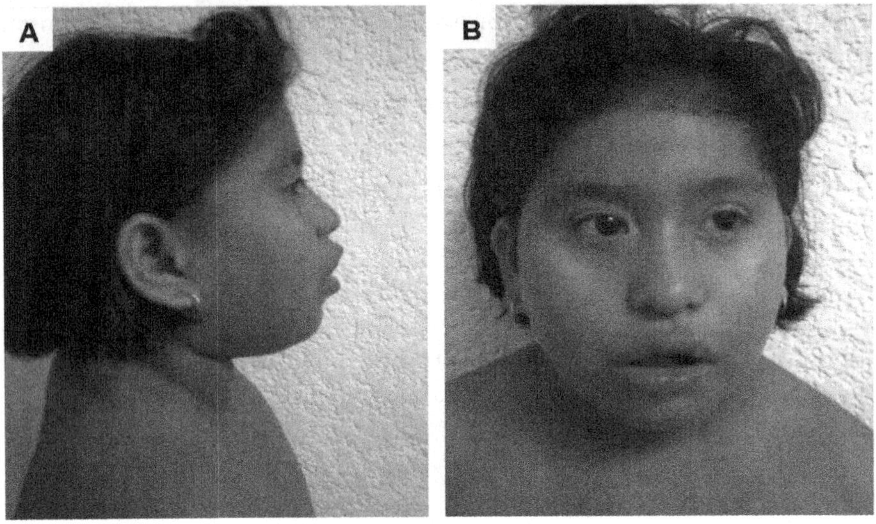

FIG 11-49 A, cara redonda, frente amplia, fisuras palpebrales horizontalizadas, puente nasal aplanado, pabellón auricular rotado hacia atrás y de baja implantación. **B**, boca en carpa, micrognatia, cuello corto.

Capitulo 12

HERENCIA MULTIFACTORIAL

Introducción

La herencia poligénica o multifactorial, es un tipo de herencia no mendeliana en la que los rasgos fenotípicos están determinados por varios genes y por factores ambientales. El término poligénicos se aplica cuando la variación de los rasgos está causada por los efectos combinados de múltiples genes, y, el de multifactorial, cuando se considera que los factores ambientales también son causantes de la variación en el rasgo. Para un determinado carácter existen varios genes implicados, favoreciendo la coexistencia de más de dos alelos y originando combinaciones diversas en la expresión fenotípica. Se ha determinado que las enfermedades multifactoriales afectan al 5% de la población infantil y al 60% de la población adulta.

Modelo del umbral

El modelo del umbral combina la acción de factores genéticos y ambientales en la etiología de una enfermedad común. De acuerdo al modelo, la susceptibilidad genética para una enfermedad se distribuye en forma continua en la población siguiendo una distribución normal o en forma de campana, y en la que las personas enfermas están localizadas en un extremo de la curva de distribución (fig. 12-1).

Existen enfermedades que no siguen esta distribución y que tampoco se comportan como una enfermedad monogénica; se piensa que ocurre una distribución de susceptibilidad subyacente a estas enfermedades en una población. Los individuos que se encuentran en el extremo bajo de la distribución tienen pocos alelos o factores ambientales, por lo que son pocas las probabilidades de desencadenar esas enfermedades, y los que están más cerca del extremo alto de la distribución, supuestamente, presentan más alelos y factores ambientales, teniendo más probabilidades de desarrollar

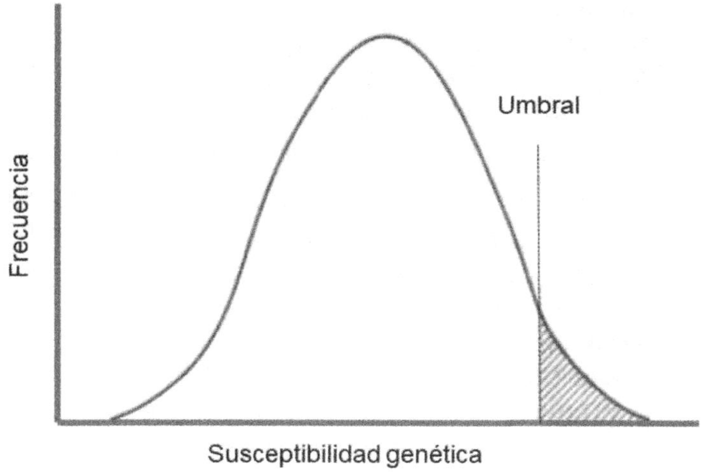

FIG 12-1 Distribución normal de la susceptibilidad genética de una enfermedad en la población, y en la que las personas enfermas están localizadas en un extremo de la curva de distribución

las enfermedades en cuestión. Para que una enfermedad multifactorial pueda expresarse debe superar el umbral de susceptibilidad; por debajo del umbral no se expresa el padecimiento; por arriba del umbral la enfermedad se expresa.

Los familiares de una persona afectada tienen mayor riesgo de padecer la enfermedad que el resto de la población, porque comparten con esa persona una mayor carga genética, lo cual se explica con el modelo del umbral. La distribución normal de los familiares, de acuerdo a la curva de la campana, se encuentra desplazada hacia la derecha, siendo más acentuado cuánto más cercano es el grado de parentesco con el enfermo. Si se trata de familiares de primer grado que comparten el 50% (1/2) de su información genética (padre-hijos, entre hermanos), la curva de distribución se desplaza ½ de la diferencia que hay entre la media de la susceptibilidad genética, entre enfermos y población general; la cantidad relativa de familiares con riesgo de desarrollar la enfermedad será mayor que el de la población general (fig. 12-2). En familiares de segundo grado (tíos-sobrinos, abuelos-nietos), se comparte el 25% (1/4) de la información génica, y presentarán un desplazamiento de ¼ en la distribución de la curva. Para familiares de tercer grado (entre primos hermanos), que comparten el 12.5% (1/8) de su información, el desplazamiento en la curva será precisamente 1/8.

Como se ha evidenciado, para un umbral determinado, la relación de parentesco guarda una proporción directa con el riesgo de recurrencia: entre más cercano es el parentesco, mayor el riesgo de recurrencia.

Riesgo de recurrencia

La determinación del riesgo de recurrencia para una enfermedad multifactorial es un proceso complejo debido a que no es posible determinar el número de genes que participan en la enfermedad. A diferencia de la herencia monogénica, en la que se establece con seguridad el riesgo de recurrencia, en los padecimientos multifactoriales no se conoce la constitución alélica precisa de los progenitores, así como el grado de involucración ambiental, por lo que, en la mayoría de los trastornos se han deducido los riesgos empíricos, basado en la observación directa de los datos.

El modelo del umbral permite realizar predicciones del riesgo de recurrencia de enfermedades comunes en los familiares de un enfermo. Estas predicciones, distintas de las que se conoce de la herencia monogénica o

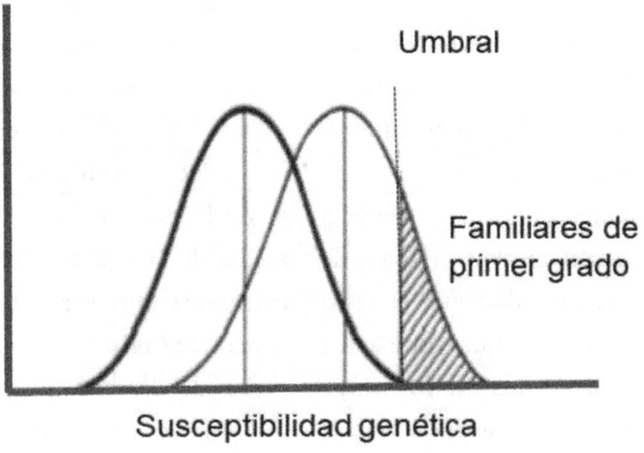

Fig. 12-2 La cantidad de familiares de un enfermo con riesgo de desarrollar la enfermedad, será mayor que el de la población general.

mendeliana, pueden variar de una población a otra; esto se debe a que las frecuencias alélicas y los factores ambientales pueden ser diferentes en distintas poblaciones. Por lo anterior, es necesario contar con una buena información acerca de los antecedentes familiares, y son varios los criterios para determinar los riesgos de recurrencia:

1. Número de afectados en la familia. El riesgo de recurrencia es más alto si hay más de un afectado en la familia; en el caso de un paciente con comunicación interventricular (CIV), el riesgo de recurrencia para un futuro hermano es del 3%, pero aumenta hasta el 10% si dos hermanos han tenido la misma patología. A mayor número de afectados en una familia, mayor es el número de genes involucrados en la enfermedad, y, como consecuencia, mayor el riesgo de recurrencia.

2. Gravedad de la enfermedad. Si la expresividad de la enfermedad es muy grave en el propósitus o afectado inicial de la familia, el riesgo de recurrencia es mayor. Según el modelo de la susceptibilidad, una expresión muy grave indica que el propósitus se encuentra en el extremo de la distribución de la susceptibilidad, por lo que sus familiares tendrán mayor riesgo de heredar la enfermedad. Un ejemplo lo constituye el labio hendido: la hendidura de labio con hendidura bilateral de paladar condiciona mayor riesgo de recurrencia a los familiares, que si la malformación fuera únicamente unilateral. A mayor gravedad del trastorno, mayor el número de genes involucrados, y, mayor el riesgo de recurrencia.

3. Propósitus cuyo sexo corresponde al que menos frecuencia tiene de ser afectado. La estenosis pilórica es un padecimiento que ejemplifica este postulado. Su prevalencia en la raza blanca es de 3/1000 nacidos vivos, y es más frecuente en varones que en mujeres en una proporción de 1/200 varones, mientras que en mujeres es de 1/1000. Se supone que esta diferencia en la prevalencia se debe a dos umbrales en la distribución de la susceptibilidad, un umbral más bajo para los varones y otro más alto para las mujeres. El umbral más bajo indica que son suficientes menos factores desencadenantes para que la enfermedad se exprese. Si el sexo del afectado corresponde al menos frecuente, indica que son más los genes involucrados y que por lo tanto el riesgo de recurrencia es mayor.

Las consideraciones anteriores tienen

mucho valor en la práctica clínica, sin embargo, debe dejarse en claro que la validez científica del modelo del umbral no está confirmada. A pesar de que la etiopatogenia de las enfermedades multifactoriales ha comprobado la existencia de factores genéticos y ambientales, se está lejos de determinar el número de genes involucrados y la proporción de cada uno de ellos en la aparición de la enfermedad.

Bibliografía

López SIC, Figueroa GAH, Hernández CA. Manual de Prácticas de Genética. Universidad Autónoma del Estado de Hidalgo. 2013. p.56-63.

Palau MF, Monrós ME. Herencia multifactorial. Medicina interna. Masson [Internet]. 2013 [citado 2021 junio 19]; Disponible en: http://www.psigen.cat/espa%C3%B1ol/pdfs/Articles%20cientifics/03%20Herencia%20Multifactorial%20Medicina%20Interna%20Masson.pdf

Jorde BL, Carey CJ, Bamshad JM. Genética médica, quinta edición, 2016, edit. Elsevier. España.

López SIC, Figueroa GAH. (2017). Estudio de la herencia poligénica. Disponible en: https://www.uaeh.edu.mx/scige/boletin/icsa/n4/p1.html

Corona M, Dávila M, García J, Saitz S, Velásquez M. (2018). Mecanismos de la herencia, Herencia no Mendeliana: dominancia incompleta, alelos múltiples y herencia ligada al sexo. Disponible en: http://siladin.cch-oriente.unam.mx/coord_area_cienc_exp/biologia/GuiaBioI/H.POLIGEN.pdf

Finegold DN. (2019). Herencia multifactorial (compleja). Disponible en: https://www.msdmanuals.com/es-mx/professional/temas-especiales/principios-generales-de-la-gen%C3%A9tica-m%C3%A9dica/herencia-multifactorial-compleja

Dallaire L, Huret JL. (2020). Patrones mendelianos y atípicos de la herencia. Atlas of Genética and Citogenética en Oncología y Hematología. Disponible en: http://atlasgeneticsoncology.org/Educ/GenetFormelSpaID30025SS.html

Mestrovic T. (2021). Herencia poligénica o multifactorial. Disponible en: https://www.news-medical.net/health/Multifactorial-And-Polygenic-(Complex)-Genetic-Disorder-(Spanish).aspx

Capitulo 13

ENFERMEDADES MULTIFACTORIALES

LABIO Y PALADAR HENDIDO

Introducción

La hendidura de labio y paladar se produce por una alteración en la fusión de los tejidos que participan en la formación del labio superior y del paladar durante el desarrollo embrionario. El labio hendido con o sin paladar hendido se presenta en 1 de cada 1000 nacimientos. El paladar hendido sin hendidura de labio, ocurre en 1 de cada 2500 recién nacidos. El labio hendido, con o sin paladar hendido, es de mayor frecuencia en varones, mientras que el paladar hendido es más frecuente en el sexo femenino.

En Latinoamérica, la tasa global para labio hendido es de 10.49 x 10 000, observándose tasas altas en Bolivia (23.7), Ecuador (14.96) y Paraguay (13.3), probablemente explicado a que sus poblaciones tienen mezcla con la raza de la India. Se ha observado también, bajas tasas en Venezuela (7.92), Perú (8.94), Uruguay (9.37) y Brasil (10.12), seguramente debido a la mezcla de sus poblaciones con la raza negra.

Más del 50% de las personas con hendidura facial son de forma combinada, esto es, labio y paladar, siendo bilateral en la cuarta parte de ellos. La hendidura aislada de labio es más frecuente en los varones y la hendidura aislada de paladar es de mayor frecuencia en las mujeres. El lado izquierdo del labio superior es el que se compromete más que el lado derecho. El 75% de las personas con labio y paladar hendido tienen una etiología multifactorial de la enfermedad, existiendo antecedente familiar en cerca del 25 % de ellos.

Manifestaciones clínicas

El labio hendido puede ocurrir como una anomalía unilateral (en el lado izquierdo o derecho) o bilateral. La línea de la hendidura se inicia en la parte lateral del labio superior y continúa al surco nasolabial, hasta los alvéolos, entre el incisivo lateral y el canino. El paladar hendido primario está dado por la hendidura anterior al agujero incisivo; cuando el labio hendido continúa a partir del agujero incisivo, a través de la sutura palatina en medio del paladar, se origina el labio y paladar hendido unilateral o bilateral, pudiéndose observar un amplio rango de severidad. El paladar secundario se da con la hendidura posterior al agujero incisivo. Cuando la hendidura del paladar tiene la forma de V se dice que se trata de una hendidura primaria, siendo la más frecuente de las hendiduras, y, cuando tiene la forma de U, se trata de una hendidura secundaria.

Una hendidura incompleta se manifiesta cuando la línea de fisura puede ser interrumpida por la piel y mucosa del paladar blando, por el hueso del paladar duro, o de ambos, observándose labio y paladar hendido incompleto. El paladar hendido completo incluye al paladar duro, paladar blando y úvula. Una úvula bífida puede significar un habla hipernasal, cuando se realiza una adenoidectomía completa.

A pesar de que las malformaciones faciales se aprecian muy graves, no hay participación del sistema nervioso central. Lo que sí es frecuente, es la presencia de reflujo de los alimentos, lo cual se asocia a infecciones respiratorias altas y de otitis, secundaria a la alteración de su función tubaria. El 25% de los niños afectados reducen el riesgo de infección cuando son alimentados con leche materna.

Etiología

El origen de la hendidura de labio y paladar se encuentra asociada a la herencia poligénica o multifactorial; es producto de la asociación de interacciones complejas entre un número no específicos de genes que actúan de manera aditiva, junto a factores ambientales usualmente desconocidos.

Anomalías como las hendiduras labio-maxilo-palatinas, fisuras faciales, disostosis y otras anomalías del desarrollo craneofacial y malformaciones congénitas tardías, son el resultado de daños disontogénicos exógenos, ocurridos muy tempranamente en el embrión por mediación de la madre durante el embarazo: infecciones virales, desnutrición extrema, alcoholismo, medicamentos, hipoglicemia, constituyendo las causas ambientales, pero sumadas a ellas, las causas hereditarias, debidas a la participación de genes múltiples encargados de la inducción, modelación y crecimiento de los tejidos del cráneo y de la cara. El 15 al 20% de las hendiduras labiomaxilopalatinas son de etiología genética.

Tratamiento

Para el paciente: manejo interdisciplinario de las complicaciones asociadas.

Para la familia: asesoramiento genético.

Bibliografía

Corbo RMT, Marimón TME. Labio y paladar fisurados: aspectos generales que se deben conocer en la atención primaria de salud. Rev Cubana Med Gen Integr 2001; 17 (4): 379-385.

Bedón RM, Villota GLG. Labio y paladar hendido: tendencias actuales en el manejo exitoso. Archivos de Medicina (Col) 2012; 12 (1): 107-119.

Lombardo AE. La intervención del pediatra en el niño con labio y paladar hendido. Acta Pediatr Méx 2017; 38 (4): 267-273.

Rodríguez R, Fernández MH, Monteiro AB. SPINA classification of cleft lip and palate: A suggestion for a complement. Arch Pediatr. 2018;25(7):439-441.

Preidl RHM, Kesting M, Rau A. Perioperative Management in Patients With Cleft Lip and Palate. J Craniofac Surg. 2020;31(1):95-101.

Yamamoto I. Tongue-palate contact patterns for Japanese speakers with and without cleft lip and palate. Int J Speech Lang Pathol. 2020;22(1):70-77.

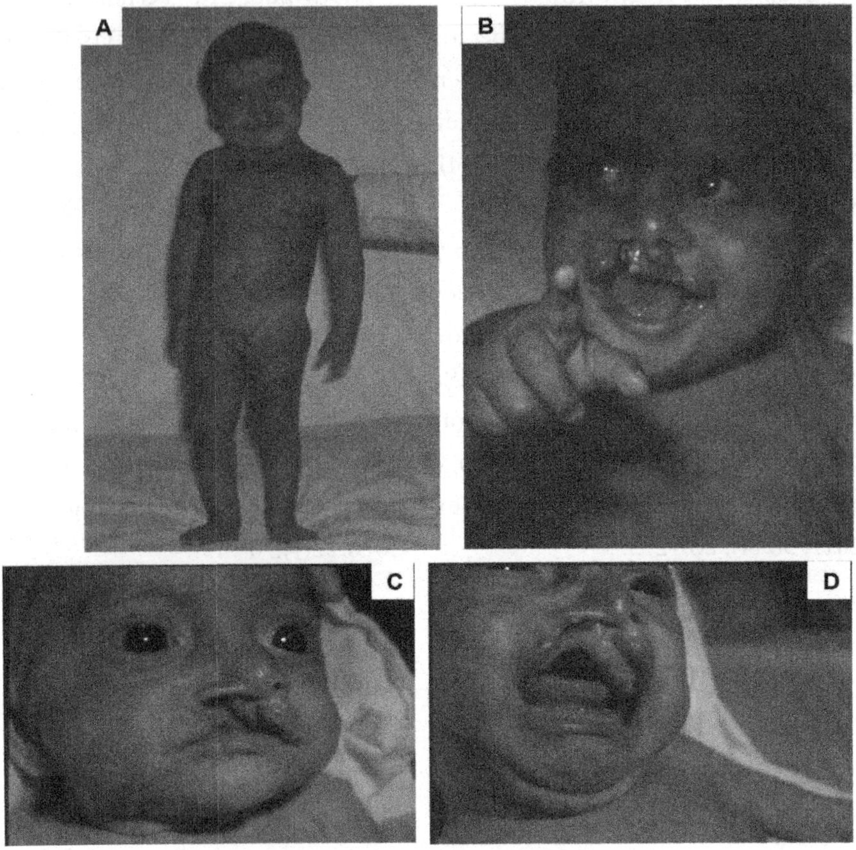

FIG 13-1 A y **B** labio y paladar hendido bilateral primario y secundario completo. Se observa aplanamiento de ambas alas nasales, así como un remanente de la región del filtrum. **C** y **D** labio y paladar hendido unilateral derecho, primario y secundario completo. La figura **D** muestra prótesis en maxilar superior como auxiliar para la alimentación del menor.

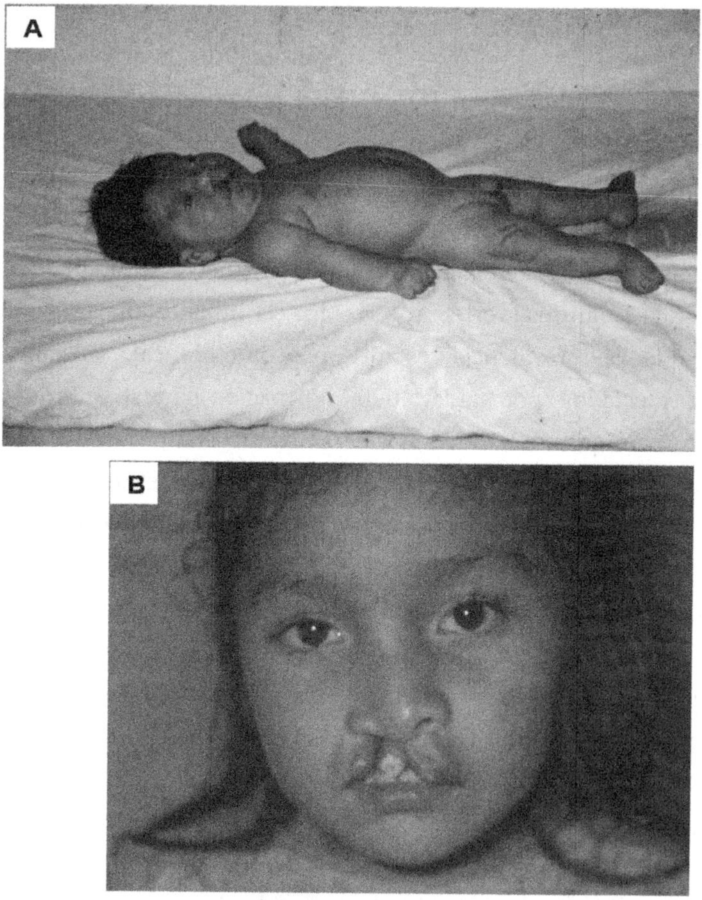

FIG 13-2 A labio y paladar hendido unilateral derecho, primario y secundario completo. **B** labio hendido unilateral derecho primario. Se aprecia depresión y desviación del lóbulo nasal hacia el lado derecho.

DEFECTOS DE CIERRE DEL TUBO NEURAL

Introducción

Los defectos del tubo neural (DTN) constituyen la segunda anomalía congénita mayor, después de las malformaciones cardiacas, y son las más graves del sistema nervioso central y la columna vertebral. Se calcula que la prevalencia es de 0.5 y 2 afectados por cada 1000 embarazos, aunque en realidad existe una variación considerable en la prevalencia en diferentes poblaciones, como por ejemplo en China, en donde se alcanza 6 de cada 1000 nacimientos; pero, por otro lado, se ha observado que, en los últimos años, la prevalencia ha descendido en varias partes de Estados Unido y de Europa. Hay más fetos femeninos afectados que masculinos, en proporción de 3:1 para anencefalia, y 2:1 para la espina bífida. Los DTN representan cerca del 29% de las muertes neonatales asociadas con malformaciones congénitas en población de alto riesgo.

Manifestaciones clínicas

Cuando el defecto de cierre ocurre en la porción cefálica del tubo neural, ocasiona un desarrollo parcial o total del prosencéfalo con degeneración y exposición del tejido neural, pobre desarrollo de la calota y fenotipo facial característico, incluyendo hendidura de paladar y anomalías auriculares. En la anencefalia se aprecia una bóveda craneal ausente o con formación parcial, así como ausencia parcial o completa de los hemisferios cerebrales. Más del 60% de los fetos con anencefalia son mortinatos, y los recién nacidos de término no sobreviven más allá de unos días. El encefalocele es una protrusión del cerebro en un saco cerrado no compatible con la vida.

En el área cervical, torácica superior y el extremo caudal, los defectos de cierre favorecen anomalías vertebrales, retroflexión de la espina dorsal superior, defectos de la caja torácica, anomalías en el desarrollo del diafragma, los pulmones y el corazón. La espina bífida es el defecto de cierre más común y consiste en la protrusión de la médula espinal a través de la columna vertebral, incluyendo meninges, médula y raíces nerviosas. Se calcula que el 75% de los pacientes con espina bífida tienen hidrocefalia, lo que, con frecuencia, lleva a discapacidad intelectual, así también, se observa compromiso muscular, ausencia de control esfinteriano y pie equino varo.

Etiología

La neurulación en el embrión humano comienza aproximadamente a los 21 días de gestación y se completa antes de los 28 días. A lo largo del eje del embrión se forma la placa neural y es ahí en donde el neuroectodermo se eleva lateralmente formando las paredes neurales laterales y el surco neural medial. Las paredes neurales se elevan, abrazan el surco neural dando lugar al tubo neural, de la región cervical hasta la región caudal, implicando procesos moleculares y celulares múltiples, estrechamente regulados por un grupo de genes.

Se considera que los defectos de cierre del tubo neural se deben a una combinación de factores genéticos y ambientales. Las mutaciones en cualquiera de los genes implicados y la interacción ambiental pueden dar como resultado un cierre anormal del tubo neural, pudiendo ocurrir a cualquier nivel de la región céfalo-caudal: meninges, vertebras y medula espinal.

Un punto epidemiológico muy importante es que las madres que complementan su alimentación con ácido fólico, de manera preconcepcional, tienen menos probabilidad de tener hijos con defectos

Ubicación	Defecto del Tubo Neural	Malformación
Craneal	Anencefalia	Defecto de cierre de la porción cefálica de los pliegues neuronales; ausencia de todos o parte del cerebro, cráneo y piel.
	Exencefalia	No se ha formado el cuero cabelludo ni el cráneo; se observa el cerebro formado anormalmente.
	Encefalocele	Falta de formación, parcial o total, del cráneo; el tejido cerebral está contenido en saco membranoso.
	Incefalia	Las vértebras cervicales y torácicas superiores aparecen defectuosas; tejido cerebral malformado y retroflexión extrema de la espina dorsal superior.
Espinal	Espina bífida	Defecto de cierre del tubo neural, de predominio en región lumbar; médula espinal y/o meninges aparecen expuestos.
	Meningocele	Defecto de cierre de los cuerpos vertebrales; las meninges sobresalen a través de la abertura de las vértebras.
	Mielomeningocele	Defecto de cierre de los cuerpos vertebrales: las membranas y los nervios raquídeos sobresalen a través de esta abertura .
	Raquisquisis	Defecto de cierre del neurosporo caudal; la médula espinal está abierta por la falta de fusión de los pliegues neurales.
	Craneorraquisquisis	Defecto de cierre de cráneo y columna vertebral; el cerebro y la médula espinal están expuestas en su totalidad.

Modificado de: Flores SG. Defectos del tubo neural. Revista Clínica de la Escuela de Medicina UCR-HSJD 2018; 9 (1): 65-71.

de cierre de tubo neural. El ácido fólico en la alimentación constituye un ejemplo de factor no genético que puede evitar una enfermedad multifactorial, sin embargo, también es cierto que existe una variación genética de la persona en la respuesta al ácido fólico, lo que intenta explicar por qué la mayoría de las madres con deficiencia de ácido fólico no tienen hijos con estas malformaciones, y, porqué sí los tienen algunas que ingieren cantidades suficientes del medicamento.

Tratamiento

Para el paciente: manejo interdisciplinario de las complicaciones asociadas.

Para la familia: asesoramiento genético.

Bibliografía

Telleiras L, Contreras J, Dañobeita K, Figueroa J. Defectos de cierre del tubo neural. Actas de reuniones clínicas. 2003; 3 (4): 324-5. Disponible en: https://www.medwave.cl/link.cgi/Medwave/Reuniones/TuboNeural/2364

Otarola BD, Rostion ACG. Desarrollo embrionario y defectos del cierre del tubo neural. Rev. Ped. Elec. [en línea] 2007, Vol 4, N° 3. ISSN 0718-0918. Disponible en: http://www.revistapediatria.cl/volumenes/2007/vol4num3/pdf/Desarrollo%20embrionario_Daniela.pdf

Mancebo HA, González RA, Díaz OL. Defectos del tubo neural. Panorama epidemiológico en México (I de II) Acta Pediatr Mex 2008;29(1):41-47

Suárez OF, Ordóñez VA, Zarante I. Defectos del tubo neural y ácido fólico: patogenia, metabolismo y desarrollo embriológico. Revista Colombiana de Obstetricia y Ginecología. 2010; 61: 49-60.

Yanes CM, Mesa SM, Marreo ED. Defecto del tubo neural. Revista Cubana de Obstetricia y Ginecología. 2017; 43(1): 1-7

Flores SG. Defectos del tubo neural: factores de riesgo etiológico. Revista Clínica de la Escuela de Medicina UCR-HSJD 2018; 9 (1): 65-71

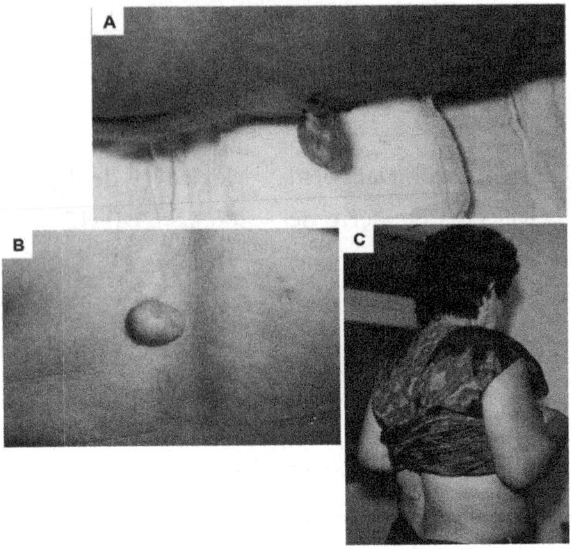

FIG 13-3 A espina bífida, tipo mielomeningocele abierto. **B** y **C** meningocele, saco de líquido, sin contenido de médula espinal.

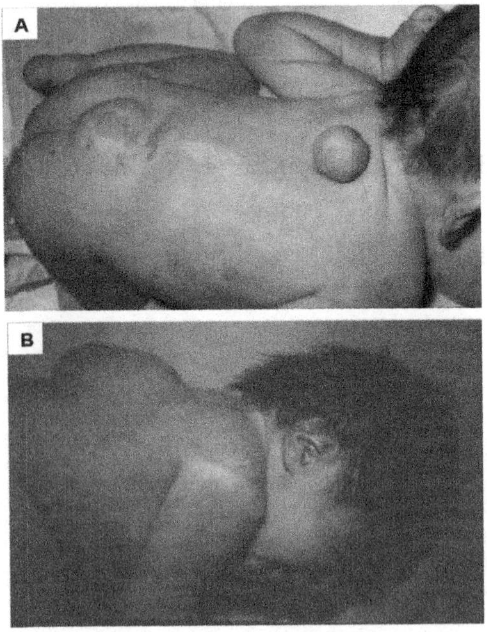

FIG 13-4 A meningocele torácico y mielomeningocele lumbar. **B** mielomeningocele torácico: hay un defecto en la formación de los huesos de la columna, lo que un conducto raquídeo incompleto; la médula espinal y las meninges sobresalen de la espalda del niño.

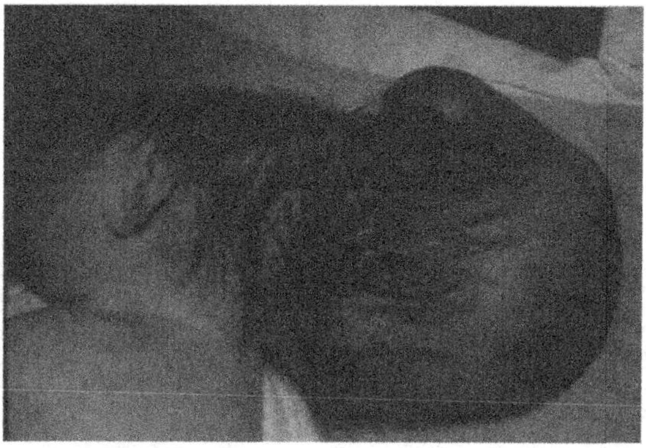

FIG 13-5 A y B encefalocele occipital. Protrusión en forma de saco formado por la salida del encéfalo y las membranas que lo recubren a través de una abertura en el cráneo.

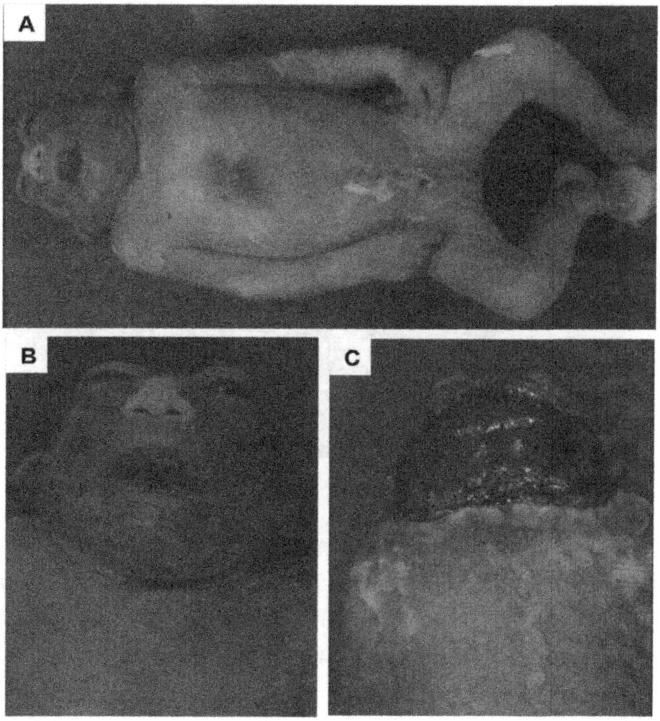

FIG 13-6 A anencefalia: el neurosporo rostral del tubo neural resulta con un defecto de cierre, afectando la formación normal de tejido cerebral de la medula espinal. **B** y **C** facie característica: se observa una bóveda craneana ausente, con falta de los hemisferios cerebrales.

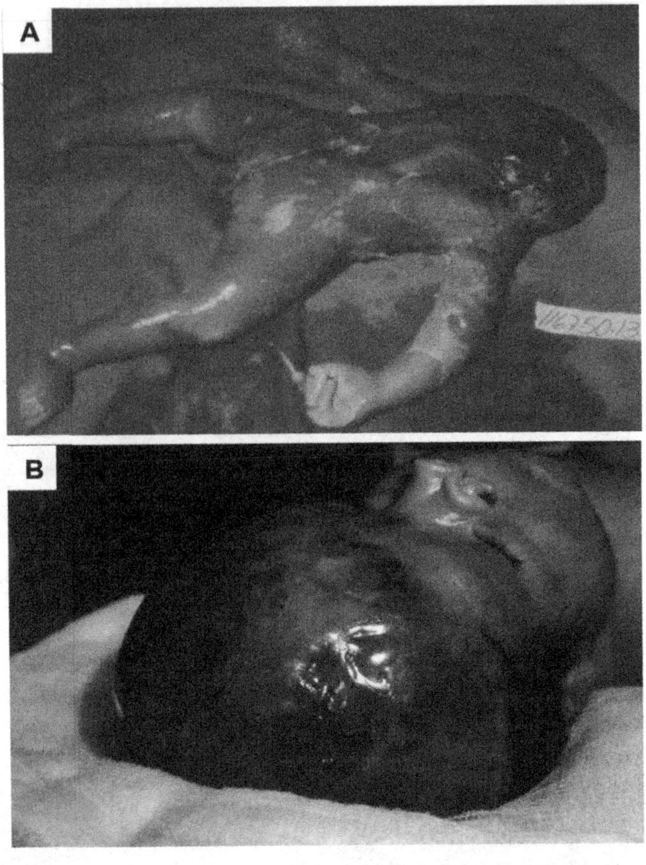

FIG 13-7 A craneorraquisquisis: es la forma más grave de los defectos de cierre del tubo neural, pero a la vez, la malformación menos frecuente del sistema nervioso central. Tanto el cerebro como la médula espinal permanecen abiertos en grado variable. **B** cráneo quístico sin componente óseo en su calota. Nariz bífida con anteversión de narinas.

TALLA BAJA FAMILIAR

Introducción

La estatura de una persona obedece a una herencia multifactorial, determinada por la acción hormonal y de factores de crecimiento con rol diferente en la vida pre y posnatal, e influenciada por factores ambientales como la alimentación y el entorno afectivo y psicosocial. La estatura de un niño está en relación directa con la talla de sus padres.

El crecimiento longitudinal es un proceso continuo, lineal, que se va modificando en las distintas etapas de la vida. La talla baja se define como la estatura menor al percentil 3 o menor a -2 desviaciones estándar para la edad y sexo, en relación a la media de la población.

Manifestaciones clínicas

Después de haber establecido el diagnóstico de talla baja, debe buscarse la causa a través de la anamnesis familiar y exámenes de laboratorio y gabinete. La talla baja se clasifica en:

1. Variantes normales: talla baja familiar y retraso constitucional.
2. Trastornos primarios del crecimiento: displasias esqueléticas, trastornos del desarrollo intrauterino y anormalidades cromosómicas.
3. Trastornos secundarios del crecimiento: mala nutrición, enfermedades crónicas (síndrome de malabsorción, insuficiencia renal, enfermedad pulmonar, enfermedad cardiaca), enfermedades endócrinas (hipotiroidismo, raquitismo, entre otras).

Las variantes normales son las causas de talla baja más frecuente. Con respecto a la talla baja familiar existen antecedentes familiares de talla baja.

Si una madre tiene talla baja, pero su control prenatal es eficiente, el recién nacido puede tener una talla normal, aunque su velocidad de crecimiento empezará a reducir en los primeros 2 o 3 años de la vida. Este es el motivo por el que la correlación de talla al nacer y la talla final es muy pobre, pero, si se correlaciona la talla de los 3 años de la vida con la talla final resulta una mayor concordancia.

Los niños con talla baja familiar estabilizan su canal de crecimiento durante la niñez; mantienen un percentil bajo, pero con velocidad de crecimiento normal y su maduración ósea concuerda con la edad cronológica.

Etiología

Las alteraciones del crecimiento con un origen genético pueden asociarse con anomalías cromosómicas, enfermedades monogénicas o con síndromes de etiología desconocida. Todos los genes involucrados tienen mínima correlación genotipo-fenotipo, incluso en el seno de la familia, sin embargo, es evidente que los factores genéticos juegan un papel importante en la determinación de la talla, sustentado en la talla similar en los miembros de una familia, los estudios antropométricos en gemelos, y los análisis de ligamiento en poblaciones.

Tratamiento

Para el paciente: manejo interdisciplinario de las complicaciones asociadas.
Para la familia: asesoramiento genético.

Bibliografía

Cassorla G. Fernando, Gaete V. Ximena, Román R. Rossana. Talla baja en pediatría. Rev Chil Pediatr. 2000; 71(3): 223-227.

Quintero GC, Castro FL, Loidi FL. Análisis genético de la talla baja. Anales de Pediatria. 2004; 60(S2): 9-14.

G. Verónica Mericq GV, LinaresMJ, Riquelme RJ. Talla baja: enfoque diagnóstico y bases terapéuticas. Rev Med Clin. 2013; 24 (5): 847-856.

Grunauer M, Jorge AAL. Genetic short stature. Growth Horm IGF Res. 2018; 38:29-33.

Jee YH, Baron J, Nilsson O. New developments in the genetic diagnosis of short stature. Curr Opin Pediatr. 2018;30(4):541-547.

Chen WW, Liu HX, Liu J, Yang LL, Liu M, Ma HJ. [Etiology and genetic diagnosis of short stature in children]. Zhongguo Dang Dai Er Ke Za Zhi. 2019;21(4):381-386.

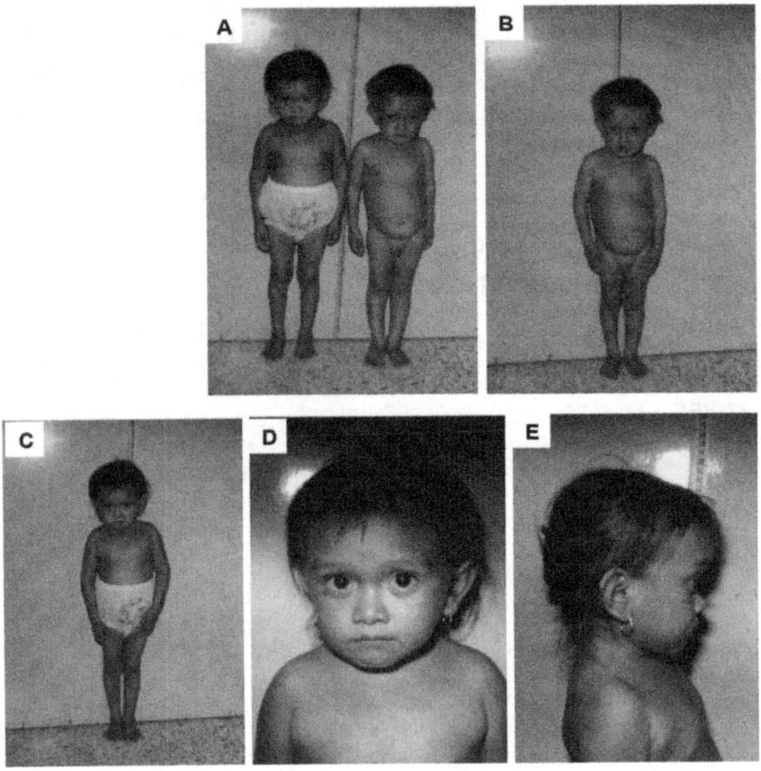

FIG 13-8 A, B y **C** Talla baja proporcionada, correlación de segmentos corporales. **D** y **E** correlación genotipo –fenotipo entre hermanos.

ENFERMEDADES SISTEMICAS COMUNES DE COMPONENTES GENÉTICO Y AMBIENTAL

CARDIOPATIA CONGENITA

Las cardiopatías cardiacas congénitas están presentes en el 2-5% de los recién nacidos vivos y constituyen la principal causa de mortalidad infantil entre los defectos al nacimiento. Las cardiopatías congénitas más frecuentes son la comunicación interventricular muscular y perimembranosa, y la comunicación interauricular tipo septum secundum, con prevalencia de 48.4 por 10 000 nacidos vivos. Dentro de las cardiopatías cianógenas, las más comunes son, la tetralogía de Fallot y la transposición de grandes vasos, con tasas de 4.7 y 2.3 por 10 000 nacidos vivos, respectivamente.

En la presentación de las cardiopatías congénitas están involucrados factores genéticos y ambientales. En relación a los factores genéticos, se sabe de un gran espectro de genes involucrados en la estructura y funcionamiento del corazón; algunos de estos genes se asocian a un amplio rango de defectos cardiacos, incluyendo alteración de la función electrofisiológica, de proteínas, enzimas y transportadores de membranas; de manera que, el espectrum genético etiológico es demasiado complejo, pues concurren mutaciones puntuales en regiones codificantes de genes identificables, o bien, grandes deleciones o microdeleciones cromosómicas que ocasionan defectos del canal atrioventricular y del septum atrial y ventricular, y, en tercer lugar, la existencia de grupos de genes no identificables en número y especificidad que interaccionan con factores ambientales para desencadenar la cardiopatía. Los factores ambientales endógenos, como la rubéola y la diabetes en la madre, o exógenos, como ciertos medicamentos ingeridos durante el embarazo (anticonvulsivantes, entre otros), son el complemento de la genética familiar para desarrollar la enfermedad.

Al 70% de los recién nacidos con cardiopatía, no se les identifica etiología genética. El riesgo empírico de recurrencia en la familia se establece de acuerdo a la etiología determinada, sin embargo, para una etiología multifactorial, éste varía de 2 a 5%.

HIPERTENSIÓN ARTERIAL

La hipertensión arterial se define como una elevación de la presión sistólica igual o mayor a 140 mmHg, así como una elevación de la presión arterial diastólica igual o mayor de 90 mmHg. Es una enfermedad multifactorial, en la que participan factores ambientales, genéticos, y, otros, como la raza y el género. La hipertensión arterial es considerada como riesgo número uno en el desarrollo de infarto agudo al miocardio, falla cardiaca, arritmia ventricular, nefropatía y ceguera, entre otras.

Se ha observado que las cifras de presión sanguínea normal son mayores en los hombres que en las mujeres hasta los 50 años de la vida, y es a esta edad en que la prevalencia de hipertensión en mujeres alcanza las tasas observadas en el varón, probablemente debido a la pérdida de protección vascular dada por los estrógenos.

En el 10% de los casos se reconoce que la causa es secundaria a padecimientos renales o alteraciones vasculares, en tanto que, el 90% constituyen la llamada hipertensión esencial.

Existe evidencias de que la enfermedad tiene etiología genética, sustentado en la ocurrencia familiar y la de la incidencia en ciertos grupos étnicos. Diversos estudios puntualizan el aspecto de identificar dos posibilidades, a saber, si el componente genético está determinado por un número pequeño de genes con acción mayor en la expresividad de la presión arterial, o si es resultado de un número mayor de genes con reducida expresividad de la presión arterial; con todo ello, la variabilidad de la presión y de las tasas de hipertensión en ciertos grupos étnicos, indican que el rango de presión sanguínea es un rasgo heredable.

La presión arterial es un rasgo cuantitativo multifactorial de distribución continua en la población general e importante incremento de las cifras de presión sanguínea, relacionado a factores demográficos y ambientales; es de citarse lo que no ocurre en comunidades antiguas, con un tipo de vida distinta al de la modernidad compleja, pero que, cuando deciden migrar hacia una sociedad moderna, se empieza a observar el desarrollo de incrementos en las cifras de su presión sanguínea, atribuible a cambios en los hábitos alimentarios, ingesta elevada de sal, sedentarismo, y estrés.

El índice de masa corporal y la actividad física son los predictores ambientales más importantes de hipertensión. Se ha determinado que existe una relación continua entre presión sanguínea y el índice de masa corporal, y una relación inversa entre la actividad física y el riesgo de hipertensión. El aumento de peso y la obesidad contribuyen al desarrollo de hipertensión, ya que promueven la aparición de resistencia a la insulina, observada hasta en el 50% de los pacientes hipertensos.

CANCER

El cáncer es el resultado de mutaciones, y como consecuencia, acumulación y selección sucesivas de alteraciones genéticas y epigenéticas, que permiten a las células evadir mecanismos reguladores de apoptosis, proliferación y del ciclo celular. Las mutaciones pueden presentarse en todas las células de la economía o solo en las células tumorales y ser hereditarias. En el nucleótido, las mutaciones pueden alterar la fisiología celular induciendo la transformación de la misma. Los oncogenes pueden ser activados por mutaciones puntuales (por sustitución, adición o deleción), llevando a la sustitución de aminoácidos en porciones críticas de las proteínas. Aunque la inestabilidad genética es necesaria para que un tumor se desarrolle, no necesariamente se va a esperar los mismos cambios en todos los tipos de tumores.

Los genes que participan son diversos, destacándose los que desempeñan un papel como oncogenes o como genes supresores de tumor; por mencionar algunos, el gen BRCA1, implicado en la reparación del ADN dañado, da instrucciones a la proteína para que actúe como supresor de tumor, y así, ayuden a evitar que las células crezcan y se dividan rápidamente o de forma no controlada. El gen K-RAS está relacionado con la regulación de la división celular, como parte de una vía de señalización o ruta RAS/MAPK, transmitiendo señales de fuera de la célula al núcleo de la misma. Para transmitir señales K-RAS debe activarse a través de una molécula de GTP. Cuando ocurre una mutación, los oncogenes pueden hacer que las células normales se conviertan en cancerosas. Se tiene identificados oncogenes específicos a diferentes neoplasias, El BRCA1/2 del Ca de mama y ovario, El MMR, RAS y BRAF en cáncer de colon y recto, RAS, BRAF, ALK, ROS y MET en cáncer de pulmón, entre otros.

Se ha observado que los tipos principales de cáncer, mama, colorrectal, próstata y ovario, se agrupa en familias, relacionándose, no solo a los genes, sino también a los factores ambientales que se comparte. El tabaquismo, por ejemplo, está relacionado con una tercera parte de todos los casos de cáncer en países desarrollados, así mismo, la alimentación con ausencia de fibras, frutas y verduras, constituye otra causa importante de cáncer que también representa una tercera parte de todos los casos. El 15% de los casos de cáncer de todo el mundo, tienen como origen a los agentes infecciosos,

DIABETES MELLITUS

La diabetes mellitus es un grupo heterogéneo de trastornos caracterizados por una glucosa plasmática elevada. La diabetes mellitus tipo 1 (DM1) y la diabetes tipo 2 ((DM2), están determinadas por factores genéticos y ambientales responsables de la hiperglucemia. Aunque existe la diabetes monogénica, ésta es menos frecuente que la DM1 y la DM2.

Clínicamente, la hiperglucemia crónica en la diabetes monogénica abarca un espectro fenotípico amplio que incluye a la diabetes mellitus neonatal o diabetes de la primera infancia, la diabetes del adulto tipo MODY que inicia en la juventud, y síndromes poco conocidos, en los cuales la diabetes es tan solo una de las manifestaciones asociadas, entre ellos, el síndrome de Wolcott Rallison y el síndrome de Wolfram. Se conoce que, en la diabetes monogénica, la disminución del desarrollo de las células beta es ocasionada por mutaciones en PDX1, PTF1A o HNF1B; por reducción de la sensibilidad a la glucosa y su metabolismo debido a mutaciones en GCK, INS, HNF1A o HNF4A; por fallo de despolarización de la membrana, por mutaciones en KCNJ11 o ABCC8, y, por incremento de la apoptosis de las células beta, relacionado a mutaciones en INS, HNF4A, EIF2AK3, WFS1 o FOXP3. Todas las mutaciones dan como resultado insuficiente secreción de insulina e hiperglucemia crónica.

La DM1 es más frecuente en la infancia, con incidencia general entre 0.1/100 000 y 64.2/100 000. Cerca del 25% de los pacientes con DM1 tienen familiares de primer grado con padecimiento similar, y, por consiguiente, con un riesgo mayor de padecer la enfermedad, dada la agregación familiar significativa. La mayoría de las mutaciones génicas afectan a la regulación de la tolerancia inmunológica y a los mecanismos de defensa de las células beta. Una de las principales regiones genómicas asociada con el riesgo de DM1 y de otras enfermedades autoinmunes, es el complejo mayor de histocompatibilidad que incluye a los genes que codifican el antígeno leucocitario humano, indispensable para la generación de antígenos.

Estudios epidemiológicos resaltan las diferencias en la incidencia de la DM1, en función de la latitud geográfica y la exposición solar. La ingesta de vitamina D durante el embarazo y la infancia parece tener un efecto protector frente a la enfermedad, ya que la acción de la vitamina D está regulada por un receptor, cuyo gen VDR, está localizado en el cromosoma 12q12-14.

La DM2 representa el 90% de la enfermedad, y es consecuencia de una compleja interacción entre diversos factores ambientales y múltiples genes, caracterizándose por defectos en la secreción y acción de la insulina, lo que conduce a la hiperglucemia. Las evidencias que apoyan la base genética de la DM2 viene de estudios de familiares y de hermanos gemelos. El hijo de un padre diabético tendrá un 40% de riesgo de desarrollar DM2, frente al riesgo de la población general que será de un 7%. Si ambos padres son diabéticos, el riesgo aumenta a un 70%. En gemelos homocigóticos, si uno de los hermanos presenta DM2, el otro hermano tendrá un riesgo de 90% de haber heredado la enfermedad.

Las personas delgadas, sanas, cuyos padres diabéticos tienen alterado el metabolismo no oxidativo de la glucosa, presentan resistencia a la insulina años antes de que la hiperglucemia aparezca, incluso, a medida que van aumentando de peso se va deteriorando la sensibilidad a la insulina, más rápidamente que en las personas que no tienen antecedentes familiares de diabetes. El FTO es uno de los genes que influye en el riesgo de obesidad y DM2, sin embargo, este riesgo es de alrededor del 15%, siendo menor el riesgo para la obesidad que para la DM2.

OBESIDAD

El 70% de los adultos norteamericanos y el 60% de los adultos británicos tienen sobrepeso, y aproximadamente, el 50% de las personas con sobrepeso son obesas; sin embargo, la obesidad en sí no es una enfermedad, pero constituye un factor de riesgo muy importante para varias enfermedades comunes, como la diabetes tipo 2, cardiopatías y cáncer de próstata, mama y colon. Según su etiología, se identifican tres tipos de obesidad: obesidad multifactorial, obesidad monogénica no sindrómica, y la obesidad sindrómica.

1. La obesidad multifactorial es la más frecuente, en la cual, la mayoría de los miembros de una familia tienden a ser obesos, compartiendo grupos de genes y malos hábitos alimentarios, sedentarismo y una dieta inadecuada; todo ello propiciado por circunstancias familiares, sociales o laborales. Se tiene evidencias que tener parientes obesos aumenta el riesgo a desarrollar obesidad, aún si no viven juntos o no comparten los mismos hábitos, demostrando la importancia del factor genético en la obesidad. Los genes que participan para la obesidad, no representan mutaciones en sí, sino que tienen variaciones benignas comunes en la población. Ninguno de estos genes por sí solo, son causa de la obesidad; es la suma de ellos con la interacción de factores ambientales los que determinan el fenotipo de la persona con obesidad.

2. La obesidad monogénica no sindrómica es la causa del 5% de la obesidad severa, ocasionado por genes heredados de manera mendeliana simple. Se tiene identificado a 11 genes cuyas mutaciones son causa de obesidad extrema, hereditaria y no sindrómica. Son genes involucrados en el sistema hipotalámico que regula el apetito, como el de la leptina, el cual se expresa en el sistema inmune, participando en el proceso inflamatorio de la obesidad y que predispone a la diabetes, la enfermedad cardiovascular y el síndrome metabólico, pero, además, a enfermedades alérgicas y autoinmunes. En familias consanguíneas de primer grado, con afectados homocigotos, se han descrito casos de deficiencia congénita de leptina por mutación

del gen LEP con inicio temprano de obesidad severa, hiperfagia extrema, falta de sensación de saciedad, acompañado en todas las circunstancias por trastornos metabólicos, hormonales e inmunológicos, y cuya herencia es autosómica recesiva. Otra situación observada, es la deficiencia del gen receptor 4 de melanocortina, MC4R, como causa más frecuente de obesidad, de las que, se han descrito familias con herencia autosómico dominante y otras, con herencia autosómico recesivo.

3. La obesidad sindrómica incluye aquellos casos en los que la obesidad es una de las características de un síndrome determinado, y, en la cual, su etiología siempre es genética: monogénica, alteración cromosómica o tipo no mendeliano, acompañándose siempre de retardo mental. Se han descrito cerca de 30 casos de síndrome en los que la obesidad es un dato clínico mayor, ejemplo de ello lo constituyen el síndrome de Prader-Willi, el síndrome de Cohen y el síndrome de Bardet-Biedl.

ALCOHOLISMO

El abuso en el consumo de alcohol es considerado como una enfermedad multifactorial, con participación genética e interacción con el ambiente. Es la consecuencia de cambios que se dan en los circuitos neuronales que regulan el sistema de recompensa cerebral. Se considera que, en el desarrollo de la conducta alcohólica, están implicados variantes alélicas de genes relacionados con la función de los neurotransmisores, y, que el tiempo de permanencia del alcohol en el organismo, influye en la vulnerabilidad al trastorno, ya que, si la actividad de alguna de las enzimas encargadas de la degradación del etanol está por debajo de lo normal, debido a un polimorfismo genético, la eliminación es más lenta. La existencia de variaciones alélicas de genes relacionados con el metabolismo del alcohol, explica la susceptibilidad individual a generar conducta adictiva.

El papel de la herencia se ha demostrado en estudios epidemiológicos en hermanos y familias con dependencia al alcohol, lo cual ha permitido calcular valores de heredabilidad a la vulnerabilidad de un 40 a 60%. Varios estudios identifican cuando menos dos tipos principales de alcoholismo. El tipo 1 tiene edad de inicio después de los

25 años, de presentación en hombres y mujeres, y tienen la probabilidad de ser bebedores introvertidos y solitarios, con menos tendencia de agruparse en familias, y con evolución menos grave. El tipo II predomina en el sexo masculino, pudiendo aparecer antes de los 25 años de edad en personas extrovertidas y con tendencia de agruparse en familias.

ENFERMEDADES PSIQUIÁTRICAS

Las enfermedades psiquiátricas son determinadas, mayormente, de manera multifactorial, requiriéndose de la combinación de varios genes ubicados en diferentes cromosomas, mismos que interactúan con factores ambientales. Estudios en gemelos han puesto de manifiesto la agregación familiar en la mayoría de estas enfermedades. Un hecho importante es lo observado en la esquizofrenia, el trastorno bipolar y el autismo, los cuales tienden a agruparse en las mismas familias, lo cual refleja el hecho de que genes en común influyen en la susceptibilidad en cada una de estas enfermedades.
Se conoce de varios genes que influyen de manera directa en las enfermedades mentales, y cada uno de ellos constituye un alelo de riesgo, que por sí solo no causan la enfermedad, pero sumado unos a otros, junto con la acción ambiental, desencadenan la enfermedad; es decir, lo que se hereda es la predisposición, no la enfermedad. Sin embargo, no solo la herencia multifactorial explica los trastornos psiquiátricos, también la herencia autosómica dominante puede representar, aunque en menor escala, la etiología psiquiátrica; lo que sucede es que, en ocasiones, la poca definición del cuadro clínico de la enfermedad puede llevar a errores en la evaluación de la forma de herencia en una determinada familia. Un mismo fenotipo puede ser causado por diferentes genes, es decir hay heterogeneidad genética en determinados padecimientos mentales. La mayoría de los estudios al respecto son de secuenciación y de ligamientos de genes, pero ninguno que sea de análisis clínico de agregación familiar, que prediga un riesgo a desencadenar un cuadro psicótico; de ese tamaño es el sesgo en la mayoría de los trastornos psiquiátricos con herencia multifactorial. Muy distinto es lo que ocurre en trastornos con etiología mendeliana, como la Corea

de Huntington o el síndrome de Lesch-Nyhan, en donde la patología psiquiátrica es parte del cuadro clínico y en donde hay riesgo matemático de heredabilidad. En las alteraciones cromosómicas como el síndrome de Klinefelter y el síndrome de X frágil, de contenido psicótico como parte de las manifestaciones, el fenotipo orienta al diagnóstico de la enfermedad y, como consecuencia, el manejo y asesoramiento genético.

Bibliografía

Cardiopatía

Calderón CJ. Genética y cardiopatías congénitas. Archivos de Cardiología de México. 2007; 77 (4): 58-62.

Freeze SL, Landis BJ, Ware SM, Helm BM: Bicuspid aortic valve: a review with recommendations for genetic counseling. J Genet Couns. 2016; 25(6):1171–1178.

Benderly M, Buber J, Kalter LO. Health service utilization patterns among adults with congenital heart disease: a population-based study. J Am Heart Assoc. 2021;10(2): e018037.

Hipertensión arterial

Zenteno JC, Kofman AS. Aspectos genéticos de la hipertensión arterial. Rev Med Hop General de Mex. 2003; 66(4): 218-223.

Ramírez BJ, Pérez MO, Ramírez FS. Genética y genómica de la hipertensión arterial: una actualización. Arch Cardiol Mex 2011;81(3):240-250.

Worapaka M, Gordon HW. Genetics of Human Primary Hypertension: Focus on Hormonal Mechanisms. Endocr Rev. 2019; 40(3): 825–856.

Cáncer

Meza JJ, Montaño LA, Aguayo GA. Bases moleculares del cáncer. Rev Inv Clin. 2006; 58 (1): 56-70.

Pérez CVR, Cárdenas CE, Mondragón TP, Erazo VAA. Biología molecular del cáncer y las nuevas herramientas en oncología. Rev Esp Méd Quir. 2017; 22:171-81.

Theodoratou E, Timofeeva M, Li X. Nature, Nurture and cancer risks: Genetic and nutritional contributions to cáncer. Annu Rev Nutr. 2017; 37: 293–320.

Diabetes mellitus

Wiebea JC, Wagnera AM, Novoa MFJ. Genética de la diabetes mellitus. Nefrología. 2011; 2 (1): 1-119.

Lara OLC, O'Farrill FLA, Martínez SA. Interacción genoma-ambiente en la génesis de la diabetes mellitus tipo 2. Acta Médica del Centro. 2017; 11 (4): 70-80.

Pérez DI. Diabetes mellitus. Gac Med Mex. 2016;152 Suppl 1:50-5.

Obesidad

Martos MGA, Serra JC, Pérez JLA. Aspectos genéticos de la obesidad. Rev Esp Endocrinol Pediatr. 2017; 8: 21-32.

Quiroga MMI. Obesidad y genética. An Fac Med. 2017; 78 (2): 192-195.

Ling C, Rönn T. Epigenetics in Human Obesity and Type 2 Diabetes. Cell Metab. 2019; 29(5):1028-1044.

Alcoholismo

Silva CP, Flores SV. Patrones de consumo y genotipos determinantes de la tolerancia al alcohol: estudio en estudiantes universitarios de Santiago de Chile. Rev Med Chile 2015; 143: 707-715.

Ferraguti G, Pascale E, Lucarelli M. Alcohol addiction: a molecular biology perspective. Curr Med Chem. 2015;22(6):670-84.

Sanchez-Roige S, Palmer AA, Clarke TK. Recent Efforts to Dissect the Genetic Basis of Alcohol Use and Abuse. Biol Psychiatry. 2020;87(7):609-618.

Enfermedades psiquiátricas

Penchaszadeh VB. Reflexiones de un genetista sobre la influencia de los genes en los trastornos psiquiátricos. Rev Arg de Psiquiat. 2016; 27: 357-367.

Hoehe MR, Morris-Rosendahl DJ. The role of genetics and genomics in clinical psychiatry. Dialogues Clin Neurosci. 2018; 20(3):169-177.

Geschwind DH, Flint J. Genetics and genomics of psychiatric disease. Science. 2015; 349(6255):1489-94.

Capitulo 14

DEFECTOS AL NACIMIENTO POR INFECCION PRENATAL

Introducción

Las infecciones congénitas son aquellas que se transmiten de madre a hijo antes del nacimiento. Estas infecciones se encuentran agrupadas en el acrónimo TORCH (toxoplasmosis, rubeola, Citomegalovirus y herpes). La "O" del acrónimo, hoy en día agrupa al parvovirus B19, papilomavirus, malaria y tuberculosis.

En países desarrollados, 10 a 25% de las muertes de recién nacidos son causa directa de una infección, mientras que, en los subdesarrollados, que frecuentemente tienen mayores porcentajes de recién nacidos muertos, la contribución de las infecciones es mucho mayor.

Mecanismos y vías de infecciones

Las infecciones congénitas pueden surgir en cualquier fecha, desde la concepción hasta el periodo perinatal. Es así que se han descrito cuatro grandes grupos de mecanismos de infección congénita: 1) infecciones antes de la concepción, provocadas por retrovirus endógenos que se incorporan en forma estable al genoma, y, que, aunque no se conoce que cause enfermedad en el humano, son agentes infecciosos congénitos de importancia en animales; 2) infecciones antes de la implantación, en los que intervienen las infecciones genitales, que pueden, en caso de ocurrir la concepción, hacer que aumente la incidencia de embarazo ectópico, con toda la morbilidad y mortalidad que esto representa para la madre y el feto; 3) infecciones después de la implantación, que es la etapa donde ocurre el mayor número de infecciones que causan efecto notable en el bebé, muy particularmente durante los 3 primeros meses del embarazo; 4) infecciones adquiridas en fase perinatal, etapa notablemente traumática que da como resultado un grupo muy bien definido de infecciones de origen perinatal.

Infecciones después de la implantación

El periodo comprendido entre la implantación y el nacimiento del bebé es el que está expuesto al mayor número de infecciones, porque es precisamente durante la organogénesis en que las infecciones tienen mayor capacidad de alterar el esquema del desarrollo, tomando en cuenta los tropismos particulares, virulencia, y mecanismos de reproducción de los agentes individuales. Una vez que el agente penetra en la mujer embarazada, se desarrolla la viremia, bacteriemia, o parasitemia, según el microorganismo de que se trate; es así como el agente invade la circulación materna, pasa por la placenta, para finalmente penetrar a la circulación fetal. Al llegar el agente a la circulación fetal, aparece infección del feto, invade órganos preferenciales, extendiéndose el daño y estableciéndose secuelas, mismas que dependerán de la virulencia y los tropismos de cada agente.

Pero hay otra consideración que hacer al respecto: si la mujer presenta una respuesta inmunitaria humoral eficaz contra un agente en particular, indudablemente que serán mínimos los efectos dañinos en el feto, si es que los sufre. Por el contrario, si la mujer embarazada no ha tenido contacto con el agente particular, los efectos teratogénicos sobre el feto serán mayores, y estos dependerán del momento crítico de la gestación en que el teratógeno intervenga. Entre más temprano sea la exposición el daño a la morfogénesis será mayor. Algunas de las infecciones más frecuentes son:

Rubeola

Introducción: la frecuencia de rubeola congénita es baja debido al uso generalizado de la vacuna en los humanos, únicos huéspedes posibles. En el 30% de los casos la infección es subclínica, produciéndose el contagio por contacto directo o por secreciones nasofaríngeas. En la rubeola materna, con erupción en las primeras 12 semanas de embarazo, la infección del feto supera el 80%, posteriormente disminuye, llegando al 30% hacia las 30 semanas y asciende de nuevo hasta el 100% en el último mes. Estudios seroepidemiológicos señalan que el 12 al 24% de personas pospuberales son susceptibles a la infección, lo que permite la transmisión ininterrumpida del virus entre mujeres que están en etapa reproductiva. Para que se presente la infección placentaria y fetal se requiere de una viremia en la mujer embarazada.

Clínica: de los fetos infectados antes de las 12 semanas, el 85-90%, van a presentar los hallazgos clásicos de la tétrada de Gregg: cardiopatía, microcefalia, sordera y cataratas. En infecciones maternas aparecidas entre las 12 y las 16 semanas, un 15 % de los fetos (30-35% de aquellos que estén infectados) presentarán sordera y, en menor proporción, defectos oculares y microcefalia. Cuando la infección ocurre entre las 16 y las 20 semanas, existe un riesgo mínimo de sordera, y, en infecciones adquiridas, a partir de las 20 semanas de gestación, no se han descrito secuelas. Estos niños suelen nacer a término, pero con bajo peso y, aunque inicialmente no presenten afectación, el 20-40% desarrollan diabetes hacia los 35 años y el 5% resultan con alteración tiroidea. Si la infección se produce en el tercer trimestre del embarazo, el recién nacido puede presentar enfermedad sistémica con erupción generalizada (confundiéndose con el eczema seborreico), lesiones purpúricas, neumonía intersticial, hepatoesplenomegalia, meningoencefalitis, entre muchas otras manifestaciones. Los recién nacidos infectados pueden excretar virus hasta los 30 meses.

Diagnóstico: si durante el embarazo la mujer presenta exantema no vesicular, se debe solicita la serología de rubeola (IgG, IgM), aun cuando se disponga de una IgG positiva previa. Ante la sospecha de infección por rubeola, se debe investigar la existencia de ARN viral en líquido amniótico mediante PCR o IgM en sangre de cordón a partir de las 20 semanas de gestación. Si el recién nacido presenta IgG continuo más allá de los 6-12 meses o positividad de la IgM, entonces estamos frente a una infección congénita y para confirmarlo se deberá realizar aislamiento del virus en sangre, orina, faringe o LCR.

Prevención: inmunización de las mujeres antes de llegar a la edad fértil, pero no durante la gestación ni en los tres meses previos, ya que se corre el riesgo teórico de infección congénita, y, tampoco, se recomienda la profilaxis sistémica con inmunoglobulina después de estar expuesta a rubeola, ya que no previene la viremia.

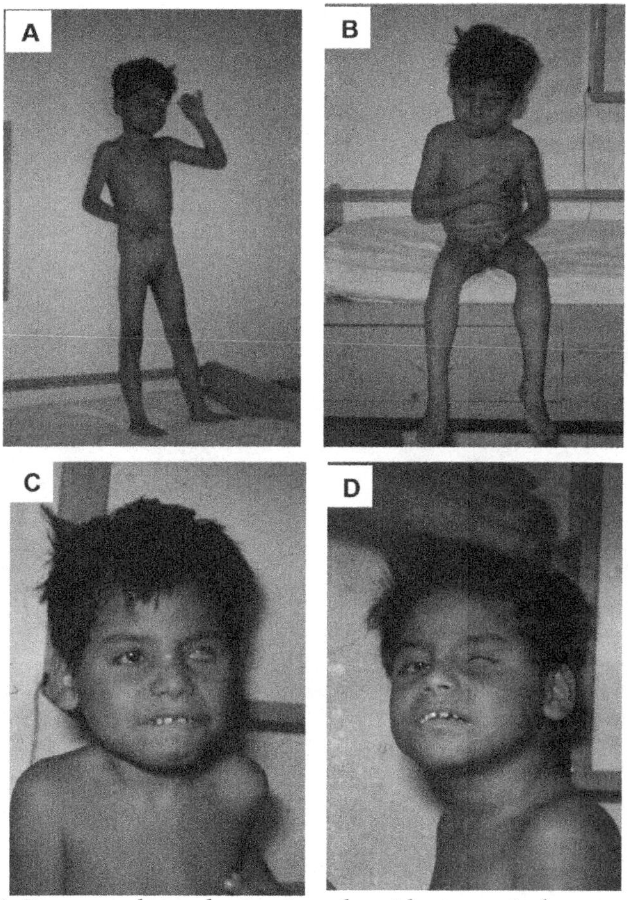

FIG 14-1 A-D masculino de 3 años de vida con síndrome de rubeola congénita. **C** frente estrecha, micrognatia, catarata en ojo izquierdo. **D** implantación baja de pabellones auriculares arcada dentaria irregular.

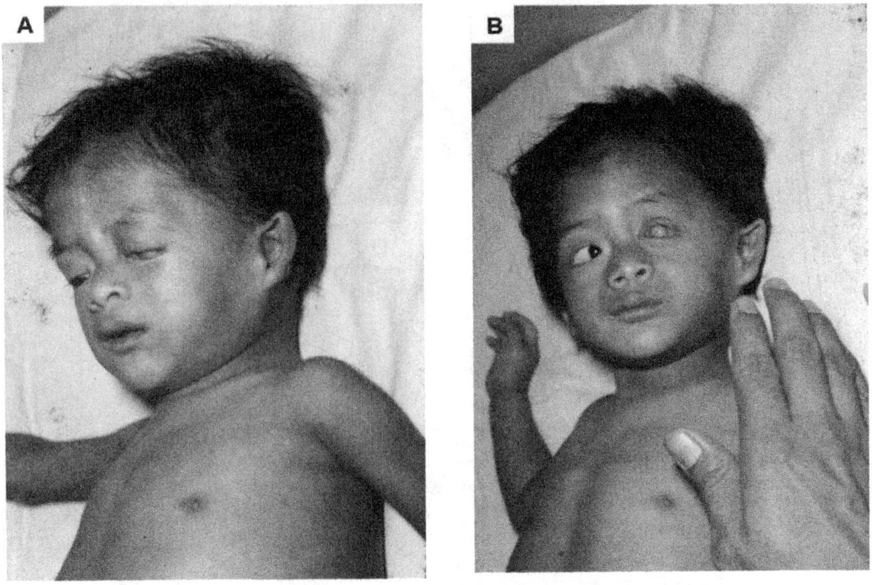

FIG 14-2 A-B frente estrecha, puente nasal aplanado, fisuras palpebrales antimongoloide, aplanamiento de alas nasales, filtrum corto, micrognatia. Catarata en ojo izquierdo, pabellones auriculares faunescos, de implantación baja.

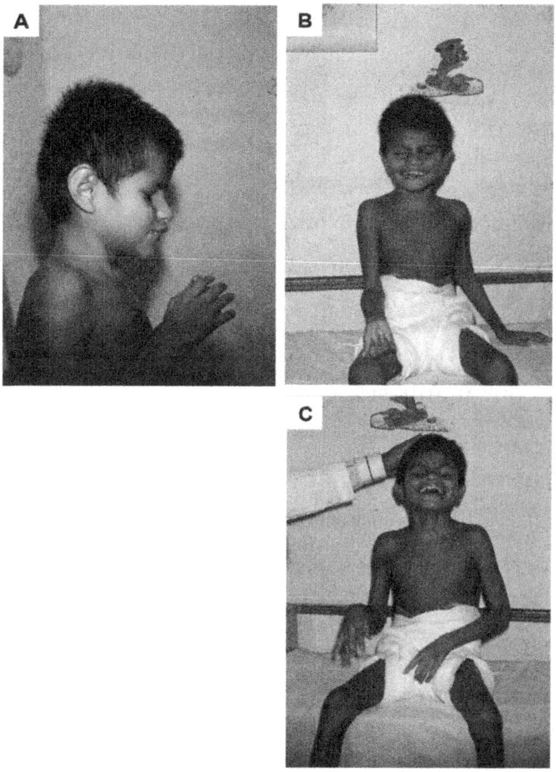

FIG 14-3 A-C la frente es estrecha. Puente nasal alto, hipoplasia medio facial, macroftalmia de ambos globos oculares con ceguera, retraso psicomotor.

Citomegalovirus

Introducción: de las infecciones congénitas, es la más frecuente. Produce primoinfección en el 5% de las gestantes, y de ellas, el 30-40% infectan al feto. De igual manera, el recién nacido puede adquirir la infección en el periodo perinatal al pasar por el canal del parto o por la leche materna, pero en estos casos la infección suele ser subclínica o con manifestaciones parecidas a la mononucléosis. El Citomegalovirus puede contagiar a las personas en cualquier momento de la vida, permaneciendo en el organismo en estado latente después de la infección primaria, pudiendo reactivase de manera periódica ocasionando enfermedades de forma repetitiva. Los índices de contagio varían inversamente según el estado socioeconómico.

Clínica: En el feto la infección por citomegalovirus suele ser grave, principalmente cuando la infección materna se produce antes de las 20 semanas. Retraso del crecimiento intrauterino, microcefalia, calcificaciones periventriculares, atrofia óptica, hepatoesplenomegalia, hidrops fetal. Cerca del 15% de los recién nacidos infectados presentan afectación sistémica en el momento de nacer: fiebre, trastorno respiratorio, púrpura, hepatoesplenomegalia, hepatitis, encefalitis, corioretinitis. Alrededor del 20% de los que al nacer presentan afectación sistémica, fallecen en los primeros 3 meses de vida, y solo el 10% tendrán un desarrollo normal, mientras que, el resto, presentarán secuelas neurosensoriales y retraso psicomotor. El 85% están asintomáticos al nacer, pero con riesgo de padecer sordera y retraso psicomotor.

Diagnóstico: en la gestante son diagnósticas la detección de seroconversión, el incremento de las IgG, la positividad de las IgM, detección del virus en orina y en menos ocasiones en sangre, mediante PCR o cultivo celular. Prenatalmente se puede detectar el virus por cultivo celular o el ADN viral mediante técnicas de PCR en líquido amniótico a partir de las 20 semanas. En el recién nacido, se puede detectar el virus en orina, en sangre o en secreciones faríngeas, así como también, es diagnóstica la persistencia de IgG más allá de los 6-12 meses.

Prevención: No existen parámetros confiables que eviten la infección del citomegalovirus en el embarazo. Es conveniente sugerir a la gestante, si está en contacto con lactantes y niños en hospitales y guarderías, que guarden normas adecuadas de higiene personal, en particular, el lavado de manos.

Toxoplasmosis

Introducción: es una parasitosis cuyo agente causal es el toxoplasma gondii, el cual se adquiere principalmente por ingestión de quistes de vegetales y frutas mal lavadas, carne cruda o pobremente cocinada, así como también, al limpiar excrementos de gato que es el único huésped comprobado, o al realizar trabajos de jardinería sin guantes.

El 10% de las mujeres inmunocompetentes que se infectan presentan sintomatología leve e inespecífica. Se transmite al embrión o al feto durante la fase de parasitemia materna y esta transmisión sólo tiene lugar en las gestantes no inmunocompetentes, durante la primoinfección. Se ha observado que entre más precoz es la infección en el embarazo, menor es el riesgo de transmisión en el feto, 10-20% en el primer trimestre, 25-30% en el segundo y 60- 80% en el tercero, sin

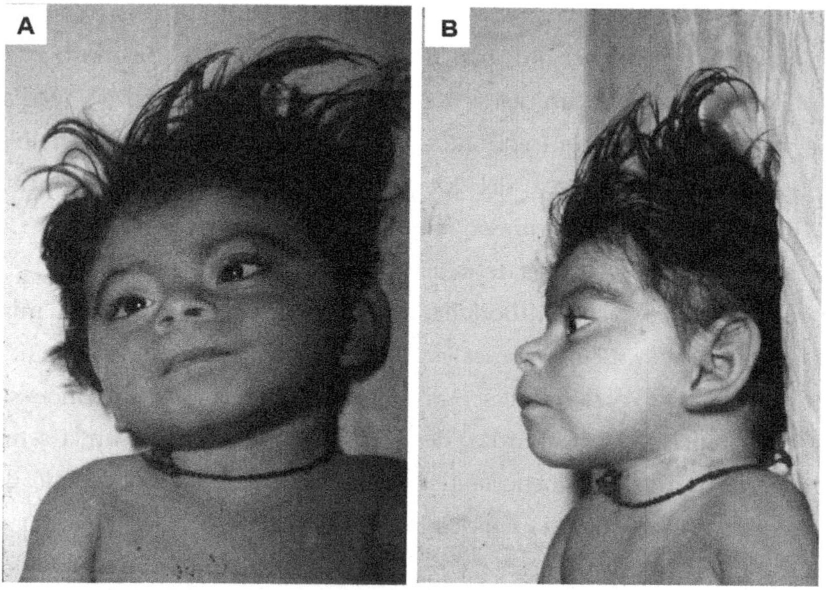

FIG 14-3 A niña de 7 meses de vida con infección congénita por citomegalovirus: frente estrecha, hirsutismo frontal, hipertelorismo ocular, nariz pequeña con aplanamiento de alas, borramiento del filtrum. **B** puente nasal aplanado, micrognatia, pabellón auricular implantado bajo y rotado hacia atrás, cuello corto.

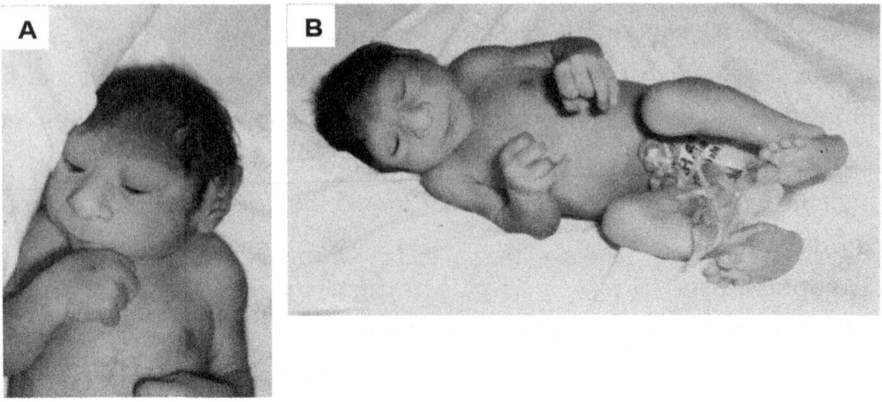

FIG 14-4 A-B Recién nacido con infección por citomegalovirus: microcefalia, hirsutismo frontal, puente nasal alto, fisuras palpebrales oblicuas, micrognatia cuello corto, implantación baja de pabellones auriculares.

embargo, las repercusiones para el feto son más graves si la infección ocurre de manera precoz, que si se trasmite en fases tardías.

Clínica: el recién nacido puede presentar varias formas clínicas:

- Si la infección fue adquirida antes de las 20 semanas, cerca del 5% de los recién nacidos presentan una forma sistémica con la tétrada sintomática de Sabin: hidrocefalia, calcificaciones intracraneales, convulsiones y corioretinitis. Si ocurrió en periodo más tardío, se puede evidenciar meningoencefalitis, fiebre, hepatoesplenomegalia, ictericia, exantema, neumonitis y diarrea.
- El10% pueden presentar lesiones aisladas del sistema nervioso central y de los ojos.
- El 85% serán asintomáticos al nacer, pero el 20-30% de ellos, pueden desarrollar trastornos neurológicos y corioretinitis si no reciben tratamiento.

Diagnóstico: el diagnóstico en la gestante se realiza mediante la detección de seroconversión o aumento significativo de títulos de anticuerpos IgG, con dos determinaciones separadas, 2-3 semanas, y realizadas por el mismo laboratorio. Aparición de títulos elevados de IgM, por inmunoensayo, detectados desde la segunda semana después de la infección, que alcanzan su pico máximo a las 4-6 semanas, para posteriormente declinar hasta los 6-9 meses. Títulos bajos de IgM pueden persistir durante años en algunas pacientes.

El diagnóstico en el feto se realiza mediante amplificación del gen B1 por técnica de PCR en líquido amniótico a partir de las 18-20 semanas de gestación con sensibilidad 70-80%. En el recién nacido el diagnóstico se hará ante la presencia de IgM específica, pero la sensibilidad es inferior al 50%.
Prevención: se recomienda que las embarazadas seronegativas para toxoplasma, guarden medidas profilácticas como limpiar bien las frutas y verduras, comer carne bien cocida o previamente congelada, y utilizar guantes al manipular excrementos de gato o tierra de jardín. Si es gestante infectada, deberá seguir tratamiento y se practicarán ecografías seriadas en busca de afectación del sistema nervioso central del feto. Después del parto, al bebé se le realizará controles serológicos, neurológicos, auditivos y oftalmológicos seriados en los primeros años.

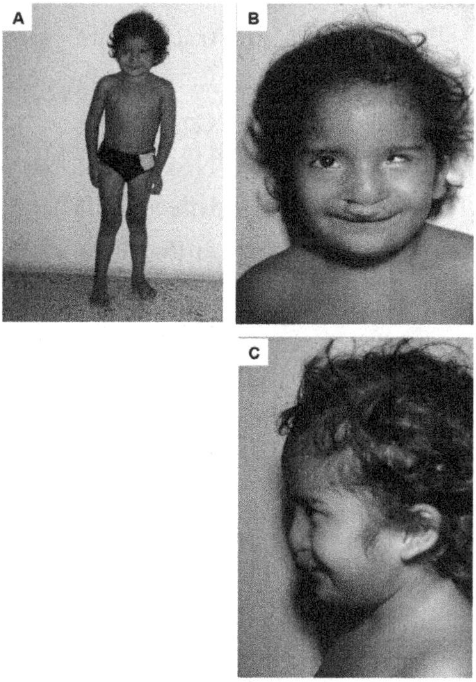

FIG 14-5 A-C niña de 6 años de vida con infección congénita por toxoplasma gondii. **B** frente amplia y prominente, hirsutismo frontal, macroftalmia de lado izquierdo, labio superior corregido quirúrgicamente post hendidura labial bilateral completa, ocasionando defecto en la morfología del septum y alas nasales. **C** obsérvese la prominencia frontal, implantación baja de pabellón auricular, cuello corto y micrognatia.

Bibliografía

Fernández TM, Sibaja CT, Graniel MA. Encuesta seroepidemiológica de anticuerpos anti- T. gondii en 125 mujeres embarazadas del Oriente del Estado Tabasco. Bol. Med. Hosp. Inf. Mex. 1986; 43(5); 274-277.

Fernández TM. Epidemiology of toxoplasmosis in pregnant women in Tabasco, Mexico. J Trop Pediatr 1988; 34(4): 143-6.

Malm G, Engman ML. Congenital cytomegalovirus infections. Semin Fetal Neonatal Med. 2007 Jun;12(3):154-9.

Salvia MD, Álvarez E, Bosch J, Goncé A. Infecciones congénitas. Asociación Española de Pediatría. 2008;177-188.

Jasso GL. Infecciones congénitas de baja frecuencia en los neonatos. Algunos aspectos relevantes. Bol. Med. Hosp. Infant. Mex. 2011; 68(1): 7-20.

Noyola DE, Matienzo SL, Rodríguez VO. Infección congénita por citomegalovirus en recién nacidos del estado de San Luis Potosí, México. Salud Pública de México. 2011; 53 (6): 513-515.

Baquero AF, Castillo M, Fuentes CA. Guía de la Sociedad Española de Infecto logia Pediátrica para el diagnóstico y tratamiento de la toxoplasmosis congénita. Anales de Pediatría. 2013; 79: 116.e1-116.e16.

Solórzano SF. Rubeóla congénita. Rev Med Inst Mex Seguro Soc. 2013;51(2):158-63.

Cofré F, Delpiano L, Labraña Y. Síndrome de TORCH: enfoque racional del diagnóstico y tratamiento pre y post natal. Recomendaciones del Comité Consultivo de Infecciones Neonatales Sociedad Chilena de Infectología. Rev Chilena Infectol 2016; 33 (2): 191-216.

Ambou FI, Lastra Pérez L, Vilches LD. Manifestaciones clínicas asociadas al síndrome de TORCH. Revista Cubana de Oftalmología. 2018;31(1):132-144

Kaushik A, Verma S, Kumar P. Congenital rubella syndrome: A brief review of public health perspectives. Indian J Public Health. 2018;62(1):52-54.

Khan K, Khan W. Congenital toxoplasmosis: An overview of the neurological and ocular manifestations. Parasitol Int. 2018 Dec;67(6):715-721.

Lee H, Kayano T, Nishiura H. Predicting congenital rubella syndrome in Japan, 2018-2019. Int J Infect Dis. 2019 May; 82:1-5.

Ostrander B, Bale JF. Congenital and perinatal infections. Handb Clin Neurol. 2019; 162:133-153.

Capitulo 15

DEFECTOS AL NACIMIENTO POR SECUENCIA DE BANDAS AMNIOTICAS

Introducción

La secuencia de bandas amnióticas (Amniotic Band Sequence; ABS, por sus siglas en inglés) fue descrita por Montgomery en 1832, tratándose de un desorden de anomalías fetales asociadas a bandas fibrosas fetoplacentaria, sin un patrón anatómico específico. Los defectos al nacimiento en general pueden deberse a malformación, deformación y disrupción. El ABS constituye un error en la morfogénesis del tipo disrupción, que resulta de la destrucción secundaria o interferencia de un órgano o región corporal fetal, que previamente tenía un desarrollo normal, pero que termina alterándose por algún factor extrínseco o por interferencias internas no heredables.

Las alteraciones presentes al nacimiento se caracterizan por un amplio espectro de anillos de constricción, pseudosindactilia, amputaciones, defectos craneofaciales, viscerales y de la pared toracoabdominal.

Su incidencia se calcula entre 1 x 1,200 y 1 x 15,000 nacidos vivos, en 1 de cada 70 mortinatos y en 178 de cada 10 000 abortos. Representa el 2% de las malformaciones congénitas en la población general y, si bien, su ocurrencia tiene carácter esporádico, existen informes de algunos casos de recurrencia familiar en asociación con el síndrome de Ehler-Danlos. Se le conoce también como complejo ADAM (por sus siglas de: deformidades amnióticas, adhesión y mutilación), síndrome de bandas amnióticas, secuencia de disrupción de bandas amnióticas, amputación congénita, bandas congénitas de constricción, defectos transversales de extremidad y bandas aberrantes.

Etiología

La etiología exacta de la secuencia de bandas amnióticas es incierta y su curso natural es impredecible El estudio de los periodos críticos de la embriogénesis y organogénesis ayudan a entender los mecanismos que conducen a este síndrome. Son tres los postulados que intentan explicar los eventos malformativos, deformativos y disruptivos de esta secuencia:

1. De acuerdo a la "teoría extrínseca de Torpin", que es la más aceptada, la rotura de membranas en etapas tempranas del embarazo, como evento inicial, desencadena una reacción decidual, formación de cordones fibrosos, separación progresiva del corion y recogimiento del saco amniótico, lo que ocasiona la formación de bandas amnióticas y oligoamnios. Las bandas fibrosas quedan flotando en el líquido amniótico y luego pasan a enredarse en los segmentos del bebé, frecuentemente sus extremidades. Las bandas estrangulan a las extremidades, dedos y órganos fetales, dando como resultado las deformaciones, amputaciones o disrupciones, de acuerdo al momento a la edad gestacional en que se dio la lesión de las membranas; si la lesión ocurrió antes de los 45 días de la gestación, el resultado es aún más grave, con alteraciones craneofaciales y viscerales.

2. La "teoría intrínseca de Streeter", postula un desarrollo anormal en la línea germinal responsable de la generación de las bandas constrictivas, lo que, de acuerdo a esta teoría, pudiera explicar las anormalidades craneofaciales, defectos de la pared y de órganos internos.

3. La "teoría vascular de Van Allen", detalla que las anormalidades fetales externas e internas obedecen a un evento traumático como el mismo procedimiento de amniocentesis, o, una acción teratogénica que interrumpa el aporte vascular fetal conduciendo a necrosis y hemorragia.

Manifestaciones clínicas

La enfermedad se caracteriza por la presencia de una colección de anomalías congénitas con ciertas características que son relativamente consistentes y que permiten hacer el diagnóstico: presencia de anillos de constricción distales, deformidades de los miembros, amputaciones intrauterinas con involucración de dos o más miembros, linfedema en las extremidades y en los dedos de pies y manos. Las bridas pueden estar o no unidas a las partes deformadas del feto y estar asociadas a anillos profundos, aunque algunas bridas no tienen conexión con el amnios y se observan libres sin un punto de anclaje distal.

Las hendiduras craneofaciales, habitualmente son asimétricas y se extienden desde el labio y/ el paladar hasta el cráneo, pudiendo estar o no conectadas a la malformación cerebral pro bridas de amnios. En la pared abdominal anterior las lesiones son poco comunes, grandes y complejas.

Diagnóstico

A nivel prenatal: el ultrasonido de tercera dimensión permite visualizar imágenes multiplanares con defectos estructurales. La identificación de una imagen ecográfica sugestiva de banda amniótica, da pie al diagnóstico diferencial de alteración placentaria, adherencias intrauterinas, sinequias, tabique, etc. Cuando las bandas amnióticas se asocian con anomalías fetales se debe investigar acción teratogénica de tipo biológico, como los componentes de TORCH, así como alteraciones cromosómicas.

En el recién nacido: el análisis histológico evidencia la ausencia de la membrana amniótica sobre la superficie fetal del saco coriónico y remanente de amnios en la base del cordón umbilical. Los estudios de imagen establecen el tipo y amplitud de los defectos y la resonancia magnética evalúa la profundidad de las constricciones, extensión del linfedema e integridad muscular. Las técnicas de diagnóstico citogenético y molecular, descartan cromosomopatías comunes y microarreglos cromosómicos.

Tratamiento

In útero: el manejo requiere de un abordaje multi e interdisciplinario con vigilancia ultrasonográfica, para determinar si las bandas amnióticas están causando deformación fetal o si es necesario liberar intrauterinamente las bandas de constricción mediante fetoscopía. Los fetos que son indicativos de liberación de bandas amnióticas mediante fetoscopía, son los de flujo anormal en la porción distal de la extremidad; con ello se evitará lesiones irreversibles y se tendrá la posibilidad de contar con una extremidad reconstruible y funcional en la vida posnatal.

En el recién nacido: el tratamiento quirúrgico de las bandas amnióticas tiene ciertas especificaciones según sea, bandas superficiales y sin compromiso del drenaje circulatorio y linfático, bandas profundas que comprometen la integridad anatómica y funcional del sitio afectado, anomalías craneofaciales y de la pared corporal.

Pronóstico

Dado que, en la mayoría de los casos, el diagnóstico se establece posnatalmente, el pronóstico en cuanto a repercusiones cosméticas y compatibilidad de vida puede variar de una condición a otra. En relación a los defectos craneofaciales y de la pared corporal, éstos no son compatibles con la vida. El factor pronóstico fetal más importante es la perfusión de la porción distal de la extremidad involucrada.

Bibliografía

Vilasa M, Maccaroneb B, Solaria A. Secuencia de bridas amnióticas. Descripción clínica y revisión de las teorías patogénicas. Rev. Hosp. Mat. Inf. Ramón Sardá 2012;31(1): 41-44.

da Rocha FP, Pires JA, Fagundes DJ, da Cunha RS. Síndrome de bridas amnióticas: relato de un caso de tratamiento quirúrgico y revisión de la literatura. Cir Plást Iberolatinoam. 2013; 39 (2): 181-186.

Galeana CC, Casas PD, Rodríguez TA. Síndrome de bandas amnióticas: correlación ecográfica y pieza anatómica. Arch Inv Mat Infant. 2013; 5 (3): 146-150.

Pérez BAC, Warner VO, Pérez DBM. Presentación de un recién nacido con bandas amnióticas. Correo Científico Médico. 2015; 19 (4): 776-783.

López ME, Becerra SLE. An update on amniotic bands sequence. Arch Argent Pediatr. 2018;116(3): e409-e420.

Drury BT, Rayan GM. Amniotic Constriction Bands: Secondary Deformities and Their Treatments. Hand (N Y). 2019;14(3):346-351.

Gandhi M, Rac MWF, McKinney J. Amniotic Band Sequence. Am J Obstet Gynecol. 2019;221(6): B5-B6.

Chatterjee S, Rao KSM, Nadkarni A. Amniotic band syndrome associated with limited dorsal myeloschisis: a case report of an unusual case and review of the literature. Childs Nerv Syst. 2021;37(2):707-713.

Minella C, Costantino B, Ruano R, Koch A, Weingertner AS, Favre R, Sananes N. Fetoscopic Release of Amniotic Band Syndrome: An Update. J Ultrasound Med. 2021; 40(5):1039-1048.

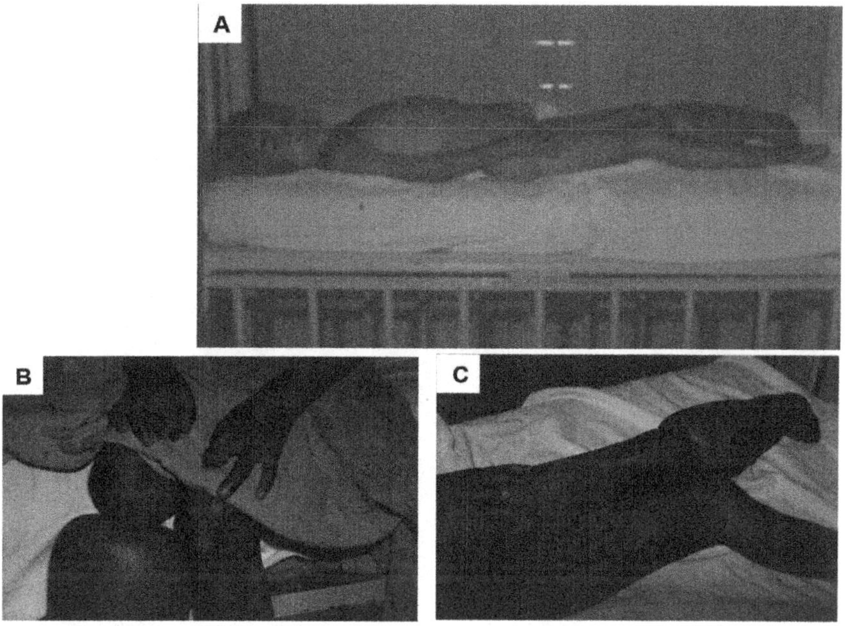

FIG 15-1 A síndrome de bandas amnióticas. **B** y **C** presencia de anillos de constricción distales, invoclucrando dedos de las manos y extremidades inferiores, con linfedema.

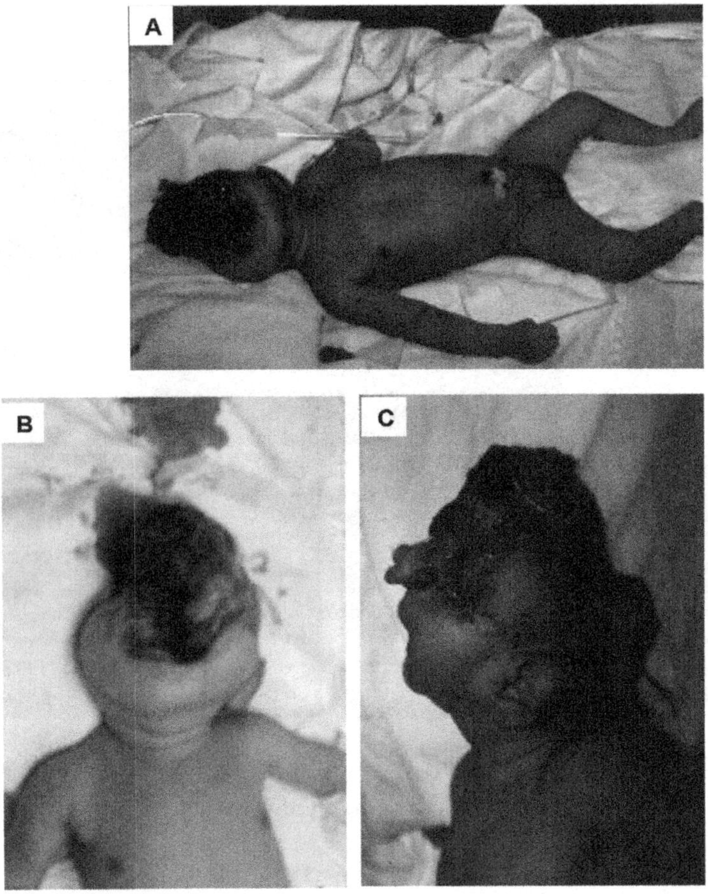

FIG 15-2 A-C hendiduras craneofaciales asimétricas, extendiéndose desde el labio y el paladar hasta el cráneo, y ocasionando malformación cerebral.

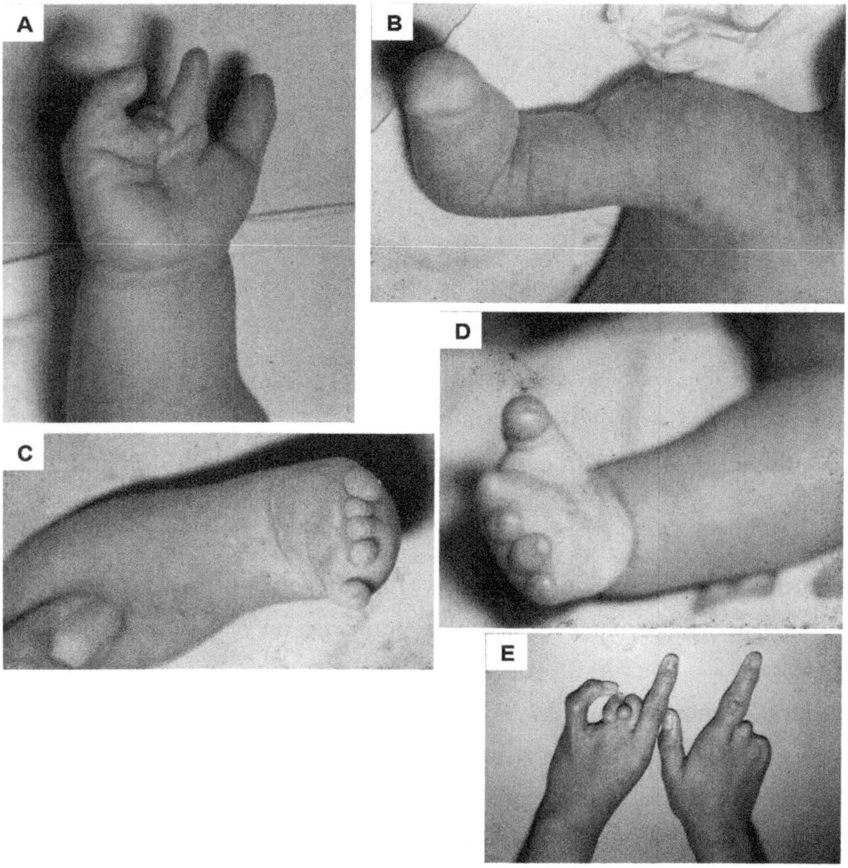

FIG 15-3 A-E miscelánea de defectos post bandas amnióticas en manos y pies.

Capitulo 16

TÉCNICAS DE DIAGNÓSTICO EN CITOGENÉTICA HUMANA

Miriam Margot Rivera Ángles

Máster en Ciencias Básicas Biomédicas
Laboratorio de Citogenética Humana
Hospital Regional de Alta Especialidad del Niño "Dr. Rodolfo Nieto Padrón"

Introducción

La citogenética humana estudia la morfología, estructura, patología, función y comportamiento de los cromosomas. El análisis citogenético no solo es la descripción de los cromosomas, también permite entender su biología y la naturaleza de los síndromes cromosómicos, así como también, las alteraciones que están involucradas en la tumorogénesis y que lleva a comprender la organización tridimensional del genoma humano.

Con los años, se han utilizado técnicas citogenéticas para visualizar la organización tridimensional del genoma y las características epigenéticas de la cromatina. Hoy en día xisten técnicas que han revolucionado la citogenética humana, un ejemplo de ello son los microarreglos, que es una fusión de la citogenética molecular con el análisis cromosómico convencional y ha transformado los resultados de las pruebas clínicas, proporcionando un diagnóstico preciso de las alteraciones genéticas en las enfermedades congénitas, dando un diagnóstico oportuno y eficiente.

Cromosomas Humanos

Los cromosomas son la manera condensada de la cromatina nuclear; están compuestos de proteínas y ADN, son cuerpos densos distintos que se encuentran en el núcleo de las células.

La función de los cromosomas son empaquetar el material genético para soportar el estrés mecánico que les impone la división celular. La información genética está contenida en el ADN de los cromosomas en forma de secuencias lineales de bases (A, T, C, G). El ADN en un cromosoma individual es una molécula larga altamente enrollada y condensada. Su estructura tridimensional sirve como reconocimiento para poder reformar la envoltura nuclear en las células hijas.

Durante la mayor parte del ciclo celular (la interface), los cromosomas están algo menos condensados y no son visibles como objetos individuales bajo el microscopio óptico. Sin embargo, durante la mitosis de la división celular los cromosomas se condensan mucho y luego son visibles como cuerpos oscuros distintos dentro de los núcleos de las células. Los cromosomas se ven e identifican con mayor facilidad en la etapa de metafase de la división celular.

En la metafase, al estar duplicados, constan de dos cromátidas, cada una de las cuales son una molécula compactada de DNA, con un centrómero que las mantiene unidas y cada una tiene en los extremos un telómero.

La estructura de un cromosoma consiste en dos brazos (denominados corto o "p" y largo o "q") unidos por una constricción primaria llamada centrómero. En la figura 16-1 se observan a los cromosomas de acuerdo a la posición de su centrómero:

A. Metacéntrico: cuando el centrómero divide al cromosoma a la mitad y los brazos p y q se visualizan del mismo tamaño.
B. Submetacéntrico: cuando el centrómero se observa de tal manera que es fácil diferenciar el brazo corto del brazo largo.
C. Acrocéntrico: sólo se observa una pequeña porción del brazo corto (satélites).

Otra clasificación los reúne en dos grupos: autosomas (cromosomas de 1 a 22) y cromosomas sexuales (X y Y).

TÉCNICAS CITOGENÉTICAS

Cultivos de linfocitos de sangre periférica

Para crecer in vitro, se requieren de medios especiales para el cultivo celular. El medio que se vaya a utilizar debe contar con suero fetal de bovino, antibióticos, aminoácidos y un mitógeno, un ejemplo de esto es el medio PB MAX Karyotyping médium, que trae adicionado los requerimientos necesarios o bien se puede usar otros medios como el RPMI y añadir cada uno de los nutrientes, antibióticos y mitógeno.

Una vez que se haya escogido el medio de cultivo a utilizar, este debe alicuotarse en tubos de centrífuga, cada tubo debe contener aproximadamente 5 mililitros de medio de cultivo o bien, la cantidad necesaria tomando en cuenta que todo debe ser proporcional (cantidad de medio-sangre). Para el cultivo de linfocitos de sangre periférica se realiza lo siguiente:

1. Tomar muestra de sangre, en condiciones estériles aproximadamente de 1 a 2 mililitros, usando heparina sódica como anticoagulante.
2. Mezclar suavemente la sangre con la heparina sódica.
3. Sembrar por duplicado y en condiciones estériles 8 gotas de sangre en 5 mililitros (mL) de medio de cultivo (especial para cultivo in vitro).
4. Incubar a 37 grados centígrados (°C).
5. Agregar 0.2 mL de solución de colcemid y reposar 30 minutos.
6. Centrifugar las muestras durante 10 minutos a 1500, revoluciones por minuto (rpm).
7. Extraer sobrenadante y agregar 4 mL de Solución hipotónica de cloruro de potasio 0.075 M, mezclar.
8. Centrifugar las muestras durante 10 minutos a 1500 rpm.
9. Reposar a temperatura ambiente durante 20 minutos.
10. Extraer sobrenadante y agregar 4 mL de solución hipotónica, mezclar y prefijar con solución fijadora de Carnoy (metanol-ácido acético 3:1), agregando 1 mL.
11. Centrifugar las muestras durante 10 minutos a 1500 rpm durante tres veces.
12. Realizar el extendido de los cromosomas sobre portaobjetos limpios dejando caer dos gotas de la suspensión celular desde la altura suficiente para lograr la dispersión de los cromosomas.
13. Secar y madurar los cromosomas.
14. Realizar técnica de bandeo.

Cromosomas de alta resolución

Para obtener cromosomas de alta resolución se utiliza la técnica

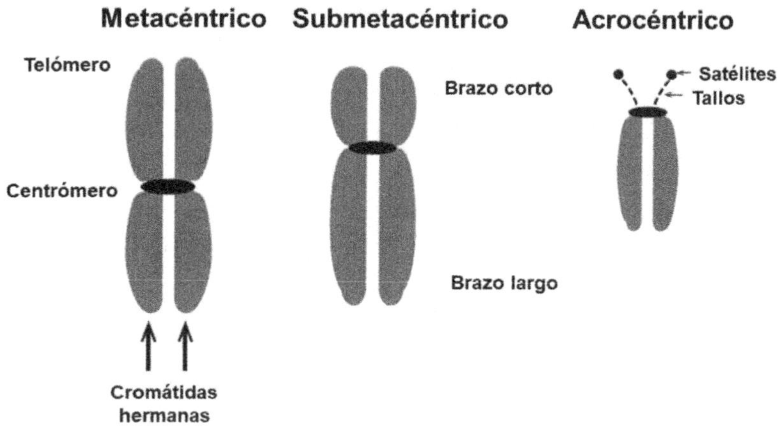

FIG 16-1 Clasificación de los cromosomas de acuerdo a la posición del centrómero.

antes descrita. Sin embargo, hay una pequeña diferencia, y radica en que además de agregar solución de colcemid, debe agregarse 0.2 mililitros de bromuro de etidio y dejar reposar una hora y media, para posteriormente poder agregar la solución hipotónica y solución fijadora.

Cultivo de líquido amniótico

1. Al momento de recibir la muestra aproximadamente 20 mL de líquido amniótico (LA), debe dividirse en dos tubos para centrífuga en condiciones estériles para que posteriormente se centrifugue 10 minutos a 1000 RPM.
2. Extraer sobrenadante y agregar 1 mL de medio de cultivo a cada tubo de centrífuga (la cantidad depende del tamaño del botón) y resuspender.
3. Se marcan dos frascos de cultivo de 25 cm y lo que tenemos en los tubos de centrífuga se divide en ambos frascos.
4. Incubar las cajas a 37 grados centígrados y con 5% de C02.
5. Observar en el microscopio invertido el crecimiento celular que aparece aproximadamente al séptimo día.
6. Una vez que se obtenga crecimiento celular, deberán realizarse subcultivos.

Cultivo de productos de la concepción

1. Las muestras deben ser recibidas en solución fisiológica, etiquetada y en frasco estéril.
2. En condiciones estériles, revisar el material y cortar para que sea depositado en frascos de cultivo de 25 cm, distribuyéndolos por todo el frasco de cultivo; para esto deberá agregarse 1 mL de medio de cultivo con una pipeta pasteur y extender el medio sobre la superficie,
3. Incubar a 37 grados centígrados y con 5% de C02.
4. Después de la siembra se deben estar monitoreando los cultivos, buscando células adheridas y/o colonias.
5. Cuando los frascos tengan 8 colonias grandes o más, son aptas para subcultivar.

Subcultivos de productos de la concepción y Líquido amniótico

1. Revisar al microscopio invertido el frasco para identificar que tiene al menos 8 colonias grandes.
2. Levantar las células de los frascos, agregando 1mL de Hanks y un 1ml de tripsina verseno a la caja falcon, el tiempo en el que se requiere levantar a las células lo determina cada laboratorio, puede ser desde segundos hasta 2-3 minutos. Mezclar y agregar el contenido en tubos de centrífuga.
3. Centrifugar durante 10 minutos a 1000 rpm, extraer el sobrenadante y agregar 1 mililitro de medio de cultivo, resuspender.
4. Preparar cajas petris con sus cubre objetos y agregar 0.5 mL de material celular aproximadamente.
5. Incubar a 37 grados centígrados y con 5% de C02.
6. A las 24 horas agregar 1 mL de medio de cultivo y revisar bajo el microscopio invertido para revisar el crecimiento celular y así realizar la cosecha de células.

Técnica de bandas GTG

Existen variantes de técnicas de bandeo y puede usarse cualquiera de ellas, siempre y cuando se observen bandas cromosómicas de buena calidad.

Preparar un tren de soluciones de la siguiente manera. Cuando se realizan las laminitas se deben deshidratar (madurar) los cromosomas para que aguanten la acción de la tripsina.

Vaso 1 Tripsina: sumergir la laminilla en 50 mL de buffer Gurr (solución de fosfatos) y 1 mL de tripsina 1:250. El tiempo de la laminilla en este vaso puede variar, pero por lo general puede ser desde segundos hasta 1.50 minutos.

Vaso 2 Buffer Gurr: enjuagar en 50 mL de buffer Gurr para detener la actividad de la tripsina.

Vaso 3 buffer: 50 mL de solución Gurr, 1 minuto.

Vaso 4. Colorante Wright: 40 mL de buffer pH 6.8 más 2 mL de Wrigh, 90 segundos.

Vaso 5. Colorante Giemsa: 40 ml de buffer pH 6.8 más 2 mL de Giemsa, 90 segundos.

Vaso 6: agua destilada para enjuagar.

Cariotipo humano

Las anomalías cromosómicas pueden ser las responsables de rasgos dismórficos y diversas malformaciones. Por este motivo se debe realizar un cariotipo si estas anomalías están presentes, sobre todo si se acompañan de discapacidad intelectual. En las figuras 16-2 y 16-3 se detallan las indicaciones para realizar un estudio citogenético.

El complemento cromosómico normal (diploide) en las células somáticas humanas es de 46, que resulta de la unión de dos gametos haploides (n = 23). Al iniciar la gametogénesis, la célula progenitora (ovogonia o espermatogonia) entra en meiosis dando como resultado células hijas sólo con la mitad de material hereditario.

En el humano existen 22 pares de cromosomas que se denominan autosomas y 1 par de cromosomas sexuales.

Para poder diferenciar cada uno de los pares cromosómicos se requiere de las técnicas de bandeo cromosómico, de las cuales la más utilizada es la de bandas G. Las técnicas de bandeo son sumamente útiles ya que han permitido identificar cada uno de los pares cromosómicos, y también detectar alteraciones cromosómicas.

Un cariotipo con técnica habitual con bandas GTG (Giemsa-Tripsina-Giemsa) alcanza una resolución en el rango de 450 a 550 bandas. Con este grado de resolución pueden observarse pérdidas o ganancias de material hereditario mayores de 5 megabases (Mb)

En FISH se detectan alteraciones submicroscópicas menores de 5 Mb, como en los casos de síndromes de microdeleción y síndromes de microduplicación. Las sondas para FISH permiten la visualización de una secuencia particular (locus específico), por lo que este estudio deberá realizarse cuando exista sospecha de un diagnóstico concreto y con el uso de una sonda específica para la región crítica que provoca la condición.

La nomenclatura de los cromosomas humanos se basa en los resultados de varias conferencias internacionales y existe un Sistema Internacional de Citogenética Humana (International System for Human Cytogenetic Nomenclature, ISCN) que funciona publicando periódicamente recomendaciones para la nomenclatura de los cromosomas, esto quiero decir que todos los laboratorios de citogenética deben tener el mismo lenguaje y reportar

Periodo prenatal	**Periodo neonatal**	**Periodo de lactancia**	**Periodos preescolar-escolar**
Edad mayor de 35 años	Malformaciones mayores aisladas	Niños con dificultades para el aprendizaje	Trastornos del crecimiento
Ansiedad materna	Presencia de 3 o más defectos congénitos menores	Niños con rasgos dismórficos	Retraso psicomotor
Triple screening alterado	Recién nacido con rasgos dismórficos	Niños con retraso psicomotor	Rasgos dismórficos
Retraso de crecimiento intrauterino	Recién nacido con genitales ambiguos		
Arteria umbilical única	Parto con producto muerto de causa inexplicable		
Sospecha ecográfica de cromosomopatía	Muerte neonatal de causa inexplicada		
Antecedentes de cromosomopatía			

FIG 16-2 Indicaciones para estudio citogenético en los periodos prenatal y neonatal.

Periodo de adolescencia	Adultez	Todas las edades
Ginecomastia	Padres de niños con anomalías cromosómicas estructurales	Procesos malignos
Falta de desarrollo puberal	Abortos de repetición	Control de trasplantes de médula ósea
Amenorrea primaria o secundaria	Infertilidad inexplicable	
Retraso mental	Diagnóstico prenatal	
Rasgos dismórficos	Rasgos dismórficos	

FIG 16-3 Indicaciones para estudio citogenético en la adolescencia y adultez.

de la misma manera de acuerdo al ISCN.

Los cromosomas humanos se han clasificado en siete grupos (fig. 16-4), quedando ordenados de la siguiente manera:

En citogenética hay tres definiciones importantes que hay que mencionar (fig. 16-5 y 16-6).

a. Ideograma: representación esquemática de un cariotipo.
b. Cariograma: representación esquemática de los cromosomas de una célula en metafase, ordenados de acuerdo a su morfología y tamaño.
c. Cariotipo: complemento cromosómico normal o anormal, constitucional o adquirido de un individuo, tejido o línea celular.

Para la construcción del cariograma los autosomas son numerados del 1 al 22 en orden de tamaño, del mayor al menor, tomando en cuenta que el cromosoma 21 es más pequeño que el 22. Los cromosomas sexuales hacen referencia al X o Y, XX en mujeres y XY en hombres.

Cuando los cromosomas estan únicamente teñidos, sin bandas cromosómicas, se organizan únicamente en 7 grupos tomando en cuenta su tamaño, sin embargo, recordemos que para detectar alteraciones cromosómicas necesitamos bandas cromosómicas basándonos en el orden del tamaño y posición del centrómero.

Una banda es definida como parte de un cromosoma que es claramente distinguible de segmentos adyacentes, en virtud de la intensidad de tinción más clara o más oscura. Las bandas son asignadas a varias regiones a lo largo de los brazos de los cromosomas y las regiones son delimitadas por landmarks específicos. Estas son definidas como características morfológicas distintas, importantes para identificar los cromosomas. Los landmarks incluyen la parte terminal de los brazos cromosómicos, los centrómeros y ciertas bandas. Las bandas y las regiones son numeradas del centrómero hacia afuera. Una región es definida como un área de un cromosoma entre dos landmarks adyacentes.

Las regiones y bandas son numerados consecutivamente del centrómero hacia los telómeros, a lo largo del brazo de cada cromosoma. Los símbolos de p y q son usados para designar, respectivamente, el brazo corto y largo de cada cromosoma. El centrómero así mismo es designado 10, la parte del brazo corto es designado como p10 y la del brazo largo como q10. Las dos regiones adyacentes al centrómero son designadas como 1 en cada brazo, la región más distal como 2. Cuando una banda se subdivide, se coloca un punto después de la banda original seguido del número asignado para la subbanda, tal como se muestra en el siguiente ejemplo: Brazo corto del cromosoma 17, región 1, banda 1, subbanda 2

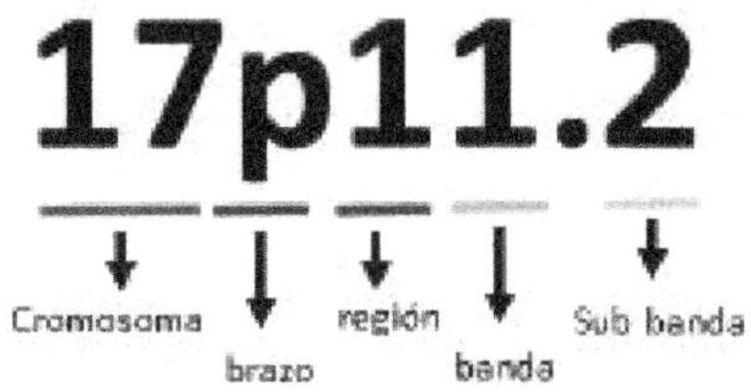

Grupo	Cromosomas	Características
A	1,2,3	Los pares 1 y 3 son metacéntricos, mientras que el 2 es submetacéntrico.
B	4 y 5	Submetacéntricos
C	6 al 12,X	Es el grupo más numeroso, en él se encuentran los pares del 6 al 12, todos son submetacéntricos de tamaño medio.
D	13, 14, 15	Cromosomas acrocéntricos, tamaño mediano,
E	16, 17, 18	Par 16 metacéntrico Pares 17 y 18 son los submetacéntricos más pequeños de la especie humana
F	19, 20	metacéntricos muy pequeños.
G	21, 22,Y	acrocéntricos y los más pequeños del complemento cromosómico humano y con satélites. El Y no tiene satélites.

FIG 16-4 Ordenamiento de los cromosomas de acuerdo a su tamaño y posición del centrómero

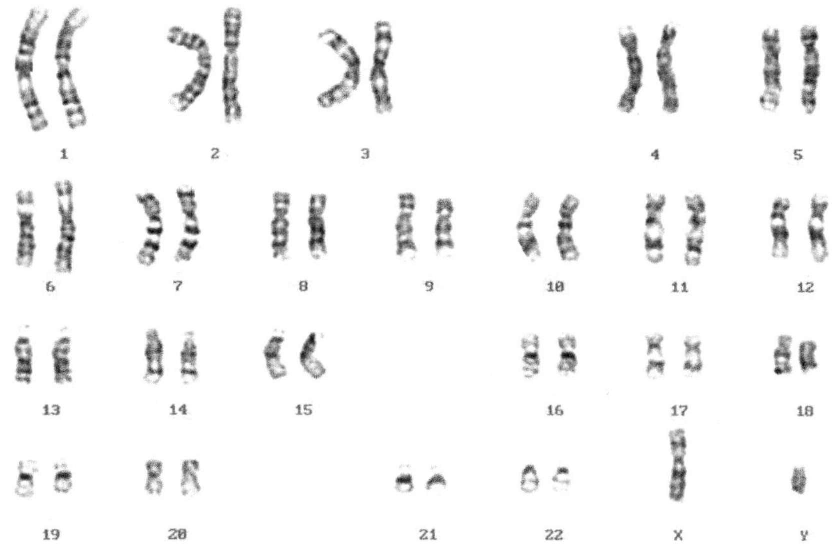

FIG 16-5 Cariograma masculino que muestra un complemento cromosómico de 46 cromosomas.

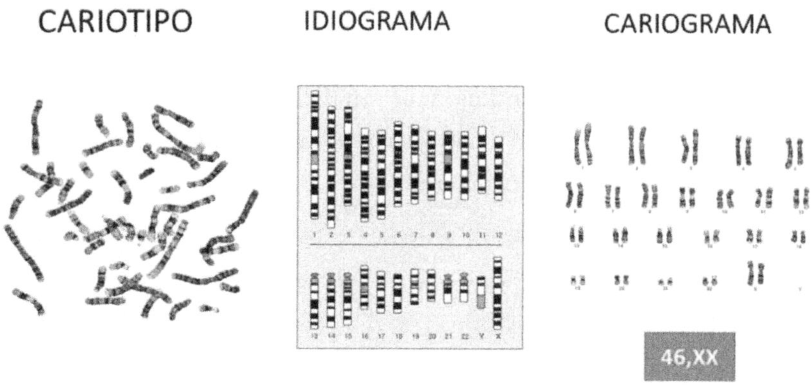

FIG 16-6 Definiciones en citogenética: cariotipo, idiograma y cariograma.

En la tabla 16-1 se describe cada uno de los cromosomas humanos y se anexan fotos del idiograma, así como las bandas G de cada uno de ellos.

Alteraciones cromosómicas

Son padecimientos que resultan de una cantidad mayor o menor de material hereditario y son causa de anomalías congénitas entre 0.7 y

1.5% de los recién nacidos vivos. Su frecuencia varía según el país, el tipo de estudio y el método de recolección de la muestra. Las más comunes son aquéllas que tienen un número anormal de cromosomas, seguidas de las anomalías estructurales. La incidencia de anomalías cromosómicas es aproximadamente 1 de cada 200 recién nacidos y ocurren cuando hay un cambio en el número o estructura de los cromosomas, también se clasifican de acuerdo el tipo de cromosoma afectado si es autosoma (Sindrome de Down, Digeorge) o cromosomas sexuales (Síndrome de klinefelter, Turner). En recién nacidos vivos, que sobreviven a una alteración cromosómica, pueden condicionar cuadros con repercusión clínica muy importante, que, por lo general, incluyen discapacidad intelectual y del crecimiento, así como diversos defectos congénitos. La detección de las alteraciones cromosómicas es muy importante.

En etapa prenatal son una de las causas más frecuentes de pérdidas gestacionales; prácticamente la mitad de los productos de aborto espontáneo de primer trimestre tendrán una alteración cromosómica, detectable por cariotipo relacionados con algún error citogenético. Estas alteraciones pueden ser heredadas por uno de los progenitores, en caso de que alguno de ellos sea portador.

Las alteraciones cromosómicas pueden ser detectadas mediante análisis citogenéticos: cariotipo y se realizan de muestras de sangre,

TABLA 16-1 Idiograma de los autosomas y cromosomas sexuales humanos.

Idiograma	**Bandas G, con diferente nivel de resolución**
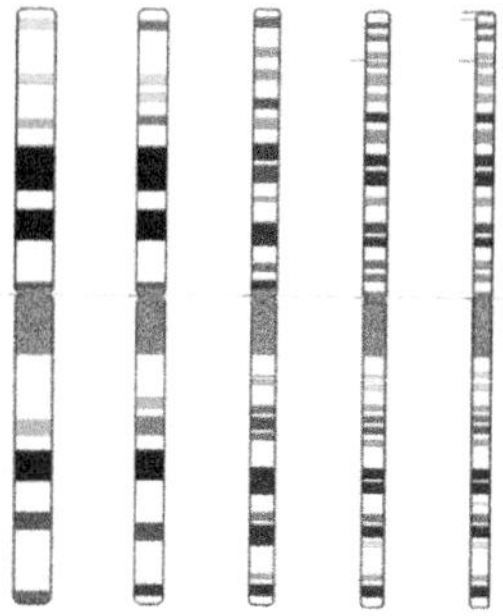	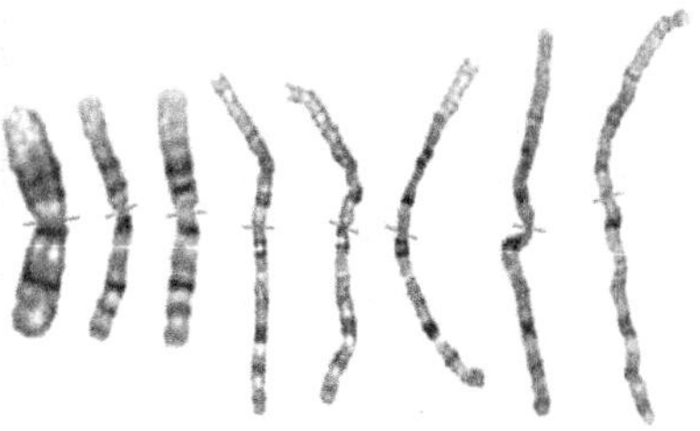
Cromosoma 1. Grupo A. Es el cromosoma metacéntrico más grande. El brazo corto tiene bandas de color gris claro en el extremo distal. El brazo largo tiene una región heterocromática variable (qh) justo debajo del centrómero que está oscura. La región qh puede tener varios bloques de material claro y oscuro, puede variar mucho en tamaño o puede ubicarse en el brazo corto en lugar del brazo largo. En la mitad proximal del brazo p hay dos bandas oscuras distintas. El extremo distal del brazo q tiene tres bandas separadas uniformemente, siendo la banda más proximal la más oscura.	
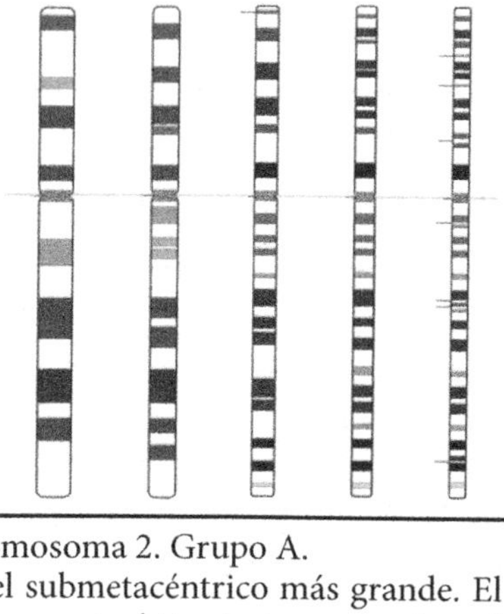	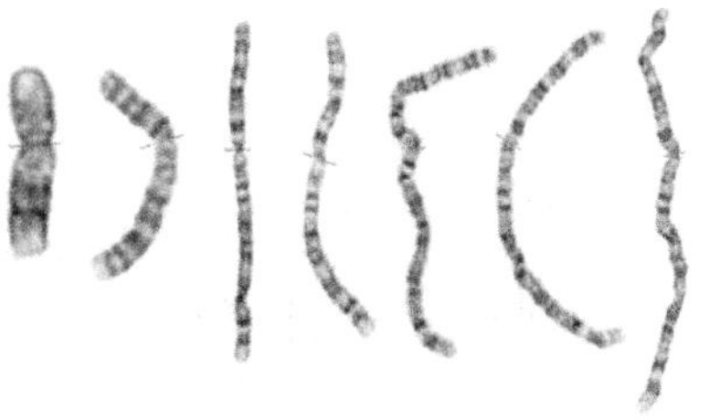
Cromosoma 2. Grupo A. Es el submetacéntrico más grande. El brazo corto proximal tiene una banda oscura característica justo por encima del centrómero, y hay cuatro bandas oscuras distintas que abarcan el brazo corto; el brazo largo proximal comienza con una región de tinción clara que contiene tres bandas oscuras de baja densidad. El brazo largo distal tiene dos bandas oscuras cercanas que se puede imaginar como un "marco de ventana".	

Idiograma	Bandas G, con diferente nivel de resolución
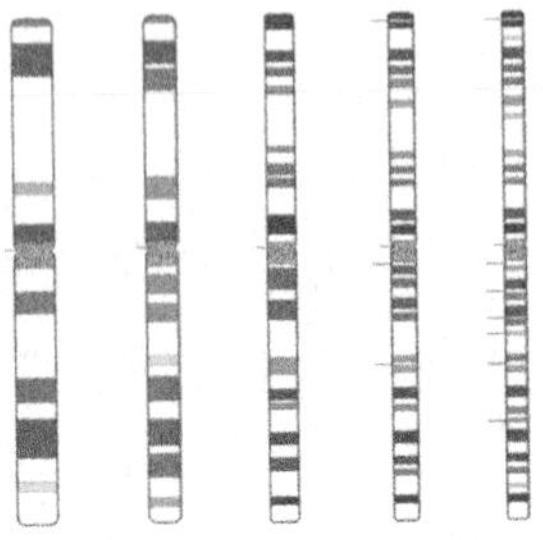	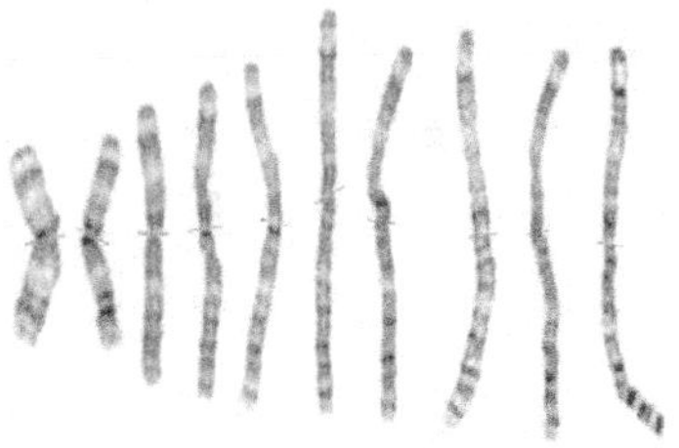
Cromosoma 3. Grupo A. Segundo metacéntrico más grande. Sus brazos se pueden distinguir por tener: el corto una banda doble muy marcada cerca del telómero y el brazo largo tiene dos bandas dobles aproximadamente en la misma posición.	
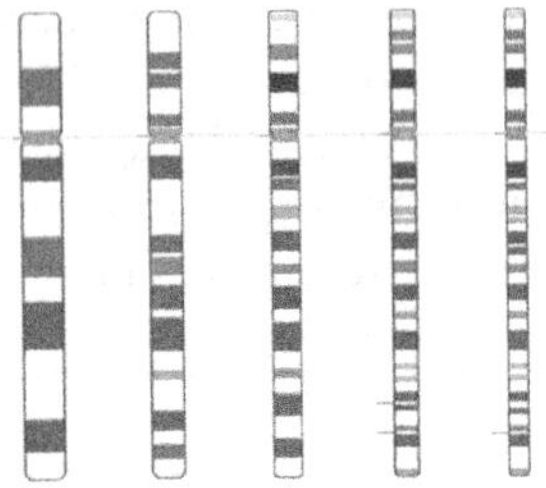	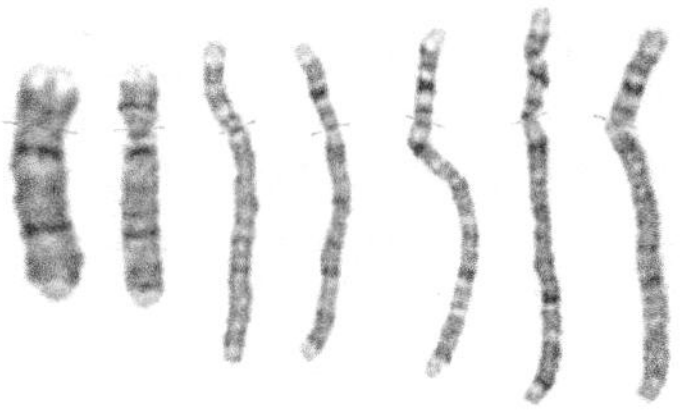
Cromosoma 4. Grupo B. El brazo corto inicia con una banda clara y hay dos bandas oscuras características de densidad media ubicadas en el centro. El bandeo G muestra en el brazo largo 4 bandas dobles casi regularmente distribuidas.	
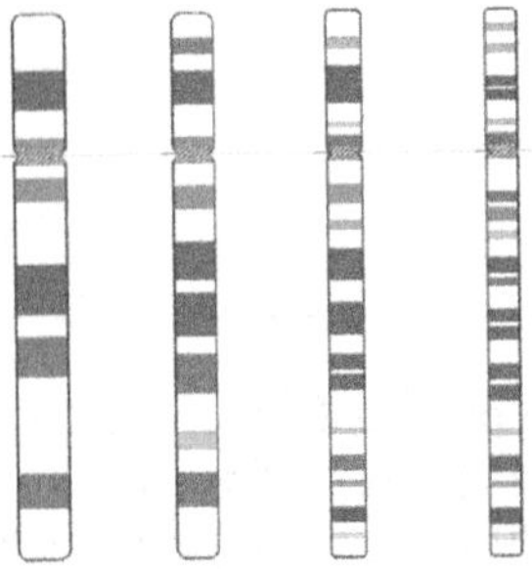	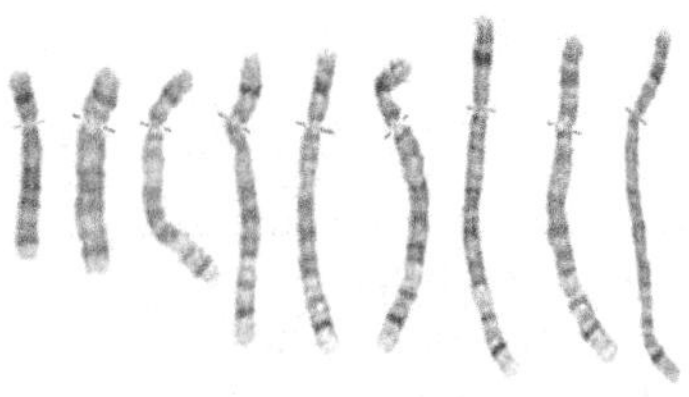
Cromosoma 5. Grupo B. El brazo corto tiene una banda oscura en el centro. El brazo largo tiene tres bandas oscuras de densidad media, muy próximas entre sí, que pueden combinarse.	

<table>
<tr><th>Idiograma</th><th>Bandas G, con diferente nivel de resolución</th></tr>
<tr><td>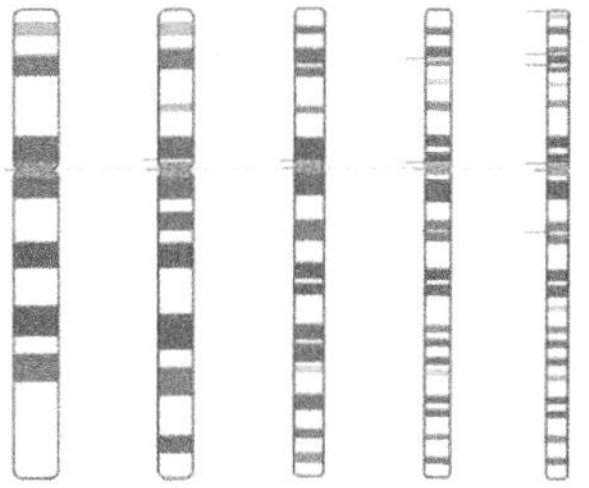</td><td>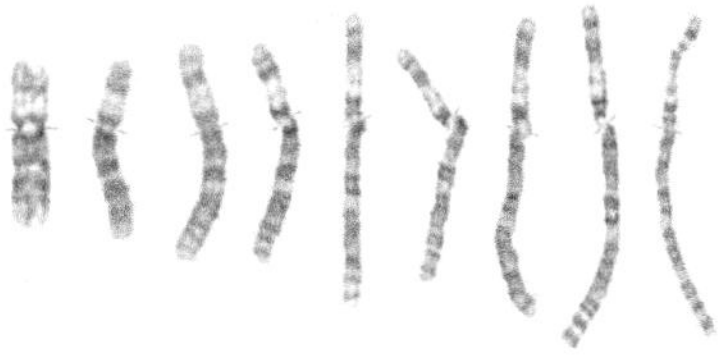</td></tr>
<tr><td colspan="2">Cromosoma 6. Grupo C.
Uno de los tres cromosomas más grandes en este grupo, similar en tamaño y morfología a los cromosomas 7 y X. Hay una brecha clara característica (ventana) en el medio del brazo corto. El brazo largo tiene varias bandas oscuras, con dos bandas oscuras de alta densidad ubicadas en el centro y tres bandas oscuras terminales que pueden no ser visibles en material corto o mal marcado.</td></tr>
<tr><td>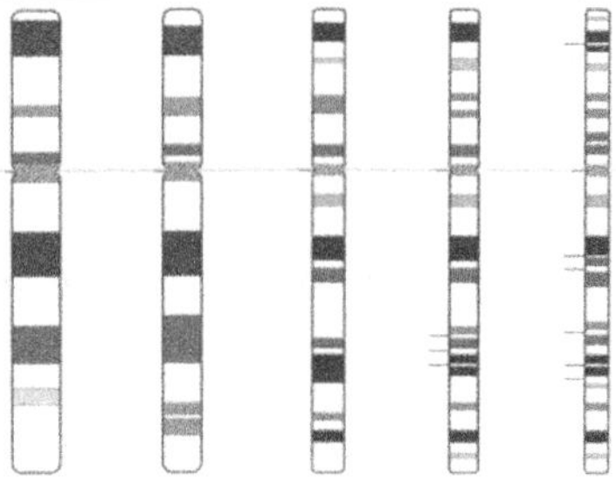</td><td>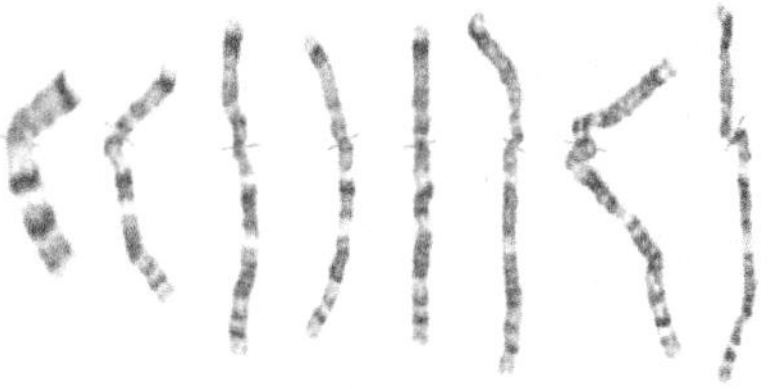</td></tr>
<tr><td colspan="2">Cromosoma 7. Grupo C.
Uno de los tres cromosomas más grandes en el grupo C. Similar en tamaño y morfología al 6 y al X. Debido al tamaño y la densidad de sus bandas oscuras, Tiene una característica de contraste. El brazo corto tiene una prominente banda oscura, casi distal, seguida de un segmento "blanco". El brazo largo tiene dos bandas oscuras grandes muy prominentes, una de aproximadamente 1/3 y otra de aproximadamente 2/3 del brazo.</td></tr>
<tr><td>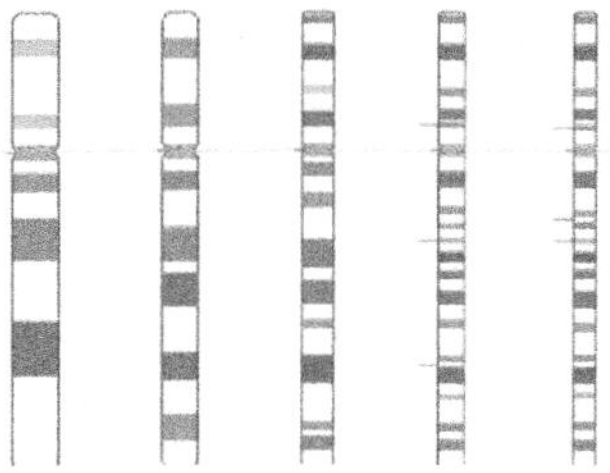</td><td>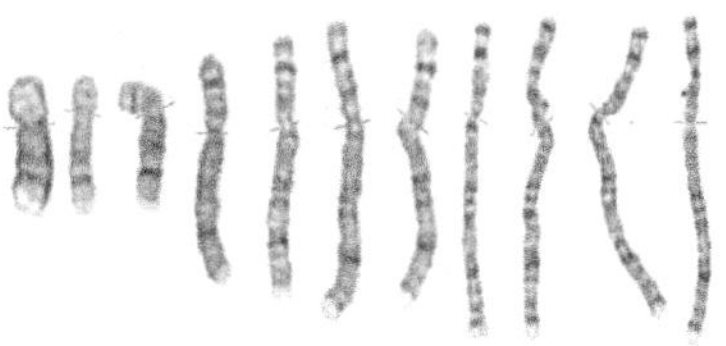</td></tr>
<tr><td colspan="2">Cromosoma 8. Grupo C.
Muy submetacéntrico, como cromosomas 10 y 12. El brazo corto tiene dos bandas prominentes y finas alrededor de 1/3 y 2/3 del brazo. El brazo largo contiene una banda oscura prominente el aspecto general del brazo largo es oscuro.</td></tr>
</table>

<table>
<tr><th>Idiograma</th><th>Bandas G, con diferente nivel de resolución</th></tr>
<tr><td>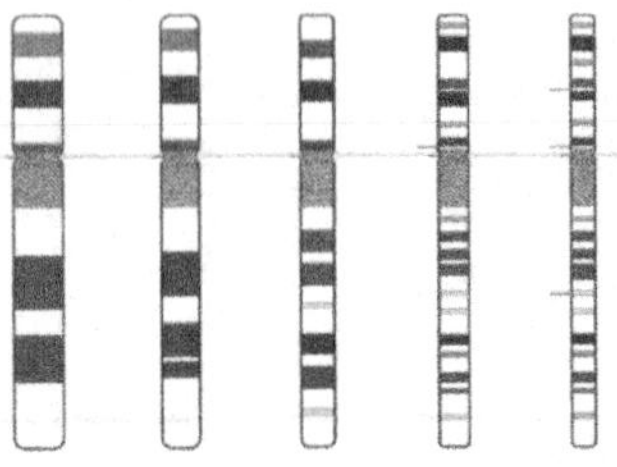</td><td>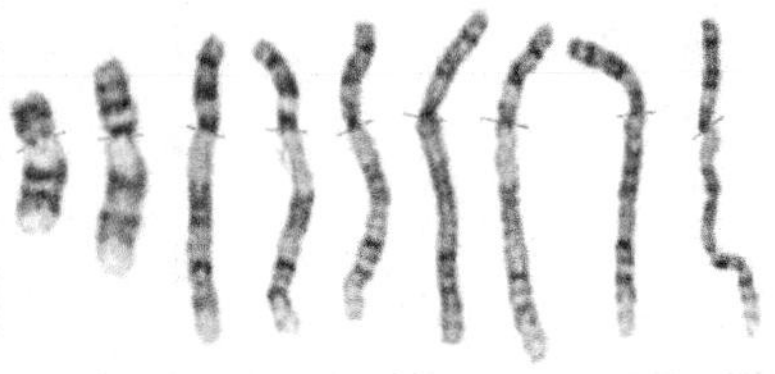</td></tr>
<tr><td colspan="2">Cromosoma 9. Grupo C. Generalmente submetacéntrico, pero varía a metacéntrico, dependiendo de la cantidad y posición de la heterocromatina ubicada en la región qh. Generalmente es similar en tamaño y la morfología del cromosoma 11. El brazo corto tiene dos bandas oscuras que forman un pequeño marco de ventana. Esto puede ser confundido con el brazo corto del cromosoma 8 debido a la forma submetacéntrica de ambos y las dos bandas del brazo p; sin embargo, el cromosoma 8 es más gris en general, y las bandas cortas del brazo son más delicadas. El brazo largo tiene una luz extremadamente variable.
Región qh con banda G que, en algunos individuos, puede ser extremadamente corta (haciendo que el 9 sea casi metacéntrico), o puede ser extremadamente largo (haciendo que el 9 sea similar a la forma de un cromosoma del grupo B), o puede estar total o parcialmente ubicado en el brazo corto. El qh La región también puede contener una o más bandas G oscuras insertadas en ella como una variante normal. La porción restante del brazo largo 9 tiene tres bandas oscuras, una debajo de la región qh y luego una amplia banda clara seguida de un doblete oscuro en el 1/3 inferior del brazo. La tapa del brazo largo es bastante ligera.</td></tr>
<tr><td>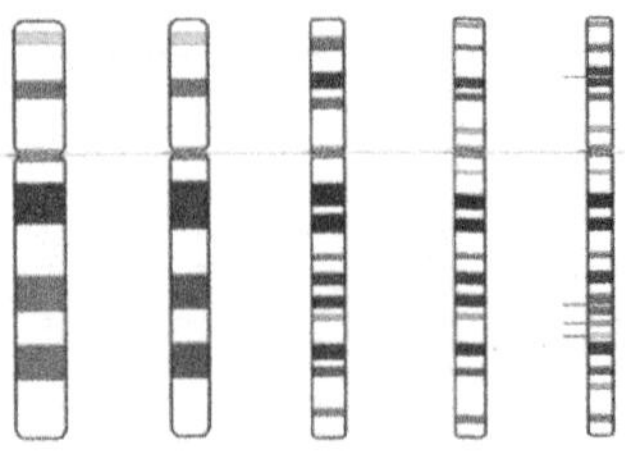</td><td>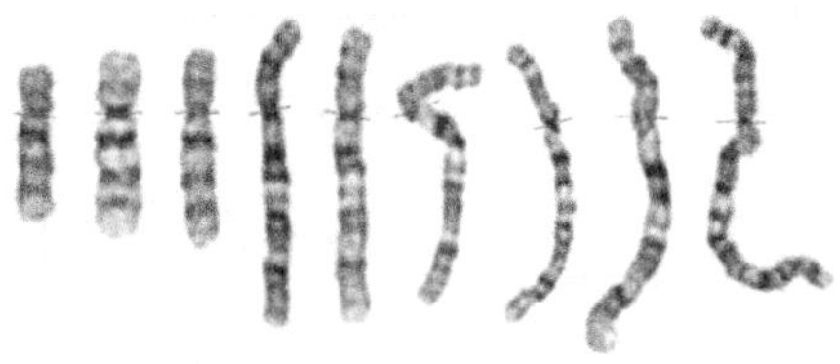</td></tr>
<tr><td colspan="2">Cromosoma 10. Grupo C.
Submetacéntrico, como cromosomas 8 y 12. El brazo corto tiene una banda oscura central distinta. El brazo largo tiene tres bandas oscuras: la banda cercana al centrómero es la más grande y más oscura de las tres, seguido de dos bandas oscuras más o menos espaciadas</td></tr>
</table>

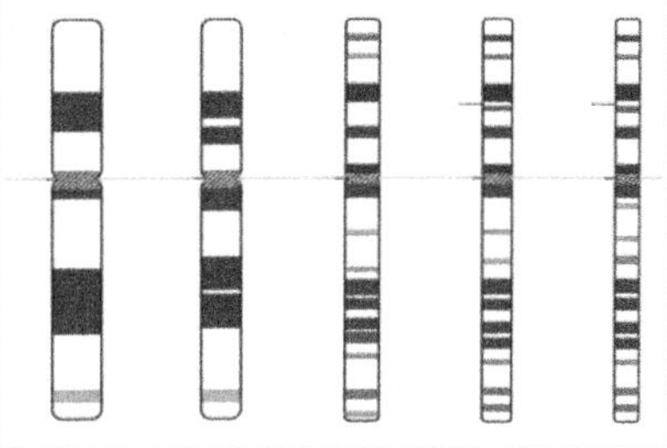	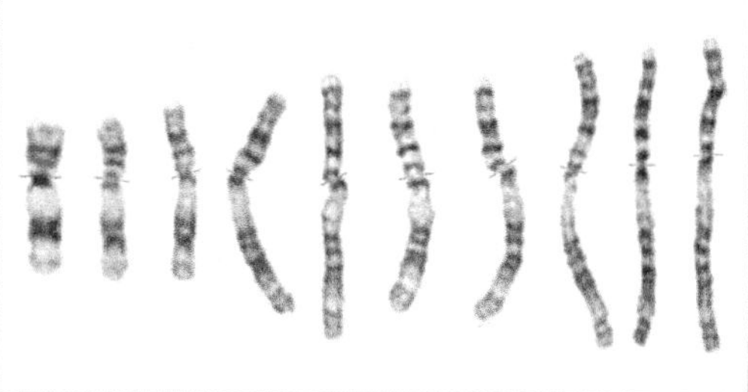
Cromosoma 11. Grupo C. Similar en tamaño y relación de brazo con material claro justo debajo del centrómero como el 9. El brazo corto tiene dos bandas oscuras. El brazo largo tiene dos bandas anchas y oscuras que pueden fusionar en preparaciones muy cortas. El brazo largo tiene una banda gris.	

Idiograma	**Bandas G, con diferente nivel de resolución**
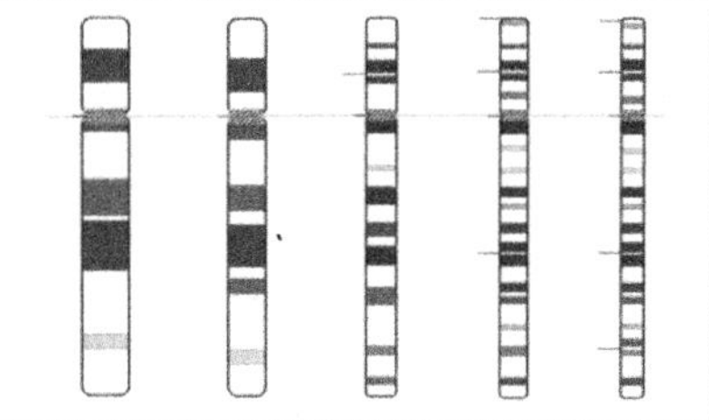	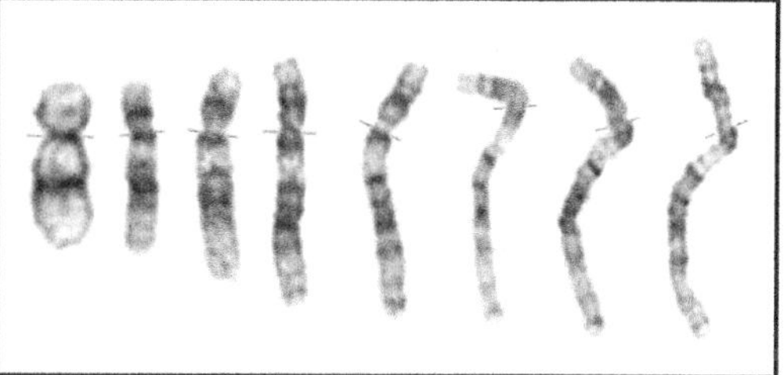
Cromosoma 12. Grupo C. Muy submetacéntrico, el brazo corto es el más pequeño del grupo C y tiene una banda oscura central amplia. El brazo largo tiene una pequeña banda oscura justo debajo del centrómero seguida de una banda ancha y clara. A continuación, están las bandas oscuras centrales (3-4) que pueden fusionarse en preparaciones muy cortas. El brazo largo termina con una amplia región clara.	
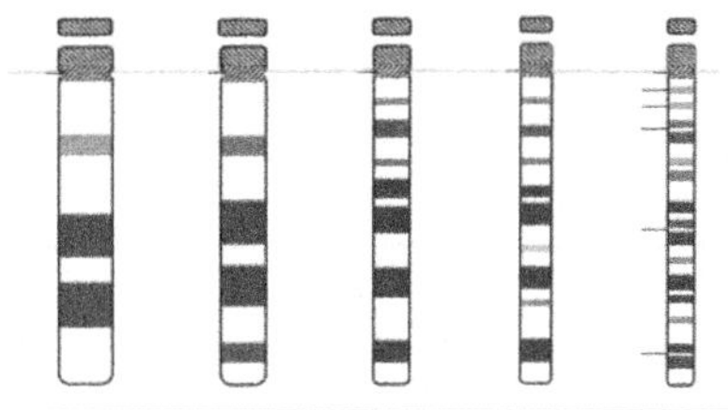	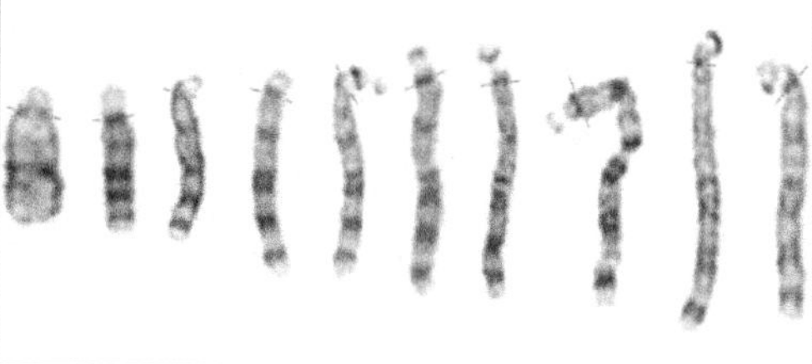
Cromosoma 13. Grupo D. Acrocéntrico, por lo general un poco más largo que los cromosomas 14 y 15. Las bandas G muestran tres bandas anchas distintas y características en la parte inferior. del brazo largo, que Está rodeado de cromatina gris. Usualmente tiene tallos y satélites en el brazo corto. Estos pueden variar en presencia o ausencia, tamaño, e intensidad de bandas	

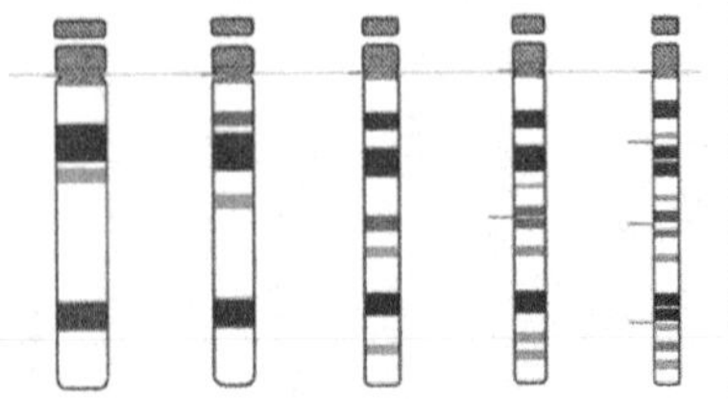	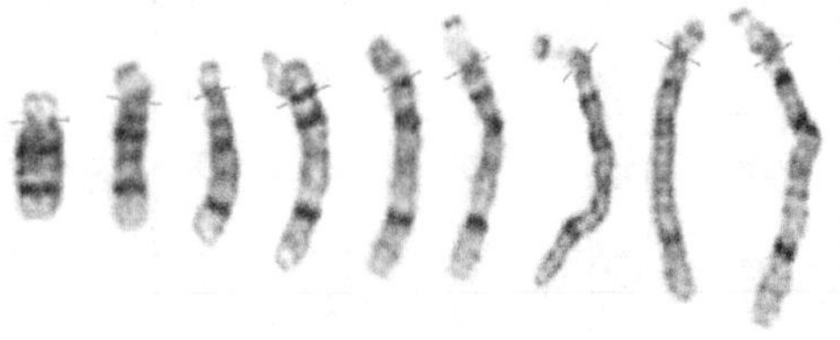
Cromosoma 14. Grupo D. Acrocéntrico, tiene bandas oscuras (dos en el brazo largo proximal y uno en el brazo largo distal). También hay una banda gris en el medio del brazo largo. Usualmente tiene tallos y satélites en el brazo corto. Estos pueden variar en presencia o ausencia, tamaño e intensidad de bandas.	
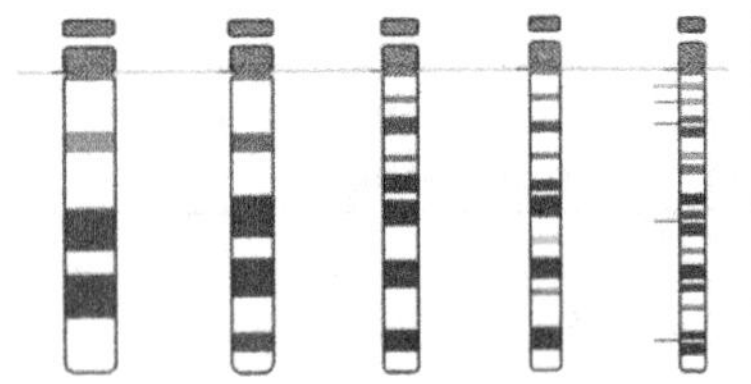	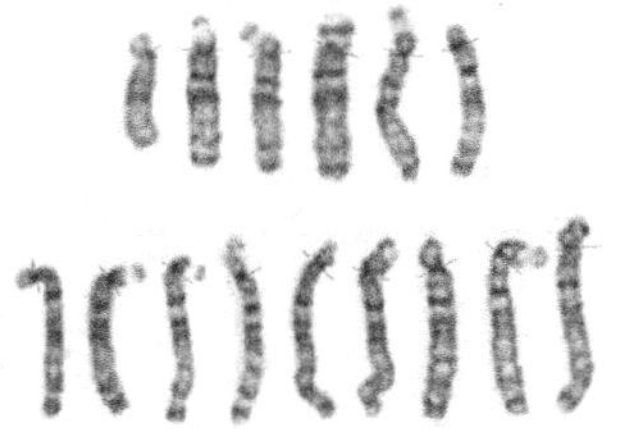
Cromosoma 15. Grupo D. Acrocéntrico con dos bandas oscuras en la mitad proximal si bien sólo suele verse bien la más distal. Por lo general, tiene tallos y satélites en el brazo corto que pueden tener muchos tamaños e intensidades diferentes. Los tallos y los satélites pueden variar en presencia o ausencia, tamaño e intensidad de bandas	

Idiograma	**Bandas G, con diferente nivel de resolución**
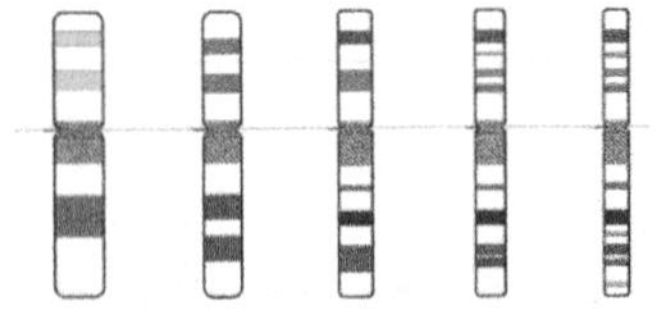	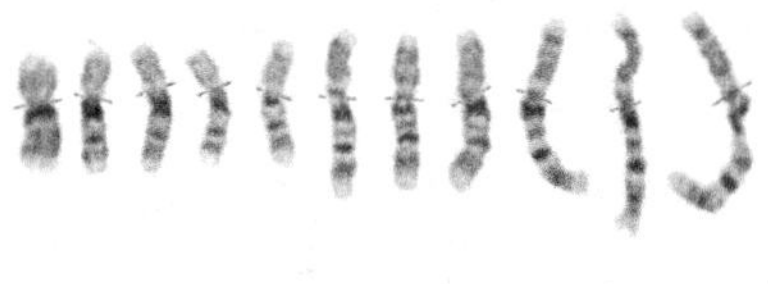
Cromosoma 16. Grupo E. Varía de casi metacéntrico a submetacéntrico, dependiendo de la longitud de la región qh. Generalmente cerca de metacéntrico. Similar a los cromosomas 19 y 20 pero más grande y tiene más bandas oscuras. El brazo corto tiene dos bandas oscuras de baja densidad. El brazo largo tiene heterocromática muy oscura seguida de dos bandas oscuras adicionales, uniformemente espaciadas y con menor densidad.	

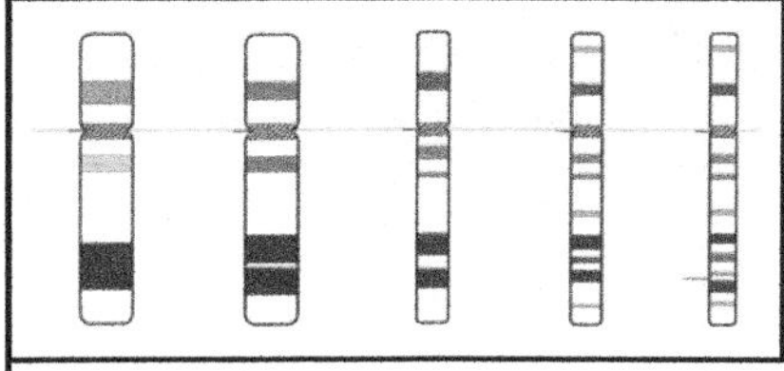
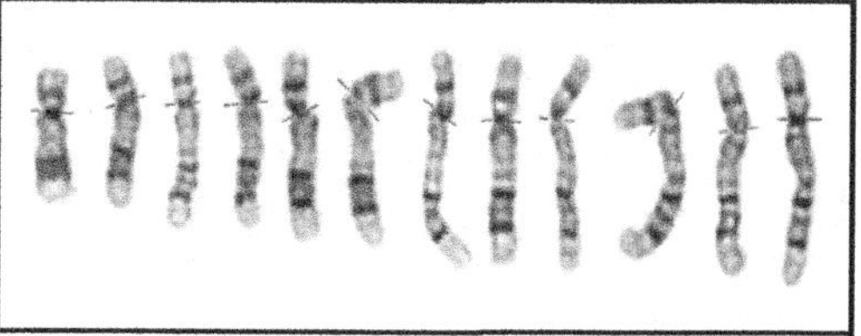

Cromosoma 17. Grupo E.
Muy submetacéntrico, pero no tanto como el 18. Aproximadamente del tamaño de un 16. El brazo corto tiene una banda de densidad media en el centro. El brazo largo tiene dos bandas anchas aproximadamente 2/3 abajo. Tanto los brazos largos como los cortos son blancos y bastante grandes.

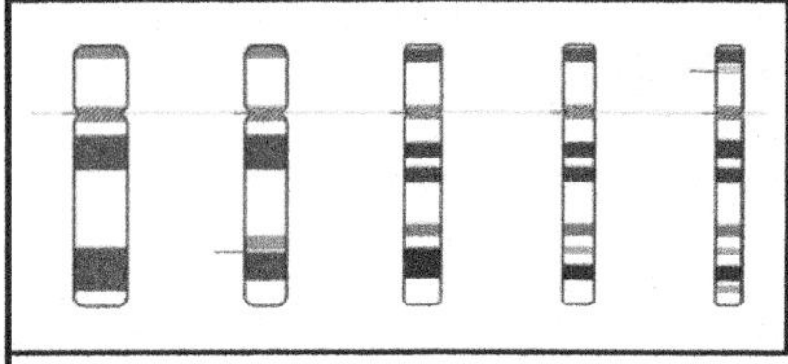
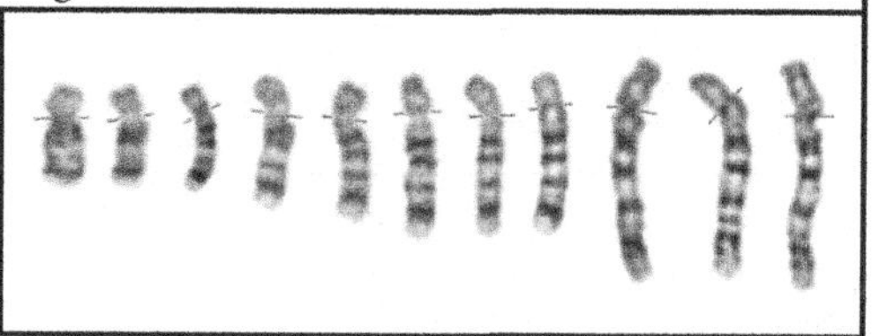

Cromosoma 18. Grupo E.
Ligeramente más pequeño y más submetacéntrico que el 17. El brazo corto es gris con un segmento oscuro. El brazo largo tiene cuatro bandas oscuras, dos proximales y dos distalmente.

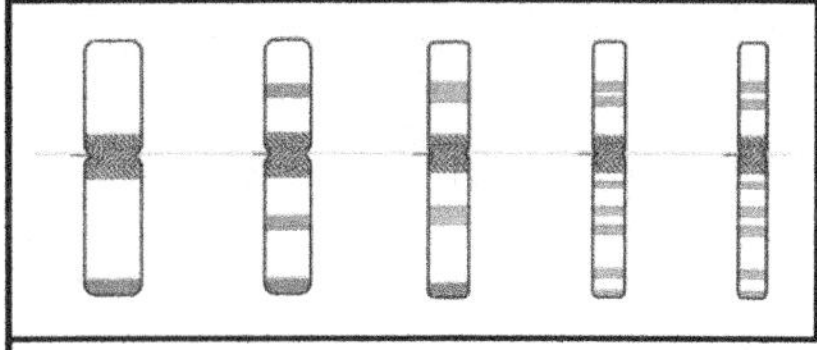
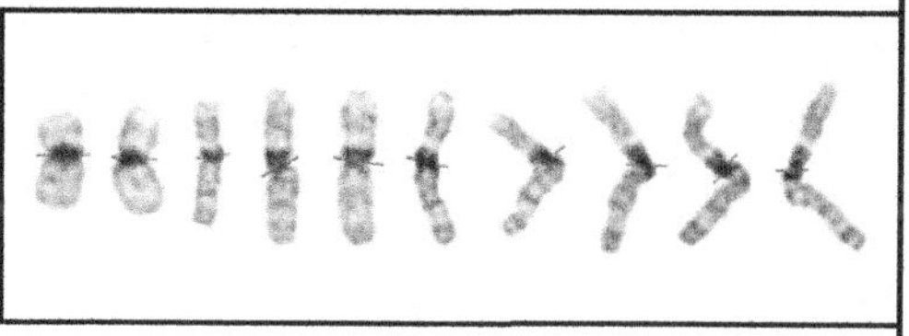

Cromosoma 19. Grupo F.
Metacéntrico. Totalmente pálido en general con una banda oscura en el centrómero. El brazo corto tiene una banda oscura de baja densidad en el medio. El brazo largo tiene una densidad muy baja. banda oscura en el 1/3 superior y un pequeño segmento gris.

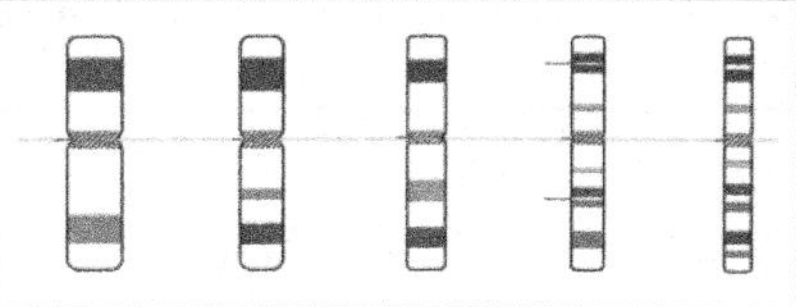
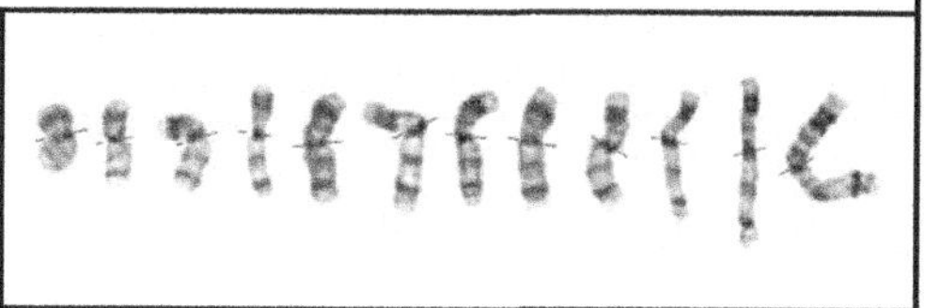

Cromosoma 20. Grupo F.
Metacéntrico. Mucho más oscuro en general que el 19. Presenta en el brazo corto una banda oscura. El brazo largo tiene dos bandas uniformes oscuras y un segmento gris.

<table>
<tr><th>Idiograma</th><th>Bandas G, con diferente nivel de resolución</th></tr>
<tr><td>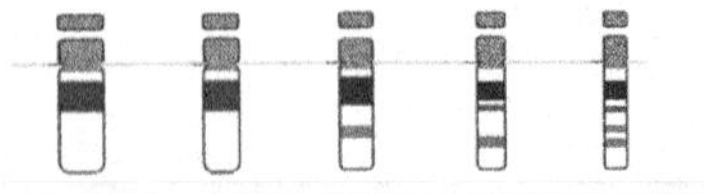</td><td>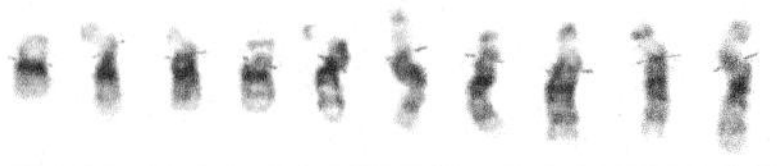</td></tr>
<tr><td colspan="2">Cromosoma 21. Grupo G.
Acrocéntrico. Este es el autosoma humano más pequeño. El brazo largo tiene una banda proximal muy oscura, seguida de un segmento claro. Los brazos cortos generalmente tienen tallos y satélites.</td></tr>
<tr><td>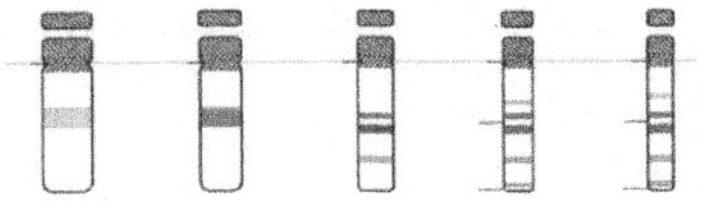</td><td>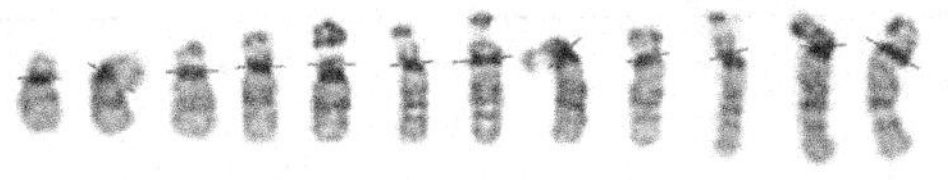</td></tr>
<tr><td colspan="2">Cromosoma 22. Grupo G.
Acrocéntrico. Totalmente pálido en general, con un área pericéntrica oscura. Los brazos cortos generalmente tienen tallos y satélites. El par 22 es ligeramente mayor que el 21.</td></tr>
<tr><td>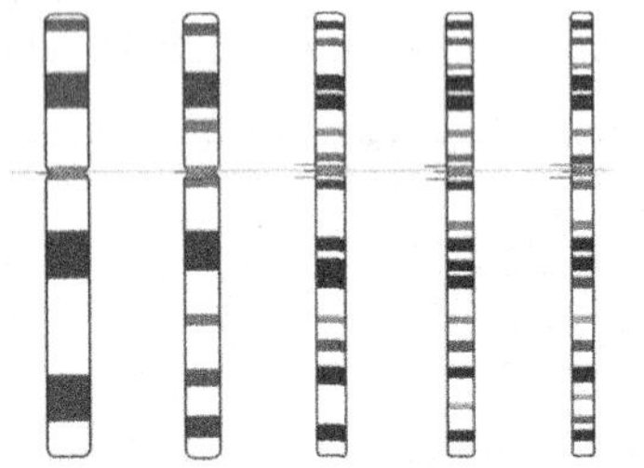</td><td>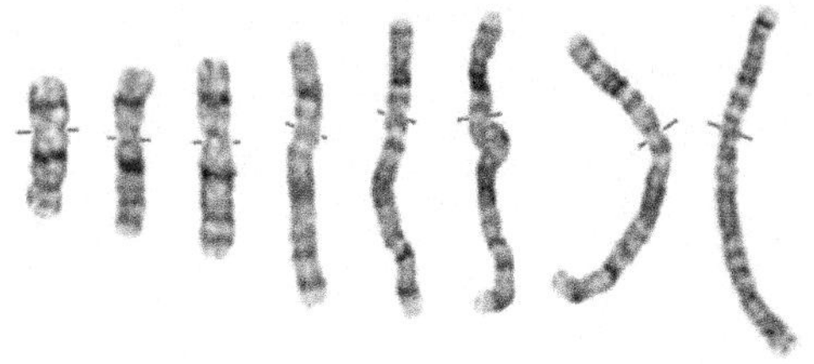</td></tr>
<tr><td colspan="2">Cromosoma X.
Submetacéntrico, tamaño similar al 6 y 7. Puede aparecer acortado debido a la inactivación, que también puede curvar el cromosoma. El brazo corto tiene una banda oscura ancha y de alta densidad enmedio. El brazo largo tiene una banda ancha de oscura. Hay 3 pequeñas bandas oscuras en la parte inferior del brazo largo, y el más distal es el más oscuro de estos.</td></tr>
<tr><td>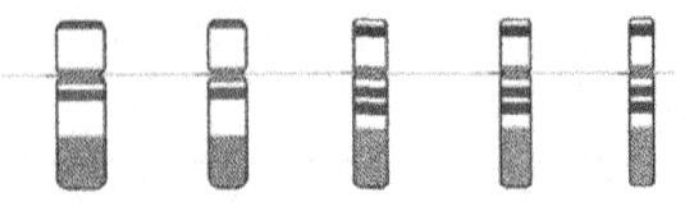</td><td>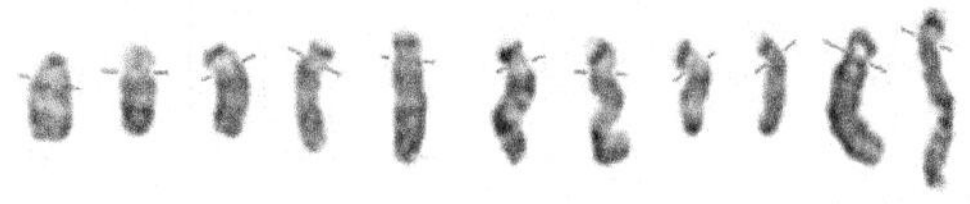</td></tr>
<tr><td colspan="2">Cromosoma Y.
Debido a región qh variable, este cromosoma varía de tamaño. El brazo corto tiene una banda oscura en el extremo distal y, en buenas preparaciones, un segmento blanco. El brazo largo tiene una banda ancha muy oscura (la región qh), que generalmente comprende el 1/3 distal del brazo q, pero de longitud variable.</td></tr>
</table>

líquido amniótico, vellosidades coriales y médula ósea. Con técnicas de bandeo podemos detectar estas alteraciones visibles bajo el microscopio óptico.

La etiología de las anomalías cromosómicas es muy variable. La razón más frecuente es por un error durante la división celular en mitosis y/o meiosis, ocasionadas fundamentalmente por la edad materna avanzada y la influencia ambiental. Las anomalías cromosómicas suelen ser fatales. Hay dos tipos principales de división celular:

Meiosis. Es el proceso de división de las células de reproducción. El resultado es una célula con 23 cromosomas (es haploide). El feto obtiene 23 cromosomas de la madre y 23 cromosomas del padre. Las células del feto son diploides (2n).

Mitosis. Este proceso ocurre en todas las células no reproductivas. Es una forma de duplicación de la información genética, seguido de la reducción a la mitad del material.

Alteraciones cromosómicas estructurales

Las alteraciones estructurales pueden ser balanceadas o desbalanceadas (dependiendo si hay ganancia o pérdida de material cromosómico) con respecto a la cantidad de material genético.

Los reordenamientos estructurales implican rupturas y uniones cromosómicas, ya sea en un mismo cromosoma o entre dos o más de ellos, resultando en complementos balanceados o no balanceados. Cuando existe una anomalía cromosómica balanceada, no hay pérdida (deleciones) ni ganancia (duplicaciones) de material hereditario, pero en el caso de los llamados desbalanceados sí las hay, lo cual puede causar malformaciones congénitas, desarrollo sexual alterado y discapacidad intelectual. Una alteración estructural balanceada presente en alguno de los progenitores (portador) no tiene repercusión en su salud, pero es posible que transmita a la descendencia un complemento cromosómico desbalanceado, lo que puede dar origen a pérdidas gestacionales, infertilidad e incluso productos nacidos vivos con múltiples anomalías morfológicas. La primera prueba diagnóstica indicada en estos casos es el cariotipo, el cual permite analizar los cromosomas en metafase obtenidos del núcleo de linfocitos cultivados y tratados en condiciones especiales.

Por lo general, las alteraciones cromosómicas estructurales se forman por ruptura de doble hebra del DNA en diferentes puntos del genoma y su posterior reunión, la cual se lleva a cabo en una posición diferente a la original incluso dentro del mismo cromosoma. La pérdida de material tiene efectos más devastadores en el producto comparado con la ganancia de material cromosómico, pero casi invariablemente los desbalances cromosómicos causan abortos, aunque algunos pueden ser compatibles con viabilidad intrauterina y otros con un producto a término con diferentes anormalidades.

A continuación, se mencionan algunas de las alteraciones estructurales más frecuentes:

Deleción. Existe pérdida de material cromosómico y se distinguen en:

a) Terminales, pérdida de un extremo de uno de los brazos cromosómicos y la subsecuente regeneración telomérica (fig. 16-7).

b) intersticiales, pérdida de un segmento dentro de uno de los brazos de un cromosoma (se genera por dos rupturas en un brazo) y reunión de extremos (figura 16-8).

Duplicaciones. Representan ganancia de material cromosómico. Se llama duplicación en tándem cuando la ganancia se encuentra contigua al segmento de origen. Pueden ser tándem directa o inversa, si conserva tándem directa o inversa si conservan la dirección de la información original o si se invierte el sentido de la misma (fig.16-9).

Las deleciones y duplicaciones pueden generarse por una recombinación desigual, causan monosomías y trisomías parciales.

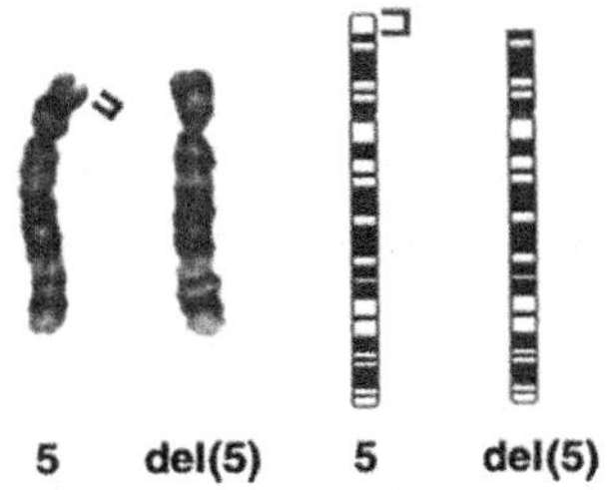

FIG 16-7 Deleción terminal que involucra el brazo corto del cromosoma 5.

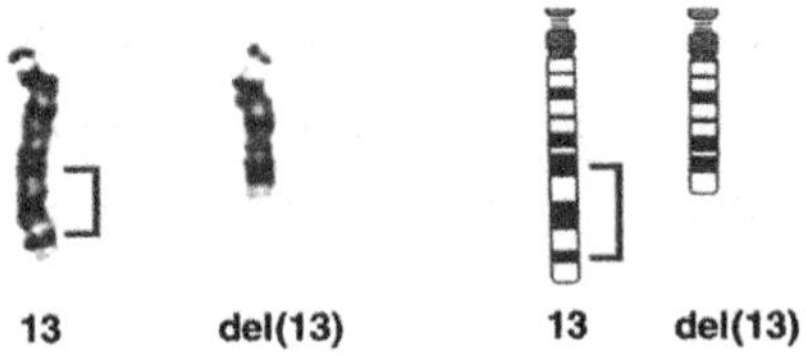

FIG 16-8 deleción intersticial que involucra el brazo largo del cromosoma 13. del(13)(q21.3q33)

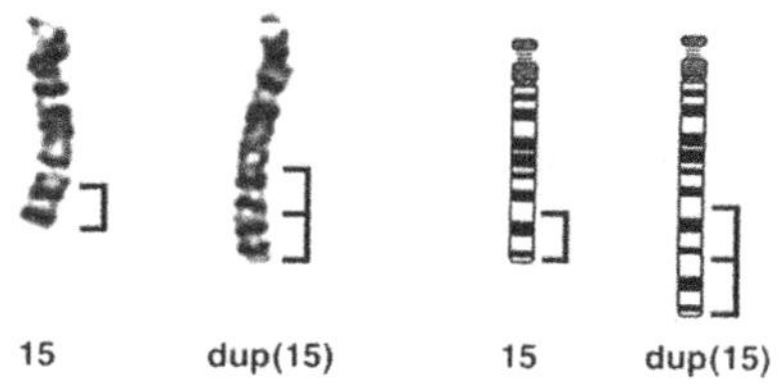

FIG 16-9 Duplicación de un segmento cromosómico del brazo largo del cromosoma 15.

Cromosomas en anillos. Los cromosomas en anillo se producen por la ruptura y deleción de los telómeros de un cromosoma, lo cual los extremos libres buscan estabilidad y se fusionan. Los anillos siempre son postcigóticos, por lo tanto, siempre se los encuentra en mosaicos celulares. Los anillos autosómicos parece que se mantienen estables en el tiempo, tanto en sus diversas formas que pueden presentarse como en los porcentajes de las líneas celulares del mosaico (fig. 16-10).

Mecanismos de formación de anillos.

- Fusión de telómeros, sin pérdida material cromosómico
- Deleción de material subteloméricas de brazo p y q, con fusión de las partes expuestas. Hay pérdida de telómero.
- Deleción pequeña de eucromatina de brazo p / o q y fusión de estos.

Los mecanismos de formación de un cromosoma en anillo involucran generalmente deleciones de los

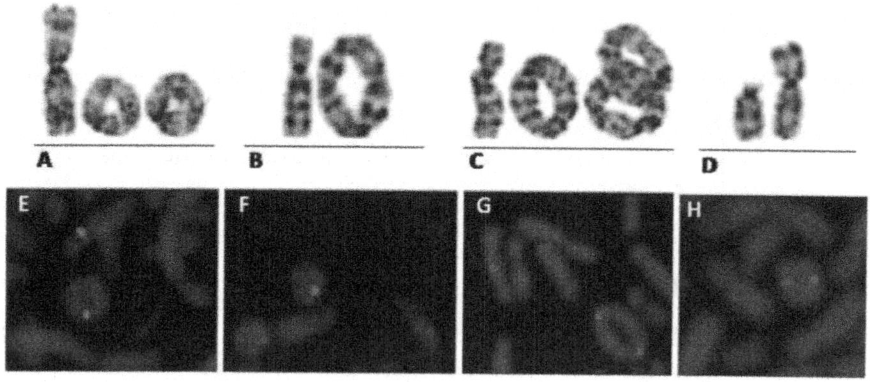

FIG 16-10 A, metafase parcial con dos cromosomas en anillos del cromosoma 3. **B**, cromosoma en anillo dicéntrico del cromosoma 10. **C**, tres cromosomas en anillos dicéntricos del cromosoma 10. **D**, Cromosoma en anillo dicéntrico abierto del cromosoma 15. Por FISH: **E**, Un cromosoma en anillo. **F**, 2 cromosomas en anillo. **G** y **H**, cromosomas en anillo dicéntrico.

extremos caudales de ambos brazos de un cromosoma y fusión de estos extremos libres fracturados. De esta manera, queda faltando una parte tanto del brazo largo como del brazo corto y, dependiendo del tamaño de la exclusión en cada extremidad del cromosoma, la apariencia fenotípica varía de normal a malformaciones graves.

Alternativamente, puede estar formado por la fusión de secuencias subteloméricas o fusión telómero-telómero sin deleción, provocando cromosomas anillo completo. Con el apoyo de citogenética molecular, se han encontrado otros mecanismos de formación Se han propuesto tales como una deleción terminal y una duplicación invertida contigua debido a un reordenamiento inv-dup. Los cromosomas en anillo se han encontrado para todos los cromosomas en el humano.

Los fenotipos asociados con cromosomas en anillo son muy variables, ya que además de la eliminación primaria asociada con la formación de anillos, se puede producir una ganancia de material debido a la inestabilidad del cromosoma en anillo. Estos cromosomas inestables pueden también conducir a la pérdida del cromosoma en anillo, produciendo células monosómicas, que pueden o no ser viables. Así, aparte de las supresiones, debido a la formación de anillos, la inestabilidad del anillo también puede resultar en otros desequilibrios genómicos, con disminución o aumento de material genético y posible consecuencias sobre el fenotipo. Cuando los cromosomas en anillo reemplazan un homólogo normal en un cariotipo, con frecuencia representan una monosomía. Cuando los anillos están presentes como cromosomas supernumerarios, el resultado es una trisomía parcial.

Cromosomas marcadores

Los cromosomas marcadores son un grupo heterogéneo de anormalidades cromosómicas que concierne a todos los cromosomas, con estructura y tamaño variable.

Han sido usado numerosos términos en la literatura para describir a los marcadores (cromosoma marcador supernumerario, cromosoma anormal estructuralmente, cromosoma en anillo supernumerario y accesorios cromosómicos).

Liehr en 2007, los define como cromosomas estructuralmente

anormales que no pueden ser identificados y caracterizados por citogenética convencional; son generalmente de igual tamaño o más pequeño que un cromosoma 20 de la misma metafase. Estos derivan por lo general de cromosomas acrocéntricos, particularmente de los cromosomas 15 y 22 (60% de los sSMC derivan del cromosoma 15).

Los cromosomas marcadores son raros en la población 1:100,000, sin embargo, estos pueden ser observados con frecuencia en pacientes con discapacidad intelectual e infertilidad.

Los sSMC están asociados con heterogeneidad fenotípica.

Los marcadores cromosómicos pueden ser de dos tipos:

a. Marcadores pequeños con heterocromatina sin efectos fenotípicos.
b. Marcadores grandes, con eucromatina asociado con anormalidades fenotípicas.

Por lo general, se presentan en forma de mosaicos cromosómicos, debido a que tienden a desaparecer en sucesivas divisiones por un fenómeno de inestabilidad mitótica (fig. 16-11).

La mayoría de los sSMC en Turner forman cromosomas en anillo. Mientras que la mayoría de los sSMC en Y son cromosomas isodicéntricos, duplicados e invertidos.

Los sSMC pueden estar presentes en:

1. En un cariotipo de 46 cromosomas normales.
2. En un cariotipo numéricamente anormal (Síndrome de Turner, Síndrome de Down)
3. Cariotipo estructuralmente anormal, pero cariotipo balanceado (Translocación robertsoniana, formación de cromosoma en anillo).

Las bandas GTG, bandeo C, bandas NOR dan información acerca de la morfología del cromosoma, pero no determina su origen.

Debe determinarse si son heredados o de *novo*, para ello es recomendable el estudio de ambos padres. Debe realizarse bandeo específico (bandas NOR o C) para determinar si presentan satélites o si su composición es de heterocromatina.

La cromatina es un complejo de DNA/proteína que configura los cromosomas.

Esta se divide en heterocromatina y eucromatina.

1. Heterocromatina es la fracción de la cromatina que presenta alta condensación durante el ciclo de división celular. Presenta tinción

elevada con distintos colorantes. La heterocromatina es incapaz de transcribir. Esta puede ser de dos tipos:

- •Heterocromatina constitutiva. Fracción de la cromatina que presenta una Alta condensación en todas las fases del ciclo de división y en todas las células del organismo. Localización preferente: centrómeros, regiones distales y NORs.
- Heterocromatina facultativa. Fracción de la cromatina que se presenta con una alta o baja condensación dependiendo del estado de diferenciación celular o del tipo de célula.

2. Eucromatina es la fracción de la cromatina que se condensa y descondensa a lo largo del ciclo de división celular. Presenta tinción tenue con distintos colorantes.

El riesgo de un fenotipo alterado es menor en aquellos casos que predominan las zonas de heterocromatina o constituyan isocromosomas de brazos cortos de cromosomas acrocéntricos identificables por los satélites.

El riesgo de alteraciones fenotípicas en el feto es menor cuando el cromosoma marcador supernumerario es heredado con respecto a cuando aparecen de *novo* en una familia. Finalmente, el riesgo de un fenotipo alterado es elevado si se observa eucromatina.

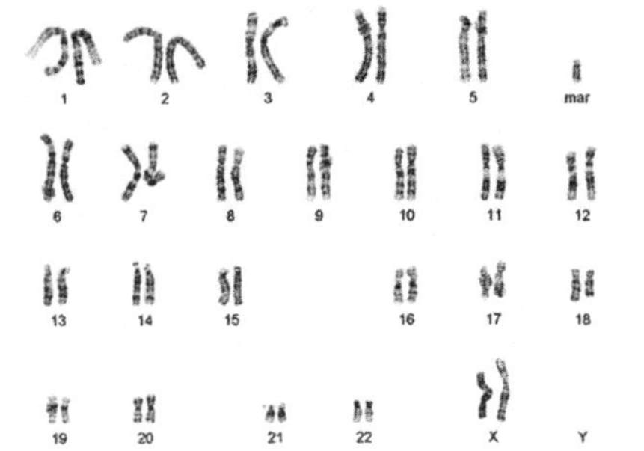

FIG 16-11 Cariograma con técnica de bandas G donde se observa un cromosoma marcador.

Isocromosomas. Se refiere a un cromosoma que muestra una imagen en espejo de dos brazos cromosómicos iguales a ambos lados del centrómero. Este cromosoma puede ser supernumerario provocando una tetrasomía del brazo cromosómico involucrado y monosomía del brazo faltante, por ejemplo, i(18q); el isocromosoma puede formar parte de los 46 cromosomas, lo cual provocaría una trisomía parcial y la monosomía respectiva o estar presente en un cariotipo de 45 cromosomas lo cual genera nulisomía de brazo faltante (fig. 16-12). Los isocromosomas se originan por ruptura y fusión de las cromátidas hermanas de un cromosoma duplicado, involucrando el centrómero; también se propone la división horizontal del centrómero conocida como fisión centromérica, ambos mecanismos provocan que el brazo p o q de un cromosoma formen el cromosoma en espejo y dan lugar a un i(p) o un i(q).

Esta alteración puede ser meiótico o poscigótico y pueden tener dos centrómeros (isodicéntrico), en este caso sólo un centrómero estará activo, en este caso si el origen fue por ruptura y reunión de cromátidas hermanas, ambos puntos de ruptura se ubican en el brazo p o q inmediatamente después del centrómero, a diferencia del monocéntrico en el cual las rupturas estarían una antes y otra después del centrómero.

Inserción. Cuando un fragmento de un cromosoma se integra en otro; requiere por lo menos de tres puntos de ruptura, los primeros dos crearán el fragmento que después se insertará en donde se realice el tercer punto de ruptura en el cromosoma receptor. La inserción puede ser intercromosómica donde hay un cromosoma donador y un cromosoma receptor o intracromosómica una región diferente dentro del mismo cromosoma.

El fragmento puede ser insertado con la misma orientación con respecto al centrómero, se le llama inserción directa (ins dir) o bien en posición invertida conocido como inserción invertida (ins inv). El desbalance de una inserción origina trisomías o monosomías puras (fig. 16-13).

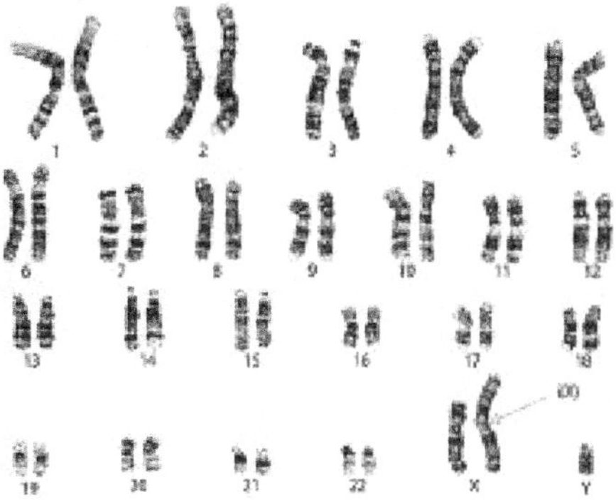

FIG 16-12 Cariograma con técnica de bandas G donde se observa un isocromosoma del brazo largo del cromosoma X. 47, XY,i(X)(q10).

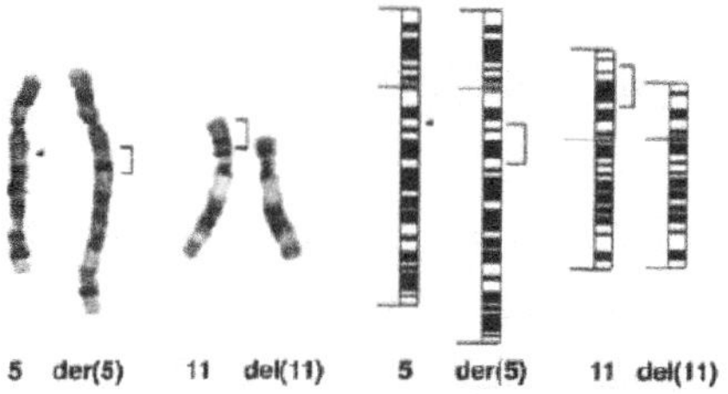

FIG 16-13 Inserción cromosómica. Un segmento del brazo corto del cromosoma 11 se insertó en el brazo largo del cromosoma 5.

Inversiones. Rearreglos estructurales intracromosómicos que requieren de dos puntos de ruptura dentro del mismo cromosoma para generar un segmento que gira 180° (fig. 16-14).

Pueden ser de dos tipos:

a. Pericéntrica, cuando el segmento invertido involucra al centrómero dando lugar a modificaciones en la dirección del patrón de bandas y en la morfología del cromosoma con respecto al centrómero. Tienen una frecuencia de entre 0.12 y 0.7% de la población
b. Paracéntricas, cuando no se involucra la región del centrómero, estas últimas cambiarán el patrón de bandas (en cuanto a la dirección original de la información) pero no la morfología del cromosoma respecto a la posición centromérica. Tienen una frecuencia de 0.1 a 0.5% de los individuos

Las inversiones cromosómicas no generan desbalance genómico, pero si alguno de los puntos de ruptura ocurre al interior de un gen, esta alteración balanceada puede generar un fenotipo anormal.

Las inversiones cuyos puntos de ruptura se encuentren dentro de las regiones heterocromáticas de los cromosomas 1, 9, 16 y "Y", se consideran como polimorfismos normales del cariotipo.

Los portadores de las inversiones producen gametos desbalanceados como consecuencia de la recombinación entre homólogos durante la meiosis.

Translocaciones. Involucran el intercambio de dos segmentos cromosómicos entre dos o más cromosomas, características de muchos tipos de cáncer, especialmente linfoma y leucemia. Sin embargo, algunas translocaciones cromosómicas se pueden encontrar en individuos sanos.

Las translocaciones son de dos tipos:

- Robertsoniana. Las translocaciones robertsonianas tienen una frecuencia de 1/1 000 y se forman por la ruptura a nivel de centrómeros y fusión de brazos largos de dos cromosomas acrocéntricos originando un cromosoma metacéntrico o submetacéntrico, de tal manera que los portadores balanceados de una translocación robertsoniana tienen un cariotipo con 45 cromosomas. La consecuencia del proceso de generación de una translocación robertsoniana implica pérdida de material génico de los brazos cortos de los acrocéntricos, en donde se localizan los genes que codifican para RNA ribosomal, sin consecuencias clínicas. Se ha sugerido como otro mecanismo de origen, la recombinación de regiones de alta homología de las secuencias centroméricas de los acrocéntricos. Los portadores de una translocación robertsoniana son fenotípicamente normales; pueden presentar infertilidad o bien; presentar abortos espontáneos, muertes fetales e hijos con anomalías cromosómicas no balanceadas.

Las translocaciones robertsonianas más frecuentes son:

rob (13;14) (q10; q10)	73%
rob (14;21) (q10; q10)	10%
Otras:	17%

b. Recíprocas, se presentan con una frecuencia de 1/673-1/1000, se generan por rupturas en dos diferentes cromosomas, seguidas por un intercambio de material entre los dos cromosomas involucrados, por lo general no homólogos. Los cromosomas originados por el rearreglo reciben el nombre de derivativos y se identifican según el centrómero que poseen. Los portadores de anomalías cromosómicas balanceadas se detectan en etapa reproductiva, por lo regular al presentar abortos recurrentes, infertilidad o debido a la presencia de un producto malformado.

Las translocaciones recíprocas y robertsonianas pueden tener origen de *novo* o ser transmitidos en varias generaciones.

Alteraciones cromosómicas numéricas

Las alteraciones numéricas se clasifican en poliploidías y aneuploidías, representan el 90 % de las encontradas en ovocitos y cerca del 50 % en espermatozoides.

Poliploidías. La célula es euploide, cuando contiene en su núcleo un número de cromosomas múltiplo de 23, así los gametos son haploides y las células somáticas diploides son euploides. Es la presencia de un grupo completo de cromosomas adicionales en la célula. Las poliploidías son más comunes en plantas, en el humano son pocos frecuentes, pero también se producen.

Las entidades poliploides que se han encontrado en los humanos son:

Triplodía: 69 cromosomas en cada núcleo celular.

Tetraploidías: 92 cromosomas en el núcleo de cada célula.

Dado que el número de cromosomas presentes en cada una de estas poliploidías es múltiplos de 23, las células son euploides en cada uno de los casos, sin embargo, los cromosomas adicionales, codifican gran cantidad de producto génico excedente, produciendo numerosas alteraciones.

La triploidía es una anomalía cromosómica muy letal, caracterizada por un conjunto adicional de cromosomas haploides en el cariotipo (3n = 69 cromosomas), que causa abortos precoces, nacimientos prematuros y muertes perinatales. Se observa alrededor de 1/10,000 nacidos vivos, pero se estima que contribuye al 15% de las cromosomopatías que se producen durante la fecundación. La mayoría de las gestaciones triploides se acompañan de cambios morfológicos placentarios de degeneración molar parcial. Varios mecanismos pueden conducir a una triploidía y los signos clínicos más comunes son retraso de crecimiento intrauterino, macrocefalia, osificación irregular de los huesos del cráneo, sindactilia de tercer y cuarto dedo, alteraciones oculares, auriculares, defectos del sistema nervioso central (SNC), corazón y riñones.

Los mecanismos citogenéticos que conducen a una triploidía son los siguientes:

a. Diginia: ocurre cuando un espermatozoide haploide normal fertiliza un óvulo con doble contribución genética debido a que incorpora su segundo cuerpo polar al núcleo. Los productos triploides por diginia tienen más probabilidades de sobrevivir que los triploides por diandria, pero tienen consecuencias graves en el retraso intrauterino, con macrocefalia relativa, placenta muy pequeña y oligohidramnios.

b. Diandria (por dispermia o diplospermia). Ocurre cuando un óvulo haploide es fertilizado de forma simultánea por dos espermatozoides (o rara vez por un diploide), esta triploidía produce con frecuencias molas hidatiformes incompletas y tiene consecuencias clínicas para la madre, produciendo incremento de la hormona gonadotropina coriónica humana en suero, riesgo de preclamsia y de coriocarcinoma. El feto presenta crecimiento restringido, múltiples malformaciones y oligohidramnios.

La tetraploidía, es más rara que la triploidía, se origina por una endorreduplicación, cuando después de la mitosis no se completa la división citoplasmática, quedando la célula con el doble de material genético.

Aneuploidías. En estas alteraciones el desbalance consiste por lo general en la ganancia (trisomías) o pérdida de cromosomas individuales (monosomías), son más frecuentes que las euploidias, ocurren en 3 a 4% de todos los embarazos reconocidos. Se han reportado aneuploidías de los 22 autosomas en restos de abortos espontáneos y en embriones de reproducción asistida, pero la frecuencia observada de las trisomías varía considerablemente en abortos espontáneos y en recién nacidos, según el cromosoma involucrado; sin embargo, el efecto deletéreo de las monosomías autosómicas impide que las gestaciones sean reconocidas clínicamente. La incidencia de las aneuploidías autosómicas en recién nacidos vivos es del 0,2 %; los que presentan trisomías 13, 18 y 21 tienen mayores probabilidades de sobrevida, debido al menor contenido de genes en estos cromosomas. Los índices de aneuploidías se relacionan con el incremento de la edad materna, se originan por errores en la segregación meiótica de los cromosomas.

Penrose en 1933, describió la asociación entre la no disyunción meiótica y la Trisomía 21. Durante años se ha reconocido que el mecanismo responsable de la mayoría de las aneuploidías es la no disyunción en la meiosis materna, ya sea en la primera o en la segunda división meiótica (fig. 16-15). Sin embargo, estudios recientes han confirmado que la separación prematura de las cromátidas hermanas es mucho más frecuente que la no disyunción. Los errores de segregación cromosómica ocurren con igual frecuencia en meiosis I y meiosis II. Durante la meiosis I los cromosomas homólogos se aparean y forman los bivalentes, cuando ocurre no disyunción, los bivalentes no se separan y ambos homólogos migran hacia el mismo polo.

Ambos errores en meiosis I originan

un gameto heterodisómico. Si hay separación prematura de las cromátidashermanas,estasseseparan y segregan independientemente con distribución inadecuada de una de las cromátidas separadas con el otro homólogo del par cromosómico. La separación prematura de las cromátidashermanas, especialmente de los cromosomas pequeños, es el mecanismo más frecuente en el origen de las aneuploidías. Durante la meiosis II se dividen las cromátidas hermanas; en este punto, el error en la segregación provoca que ambas migren hacia el mismo polo, esto origina un gameto isodisómico. Los estudios del primer y segundo cuerpo polar han facilitado el análisis de la segregación reversa, error que ocurre cuando las cromátidas hermanas segregan en meiosis I, en lugar de los cromosomas homólogos. Este tipo de error conlleva a un número correcto de cromosomas en el ovocito y el primer cuerpo polar, pero como las parejas de cromátidas son heterocigotos para los centrómeros porque tienen diferente origen parental, suelen presentar problemas en la alineación del huso durante la metafase II.

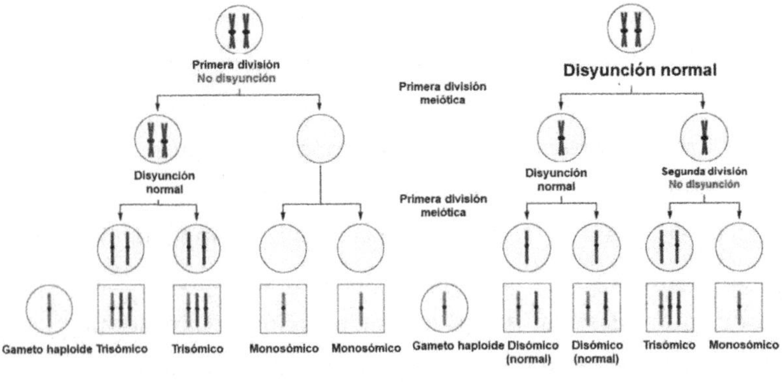

FIG 16-15 Resultados de la no disyunción meiótica en la primera y segunda división.

Mosaicismo. El mosaicismo se define como dos o más líneas celulares genéticas diferentes observadas en una muestra o un individuo. Cuando el mosaicismo ocurre dentro de un único cigoto, las dos líneas celulares separadas están presentes debido a una pos fertilización o error mitótico temprano en la embriogénesis. Todas las divisiones celulares posteriores resultan en células hijas derivadas de cada una de las células progenitoras separadas

Cuando la no disyunción sucede en las primeras divisiones mitóticas del cigoto, da origen a los mosaicos celulares. Cuando ocurre en la primera división, se producen dos líneas, una con monosomía y la otra con trisomía; si el error es posterior, se producen tres líneas celulares, monosómica, trisómica y la línea original disómica. Existe otro error que que se da en las primeras divisiones mitóticas, este es, el retraso anafásico, donde uno de los cromosomas se pierde, originando una célula hija con monosomía y la otra con un complemento cromosómico normal. El retraso anafásico en algunas ocasiones rescata un cigoto trisómico, cuando debido a este error una de las células hijas recupera el complemento normal, el retraso anafásico es causa de mosaicismo

Bibliografía

Behbahani LK, Keshavarzi F, Homayounpour G. The Frequency of Chromosomal Abnormalities in Individuals with Susceptibility to Abortion and/or Infertility by Cytogenetics Method. Ann Clin Lab Res 2018; 6(3):258.

Cytogenetic Abnormalities: Chromosomal, FISH, and Microarray-Based Clinical Reporting and Interpretation of Result. Zneimer SMJohn Wiley & Sons, 2014.

Esparza EE, Cárdenas CA. Aráujo SM. Cromosomas, cromosomopatías y su diagnóstico. Revista mexicana de Pediatría 2017; 84(1), 2017: 30-39.

Ferguson SMA. History and evolution of cytogenetics. Mol Cytogenet **8** 2015; 19. https://doi.org/10.1186/s13039-015-0125-8

Gu S, Szafranski P, Akdemir ZC, Yuan B, Cooper ML, MagriñaÂ MA. Mechanisms for Complex Chromosomal Insertions. PLoS Genet 2016; 12(11): e1006446. doi:10.1371/journal. pgen.1006446

Guilherme. BMC Medical Genetics 2011; 12:171 http://www.biomedcentral.com/1471-2350/12/171

Gersen S, Keagle M. The Principles of Clinical Cytogenetics. 3ra Ed. Springer. 2013. Capítulo 3.

Gallegoa SM. Rol de la citogenética en pediatría. Arch Argent Pediatr 2011;109(4):339-346.

Guapi NV. Rob(13; 15) (q10; q10) translocation: comments on a case. Universitas Médica 2018: 59(2), ISSN: 0041-9095 / 2011-0839.

Guapi NVH, De la Cruz JGJ, Mera BSP. Translocación rob(13; 15) (q10;q10): a propósito de un caso. Univ. Med. 2018; 59(2).doi: https://doi.org/10.11144/Javeriana.umed59-2.tran

Kang J. Overview of Cytogenetic Technologies. Korean J Clin Lab Sci. 2018; 50(4):375-81.

Khandekar S, Dive A, Munde P. Chromosomal abnormalities -A review Central India Journal of Dental Sciences 2013; 4 (1).

Liehr T, Weise A. Frequency of small supernumerary marker chromosomes in prenatal, newborn, developmentally retarded and infertility diagnostics. Int J Mol Med 2007;19(5):719-731.

McGowan JJ, Simons A, Schmid

M. editors. *ISCN: an international system for human cytogenomic nomenclature.* S. Karger Publishers Inc; 2016.

Morin SJ, Eccles J, Iturriaga A, Zimmerman RS, Translocations, inversions and other chromosome rearrangements F.A.C.M.G. 2017; 107(1).

Roukos V, Misteli T. The biogenesis of chromosome translocations. Nat Cell Biol. 2014;16(4): 293–300.

Roukos V, BurmanB. Misteli T. The cellular etiology of chromosome translocations Curr Opin Cell Biol 2013; 25(3): 357–364.

Ribeiro I, Barbosa MJ, Marques CI. Cytogenetics and Cytogenomics Evaluation in Cancer Int J Mol.Sci 2019; 20: 4711.

Nanjappa L, Rajangam S, Tilak P, Devi R. Analysis of the Chromosomal Deletions. Int J Hum Genet 2011; 11(4): 237-244.

The AGT Cytogenetics Laboratory Manual Fourth edition. Edited by MS Arsham, MJ Barch, HJ Lawce. John Wiley and Sons Inc, Hoboken, NJ, 2017.

Lj LV, Johansson B. Why classical cytogenetics still matters in acute myeloid leukemia, Expert Review of Hematology 2020; 13:2, 95-97.

Capitulo 17

FARMACOGENÉTICA Y FARMACOGENÓMICA EN LA PRÁCTICA MÉDICA

Pascual Pedraza Montero
Doctor en Ciencias
Laboratorio de Biología Molecular y Farmacogenómica
Centro de Investigación de Ciencia y Tecnología Aplicada de Tabasco (CICTAT)
División Académica de Ciencias Básicas-UJAT

Introducción

Recientemente, los avances en las ciencias genéticas a través de las pruebas en esta área, han permitido hacer predicciones sobre la respuesta a los fármacos en poblaciones con ciertas variantes genéticas mediante las evaluaciones farmacogenómicas con un enfoque de utilidad clínica, buscando que las interpretaciones de los resultados emitidos permitan al profesional clínico actuar para obtener mejores resultados en la farmacoterapia del paciente mediante una prescripción individualizada [1]. En la época de la genómica, la farmacogenómica ha identificado variantes que influyen a nivel farmacocinético (principalmente en el metabolismo y biodisponibilidad) y farmacodinámico (transporte de los fármacos). De manera conjunta, la farmacogenómica y la farmacodinamia analizan las diferencias en la respuesta del paciente debido a variantes genómicas que producen distinciones en las dianas farmacológicas y las vías moleculares involucradas en la generación de la respuesta [2].

La farmacogenómica se define como el estudio de las variaciones genómicas y cómo influyen en la respuesta al fármaco de manera individual; se le considera de manera ideal para precisión en la medicación, ya que determinan los genes involucrados, las vías de disposición y respuesta de los fármacos debido al conocimiento farmacológico en la mayoría de medicamentos, determinando la frecuencia de la variación dentro de los genes involucrados, y factibilidad de las pruebas genéticas [3]. Diversos elementos parecen fundamentales para la farmacogenómica, sin embargo, el conocimiento clínico se ha convertido en una barrera para la generación de programas educativos y recursos para la adopción de la medicina de precisión [4].

El término farmacogenómica se acuñó en la década de los 50´s con las variaciones génicas de la actividad de la colinesterasa plasmática y la respuesta de los pacientes a la succinilcolina mediante la toxicidad a la isoniazida, y la presencia de la deficiencia de glucosa-6-fosfato deshidrogenasa entre pacientes que experimentan anemia hemolítica después de recibir primaquina (contribuido por la variabilidad genética en los genes que codifican la N-acetiltransferasa) [5].

Proyectos como el genoma humano y el HapMap han brindado elementos para comprender complejos componentes genómicos que establecen susceptibilidad a diversas patologías y la respuesta a fármacos [2]. Gracias a las ciencias genómicas, la farmacogenética se ha convertido en un campo que ha ganado un impulso debido a los avances en genética y biología molecular y a la secuenciación del genoma. Tiene como objetivo determinar a los genes que afectan la respuesta de los fármacos, convirtiéndose en una de las principales áreas de medicina personalizada con potencial para cambiar la forma en que se ofrece asistencia sanitaria mediante la influencia de los polimorfismos genéticos como atribución en el resultado clínico [2, 6]. Por otro lado, el impacto de la farmacogenómica puede ser diferente en niños, adultos jóvenes y adulto mayor; por lo que, en ejemplo la investigación de fármacos en pacientes geriátricos se considera un esfuerzo complejo. Ante esta situación, se han considerado biomarcadores relevantes (incluyendo el genotipo del paciente) que pueden ser un factor importante para aumentar la seguridad del medicamento y el bienestar del paciente [7].

Factores que afectan la respuesta farmacológica

La variabilidad en la respuesta terapéutica, la eficacia incierta y la toxicidad rigurosa son los principales desafíos reportados de la terapia con medicamentos, estos elementos pueden ser específicos del paciente y heredado o adquirido por naturaleza, lo que a menudo plantean el desafío en el régimen de optimización de la dosis. Por ejemplo, la dosis estándar de un medicamento es efectiva para un paciente y al mismo tiempo, para otros pacientes actúa como letal o desencadena en problemas relacionados con la medicación [8]. Además, otros factores relacionados con el fármaco, el paciente y el ambiente pueden generar diferentes condiciones a la respuesta farmacológica (Tabla 17-1) [9]. Una manera de clasificar a los factores que contribuye a la respuesta individual de los fármacos se puede clasificar en no genéticos, genéticos y epigenéticos (Tabla 17-2) [8].

Polimorfismos en la respuesta a fármacos

La variabilidad genética afecta esencialmente a todos los genes y, a veces, va a afectar genes cuyas proteínas (transportadores, enzimas, etc.) son críticas para el proceso farmacocinético o farmacodinámico del fármaco o su metabolito [1]. Ahora se cuenta con una mayor claridad de que la individualidad en la respuesta a los medicamentos se debe a la genética, la cual se ha convertido en una herramienta importante para buscar una mejor eficacia y seguridad en los medicamentos y obtener una farmacoterapia que alcance los objetivos sobre la condición patológica del paciente [6]. Además, se han establecido variaciones en las áreas terapéuticas generales con tasas de eficacia que varían del 25% para compuestos oncológicos al 80% para analgésicos [10]; por lo que existen diversas dianas terapéuticas (enzimas, receptores, etc.) implicadas en la farmacogenética.

El citocromo P450 comprende a una gran familia de isoformas, las cuales deben compartir el 40% de la secuencia de aminoácidos [9], su función principal de las enzimas CYP es el ser un mecanismo para la desintoxicación de los xenobióticos, el metabolismo celular y la homeostasis [11]. Las diversas isoformas de CYP450 (excepto CYP3A) pueden presentar variantes entre las poblaciones [12]. La Tabla 17-3 muestra la distribución estimada de las isoformas entre poblaciones.

Tipo de factor	**Factor**	**Observación**
Relacionados con el fármaco	Fisicoquímicas y farmacocinéticas	Incompatibilidades
	Tipo de formulación	Excipientes
	Dosis y vía de administración	Cambios de dosificación. Error en la técnica de administración o vía equívoca.
	Administración concomitante	Interacciones medicamentosas
Relacionados con el paciente	Genéticos	Control monogénico (patrón de herencia mendeliana) o poligénico en la expresión de un determinado carácter (actividad metabólica, eficacia de transportadores o sensibilidad de receptores).
	Fisiológicos	Edad, sexo, embarazo-lactancia, función renal y hepática.
	Patológicos	Enfermedades alérgicas, insuficiencia renal, hepática, cardiovascular.
	Psicológicos	Condiciona a efecto placebo, o incumplimiento terapéutico
Relacionados con el ambiente	Dieta	Consumo de cafeína, zumo de toronja, carne, vegetales.
	Hábitos tóxicos	Consumo de alcohol y tabaquismo (humo)
	Agentes contaminantes	Pesticidas

Tabla 17-1. Factores condicionantes de la variabilidad interindividual de la respuesta farmacológica [9].

Factor	**Descripción**	**Ejemplos**	**Efectos**
No genético	• No hay papel de la composición genética • Sin modificación química del ADN	• Condiciones fisiológicas: género, edad, índice de masa corporal, funcional. • Estado del hígado y riñón, inanición, embarazo y origen étnico. • Impacto ambiental: contaminantes, hábito alimentario y fumar / beber • Factores patológicos: diabetes y obesidad. • Interacción farmacológica	• Transitorio • Se puede corregir o eliminar.
Genético	• Cambio en la composición genética	• SNPs • Deleciones y duplicaciones genéticas • CNVs	• Permanente • Heredable
Epigenético	• Cambio en fenotipo (expresión génica) por modificación química del DNA, sin modificar el genotipo (secuencia de ADN).	• Metilación de DNA • Modificación de histonas • Silenciamiento génico a través de ncRNA • Remodelación de cromatina	• Transitorio/ permanente • Heredable

Tabla 17-2. Factores interindividuales que contribuyen a la respuesta farmacológica. Tomado de Katara y Yadav, 2019 [8].
Siglas: SNPs, polimorfismos de un solo nucleótido; CNVs, variaciones en el número de copias; ncRNA, RNA no codificante;

Isoforma	**Poblaciones**	**Descripción**
CYP2D6	• 5-10% en caucásicos • 4% en la raza negra • 1% en orientales	Controlado por un gen que origina los tres subgrupos de metabolizadores: rápidos, intermedios y lentos. Eliminación lenta de los fármacos sustrato de esta isoenzima, presentan concentraciones elevadas (mayor toxicidad)
CYP2C9	• 10% en caucásicos • 2% en orientales (actividad reducida)	Retraso en la eliminación (AINE) Puede presentar problemas de toxicidad hepática.
CYP2C19	• 4% en caucásicos • 23% de los orientales (actividad reducida)	Contribución a la variabilidad de la respuesta a fármacos como diacepam, omeprazol y antidepresivos
CYP1A	• 4 % de japoneses (actividad reducida)	No se encuentra descrita claramente la existencia de un polimorfismo.

Tabla 17-3. Polimorfismos de receptores y transportadores de fármacos clínicamente relevantes [12].
Siglas: AINE, Analgésico Antiinflamatorio No Esteroideo.

Los estudios del metabolismo de los fármacos a través del CYP450 se relacionan con la variabilidad presentada del sustrato en presencia de sustancias inhibidoras o inductoras del complejo enzimático, que subyace en las interacciones farmacológicas, debido a que el complejo enzimático cataliza el metabolismo de los fármacos de fase I, abarcando la mayoría de los fármacos prescritos clínicamente

[9, 11, 13]. En la Tabla 17-4 se muestran los sustratos, inhibidores e inductores más representativos de las diferentes enzimas del citocromo P450.

Los farmacogenes más reportados han sido los que codifican a enzimas metabolizadoras de fármacos, y el genotipo de cada individuo describen la actividad de la enzima (ejemplo: metabolizador ultrarrápido, metabolizador rápido, metabolizador normal, metabolizador intermedio, y pobre metabolizador); sin embargo, otros genes codifican a proteínas que son el sitio de acción de los fármacos, por lo que se ha observado que los pacientes con variaciones pueden ser más sensibles o resistentes a ciertos fármacos [1]. Se han reportado variantes polimórficas relacionadas con la adsorción, la distribución, el metabolismo y la

Enzima	Sustrato	Inhibidores	Inductores
CYP1A2	• Antidepresivos: amitriptilina, clormipramida, imipramida, mirtazapina • Antipsicóticos: clozapina, haloperidol, olanzapina. • Metilxantinas: teofilina, cafeína • Otros: paracetamol, propranolol,ropivacaína, tacrina.	Amiodarona, cimetidina, fluoroquinolonas	Barbitúricos, carbamacepina, fenitoína, insulina, rifampicina, omeprazol.
CYP2C9	• AINE: celecoxib, naproxeno, meloxicam, diclofenaco. • Hipoglucemiantes: tolbutamina, rosiglitazona. • ARA-II: Irbesartán, losartán. • Otros: fenitoína, tamoxifeno, fluoxetina, warfarina, amitriptilina	Amiodarona, fluconazol, fluvastatina, isoniacida, probenecida, sertralina, sulfametoxazol, trimetoprima, zafirlukast.	Barbitúricos, carbamacepina, fenitoína, rifampicina.

CYP2C19	• Antidepresivos: amitriptilina, citalopram, fluoxetina, moclobemida. • Antiepilépticos: diacepam, fenitoína, mefenitoína. • Inhibidores de la bomba de protones: omeprazol, lansoprazol, pantoprazol. • Otros: ciclofosfamida, indometacina, tenipósido, propranolol, warfarina.	Cimetidina, felbamato, fluoxetina, ketokonazol, Indometacina, paroxetina, omeprazol, topiramato.	Barbitúricos, carbamacepina, fenitoína, rifampicina.
CYP2D6	• Antiarrítmicos: diltiacem, lidocaína, propafenona. • Antidepresivos: amitriptilina, clomipramina, fluoxetina, mianserina, paroxetina. • Antipsicóticos: clorpromacina, haloperidol, olanzapina, risperidona. • β-bloqueantes: carvedilol, pindolol, propranolol, timolol. • Otros: anfetamina, clorfeniramina, codeína, dextrometorfano, metoclorpramina, ondansetrón, tamoxifeno, tramadol.	Amiodarona, celecoxib, cimetidina, clorfeniramina, cocaína, doxorrubicina, fluoxetina, halopuridol, metoclopramida, quinidina, ranitidina, sertralina, terbinafina.	Desconocido

CYP3A	• Antiarrítmicos: lidocaína, propranolol, quinidina. • Antidepresivos: amitriptilina, imipramina, sertralina. • Antiretroviral: indinavir, ritonavir, saquinavir. • Antihistamínico: astemizol, clorfeniramina. • Antipsicóticos: clozapina, haloperidol, risperidona. • Benzodiacepinas: alprazolam, diacepam, midazolam, trazolam. • Bloqueantes de canales de calcio: amlodipino, diltiacem, nifedipino, verapamilo. • Estatinas: atorvastatina, lovastatina, sinvastitna. • Esteroides: cortisol, estradiol, testosterona, progesterona. • Inmunosupresores: ciclosporina, tacrólimo. • Macrólidos: claritromicina • Procinéticos: cisaprida • Otros: alfentanilo, dapsona, dextrometorfano, irinotecán, ondansetrón, omeprazol, paclitaxel, quinina, salmeterol, sildenafilo, tamoxifeno, vincristina, zolpidem.	Antiretroviral: Indinavir, nelfinvir, ritonavir, saquinavir Otros: amiodarona, cimetidina, ciprofloxacino, claritromicina, diltiacem, eritromicina, fluconazol, itraconazol, ketoconazol, verapamilo, zumo de toronja	Antiretroviral: Efavirenz, nevirapina Otros: barbitúricos, carbamacepina, fenitoína, glucocorticoides, rifampicina.

Tabla 17-4. Ejemplos de sustratos e inhibidores más representativos de las diferentes enzimas CYP450. Tomado y adaptado de Lorenzo, et al., 2018 [9].

excreción (ADME) de fármacos y xenobióticos que contribuyen significativamente a la sensibilidad, resistencia y toxicidad de las sustancias en los pacientes [2] (Tabla 17-5).

Tipo	Función biológica	Gen	Ejemplo de fármaco
Farmacocinético	Metabolizador	*ADH1A, ADH1B, ADH1C, ALDH1A1, ALOX5, COMT, CYP1A2, CYP2A6, CYP2B6, CYP2C19, CYP2C8, CYP2C9, CYP2D6, CYP2E1, CYP2J2, CYP3A4, CYP3A5, CYP4F2, DPYD, G6PD, GSTP1, GSTT1, HMGCR, MTHFR, NAT2, NQO1, PTGIS, PTGS2, SULT1A1, TPMT, TYMS, UGT1A1, VKORC1.*	Rifampicina
	Transportador	*ABCB1, CFTR, SLC19A1, SLC22A1, SLCO1B1, ABCG2.*	Valspodar
Farmacodinámico	Receptor	*ADRB1, ADRB2, AHR, ALK, DRD2, EGFR, ERBB2, NR1I2, P2RY1, P2RY12, RYR1, HLA-B, VDR.*	Gefitinib
	Señalización	*ABL1, BRCA1, KIT, KRAS, NRAS, BRAF, BCR.*	Imatinib
	Canal iónico	*KCNH2, KCNJ11, SCN5A, CACNA1S.*	Droperidol
Coagulación *F5* Eltrombopag			
	RNA ribosomal	*MT-RNR1*	Aminoglucósidos
	Regulador	*ACE*	Inhibidores de la ECA

Tabla 17-5. Lista de los farmacogenes más importantes. Tomado de Katara y Yadav, 2019 [8].
Siglas: ECA, enzima convertidora de la angiotensina;

Los polimorfismos de un solo nucleótido (SNP) son considerados como variaciones heredadas entre personas, distribuidas por todo el genoma debido a que son cambios sutiles en la secuencia de DNA con una prevalencia del 1 al 5% de la población y que puede o no traducirse en una manifestación de la proteína codificada o a través de la regulación génica [14]. Ellos representan una única diferencia de nucleótidos en la secuencia de ADN, que puede desempeñar un papel funcional cuando ocurre dentro de una secuencia de codificación génica o en una región reguladora, que además se heredan de manera estable dentro de los bloques de haplotipos en el desequilibrio de ligamento con una variante genética específica permitiendo su uso como tagSNP en análisis genómicos asociadas a respuesta de fármacos [2].

Los principales polimorfismos genéticos del metabolismo del fármaco CYP450 son causados por variaciones en el gen *CYP2D6*, *CYP2C9*, *CYP2C19* y *CYP3A5* [13]. Con respecto a la farmacogenética de los transportadores de fármacos es extensa; sin embargo, se han determinados transportadores de importancia como la glucoproteína P (PGP) y los transportadores multirresistencia (MRP). El primero es el producto del gen de resistencia a múltiples fármacos (MDR1), que pertenece a la superfamilia de transportadores ABC, cuya función es eliminar de las células sustancias o metabolitos tóxicos; en el caso de los MRP, el más conocido es el MRP2, en el cual, los polimorfismos pueden reducir o anular la expresión o la capacidad de la proteína transportadora [15]. La tabla 17-6 presenta los polimorfismos para los transportadores, receptores del metabolismo de fármacos.

La identificación tagSNP permiten reconocer la variación genética y la asociación a fenotipos, sin genotipar cada SNP en una región cromosómica; evolucionado de una investigación, basada en genes candidatos, para conducir al descubrimiento de variantes genéticas asociadas al riesgo individual de reacciones adversas a medicamentos (RAM) y a la eficacia del fármaco [2]. Las RAM son la principal preocupación para el paciente, la industria y el sector de salud; para el primer caso, es debido a que pueden originar la muerte, la hospitalización e incapacidad; en caso de la industria farmacéutica, implica la posibilidad del retiro de medicamento del mercado y finalmente en el sector de salud, un incremento en los costos en atención en los niveles de atención [16].

Uno de los elementos que se consideran de gran importancia en la aparición de las RAM, es el elevado número de medicamentos consumidos por el paciente para atender las condiciones patológicas de manera individual o asociadas a comorbilidades y/o cuadros sintomáticos complejos; por lo cual, la polifarmacia (consumo de más de tres medicamentos) se ha catalogado como un elemento maléfico; sin embargo, este calificativo es caracterizado por medicamentos innecesarios, medicamentos inapropiados con alto riesgo (sobre todo en poblaciones como la geriátrica, infantil y neonatos) y negligencia para las relevantes comorbilidades, interacciones y genotipos [7]. Las RAM presentan un considerable número de decesos, aun cuando son prescritas y administradas de manera adecuada; se estima que, un número elevado se asocia con variaciones farmacogenómicas de la enzima metabolizadora de fármacos [17]

Gen	Polimorfismo	Sustrato	Situación clínica-fisiológica
Transportadores			
MDR1	C4335T	Numerosos. Ejemplo: Digoxina, inhibidores de la proteasa, anticonvulsivos.	Alteración de los niveles plasmáticos de sustratos de la PGP. Disminución de mecanismos protectores Mayor eficacia del tratamiento antiretroviral
	G2677T/A		Alteración de los niveles plasmáticos de sustrato de la PGP
MRP2	Ile1173Phe Arg1150HisArg 1066Stop	Bilirrubina	Síndrome de Dubin-Johnson
Receptores			
ADPRβ_1	Arg389Gly Ser49Gly	β-Bloqueantes	Hipotensión β-Bloqueantes
ADPRβ_2	Arg16gly Gln27Glu	β-Agonistas	Resistencia a β-Agonistas en el asma
ADPRα_{2c}	Del322-325		Mayor riesgo de insuficiencia cardiaca
DRD$_3$	Ser9Gly	Neurolépticos	Discinesia tardía en tratamientos antipsicóticos
5-HT$_{2A}$	Ile197Val	Neurolépticos	Diferencias en las respuestas farmacológicas
Enzimas metabolizadoras			
CYP2A1	*4, *9	Nicotina	Alteración de su metabolismo
CYP2D6	Múltiples	Múltiples fármacos: cardiovasculares, antidepresivos, antipsicóticos	Toxicidad Falta de respuesta
CYP2C8	*3	Paclitaxel	Alteración de su metabolismo
CYP2C9	*2, *3	Warfarina	Riesgo de hemorragias, necesidad de ajuste de dosificación

CYP2C19	*2, *3	Múltiples fármacos: proguanil, talidomida, inhibidores de la bomba de protones	Eficacia del fármaco alterada, necesidad de dosis distintas
CYP3A5	*3	Tacrolimus	Requerimiento de dosis más bajas
TPMT	Múltiples	Tiopurinas	Toxicidad hematológica
UAGT1A1	*28	Bilirrubina	Síndrome de Gilbert

Tabla 17-6. Polimorfismos de receptores y transportadores de fármacos clínicamente relevantes. Tomado de Ruiz & Fernández, 2013 [15].

Siglas: ADPRβ_1, Receptor adrenérgico beta-1; ADPRβ_2, Receptor adrenérgico beta-2; ADPRβ_1, Receptor adrenérgico alfa-2c; DRD$_3$, Receptor dopaminérigoco-3; 5-HT$_{2A}$, receptor de 5-hidroxitriptamina (serotonina) 2A; MRP1, Resistencia a múltiples fármacos 1; MRP2, Resistencia a múltiples fármacos 2; PGP, glucoproteína P; TPMT: tiopurina transfersas; UGT1A1: UDP-glucuroniltransferasa 1A1.

Aplicaciones clínicas

A pesar del crecimiento de evidencia que respalda el uso de pruebas farmacogenéticas seleccionadas para optimizar los resultados de la medicación, el proceso de implementación se considera lento; aun cuando se cuenta con conocimiento desde la investigación (fase preclínica y clínica) hasta el uso clínico (hospitalario y salud pública) [18]. Es decir, el uso de éstas pruebas se basa en estudios de ensayos observacionales retrospectivos en pacientes seleccionados; así como en validez analítica, validez clínica, utilidad clínica, y el modelo asociado de implicaciones éticas, legales y sociales [19, 20]. Por ejemplo, se estima que el 7% de los hospitales en los Estados Unidos ofertan pruebas farmacogenómicas [4].

El Consorcio de Implementación de Farmacogenética Clínica (CPIC, por sus siglas en inglés) considera a las pruebas farmacogenéticas para tomar decisiones con respecto a los pares gen-fármaco, considerando principalmente los medicamentos de alto riesgo [21] (Tabla 17-7), las guías de CPIC se encuentran disponibles para consultar y descargar por la colaboración de asociación entre PharmGKB y PGRN (The Pharmacogenomics Research Network) [22].

En la atención al paciente, las pruebas farmacogenéticas de laboratorio estiman la utilidad y rentabilidad para la farmacoterapia para considerar el ajuste de dosificación en patologías crónicas como insuficiencia renal [18]. En ésta área, el farmacéutico tiene el potencial de desarrollar sus roles para liderar la toma de decisiones en torno a la farmacogenética, pues educan y aumentan la medicación segura, sin quedar atrapados en el "excepcionalismo genético", debido a que se integran herramientas clínicas y genéticas que lo hacen acreedor a un estándar único [3, 18]; pues busca dirigir con precisión en pacientes propensos con efectos adversos e ineficacias terapéuticas para ayudar a reducir los costos asociado con la administración de fármacos, ineficaces terapia y manejo de eventos adversos relacionados con la medicación [20]. La farmacogenética y la atención al paciente buscan la generación de personal médico expertos que estén preparados para

Farmacogen	Fármaco
TPMT	Mercaptopurina, tioguanina, azatioprina
CYP2D6	Codeína, tramadol, antidepresivos tricíclicos
CYP2C19	Antidepresivos tricíclicos, clopidogrel,voriconazol
VKORC1	Warfarina
CYP2C9	WArfarina, fenitoína
HLA-B	Alopurinol, carbamacepina, abacavir, fenitoína.
CFTR	Ivacaftor
DPYD	Fluorouracilo, capecitabina, tegafur
G6PD	Rasburicasa
UGT1A1	Irinotecan, atazanavir
SLCO1B1	Simvastatina
IFNL3 (IL28B)	Interferón
CYP3A5	Tacrolimus

Tabla 17-7. Variación genética accionable de la línea germinal y medicamentos asociados. Tomado de Relling & Evans, 2015 [21].

aplicar la metodología farmacogenética y abogar por la atención centrada en el paciente [23]. El avance en el uso de biomarcadores y farmacogenómica ha sido un área prioritaria clave en algunas instituciones como la FDA (*Food and drugs administration*), donde se desarrollaron y aprobaron muchos medicamentos para subconjuntos específicos de pacientes con una enfermedad caracterizada por cierto perfil molecular [24]. Al igual que la FDA, la EMA (*European Medicines Agency*) ha establecido la información farmacogenómica en las etiquetas de los medicamentos, está cada vez más presente y, en consecuencia, se adapta para la composición genética de los pacientes en favor de mejorar el equilibrio beneficio-riesgo del tratamiento farmacológico (por ejemplo, en fármacos con propiedades antineoplásicas) [25] (Tabla 17-8). Alrededor del 18% de la farmacoterapia prescrita llevan etiquetas farmacogenéticas accionables en los Estados Unidos con una creciente importancia de las pruebas genéticas para la práctica clínica incluyendo polimorfismos en la dosificación de warfarina y el riesgo de complicaciones hemorrágicas(*CYP2C9*), para la respuesta a la codeína (*CYP2D6*) y una variante para la inducción de miopatía por estatinas (*SLCO1B1*, rs4149056) [10].

El propósito del etiquetado farmacogenómico es ayudar a proporcionar información al proveedor de atención médica en el uso seguro y efectivo del producto, considerando la posología adecuada para el tipo de paciente, además, puede indicar si una prueba genómica está disponible y si la prueba debe ser considerada, recomendada o necesaria [26]. El paciente debe ser informado y recibir un asesoramiento adecuado puesto que algunas inquietudes o preguntas sobre las pruebas farmacogenómicas y sobre la oportunidad de utilizar las guías del mismo nombre para reducir los efectos secundarios y obtener el mayor beneficio terapéutico. Pueden no ser respondidas; lo anterior, no ha disminuido el interés del personal médico y de los pacientes para el uso de la farmacogenómica en el área clínica [27]. Sin embargo, es necesario establecer el alcance de la farmacogenómica para evitar expectativas erróneas (Tabla 17-9).

Fármacogen (biomarcador)	Fármaco	Área terapéutica	Sección de etiquetado								
			RA	EF	EC	DA	IF	UI	P	UP	AP
BCR-ABL1	Blinatumomab	Oncología			✓			✓			
CYP2D6	Atomoxetina	Psiquiatría	✓	✓		✓	✓				✓
CYP2D6	Aminotriptilina	Psiquiatría							✓		
EGFR	Cetuximab	Oncología	✓	✓		✓		✓			✓
F5	Eltrombopag	Hematología									✓
TPMT	Azatioprina	Reumatología	✓	✓		✓	✓				✓
UGT1A1	Belinostat	Oncología		✓		✓					
VKORC1	Warfarina	Hematología		✓		✓					
CYP2C19	Carisoprodol	Reumatología		✓						✓	
G6PD	Clorpropamida	Endocrinología							✓		✓

Tabla 17-8. Ejemplos de biomarcadores basados en farmacógenos utilizados en el etiquetado de medicamentos. Tomado de Katara y Yadav, 2019 [8].

Siglas: RA, Reacción adversa; EF, Estudios farmacológicos; EC, Estudios clínicos; DA, Dosis y administración; IF, Interacción farmacológica; UI, Uso e indicaciones; P, Precauciones; UE, Uso en poblaciones específicas; AP, Advertencias y precauciones.

Un aspecto importante de las pruebas genéticas es la decisión de la inclusión de los genes de estudio. Existe un acuerdo general sobre muchos genes, un avance que se ha logrado principalmente mediante el establecimiento de pautas de CPIC, donde *CYP2C19* y *CYP2D6* que tienen pautas sólidas asociadas, además, se propone un listado de genes que puedan ser incluidos dentro de los que se plantean *ABCB1, BCHE, CYP2B6, CYP2C19, CYP2C9, CYP2D6, CYP3A4, CYP3A5, CYP4F2, DPYD, G6PD, HLA-A, HLA-B, IL26B, ITPA, NAT2, NUDT15, RYR1, SLCO1B1, TPMT, TYMS, UGT1A1, VKORC1* [28].

Farmacogenómica puede…	Farmacogenómica no puede…
▪ Identificar medicamentos con mayor riesgo de efectos adversos ▪ Identificar medicamentos con mayor riesgo de fracaso terapéutico ▪ Ayudar a reducir la selección terapéutica ▪ Ayudar a predecir la dosis para algunos medicamentos.	▪ Predecir todas las reacciones adversas a la medicación ▪ Predecir el riesgo de un efecto secundario específico para todos los medicamentos ▪ Predecir el riesgo de un efecto secundario específico para todos los medicamentos ▪ Ser una "bola mágica" para ofrecer un régimen perfecto sin riesgos

Tabla 17-9. Farmacogenómica: puede y no puede. Tomado de Wake, et al, 2019 [27].

Las poblaciones especiales como los neonatos y los niños representan una población particular debido a los cambios dinámicos que pueden resultar de impacto en la seguridad y eficacia de los medicamentos, convirtiéndola en un área de creciente interés en la investigación [29]. En los neonatos ha sido reportado algunos genotipos de importancia farmacológica, por ejemplo, el genotipo *CYP2D6* influye en lactantes de menos de 37 semanas de edad en la biotransformación de tramadol. En el metabolismo de pantoprazol oral por el *CYP2C19*, no puede diferenciarse a los metabolizadores genéticamente normales a las dos semanas de edad, sin embargo, a las 15 semanas de edad el aclaramiento y el área bajo la curva es mayor en los neonatos que portan la variación. Los SNP's en *CYP2C9* se han asociado con la respuesta de indometacina para el cierre de *ductus* arterioso permeable [30], siendo importantes para la individualización y precisión farmacoterapéutica en esta población.

Con respecto a la medicación para las enfermedades respiratorias, diferentes variaciones de SNP y genes, como *ADRB2 Arg16* y *ADRB2*, se han asociado específicamente con respuesta terapéutica a los fármacos agonistas ß2 de acción prolongada. Por otro lado, para las alteraciones de la fluidez sanguínea en la prevención y el tratamiento de la trombosis, se ha destacado el impacto genético en el gen de la vitamina K epóxido-reductasa sobre la respuesta de la vitamina K y la pérdida de función del fármaco en *CYP2C9*, *CYP4F2* y *CYP2C18* [31].

- Es importante que se considere realizar una prueba farmacogenómica bajo las siguientes condiciones [32]:
- Consumo de cuatro o más fármacos.
- Pacientes geriátricos (mayor a 65 años).
- Pacientes adultos (mayor a 40 años) con enfermedades crónicas (diabetes, hipertensión, enfermedad coronaria) o afecciones como obesidad.
- Antecedentes familiares con efectos adversos a medicamentos.
- Historia clínica y farmacoterapéutica familiar desconocida.
- Interés personal o familiar en genética.

- Inadecuada o falta de respuesta a la farmacoterapia.
- Mostrar proactividad en el cuidado, atención y manejo de la salud.

Para implementar la farmacogenética en la clínica deben participar pacientes y sus familias, profesionales de la salud, autoridades, instituciones académicas, organizaciones centradas en enfermedades, desarrolladores de analizadores de genoma y científicos, los cuales; debe ser informadas con precisión sobre las posibilidades y limitaciones de genotipado para la respuesta a medicamentos[33]; además, debe de considerarse la inclusión de tópicos en farmacogenómica y farmacogenética en los programas educativos en universidades [34].

Consideraciones finales

La farmacogenética y la farmacogenómica cada vez se integran en el área clínica a través de la toma de decisiones, siendo el concepto de utilidad clínica un elemento que debe tomarse en cuenta en las perspectivas de los profesionales de la salud sobre la utilidad, beneficios y desventajas de una innovación en la práctica laboral. Los farmacéuticos tienen actitudes positivas hacia la farmacogenómica. Las organizaciones profesionales de las ciencias de la salud y de farmacia trabajan para avanzar en la profesión para la adopción de papeles en farmacogenómica en el ámbito clínico.

En poblaciones especiales (neonatos y niños, geriátricos, embarazo y lactancia, etc.) deben considerarse pruebas farmacogenéticas a lo largo de la vida del individuo, debido a los cambios considerables. De igual manera, es necesario evaluar y determinar el impacto potencial de los resultados para el paciente y su entorno familiar. Los profesionales clínicos-terapéuticos están cada vez más obligados a tener competencias en farmacogenómica, especialmente con el objetivo de encontrar una terapia personalizada para diferentes patologías. A nivel educación y de formación de recursos humanos, trayectorias relacionados en el ámbito farmacogenético deben incluirse en los planes de estudio de medicina y farmacia de los programas educativos en universidades.

Bibliografía

[1] Abbasi, J. (2016). Getting Pharmacogenomics Into the Clinic. JAMA, 18;316(15):1533-1535. https://doi.org/10.1001/jama.2016.12103.

[2] Arbitrio, M., Di Martino, M. T., Scionti, F., Agapito, G., Guzzi, P. H., Cannataro, M., Tassone, P., & Tagliaferri, P. (2016). DMET™ (Drug Metabolism Enzymes and Transporters): a pharmacogenomic platform for precision medicine. Oncotarget, 7(33), 54028–54050. https://doi.org/10.18632/oncotarget.9927

[3] Empey, P. E., (2016). Pharmacogenomics to achieve precision medicine, Am J Health-Syst Pharm,73(23), 1906–1907, https://doi.org/10.2146/ajhp160682

[4] Johnson, J.A.& Weitzel, K, W. (2015). Advancing pharmacogenomics as a component of precision medicine: How, where and who? Clin Pharmacol Ther, 99 (2), 154-56. https://doi.org/10.1002/cpt.273

[5] Johnson, J.A. (2016). Pharmacists should jump onto the clinical pharmacogenetics train. Am J Health Syst Pharm, 73(23): 2013–2016. https://doi.org/10.2146/ajhp160046

[6] Almomani, B., Hawwa, A.F., Goodfellow, N.A., Millership, J.S., & McElnay, J.C. (2015). Pharmacogenetics and the print media: what is the public told? BMC Med Genet, 9;16:32. https://doi.org/10.1186/s12881-015-0172-3.

[7] Brockmöller, J., & Stingl, J.C. (2017). Multimorbidity, polypharmacy and pharmacogenomics in old age. Pharmacogenomics, 18(6):515-517. https://doi.org/10.2217/pgs-2017-0026

[8] Katara, P & Yadav, A. (2019). Pharmacogenes (PGx-genes): Current understanding and future directions. Gene, 718: 1-12. https://doi.org/10.1016/j.gene.2019.144050

[9] Lorenzo, P., Moreno, A., Lizasoain, I., Leza, J.C., Moro, M.A. & Portolés, A. (2018). Velázquez, Farmacología Básica y Clínica. Madrid: Médica Panamericana.

[10] Lauschke, V. M., & Ingelman-Sundberg, M. (2016). Requirements for comprehensive pharmacogenetic genotyping platforms. Pharmacogenomics,

17(8), 917–924. https://doi.org/10.2217/pgs-2016-0023

[11] Manikandan, P., & Nagini, S. (2018). Cytochrome P450 Structure, Function and Clinical Significance: A Review. Current drug targets, 19(1), 38–54. https://doi.org/10.2174/1389450118666170125144557

[12] Hernández, G., Moreno, A., Zaragozá, F. & Porras, A. (2011). MediPharm Tratado de Medicina Farmacéutica. Madrid: Médica Panamericana

[13] Goh, L. L., Lim, C. W., Sim, W. C., Toh, L. X., & Leong, K. P. (2017). Analysis of Genetic Variation in CYP450 Genes for Clinical Implementation. PloS one, 12(1), e0169233. https://doi.org/10.1371/journal.pone.0169233

[14] Gambini, J., Gimeno-Mallench, L., Inglés, M., Olaso, G., Abdelaziz, K. M., Avellana, J. A., Belenguer, Á., Cruz, R., Mas-Bargues, C., Borras, C., & Viña, J. (2016). Identificación de polimorfismos de nucleótido simple en centenarios [Identification of single nucleotide polymorphisms in centenarians]. Revista espanola de geriatria y gerontologia, 51(3), 146–149

[15] Ruiz-Gayo, M. & Fernández-Alfonso, M. (2013). Fundamentos de Farmacología Básica y Clínica. Madrid: Médica Panamericana.

[16] Becquemont, L. (2009). Pharmacogenomics of adverse

drug reactions: practical applications and perspectives. Pharmacogenomics, 10(6):961-9. https://doi.org/10.2217/pgs.09.37.

[17] Hussain, S., Kenigsberg, B.B., Danahey, K., Lee, Y.M., Galecki, P.M., Ratain, J.M. & O'Donnell, P.H. (2016). Disease-drug Database for Pharmacogenomic-Based Prescribing. Clin Pharmacol Ther, 100 (2), 179-90. https://doi.org/10.1002/cpt.364

[18] Caudle, K.E., Gammal, R.S., Whirl-Carrillo, M., Hoffman, J.M., Relling, M.V. & Klein, T.E. (2016). Evidence and resources to implement pharmacogenetic knowledge for precision medicine. Am J Health Syst Pharm, 1;73(23):1977-1985. https://doi.org/10.2146/ajhp150977

[19] Chang, K.L., Weitzel, K., & Schmidt, S. (2015). Pharmacogenetics: Using Genetic Information to Guide Drug Therapy. Am Fam Physician, 1;92(7):588-94.

[20] Dias, M.M., Sorich, M.J., Rowland, A. Wiese, M.D. & McKinnon, R.A. (2017). The Routine Clinical Use of Pharmacogenetic Tests: What It Will Require? Pharm Res, 34 (8), 1544-1550. https://doi.org/10.1007/s11095-017-2128-0

[21] Relling, M. V., & Evans, W. E. (2015). Pharmacogenomics in the clinic. Nature, 526(7573), 343–350. https://doi.org/10.1038/nature15817

[22] PharmGKB & PGRN. (2019). CPIC guidelines. California, EU.: CPIC US Department of Health & Human Services. Recuperado de https://cpicpgx.org/guidelines/

[23] Ta, R., Cayabyab, M. A., & Coloso, R. (2019). Precision medicine: a call for increased pharmacogenomic education. Personalized medicine, 16(3), 233–245. https://doi.org/10.2217/pme-2018-0107

[24] Drozda, K. & Pacanowski, M.A. (2017). Clinical Trial Designs to Support Clinical Utility of Pharmacogenomic. Testing Pharmacotherapy, 37 (9), 1000-1004. https://doi.org/10.1002/phar.1971

[25] Ehmann, F., Caneva, L., Prasad, K., Paulmichl, M., Maliepaard, M., Llerena, A., Ingelman-Sundberg, M., & M Papaluca-Amati, M. (2015). Pharmacogenomic Information in Drug Labels: European Medicines Agency Perspective. Pharmacogenomics J, 15 (3),

201-10. https://doi.org/10.1038/tpj.2014.86

[26] Schuck, R. N., & Grillo, J. A. (2016). Pharmacogenomic Biomarkers: an FDA Perspective on Utilization in Biological Product Labeling. The AAPS journal, 18(3), 573–577. https://doi.org/10.1208/s12248-016-9891-4

[27] Wake, D. T., Ilbawi, N., Dunnenberger, H. M., & Hulick, P. J. (2019). Pharmacogenomics: Prescribing Precisely. The Medical clinics of North America, 103(6), 977–990. https://doi.org/10.1016/j.mcna.2019.07.002

[28] Wiltshire, T., & Dong, O. M. (2018). Clinical pharmacogenetics: how do we ensure a favorable future for patients? Pharmacogenomics, 19(6), 553–562. https://doi.org/10.2217/pgs-2017-0192

[29] Madadi P. Ethical perspectives on translational pharmacogenetic research involving children. Paediatr Drugs. 2015;17(1):91-95. https://doi.org 10.1007/s40272-014-0111-3

[30] Lewis, T., & Leeder, J. S. (2018). Pharmacogenomics and implementation of precision therapeutics in the neonatal ICU: a new frontier? Pharmacogenomics, 19(16), 1231–1233. https://doi.org/10.2217/pgs-2018-0132

[31] Schiavone, S., Neri, M., Pomara, C., Riezzo, I., Trabace, L., & Turillazzi, E. (2017). Personalized Medicine in the Paediatric Population: The Balance Between Pharmacogenetic Progress and Bioethics. Current pharmaceutical biotechnology, 18(3), 253–262. https://doi.org/10.2174/1389201018666170207130236

[32] Wysocki, K., & Seibert, D. (2019). Pharmacogenomics in clinical care. Journal of the American Association of Nurse Practitioners, 31(8), 443–446. https://doi.org/10.1097/JXX.0000000000000254

[33] Slob, E., Vijverberg, S., Pijnenburg, M. W., Koppelman, G. H., & Maitland-van der Zee, A. H. (2018). What do we need to transfer pharmacogenetics findings into the clinic? Pharmacogenomics, 19(7), 589–592. https://doi.org/10.2217/pgs-2018-0026

[34] Chang, A., Nelson, R., & Brixner, D. (2019). Advancing Pharmacy Practice by Reducing Gaps in Pharmacogenetic Education. Am J Health Syst Pharm, 76 (5), 320-326. https://doi.org/10.1093/ajhp/zxy066

Capitulo 18

ASESORAMIENTO GENETICO

Introducción

La American Society of Human Genetics, en 1975, define el asesoramiento genético como un proceso de comunicación por el que se pretende dar a las personas y sus familiares con enfermedad genética, o con riesgo de tenerla, una información sobre su condición, así como dar información a las parejas con riesgo reproductivo.

En el pasado la comunicación que se daba en este proceso se conocía como "consejo genético", en donde el profesional orientaba acerca de qué hacer en la toma de decisiones. Actualmente, el asesoramiento genético se le considera como un proceso "no directivo", buscando proporcionar la suficiente información al paciente o a su familia, para que ellos sean los que tomen las decisiones relacionadas a su padecimiento. El único requisito que se exige del profesional de la salud es que esté capacitado, desde el punto de vista científico, en la enfermedad motivo de estudio; debe conocer a fondo la historia natural del padecimiento, apreciando el problema con una perspectiva amplia, pero usando un lenguaje claro, sencillo, accesible y adecuado. Que sepa comunicar la información médica, así como conocer los riesgos genéticos y las formas de prevención.

Objetivo

El proceso del asesoramiento genético requiere la participación de profesionales formados en este proceso, con la finalidad de ayudar al individuo o su familia a:

1. Conocer y entender los aspectos médicos de la enfermedad: diagnóstico, causas, pronóstico y manejo médico.
2. Conocer y entender cómo la herencia contribuye en la enfermedad y el riesgo de transmisión a familiares.
3. Conocer las acciones disponibles

para disminuir o eliminar el riesgo de recurrencia de la enfermedad.
4. Elegir la opción más apropiada, según el riesgo existente, para enfrentar el evento, en función del riesgo, la dinámica familiar y sus principios éticos y/o religiosos.

Indicaciones

Los principales motivos de consulta para asesoramiento genético son:

1. Hijo previo o familiar con malformaciones congénitas
2. Hijo previo o familiar con retraso mental
3. Hijo previo o familiar con enfermedad genética conocida
4. Feto con malformaciones o embarazo con marcadores prenatales anormales
5. Abortos de repetición o infertilidad
6. Consanguinidad
7. Exposición de la embarazada a un agente teratógeno

Fases del asesoramiento genético

1. Tener el diagnóstico correcto.

La base del asesoramiento genético radica en el conocimiento del diagnóstico correcto de la enfermedad, y eso se logra con la elaboración de una historia clínica completa, sin obviar ningún elemento de la misma. La realización del árbol genealógico, como parte de la anamnesis familiar, aporta información muy valiosa del paciente y su familia, en vía de establecer el diagnóstico correcto y su patrón hereditario.

Se iniciará consignando el nombre completo del afectado, edad y sexo, lugar de origen y dirección (especificando lo más posible para futuros reencuentros y notificación). En las comunidades rurales sus calles no tienen nombres y sus casas no están numeradas, por lo que es conveniente consignar referencias particulares, como, por ejemplo, "a lado de la iglesia", "enfrente del parque", "a una cuadra de la escuela". A través del seguimiento de un paciente podemos tener alternativas nuevas de diagnóstico y tratamiento que ofrecerle, o bien, que al profesional lo mueva el interés docente y que desee comunicar a la comunidad científica nuevos hallazgos sobre la enfermedad; en estas circunstancias se requiere tener localizado al paciente para eficientizar la práctica profesional.

Nombre completo, edad y procedencia de ambos progenitores:

permite identificar factores de riesgos como la edad avanzada de la madre que la predispone para enfermedades cromosómicas o la edad avanzada del padre para enfermedades mendelianas. Conocer de dónde proceden los padres permite identificar una población endogámica o la presencia de consanguinidad.

Número de gestas, partos, abortos y cesáreas: nos ubica para el momento de dar el riesgo de recurrencia, pues no es lo mismo asesorar a una pareja joven primigesta, con un proyecto reproductivo por delante, que asesorar a una multigesta que quizá su proyecto de reproducción haya concluido. De igual manera, la ausencia de gestaciones en una mujer, así como las pérdidas gestacionales recurrentes nos están alertando de que algo está pasando en la pareja y que requiere ser investigado.

Periodo prenatal: Los dos primeros meses de embarazo son importantes en el desarrollo de un bebé, de ahí que la investigación en este periodo revista especial importancia. El periodo embrionario, de la semana 3 a la semana 8, es el periodo crítico del desarrollo, por lo tanto, interesa saber si la madre estuvo expuesta, durante este periodo, a teratógenos diversos, ¿tomó

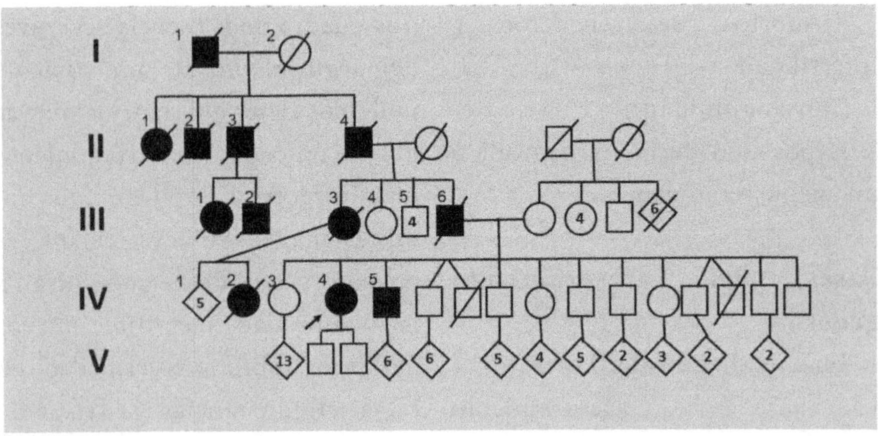

FIG 18-1 Árbol genealógico de herencia autosómica dominante. Los afectado son de ambos sexos en cuatro generaciones, los cuales aparecen representados por símbolos rellenos de negro. Las personas enfermas se observan con distribución vertical y con transmisión de varón a varón.

algún medicamento durante su embarazo? ¿radiografías? ¿amenaza de aborto? ¿enfermedades? Se preguntará sobre la fecha de última regla para correlacionar momento preciso a la exposición teratogénica: periodo preembrionario, periodo embrionario, periodo fetal. Difícilmente un insulto morfogenético en los periodos preembrionario y fetal expliquen la malformación en un recién nacido. Duración de la gestación y periodo neonatal: muchos recién nacidos con defectos al nacimiento se relacionan con la prematurez, de ahí que revista importancia conocer si él bebe es de pretermino, término o postermino, así como también, conocer de las eventualidades ocurridas durante el momento de nacer, dado a que la hipoxia puede explicar comportamientos no usuales en el recién nacido.

Exploración física: Cuando el profesional de la salud atiende un parto y recibe a un bebé con alteraciones morfológicas, con seguridad es porque la medicina preventiva ha fallado en gran parte de las veces. Desde esta perspectiva, el asesoramiento genético se visualiza en tres escenarios posibles: preconcepcional, concepcional y postconcepcional. Estamos de acuerdo en que vale mejor tarde que nunca, pero el objetivo debiera ser un asesoramiento preconcepcional, y no después del nacimiento de un niño con malformaciones. La exploración física en genética será la misma de toda historia clínica, sin embargo, enfatizará rasgos faciales y corporales no usuales y relación de segmentos corporales.

Confirmación de la impresión diagnóstica: La dismorfología encontrada en el paciente, junto con las posibles complicaciones asociadas y derivadas, permitirá decidir el tipo de estudio de laboratorio o gabinete a solicitar, así como la valoración de servicios interconsultantes con el objetivo de confirmar el diagnóstico.

2. Establecer el riesgo de recurrencia. Se conoce como riesgo de ocurrencia a la probabilidad de que un trastorno genético aparezca en una familia, y, cuando un padecimiento ya está presente en la familia existe el riesgo de recurrencia para otros familiares. El riesgo puede ser estimado sobre la base del conocimiento del mecanismo causal del trastorno, o de la experiencia. De acuerdo a la magnitud, el riesgo se considera alto

cuando es mayor de 15%, moderado de 5 a 15% y riesgo bajo, cuando es menor de 5%.

Padecimientos Monogénicos o Mendelianos:

En las enfermedades monogénicas o mendelianas simples el cálculo de riesgo se establece de acuerdo al tipo de herencia. Su estimación está basada en predicciones teóricas, generalmente de riesgos altos, constantes y universales.

En la herencia Autosómica Dominante (AD) es usual encontrar que uno de los progenitores del afectado es heterocigoto para un gen dominante con la mutación que ocasiona la enfermedad; en el árbol genealógico se puede identificar afectados en todas las generaciones, guardando una distribución vertical de los enfermos. El riesgo para futuros embarazos de que la enfermedad se herede, es del 50%; pero puede ocurrir que una enfermedad autosómica dominante (AD) se presente por primera vez en la familia y que ambos padres sean sanos, estableciéndose el diagnóstico de una mutación de novo, mutación fresca o nueva mutación, en cuyo caso, el riesgo para futuros embarazos sería del 0%, porque la enfermedad con herencia AD solo la hereda la persona afectada; quien no tiene la enfermedad no transmite la enfermedad (Fig. 18-1)

En la herencia Autosómica Recesiva (AR) los padres del propósitus son sanos y en el árbol genealógico, los afectados están localizados en línea horizontal. Con frecuencia se documenta consanguinidad entre los progenitores, por lo que, ambos, son portadores heterocigotos de un gen recesivo para la enfermedad. El riesgo que tiene una pareja portadores heterocigotos de genes recesivos, de tener hijos con enfermedad AR es del 25%, en cuyo caso el enfermo resulta ser homocigoto para ese gen recesivo,

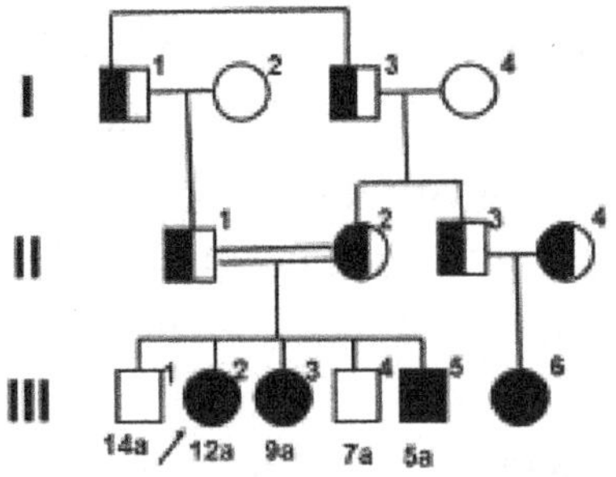

FIG 18-2 Árbol genealógico de herencia autosómica recesiva. Obsérvese la presencia de cuatro individuos afectados en la tercera generación, tres hombres y una mujer, conservando una distribución horizontal. Los padres de los afectados son portadores heterocigotos obligados, consanguíneos (primos hermanos).

pues cada uno de los padres aportó el gen recesivo del cual son portadores. Si una persona, homocigota afectada, pudiera procrear con una persona sana no tendría hijos afectados, pero sí cada uno de los descendientes sería portador heterocigoto; por otro lado, si la persona con enfermedad AR tuviera la posibilidad de la reproducción, el riesgo de tener hijos afectados se daría en el caso de que procreara con un portador heterocigoto, y esto es más evidente cuando el matrimonio es entre familiares (Fig. 18-2).

En la herencia dominante ligada al X (DX) el árbol genealógico de los afectados pudiera confundirse con la herencia autosómico dominante, sin embargo, los padecimientos con herencia dominante ligado al X es común observarlo en mujeres heterocigotas para un gen dominante mutado; si la mujer heterocigota tiene una enfermedad grave, la homocigota tendrá mayor gravedad, e incluso, puede no ser compatible con la vida. El hombre solo tiene un cromosoma sexual X, él es hemicigoto para un gen dominante mutado (X^AY), no tiene compensación con otro cromosoma similar, por lo que las enfermedades dominantes ligadas al X suelen ser letales para el hombre, de manera que, aunque los afectados que se observan en el árbol genealógico con herencia DX, sean de ambos sexos, ningún varón transmitirá el gen dominante, que viaja en el cromosoma X, a su hijo varón, es decir, no hay transmisión de varón a varón. El matrimonio de una mujer heterocigota enferma (X^AX^a) con un hombre hemicigoto sano (XaY) tendrá el siguiente riesgo de heredar el gen dominante mutado a sus hijos, en cada embarazo: si es niña, 50% de riesgo de que sea afectada y 50% de ser sana; si es niño, 50%, de ser enfermo y 50% de nacer sano (Fig. 18-3).

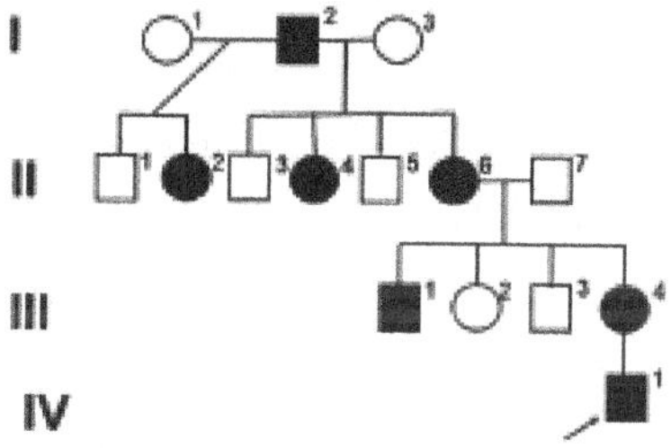

FIG 18-3 Árbol genealógico de herencia dominante ligado al X. Aunque se observa una distribución vertical de los afectados, se evidencia que no hay transmisión de varón a varón. La persona I-2 tuvo dos matrimonios, con ninguna de las dos esposas tuvo varones afectados.

En la herencia recesiva ligada al X (RX) La enfermedad aparece siempre en hombres cuyas madres son sanas pero portadoras heterocigotas para el gen mutado. La mujer portadora heterocigota sana (X^AX^a), tiene un gen dominante (normal), y un gen recesivo (mutado). El gen mutado, en ella, no se expresa porque es recesivo y se requiere que el otro también estuviera mutado para que enfermara; por sí solo un gen recesivo no expresa el carácter, la mujer está compensada y la función del gen normal es suficiente para que este sana. Lo que se observa con mayor frecuencia es que una mujer portadora heterocigota procree con un hombre hemicigoto sano (X^aY). Solo habrá mujer afectada cuando un hombre afectado procree con una mujer portadora, entonces, todas las hijas heredarán el gen mutado de su padre y recibirán de su madre, ya sea el alelo normal (portadoras), o el alelo mutado (afectadas). A diferencia de la herencia autosómica dominante (en que los autosomas son similares en hombres y mujeres y el riesgo de recurrencia es similar para ambos sexos), en la herencia ligada al X se tiene que hacer énfasis en el riesgo de recurrencia según sea hombre o mujer, así decimos, ¡si es hombre, el riesgo, en cada embarazo, será 50% de estar afectado!, ¡si es mujer, siempre será sana (siempre y cuando el padre sea sano y la madre portadora), pero, tendrá un riesgo del 50% de haber recibido de la madre el X con el gen mutado, y por lo tanto será portadora heterocigota sana, igual que la madre! (Fig. 18-4).

Padecimientos no mendelianos:

Padecimientos Multifactoriales.
En los padecimientos multifactoriales concurren factores genéticos y

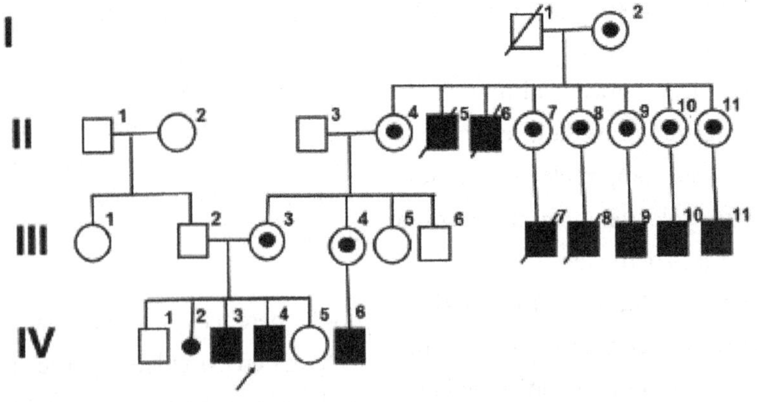

FIG 18-4 Árbol genealógico con herencia recesiva ligado al X. Se observa una distribución oblicua de los afectados. Las mujeres son portadoras heterocigotas sanas y los varones, homocigotos afectados.

ambientales, en este sentido, la combinación de los genes de ambos progenitores, sumado a factores ambientales dan lugar a la enfermedad. El riesgo de recurrencia de una enfermedad multifactorial aumenta después del nacimiento de dos hijos afectados, y es más alto aún si el defecto es más grave y si el propósitus es del sexo menos frecuentemente afectado, pero también, el riesgo de que la enfermedad multifactorial se manifieste nuevamente depende de la cercanía de su parentesco con la persona que posee el trastorno. En general el riesgo que tiene una pareja, en el que ella o él tiene un trastorno multifactorial, de tener un hijo o hija con padecimiento similar es bajo, menor del 5%, sin embargo, si el padre y la madre tienen el trastorno el riesgo será mayor de que su primer hijo resulte con la enfermedad; si además de estar afectado el padre y la madre, también lo está su primer hijo, entonces el riesgo empírico para un segundo hijo llegaría al 10%, y va subiendo de acuerdo al número de afectados en la familia.

Padecimientos con anticipación genética.

Las manifestaciones clínicas en los padecimientos con anticipación genética aparecen a edades más tempranas y con mayor gravedad en los enfermos de generaciones sucesivas. La mutación presente consiste en la expansión de un trinucléotido repetido (CGG, CTG, CAG) en algún segmento del gen. Ejemplos de estos padecimientos lo constituyen el síndrome de X frágil, distrofia miotónica, corea de Huntington, enfermedad de Charcot-Marie-Tooth, entre otras. De acuerdo al número de trinucléotido repetido se puede identificar a pacientes "premutados", cuando la expansión de trinucléotido está por abajo del umbral de afectación, siendo asintomáticos, pero con riesgo incrementado de transmitir la enfermedad, y, aquellos pacientes conocidos como "mutados completos", en quienes la expansión de trinucléotido sobrepasa el umbral de afectación, dando lugar a las manifestaciones clínicas de la enfermedad.

Padecimientos por Impronta genómica y disomía uniparental:

Ciertos genes son expresados de un modo muy particular (imprinting), dependiendo que sean genes del padre o de la madre; el dominio genómico está marcado bioquímicamente, indicando su origen parental. Dos enfermedades ejemplifican a este tipo de alteración, el síndrome de Prader-Willi y el síndrome de Angelman; los dos padecimientos se deben a una deleción de la misma región cromosómica (15q11) y se diagnostican en el 70 a 75% de los enfermos.

Se ha demostrado que los pacientes que no tienen la deleción 15q11, pero que tienen dos copias de la misma región cromosómica, estas provienen de un mismo progenitor, a lo cual se conoce como "disomía uniparental". Cuando la copia procede de la madre el paciente manifiesta el síndrome de Prader-Willi, y, cuando la copia procede del padre, el enfermo presenta el síndrome de Angelman; de aquí se desprende que, cuando la deleción se deriva del cromosoma paterno, el paciente tiene síndrome de Prader-Willi, y cuando la deleción corresponde al cromosoma segregado por la madre se manifiesta el síndrome de Angelman.

El riesgo de recurrencia para los dos síndromes, en el caso de la misma deleción (impronta genómica), será menor al 1%. En el caso de que no tengan la deleción, pero que presenten dos copias de la misma región cromosómica de un progenitor (disomía uniparental), el riesgo será también menor al 1%.

Padecimientos con herencia mitocondrial:

Las enfermedades mitocondriales se deben a mutaciones de genes que están localizados en el ADN mitocondrial (dentro de las mitocondrias del citoplasma celular). Son ejemplos de enfermedades mitocondriales la atrofia óptica hereditaria de Leber, la encefalopatía con acidosis láctica, la epilepsia mioclónica con fibras rojas rasgadas, el síndrome de Kearns-Sayre, entre otras. El gameto que contiene mitocondria en el citoplasma es el óvulo, por lo tanto, la transmisión de estas enfermedades siempre será por rama materna. Todos los descendientes de una mujer afectada recibirán el gen mitocondrial con la mutación, y estarán afectados; ningún varón enfermo transmitirá la mutación a sus descendientes porque el gameto masculino carece de citoplasma, y, por ello, de mitocondrias. No todos los descendientes de una mujer enferma tendrán el mismo grado de afectación, va a depender del porcentaje de mitocondrias con la mutación heredadas de la madre, fenómeno conocido como "heteroplasmia", por lo que, puede haber variabilidad clínica de la enfermedad.

Padecimientos cromosómicos:

Al tener el diagnóstico de certeza se establece o descarta la etiología genética. En cerca del 70% de los defectos al nacimiento no se puede determinar una etiología. De los casos en que se establece un diagnóstico, el 5% corresponden a alteraciones cromosómicas, el 15 a 20% a mutaciones génicas y 65 a 70% son poligénicos o multifactoriales. Se considera también que las causas endógenas participan en la incidencia de defectos al nacimiento: infección materna in útero 3% y las enfermedades de la madre durante el embarazo (Fenilcetonuria, diabetes, tabaquismo, alcoholismo, desnutrición) 4%.

El riesgo de recurrencia de una enfermedad cromosómica se estima en base a datos observados, o bien, obtenido por métodos estadísticos, pudiendo variar de una población a otra o de una familia a otra. En relación a los padecimientos cromosómicos más frecuentes, se puede decir que son esporádicas, y por consecuencia, el riesgo de recurrencia es de menos del 1%, pudiendo modificarse por la presencia de algunos factores ambientales como la edad de la madre. En las alteraciones cromosómicas de tipo estructural, específicamente las translocaciones balanceadas o las inversiones, el riesgo va a depender de la posibilidad de que se formen gametos con cromosomas de más o de menos, y que, con la fecundación, resulten bebés con dotación cromosómica desbalanceada. Muchos fetos terminarán en abortos espontáneos por haber resultado con anomalías inviables, aunque otros nacerán, pero con malformaciones y retraso mental. El riesgo de recurrencia de estos problemas cromosómicos estructurales va a depender del tipo de gametos de los padres que se segreguen, estableciéndose una distribución 1:2:1, o sea, 50% de posibilidad de que el bebé resulte con una translocación no balanceada, los cuales pudieran ser o no viables; 25% de posibilidad de que la translocación sea balanceada, por lo que el recién nacido puede ser normal pero portador de la translocación segregada por uno de sus padres; 25% de posibilidad de que sean normales, el total de sus cromosomas es normal en número y estructura.

En la translocacion robertsoniana, que se observan entre cromosomas acrocéntricos, el riesgo de recurrencia varía según la procedencia del cromosoma translocado, así, por ejemplo, en los casos de translocación 14/21, el riesgo es de 5% si el padre es el portador de la translocación, y mayor del 10% cuando la portadora es la madre. Cuando se trata de una translocación 21/21, ya sea en el padre o la madre, el riesgo de que el bebé resulte con una translocación desbalanceada será del 100%.

Casos específicos como las inversiones cromosómicas, solo las de tipo pericéntricas son las que ocasionan anomalías en el feto, habiendo un riesgo de menos del 1% de que se tenga un hijo con defectos al nacimiento, sin embargo, cuando ya se tiene hijos previos afectados por esta anomalía cromosómica, el riesgo se incrementa del 5 al 10%, según sea el padre o la madre, respectivamente, el portador de la inversión.

3. Transmitir la información.

La información debe contemplar los elementos básicos, elementos prácticos, elementos psicológicos y elementos éticos. Los elementos básicos de todo asesoramiento genético incluyen al diagnóstico, la estimación del riesgo y la comunicación. Con un lenguaje claro, sencillo y accesible, el profesional explicará la historia natural de la enfermedad, procurando una atmosfera adecuada y de empatía absoluta, favoreciendo el arte de saber escuchar para poder dar respuestas a las decenas de preguntas que el familiar tiene en mente: ¿qué tiene mi hijo?, ¿cuál es la causa?, ¿cuánto tiempo le durara?, ¿se curará?, ¿qué puede hacer el equipo de salud?, ¿qué podemos hacer como padres?, ¿quedara por completo curado?, ¿cuál es el riesgo de que la enfermedad se repita en otros miembros de la familia?, preguntas que si no se aclaran a tiempo, acaban convirtiéndose en cargas para el familiar ocasionando impacto social, desestabilización personal, discordia en la pareja, divorcio, disfunción sexual, relaciones extramaritales, drogadicción.

Con el asesoramiento el familiar entenderá la naturaleza de la enfermedad, no solo el riesgo, sino también las medidas disponibles para prevenirla o tratarla, de tal suerte que, el que asesora no sólo informa, sino que también busca que la información pueda ser comprendida; para lograr el objetivo, el proceso será individualizado, tomando en cuenta las creencias religiosas de la persona con la que se está interactuando y su nivel educacional, apoyándose en todo momento con material escrito.

El que asesora debe tener en cuenta que la información otorgada se hará en relación a dos escenarios posibles: a) Información del enfermo, propiamente dicho, con su diagnóstico y tratamiento, este último, que puede ser medicamentoso y/o quirúrgico, pero también rehabilitatorio y psicológico.

b) Información acerca de la repercusión de la enfermedad en la familia. Ser explícito de lo que puede hacerse en el aspecto preventivo de la enfermedad: recursos existentes a nivel local, nacional e internacional, en relación al diagnóstico presintomático y detección de portadores, opciones reproductivas como contracepción, esterilización, adopción, donación de gametos y diagnóstico prenatal.

4) Revisar las opciones disponibles.

En la primera cita del asesoramiento, se determinará el motivo por el cual la familia o la persona afectada buscan asesoramiento genético; se recopilarán los antecedentes heredofamiliares y los antecedentes personales patológicos. La exploración física con el registro de cada uno de los signos y síntomas, orientarán a posibles estudios complementarios, las opciones reproductivas y los procedimientos a seguir. De igual manera, se deriva a interconsulta de otras especialidades médicas relacionadas con la enfermedad, con el objetivo de diagnóstico y manejo de complicaciones asociadas y derivadas. Si el paciente decide realizarse los estudios genéticos, el asesor será la persona que comunique los resultados a la familia.

En una segunda consulta, se dará a conocer los resultados de los estudios realizados. Si la prueba genética resulta positiva, es posible que otros familiares también se las deban realizar, siempre y cuando el riesgo genético los involucre; pero, lo más importante, más allá de un proceso protocolizado, es el hecho de que el asesor debe mostrar empatía a la familia, debe escuchar el tiempo que se requiera, informar acerca de grupos de ayuda y de otros recursos en la comunidad, prestar atención a los asuntos psicológicos como la negación, la ira y el sentimiento de culpa.

En una tercera consulta debe quedar abierta la posibilidad, para en el futuro, reforzar la información, a través del asesoramiento preconcepcional de un nuevo proyecto de vida, y ya durante el embarazo, planear la realización de pruebas genéticas en el primero y segundo trimestre de la gestación.

5. Planear el seguimiento del proceso.

En el código sanitario mexicano se contempla la vigilancia de la madre durante el embarazo y las investigaciones de padecimientos que afectan a la especie humana. Con respecto al niño se menciona que tiene derecho al mejor cuidado de salud entendido como un completo bienestar físico, mental y social y no solo la carencia de enfermedad. El que asesora debe emplear todos los elementos de la medicina preventiva para evitar, en la medida de lo posible, que un evento previo vuelva a repetirse; la madre trabajadora requerirá de información para que su bebé in útero no se exponga a contaminantes ambientales, dar seguimiento a padecimientos hereditarios en la familia, referir en momentos específicos de su embarazo como los marcadores de cromosomatías y pruebas de cuádruple marcador. A los padres con alto riesgo de tener bebés con defectos al nacimiento, se les puede brindar la oportunidad, a través de información científica, de tener hijos no afectados de manera selectiva, apelando al derecho que tiene la mujer a decidir sobre su cuerpo, pero lo más importante, sobre todo en parejas jóvenes, el control de la fertilidad y la planeación de nuevos embarazos.

Existen voces que sostienen que un asesoramiento reproductivo óptimo solo es posible, si la anticoncepción y el aborto por padecimientos congénitos se encuentran disponibles y accesibles, así como también, si se encuentran disponibles y accesibles los recursos para atender a las personas con capacidades diferentes. Si el profesional de una institución de salud proporciona diagnóstico prenatal a la comunidad, debe estar consciente que esa institución tiene la obligación de contar, no solo con un grupo de especialistas capaces de manejar los diferentes aspectos de las técnicas y procedimientos a utilizar, sino que, además, la institución debe tener la posibilidad y capacidad, tanto médica como legal, para resolver el problema en caso de que el diagnóstico y la decisión de los padres conlleve a la interrupción del embarazo. Esas mismas voces sostienen que ofrecer el diagnóstico prenatal sin la posibilidad de atender la petición de la pareja puede hacer que algunas mujeres recurran al aborto ilegal e inseguro; la prohibición categórica es contraria a la premisa bajo la cual el diagnóstico prenatal es ofrecido para proporcionar a las personas opciones reproductivas.

6. Ética médica en el asesoramiento genético.

Los familiares que consultan para conocer los riesgos de transmisión de una enfermedad genética, presentan un grado importante de tensión emocional y sentimientos de culpa injustificados, por lo que el acto médico, con el asesoramiento genético, debe permitir a la familia comprender lo que pasa en torno a la enfermedad genética. Un hijo con defectos al nacer puede condicionar la búsqueda de culpables, y, en el peor de los casos, la separación de la pareja con la huida del varón, dejando en la incertidumbre a una mujer con su bebé enfermo que requerirá de mucha ayuda; de ahí que el profesional deberá resaltar la figura de paternidad corresponsable, más que la paternidad responsable. El hijo enfermo va a necesitar del compromiso, dedicación y responsabilidad de ambos padres para salir adelante. Ayuda mucho proveer los recursos para el manejo de la enfermedad de un hijo (paternidad responsable), pero ayuda más la paternidad corresponsable con su pareja, al fin y al cabo, el hijo es de ambos. Lo que no se justifica, en ninguna circunstancia, es la paternidad irresponsable, aquella del camino fácil, la del olvido de las obligaciones; por eso es tan importante aclarar todas las dudas de la pareja inmediatamente después del diagnóstico de certeza, información que se recomienda no sea dirigida, es decir, que el profesional no debe expresar opiniones u observaciones de índole personal; una información clara y comprensible, sobre todo en el origen de la enfermedad, la epidemiología, historia natural, herencia, diagnóstico y/o tratamiento.

Para finalizar, el asesor debe dejar en claro a la familia que, en general, no hay decisiones buenas o malas; que las decisiones que una persona toma en un momento determinado, es porque le asiste el derecho a tomar esa decisión, y, en cualquiera de las circunstancias, debe recibir el apoyo necesario para cumplir con ese derecho. El diagnóstico prenatal y el aborto selectivo constituyen los principales dilemas éticos en genética médica. La Organización Mundial de la Salud (OMS) ha diseñado normas que permiten al profesional de la salud asistir a las familias con enfermedades genéticas, para así, brindar un asesoramiento genético óptimo.

Bibliografías

Genetic counseling. Am J Hum Genet 1975;27(2):240-2.

Pinto-Escalante D, Ceballos-Quintal JM, Castillo-Zapata I, et al. Fundamentos y actualidades del asesoramiento genético. Rev Biomed. 2001;12(3):186-195. Disponible en: https://www.medigraphic.com/cgi-bin/new/resumen.cgi?IDARTICULO=21657

Otto PA. Asesoramiento genético y cálculo de riesgo. 2008; Editorial universitaria. Universidad Nacional de Misiones. Argentina. Disponible en: https://www.ib.usp.br/~otto/downloads/pdf_otto/riesgos-otto.pdf

Larissa Hirsch L. (2014). Asesoramiento genético. Disponible en: https://www.rchsd.org/health-articles/asesoramiento-gentico/

Blamaña GJ, Mensa RI, Lastra AE. (2017). El consejo genético como proceso. Disponible en: https://www.seom.org/seomcms/images/stories/recursos/infopublico/publicaciones/cancerHereditario/IIEdicion/modulo2.pdf

Esparza GE, Cárdenas CA, Huicochea MJC, Aráujo SMA. Cromosomas, cromosomopatías y su diagnóstico. 2017; 84: 30-39. Disponible en: https://www.medigraphic.com/pdfs/pediat/sp-2017/sp171g.pdf

Taboada Lugo Noel. Consideraciones éticas en el diagnóstico prenatal y el asesoramiento genético. Rev Hum Med [Internet]. 2017 Abr [citado 2021 Jun 24]; 17(1): 2-16. Disponible en: http://scielo.sld.cu/scielo.php?script=sci_arttext&pid=S1727-81202017000100002&lng=es.

Fuentes A. (2018). Asesoramiento genético prenatal. Disponible en: https://kidshealth.org/es/parents/genetic-counseling-esp.html

Abarca BHH, Chavez PM, Trubnyova M. Factores de riesgo en las enfermedades genéticas. Acta Med Peru. 2018;35(1):43-50. Disponible en: https://www.medigraphic.com/cgi-bin/new/resumen.cgi?IDARTICULO=21657

Ramos FFJ, Ribate MMP. (2019). Asesoramiento genético. Disponible en: http://riberdis.cedd.net/bitstream/handle/11181/2964/Asesoramiento_genetico.pdf?sequence=1

Capitulo 19

BIOETICA Y ETICA MEDICA EN GENÉTICA

Alberto Abdo Andrade
Médico Cirujano Oncólogo y Doctor en Educación.
Profesor Investigador de la División Académica de Ciencias de la Salud-UJAT

> "Al paso de los años cada uno de nosotros podrá almacenar la secuencia de su propio genoma en su teléfono celular; este tendrá aplicaciones que nos permitirá consultar nuestro genoma cada vez que vayamos al médico"
> Fred Sanger; una biografía.

La Bioética es una disciplina con demasiada participación reflexiva sobre diferentes beneficios de los avances científicos y tecnológicos, pero sobretodo, es analítica y propositiva. Busca inclinar la balanza en favor del bienestar en la vida, intentando mitigar y atenuar las consecuencias que pudieran afectarnos. Para lograrlo se apoya en el conocimiento ético y moral, y, teniendo como base a la filosofía, permite explicar la relación entre el hombre y la naturaleza, así como la interrelacion de los científicos en la solución de los grandes problemas de la humanidad.

Debemos tener conocimiento en bioética, porque el desarrollo científico y los vertiginosos avances tecnológicos en salud, se encuentran en la lid de objeciones y controversias, frente a las hostilidades que presenta el mundo actual a conflictos económicos, y el avasallador consumismo de innovadores equipos de salud no siempre al alcance de todos.

Es la Bioética que busca equilibrar prudentemente la beneficencia y no maleficencia, como menciona Oramas "en la inteligente orden de ideas y razonando en el bien de los pacientes y evitando hacer daño", respetando la autonomía legítima sin desplazar el buen juicio del médico, como principio casi absoluto, que da entrada a la justicia ante la evidente disparidad de la distribución del recurso para el cuidado de la salud, buscando prevalecer lo correcto sobre lo incorrecto.

Después de la segunda guerra mundial surgieron cuestionamientos éticos y morales que detonaron la barbarie de la misma ante la conciencia, la muerte y la destrucción. La bioética, después de que el filósofo y educador alemán Fritz Jahr citara su vocablo en un artículo donde relaciona el comportamiento de plantas y animales, es entendida como el estudio del comportamiento humano a la luz de los valores. Van Rensselaer Potter en 1970, la incorpora como la esperanza entre los avances científicos tecnológicos y su consecuencia con la vida.

La bioética se incluye en temas al campo de la medicina, la biología y las ciencias de la salud reforzándolas y apoyando su interacción con la vida desde los enfoques culturales, religiosos, sociales y psicológicos, e inclusive se constituye como código de derechos y obligaciones, hasta alcanzar hoy en día ser una herramienta laica, plural, democrática y sobretodo, multidisciplinaria, con el único objetivo de lograr prevalecer el bien en todas sus acciones y en favor de la humanidad, la ecología, el medio ambiente y la biodiversidad.

Indispensable es señalar que muchos procesos del avance científico actualmente se basan en la genética, por ende, se ha incorporado en diversas áreas del conocimiento motivando su explicación necesaria y justificable como parte constitutiva.

Las actividades profesionales, científicas y de investigación relacionadas con la preservación y conservación de la salud en la historia, han requerido de

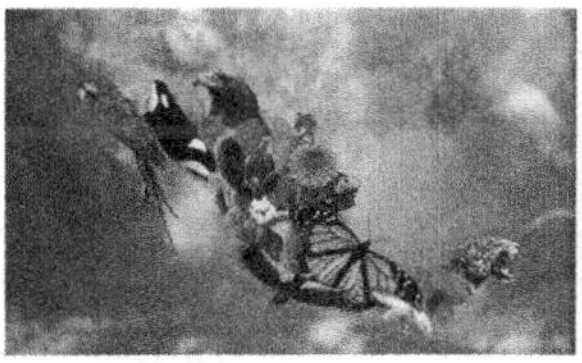
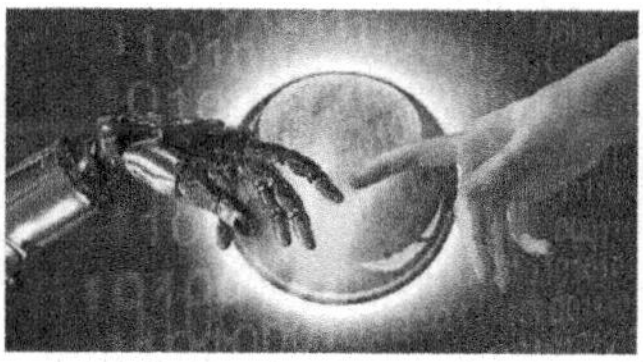
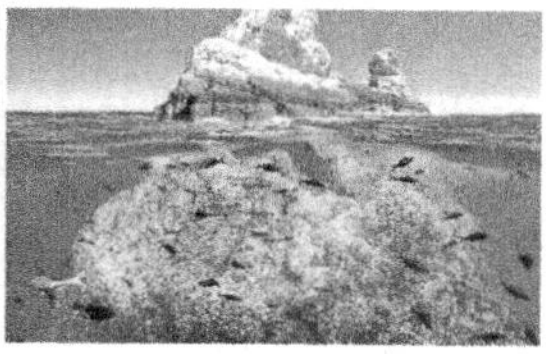

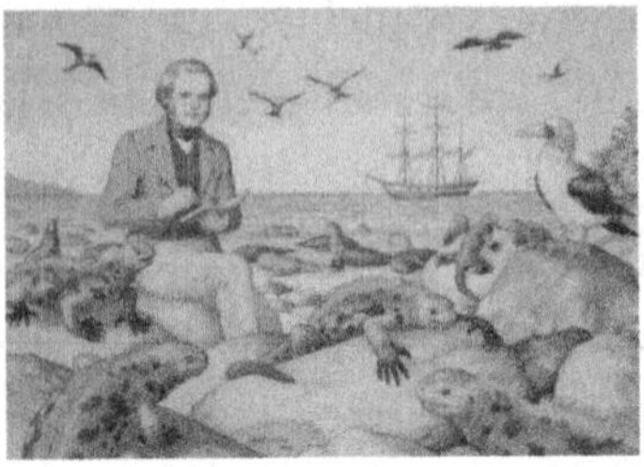
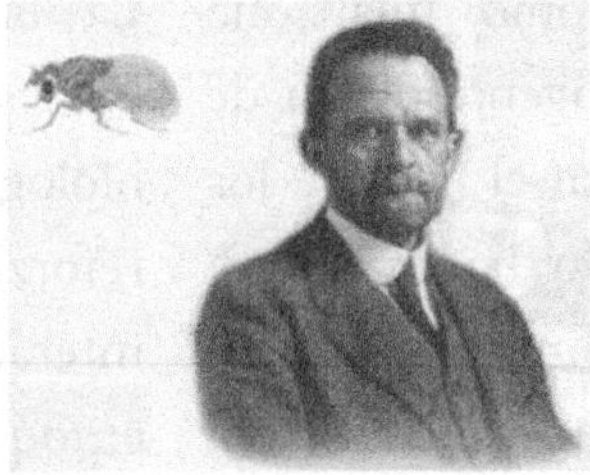
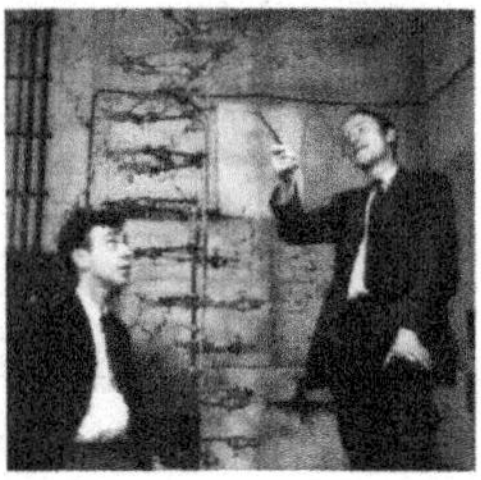

codificarse como ocurrió en Nürenberg y el acuerdo de la Declaración en Helsinki para la ética de investigación en seres humanos, como un significativo esfuerzo de la comunidad médica para autorregularse, comprometiéndose normativa y éticamente al servicio.

La pregunta de cuándo el resultado investigativo es correcto a nivel ético, surge de manera inmediata cuando la incertidumbre de ver como las asombrosas investigaciones generan vertiginosos cambios y nuevos estilos de vida.

En el recuento histórico de la Genética, destaca la obra del fraile agustino Gregor Johann Mendel. Su trabajo en las plantas de guisantes, publicado en 1866, describe lo que llegó a ser conocido como la herencia mendeliana, modelo que siguieron biólogos y genetistas aportando explicaciones a la evolución poblacional. William Bateson introdujo en 1905 la palabra Genética, apoyando las teorías de la herencia mendeliana, y a la que muchos científicos investigadores contribuyeron a un conocimiento más amplio del tema, tal es el caso de Alfred Russel Wallace, naturalista británico que originalmente postuló la teoría de la evolución por selección natural. En la obra "El origen de las especies" de Charles Darwin, originada durante su navegación a bordo del buque de la armada británica conocido como "Beagle" (1831-36), proporcionaron evidencias de la selección natural y, la sugerencia de que los humanos y los animales compartían una ascendencia común. Thomas Hunt Morgan, zoólogo y genetista, en 1910, recibió el premio nobel de medicina por sus estudios en la mosca de frutas denominada Drosophila. Morgan identificó el material genético en los cromosomas.

Con estos patrones básicos de herencia, establecidos en la naturaleza física de los genes contenidos en los cromosomas y en nuevos organismos como virus y bacterias, ocurrió el descubrimiento de la molécula de la vida en 1953, cuando James Watson y Francis Crick dieron a conocer la famosa estructura doble hélice en espiral del ADN, formada por nucleótidos que contienen una molécula de azúcar llamada desoxirribosa, un grupo de fosfatos, y cuatro tipos de base nitrogenada llamadas Adenina, Guanina, Citosina y Timina, siempre apareadas de la misma forma, los largos listones en espiral del ADN tienen dos cadenas, y las bases en una cadena se extienden para aparearse con las bases de la otra, uniendo a ambas cadenas como los peldaños dc una escalera, reconociéndose hasta la actualidad que el ADN tiene casi tres mil millones de pares de bases, cerca de 1.8 metros de hebra en cada uno de los tres trillones de células con que contamos los seres humanos.

Con el conocimiento del ADN se explicó su función señalando la producción proteica mediante enzimas como la aromatasa, la cual copia del núcleo la disposición de los aminoácidos, ya que no pueden atravesar la membrana nuclear, pero con la participación del ARN mensajero los lleva hasta los ribosomas para desarrollar la información que da la pauta para clonar y hacer copias idénticas. Arnie Levine en Princeton, en el Instituto de Jaim Weizmann en Israel, inició un proyecto tratando de identificar los genes individuales, o sea, donde termina uno y donde comienza el siguiente, en un hilo continuo de ADN; mostró que la sobreexpresión de la proteína es el sello distintivo en los casos denominados oncogenes, a lo que David Lane documentó que casi una de cada 10 personas con leucemias tenían anticuerpos contra una proteína sobreexpresada, y que estas disparan el sistema inmunológico. Michael Bishop concluyó que el cáncer es una enfermedad de células y de genes ocasionados por carcinógenos químicos, mereciendo el premio nobel en 1974. Lane en 1979, demostró la participación del gen P 53.

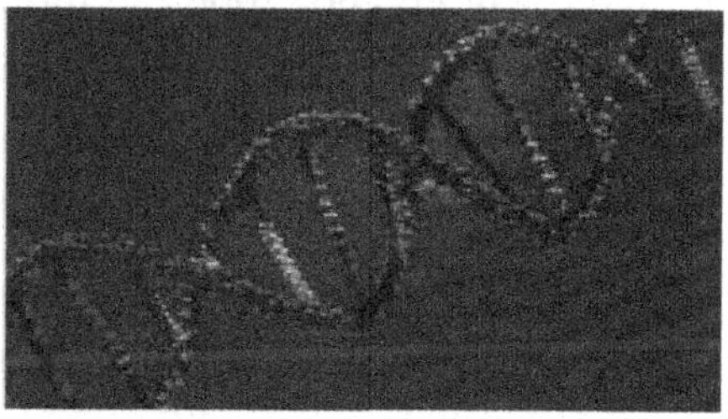

La organización científica de la información genética y de los procesos para alterar la estructura y naturaleza de los genes en seres humanos, animales o vegetales es conocida como Ingeniería Genética; es decir, ciencia que usa técnicas de clonación molecular llevando a cabo procesos de añadir o modificar ADN en un organismo para transformarlo; llega a ser capaz de decidir cuestiones como tener cabello rubio o castaño, ojos azules o verdes, etc.

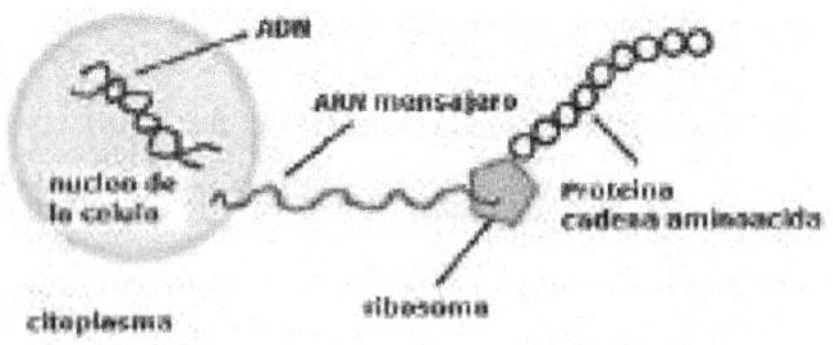

Frederik Sanger y Walter Gilbert, el primero del Consejo de Investigación Médica en Cambridge y el segundo de la Universidad de Harvard, en su conjunto, marcaron el comienzo de la era Biológica Genómica, como un nuevo campo que permitió conocer la secuencia completa del genoma humano en el año 2006, y puso al alcance de la ciencia un nuevo mapa que ayuda hasta la fecha, a cambiar cómo entendemos la salud y la enfermedad, el conocimiento preciso de los genes y sus mutaciones y enfermedades específicas, lo que permite dar un salto cuántico al diagnóstico, clasificándolo molecularmente y en consecuencia su detección más temprana, diseñar estilos de vida preventivos según las características genéticas globales e individuales de cada persona, abriendo con ello un nuevo e ilimitado horizonte de investigación en biomedicina.

El desarrollo tecnológico y los avances científicos han sido impresionantes: en el 2004 Craig Venter del grupo comercial Celera Genomics publicó el primer estudio metagenómico o genómica ambiental, dando a conocer la secuenciación masiva de todo el ADN presente en una muestra de agua de mar, esto lo llevó a identificar 1.3 millones de genes celulares y virales completamente nuevos.

Gracias a los avances en la investigación médica, ahora los médicos tienen las herramientas para entender cómo suceden ciertas enfermedades, o tienen un mayor riesgo de suceder de generación en generación en una misma familia, a través del ADN que contiene alrededor de 25 mil genes, organizando codificadores de proteínas que están relacionados con enfermedades. Se identifican en la actualidad a más de cinco mil alteraciones que dan origen a enfermedades. Con ello se diagnostican de manera precoz dichas enfermedades y surge la oportunidad de trabajar con las familias mediante asesoramiento genético para minimizar los riesgos de heredabilidad en la descendencia. La manipulación del código genético a través de estudios en el laboratorio, llevó a la clonación en 1996, con la copia idéntica de un organismo a partir de su ADN conseguido de forma asexual, tal es el caso de la oveja Dolly clonado en el Instituto Roslyn de Edimburgo. Se abrieron también otras posibilidades de investigación, como la copia de animales transgénicos, es decir, genéticamente modificados, para crear razas enteras con características predefinidas, de modo que, por ejemplo, fueran resistentes a los virus.

También se ha identificado el comportamiento que, durante el embarazo, sucede como fases del desarrollo humano y transmitirlo mediante el asesoramiento genético, con la oportunidad de que los individuos, parejas, o familias con alto riesgo de concebir un hijo con enfermedad genética, dispongan de la información y los servicios de apoyo adecuados. Aunque hasta la fecha la información y promoción para acudir a los servicios de genética no son de impacto en la salud, pues sigue siendo tema que aún persiste en el dilema bioético, teniendo en cuenta que aún es el aborto, como dice Alejandro Navas, de la Facultad de Comunicaciones de la Universidad de Navarra, "la primera causa de muerte en el mundo" y actualmente la tendencia de legalizarlo, no está defendiendo los derechos del más indefenso de los seres humanos.

Así también, y a pesar de los avances en salud tanto científico como tecnológico, entra a la reflexión el tema de la eutanasia, la cual, por acción u omisión, pone término a la vida de las personas discapacitadas, gravemente enfermas o próximas a la muerte, constituyendo un dilema bioético donde parece lo mismo hacer morir que dejar morir.

De Chardain, a pesar de ser ortogenista, acepta que en la ciencia "siempre hay nuevos horizontes y nuevos ojos donde siempre hay algo nuevo que ver", y así, continuando con el desarrollo de la microscopía por inmunohistoquímica, se determina el índice celular de duplicidad mitótica, el conocimiento de la angiogénesis, las características proteicas nucleares, y, la terapia génica, que es la manipulación del ADN de células vivas con el objetivo de modificarlo e introducirlo al organismo con fines terapéuticos, alcanzando hoy la denominada terapia blanco molecular cuyos beneficios ya observa adelantos y nuevas perspectivas en la salud; tal es el caso del uso de los Anticuerpos Monoclonales, moléculas diseñadas para unirse a los antígenos en la superficie de las células cancerosas, que pueden eliminar las células dañadas o anormales, como las células neoplásicas, que hoy en día son útiles en el tratamiento de leucemias, linfomas, cáncer de mama, artritis reumatoide, desprendimiento de retina, osteoporosis, etc.

Importantes avances producidos en las técnicas de investigación científica han permitido resolver gran parte de las incógnitas que, durante mucho tiempo, han permanecido sin respuesta en el campo de la genética, sin embargo, ocurre en consecuencia grandes necesidades y grandes diferencias de oportunidades, debido entre otras cosas, por incremento del número de enfermos con escasos recursos, tal como se observa en los estudios de la Organización para la Cooperación y el Desarrollo Económicos (OCDE), donde la desigualdad respecto a la autoevaluación de la salud se asoció significativamente a la diferencia de ingresos y la magnitud de la inequidad, en la utilización de la atención sanitaria mayor entre los pobres, limitando su capacidad de adquisición de medicamentos, y la falta de oportunidades de realizar los estudios moleculares especializados, y qué decir de la Tomografía por Emisión de Positrones (PET) de gran precisión y oportuno diagnóstico, así como de tratamientos con Radiocirugía, Robótica o Radioterapia de intensidad modulada en Arco Dinámico. Todos estos auxiliares diagnósticos no están al alcance de todos, lo que provoca retardo en el diagnóstico y tratamiento, conduciendo a un alto costo humano; estragos de ricos y pobres que afecta a los pacientes y sus familiares, tal como señala Georgina Palacios, “dificultades que aíslan al paciente, condicionan abandono familiar y de su tratamiento”, provocando soledad, que, entre el miedo, la pena, incredulidad, tristeza y depresión deciden renunciar acatando su destino final.

La Genética, sin embargo, con muchos avances moleculares y tantas perspectivas, debiera estar al alcance de todos, pero no es así, el hambre, el desempleo, la enfermedad, la pobreza que ocurre en nuestro país, conllevan a la desesperanza. Sumado a lo anterior, el índice de extrema pobreza en que ocurre por debajo de la línea del bienestar mínimo, la ignorancia por deficiente educación y la falta de oportunidades, hace necesario que la bioética intervenga diariamente. La repercusión que tienen las iniciativas de política nacional sobre la igualdad de acceso a los servicios de salud debería ser objeto de análisis en un futuro, y en particular, la evolución adquirida en genética, como ocurrió con el genoma humano, considerarse patrimonio en favor de la humanidad.

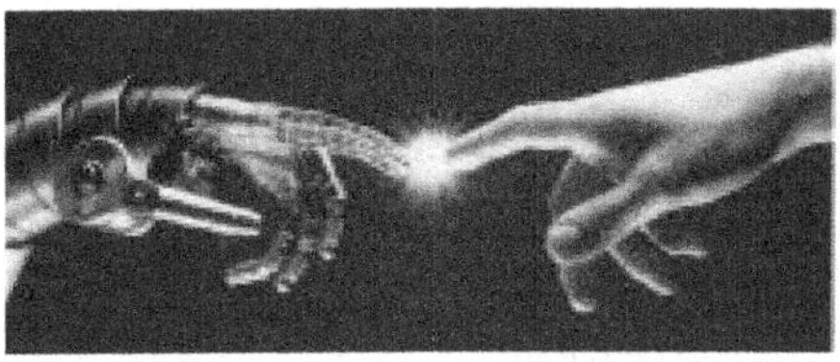

Los Comités Internacionales de Bioética, reconociendo el avance científico que significa el desarrollo de técnicas de edición del genoma humano, como promesa de beneficio para la humanidad, demandan que, en las aplicaciones del progreso científico impere el bien sobre el mal; que el interés y necesidad de la sociedad debe prevalecer sobre el interés del individuo; que los gobiernos de todas las naciones privilegien el respeto a los principios de justicia, autonomía, beneficencia y no maleficencia, garantizando la dignidad de las personas y los derechos humanos, observando la necesidad de reflexión trascendente y fundamental sobre el uso de técnicas de edición de genes; prudencia en la investigación de embriones humanos y en las aplicaciones genéticas que pudieran concluir con la modificación de la naturaleza humana.

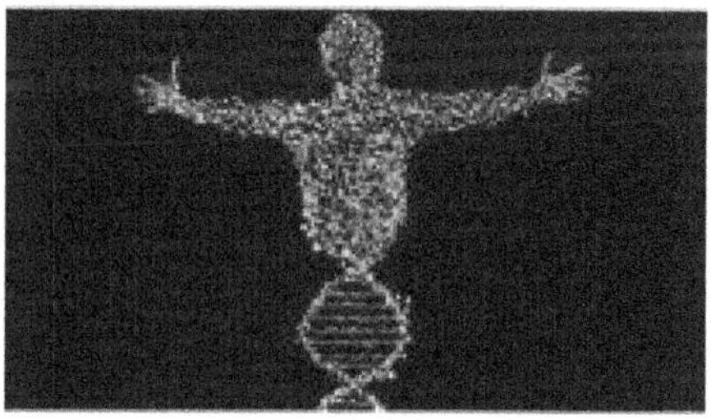

De don Miguel de Cervantes, "...que el camino es siempre mejor que la posada", así como de quien también dice: "nada importante es regalado al hombre..."; la sabiduría precisa de conjugar bioética-ética-y- ciencia con igual altitud, para alcanzar la misma cumbre, donde el bien sea el arte de acertar en las encrucijadas existenciales.

Bibliografía

Brownlee GG. Fred S. Doublé Nobel Laureate: a biography. Cambridge: Univ.Press 2014.

Declaración de la Red de América Latina y el Caribe de Comisiones Nacionales de Bioética - UNESCO, diciembre 2018.

González SRM, González LI. Recuento histórico de la Bioética en la Genética Médica. Revista Cubana de Medicina General Integral 2002; 18(5), 374-377. Disponible en: http://scielo.sld.cu/scielo.php?script=sci_arttext&pid=S0864-21252002000500018&lng=es&tlng=es

Tomás y Garrido GM. La bioética: un compromiso existencial y científico. Murcia. Quaderna Editorial 2005. Disponible en: http://repositorio.ucam.edu/bitstream/handle/10952/74/P%C3%A1ginas%20de%20%28BIO1%29La%20Bio%C3%A9tica%20T-1.pdf?sequence=2&isAllowed=y

Houghton N, Bascolo E, Riego A. Las desigualdades económicas que representan obstáculos para buscar servicios de salud en cuatro países de América Latina. Rev Pan Salud Pub 2020; 44. Disponible en: https://www.paho.org/journal/es/articulos/desigualdades-economicas-que-representan-obstaculos-para-buscar-servicios-salud-cuatro

Lacadena JR. Genética y Bioética [internet]. México: Editorial Desclee De Brouwer; 2002. Disponible en: https://www.bioeticaweb.com/juan-ramasn-lacadena-genactica-y-bioactica/

Castro MJA. Eugenecia, Genética y Bioética. Revista de Bioética y Derecho 2014; 30:66-76.

Lisker R. Ética y genética [internet]. México: Ciencias-58; 2000 [revisado 2020; citado 2019 junio 26]. Disponible en: http://www.ejournal.unam.mx/cns/no58/CNS05804.pdf

Meneses A. Hernandez G. Biología Molecular y Genómica del Cáncer: Paydesa III 2017, pp 1-10.

Oramas A. Repensando la Ética 2008; pp32, 38, 56.

Rivero S, Durante I. Tratado de Bioética Médica: Ed. Trillas, 2013:25: pp 243-45.

Casado M, González DR. Retos de la genética en el Siglo XXI:

genética y bioética. Ed. Universidad de Barcelona, 1999, 236 pp., ISBN 978-84-8338-053-6

Rolando V. Jiménez DRV, Rojo AO. Ciencia, Tecnología y Bioética: Scielo.Acta Bioethica 2008; 14 (2): 135-141.

Chan S, Arellano M. Genética y Desafíos en la Regulación Internacional: lecciones desde México. Ethics, Medicine and Public Health 2016; 2(3):426-434.

Armstrong S. El Gen Anticáncer. Paidos 2014, cap.4.

Glosario

ACGT Es el acrónimo para los cuatro tipos de bases nitrogenadas que se encuentran en la molécula del ADN: adenina (A), citosina (C), guanina (G) y timina (T).

Ácido **Nucleico** Son un tipo de macromoléculas presentes en todas las células y virus. Las funciones de los ácidos nucleicos tienen que ver con el almacenamiento y la expresión de información genética. El ácido desoxirribonucleico (ADN) codifica la información que la célula necesita para fabricar proteínas. Un tipo de ácido nucleico relacionado con él, llamado ácido ribonucleico (ARN), presenta diversas formas moleculares y participa en la síntesis de las proteínas.

Adenina (A) Es una de las cuatro bases nitrogenadas que se encuentran en el ADN, juntamente con las otras tres bases: la citosina (C), la guanina (G) y la timina (T). En la molécula del ADN, las bases adenina que se encuentran en una hebra interaccionan con las bases timina de la hebra opuesta, formando así la doble hélice del ADN. La secuencia de las cuatro bases del ADN proporciona las instrucciones genéticas de la célula.

ADN Es el nombre químico de la molécula que contiene la información genética en todos los seres vivos. La molécula de ADN consiste en dos cadenas que se enrollan entre ellas para formar una estructura de doble hélice. Cada cadena tiene una parte central formada por azúcares (desoxirribosa) y grupos fosfato. Enganchado a cada azúcar hay una de las siguientes 4 bases: adenina (A), citosina (C), guanina (G), y timina (T). Las dos cadenas se mantienen unidas por enlaces entre las bases; la adenina se enlaza con la timina, y la citosina con la guanina. La secuencia de estas bases a lo largo de la cadena es lo que codifica las instrucciones para formar proteínas y moléculas de ARN.

Alelos Se trata de cada una de las dos o más versiones de un gen. Un individuo hereda dos alelos para cada gen, uno del padre y el otro de la madre. Los alelos se encuentran en la misma posición dentro de los cromosomas homólogos. Si los dos alelos son idénticos, el individuo es homocigoto para este gen. En cambio, si los alelos son diferentes, el individuo es heterocigoto para este gen. Aunque el término alelo fue usado originariamente para describir variaciones entre los genes, ahora también se refiere a las variaciones en secuencias de ADN no codificante.

Alfa fetoproteina Es una proteína del suero materno que es producida por el hígado fetal. Los niveles elevados son asociados con defectos del tubo neural, embarazos múltiples, y, los niveles bajos se asocian a Síndrome Down.

Aminoácidos Son un conjunto de 20 tipos distintos de moléculas y constituyen las piezas básicas para construir proteínas. Las proteínas constan de una o más cadenas de aminoácidos llamados polipéptidos. La secuencia de la cadena de aminoácidos determinará cómo se pliega tridimensionalmente el polipéptido, pues la forma que adquiera es muy importante para que sea biológicamente activo. La secuencia de aminoácidos que forma una proteína está codificada en un gen.

Amplificación Copias repetidas de un fragmento del ADN.

Análisis de portador Se trata de una prueba genética que se aplica a personas que no presentan los síntomas de una enfermedad genética, pero se sospecha que hay el riesgo de que pasen dicha enfermedad a sus hijos. Un portador de una enfermedad genética ha heredado un alelo normal y un alelo patológico para un gen asociado a la enfermedad. Un niño o niña debería heredar ambos alelos anormales o patológicos para que se produjeran los síntomas de la enfermedad. Aquellos padres con un historial familiar de enfermedades genéticas son candidatos para los análisis de portadores.

Anticuerpo Son unas proteínas que forman parte del sistema inmune y circulan por la sangre. Cuando reconocen sustancias extrañas para el organismo, como los virus y las bacterias o sus toxinas, las neutralizan. Una vez el cuerpo se ha expuesto a una sustancia foránea concreta, también llamada antígeno, los anticuerpos producidos para atacarlo persisten en la sangre, ofreciendo protección en el caso que, en un futuro, volvamos a contactar con el mismo antígeno.

Apoptosis También conocida como muerte celular programada. Mecanismo activo de muerte celular en el que la degradación del ADN y la destrucción nuclear preceden a la pérdida de la integridad de la membrana plasmática y la necrosis celular.

Asesoramiento genético Es la interacción profesional entre un profesional médico con conocimientos especializados en genética y un individuo o una familia. El profesional que asesora determina si una afección en la familia puede ser de origen genético y estima las probabilidades de que otro familiar puede verse afectado. Los asesores genéticos también ofrecen e interpretan las pruebas genéticas que podrían ayudar a estimar el riesgo de enfermedad. El asesor genético, transmite información en un esfuerzo por abordar las preocupaciones del cliente y proporciona asesoramiento psicológico para ayudar a las familias a adaptarse a su afección o al riesgo de la misma.

Autismo Es un trastorno del desarrollo cerebral que se caracteriza por la alteración de las interacciones sociales, los problemas de comunicación y los comportamientos repetitivos. Los síntomas aparecen normalmente antes de los tres años de edad. La causa exacta del autismo no se conoce aún, pero podría hallarse en una predisposición genética. El autismo, de hecho, pertenece a un grupo más amplio de trastornos, llamados trastornos generalizados del desarrollo.

Autosomas Son cromosomas similares en el hombre y la mujer. En los humanos existen 22 pares de autosomas (del 1 al 22) y un par de cromosomas sexuales en cada célula.

Autosómico dominante Tipo de herencia que se manifiesta en los individuos heterocigoto (es suficiente un alelo mutado para que aparezca la enfermedad). Tiene un riesgo de heredarse del 50% cada que se conciba un bebé. Se observa una transmisión vertical, de padres a hios.

Autosómico recesivo Tipo de herencia que se manifiesta en los individuos homocigotos (es necesario que los dos alelos estén mutados para que aparezca la enfermedad). Ambos padres son portadores heterocigotos del alelo mutado. El riesgo de heredar ambos alelos mutados de los padres es del 25% en cada embarazo. Se observa una transmisión horizontal, los afectados son los hermanos, los padres están sanos, pero son portadores heterocigotos.

Bioética Disciplina científica que estudia los aspectos éticos de la medicina y de la biología, así como las relaciones del hombre con los restantes seres vivos.

Bioinformática Es la aplicación de las tecnologías de la computación en el análisis y almacenamiento de datos biológicos. La investigación genómica se vale de la bioinformática para estudiar y procesar gran cantidad de información.

Biología molecular Rama de las ciencias biológicas que estudia la relación entre los diferentes componentes celulares, incluyendo la relación ADN, ARN y proteína en los seres vivos.

Biotecnología Es la aplicación tecnológica que emplea sistemas biológicos y organismos vivos o sus derivados para crear productos o procesos de usos específicos. La biotecnología moderna requiere del manejo de la información genética del ADN

Brazo "p" El brazo corto de un cromosoma.

Brazo "q" El brazo largo de un cromosoma.

Cáncer Tumor maligno que se origina por crecimiento y división celular descontrolados. En estadios avanzados puede invadir tejidos vecinos o distantes, proceso conocido como metástasis.

Cariotipo Es el ordenamiento en base al número y morfología de la constitución cromosómica de un individuo. En el caso de los humanos es 46XX en el sexo femenino y 46XY en el sexo masculino.

Célula Es la unidad anatómica, funcional, reproductiva y genética que constituye un ser vivo. Existen organismos con una sola célula (bacterias, protozoos), y otros, como los seres humanos, con millones de células.

Célula Madre Una célula madre es una célula que tiene el potencial de formar muchos de los tipos diferentes de células encontradas en el cuerpo. Cuando las células madre se dividen, se pueden formar más células madre u otras células que realizan funciones especializadas. Las células madre embrionarias tienen el potencial de formar un individuo completo, mientras que las células madre adultas sólo pueden formar ciertos tipos de células especializadas. Las células madre continúan dividiéndose a lo largo de toda la vida de una persona.

Célula Somática Una célula somática es cualquier célula del cuerpo excepto los espermatozoides y óvulos. Las células somáticas son diploides, es decir, que contienen dos juegos de cromosomas, uno heredado de cada padre. Las mutaciones en las células somáticas pueden afectar al individuo, pero no se transmiten a la descendencia.

Células sexuales En la especie humana, son el espermatozoide y el óvulo.

Cebadores (Primers) Es una secuencia corta de oligonucleótidos que se une en forma complementaria específica a una cadena única de ácido nucleico, e inicia la síntesis de esa cadena en presencia de ADN polimerasa y nucleótidos en una reacción de PCR.

Centriolos Son orgánulos tubulares (en pares de dos en dos) que se encuentran en el citoplasma de las células animales, cerca de la membrana nuclear. Los centriolos tienen la función de organizar los microtúbulos, que son el sistema esquelético de la célula. Ayudan a determinar las localizaciones del núcleo y de otros orgánulos celulares.

Centrómero La porción de un cromosoma que separa los brazos cortos y largos del mismo.

Centrosoma Es una estructura celular involucrada en el proceso de división celular. Antes de la división celular, el centrosoma se duplica y entonces, cuando la división empieza, los dos centrosomas se mueven hacia los polos opuestos de la célula. Unas proteínas llamadas microtúbulos se ensamblan para formar un eje entre los dos centrosomas y ayudar a separar los cromosomas replicados en las células hijas.

Cigoto Es el óvulo fecundado por un espermatozoide, iniciando la formación de un nuevo ser vivo. Los gametos (óvulo y espermatozoide) que tienen 23 cromosomas, durante la fecundación (unión del óvulo con el espermatozoide), el individuo que se forma estará constituido por 46 cromosomas nuevamente, 23 de ellos provenientes del óvulo de la madre y los otros 23 del espermatozoide del padre.

Ciclo celular Comprende los acontecimientos o etapas que tienen lugar en la célula durante su crecimiento y división. Una célula pasa la mayor parte de su tiempo en la etapa llamada interface, y durante este tiempo crece, duplica sus cromosomas y se prepara para una división celular. Una vez terminada la etapa de interface, la célula entra en la mitosis y completa su división. Las células resultantes, llamadas células hijas, empiezan sus respectivas etapas de interface y empiezan así una nueva serie de ciclos celulares.

Citogenética Es el campo de la genética que comprende el estudio de los cromosomas, realizado con técnicas de bandeo cromosómico y otras técnicas moleculares que permiten analizar la estructura y número de cromosomas de una célula.

Citoplasma Es un líquido gelatinoso que llena el interior de una célula. Está compuesto por agua, sales y diversas moléculas orgánicas. Algunos orgánulos intracelulares, como el núcleo y las mitocondrias, están rodeados por membranas que los separan del citoplasma.

Citosina La Citosina (C) es una de las cuatro bases del ADN, siendo las otras tres la adenina (A), guanina (G) y timina (T). Dentro de la molécula de ADN, las bases de citosina se encuentran localizadas en una cadena formando enlaces químicos con las bases de guanina de la cadena opuesta. La secuencia de las cuatro bases del ADN es lo que codifica las instrucciones genéticas de la célula.

Clonación Aislamiento de una secuencia específica del ADN.

Código genético Son las instrucciones que le dicen a la célula cómo hacer una proteína específica. A, T, C y G, son las "letras" del código del ADN; representan los compuestos químicos adenina (A), timina (T), citosina (C) y guanina (G), respectivamente, que constituyen las bases de nucleótidos del ADN. El código para cada gen combina los cuatro compuestos químicos de diferentes maneras para formar "palabras" de tres letras las cuales especifican qué aminoácidos se necesitan en cada paso de la síntesis de una proteína.

Codominancia Es la relación entre dos versiones de un mismo gen. Los individuos reciben una versión de un gen, llamada alelo, de cada progenitor. Si los alelos son diferentes, normalmente se expresará el alelo dominante, mientras que el efecto del otro alelo, llamado recesivo, queda enmascarado. Pero cuando hay codominancia, entonces ningún alelo es recesivo y el fenotipo de ambos alelos es expresado.

Codón Un codón es una secuencia de tres nucleótidos de ADN o ARN que corresponde a un aminoácido específico. El código genético describe la relación entre la secuencia de bases del ADN (A, C, G y T) en un gen y la secuencia correspondiente de la proteína que codifica. La célula lee la secuencia del gen en grupos de tres bases. Existen 64 codones diferentes: 61 son específicos de aminoácidos, mientras que los tres restantes se utilizan como señales de parada.

Congénito Se refiere a una característica, con la cual se nace. No todos los rasgos congénitos son genéticos. Un rasgo congénito puede ser adquirido en la vida intrauterina.

Cromátida Es cada una de las dos mitades idénticas de un cromosoma duplicado. Durante la división celular, en primer lugar, se duplica el cromosoma para que cada una de las células hijas reciba una dotación cromosómica completa. Después de la duplicación del ADN, el cromosoma pasa a estar compuesto por dos estructuras idénticas, llamadas cromátidas hermanas, que se unen por la zona del centrómero.

Cromatina Son las proteínas y otros materiales que componen la estructura de los cromosomas junto con el ADN.

Cromosoma Literalmente significa cuerpo coloreado. Son estructuras de DNA que se encuentran en los núcleos de todas las células, transporta los genes indispensables para la vida. En los humanos todas las células del cuerpo tienen 46 cromosomas, de los cuales 22 pares son idénticos entre hombres y mujeres y se denominan autosomas, mientras que el par 23 se denomina par sexual y en mujeres corresponde a dos cromosomas X, y en el hombre a un cromosoma X y un cromosoma Y. La representación gráfica de los cromosomas se denomina cariotipo.

Cromosomas autosómicos Los cromosomas autosómicos están representados por 22 pares de cromosomas idénticos en el hombre y la mujer (44 en total). Cada progenitor transmite 22 cromosomas autosómicos a sus hijos, y 2 pares de cromosomas sexuales, que en el hombre son XY y en la mujer XX

Cromosomas sexuales Un cromosoma sexual es un tipo de cromosoma que participa en la determinación del sexo. Los seres humanos y la mayoría de los otros mamíferos tienen dos cromosomas sexuales, el X y el Y. Las hembras tienen dos cromosomas X en sus células somáticas, mientras que los machos tienen un X y un Y. Todos los óvulos, sin embargo, contienen solo un cromosoma X, mientras que los espermatozoides pueden contener un cromosoma X o uno Y. Esta disposición significa que es el macho el que determina el sexo de la descendencia cuando se produce la fertilización.

Defecto Congénito Un defecto congénito es una anomalia que se presenta desde el nacimiento. También se llama defecto al nacimiento. Puede ser causado por una mutación genética, un ambiente desfavorable durante el embarazo, o una combinación de ambos factores. El efecto de un defecto congénito puede ser leve, severo o letal.

Deleción Es un tipo de mutación genética en la cual se pierde material genético, desde un solo par de nucleótidos de ADN hasta todo un fragmento de cromosoma.

Deriva genética La deriva genética es un mecanismo de evolución. Se refiere a fluctuaciones aleatorias en las frecuencias de los alelos de una generación a la otra, debido a sucesos aleatorios. La deriva genética puede causar que ciertos rasgos pasen a ser dominantes o desaparezcan de una población. Los efectos de la deriva genética son más pronunciados en las poblaciones pequeñas.

Diagnóstico genético Procedimiento empleado para identificar la alteración en los genes determinando el diagnóstico y evolución de enfermedades genéticas.

Diagnóstico genético preimplantación Es un tipo de diagnóstico prenatal en el que selecciona una célula de un embrión, generado por fecundación in vitro, para determinar si es portador de alguna mutación. Finalmente, si esta normal se procede a colocarlo (implantarlo) en el útero.

Diploide Es una célula u organismo que tiene cromosomas emparejados, uno de cada progenitor. En los humanos, todas las células aparte de las sexuales son diploides y tienen 23 pares de cromosomas. Las células sexuales humanas (óvulos y espermatozoides) contienen un solo juego de cromosomas y se conocen como haploides.

Disomía Dos copias de un cromosoma. También aplicable a una copia (monosomía) y a tres copias (trisomía).

DNA (ácido desoxirribonucleico) Molécula que contiene la información genética del organismo, que se transfiere de generación en generación. El ADN codifica la información para la reproducción y funcionamiento de las células, y, también, para la autoduplicación o replicación de sí misma.

Doble hélice La doble hélice es la descripción de la estructura de una molécula de ADN. Una molécula de ADN consiste en dos cadenas que serpentean, un alrededor de la otra como una escalera de caracol. Cada cadena tiene una espina dorsal en la cual se alternan un azúcar (desoxirribosa) y un grupo fosfato. A cada azúcar se une una de las cuatro bases: adenina (A), citosina (C), guanina (G) o timina (T). Las dos cadenas se mantienen unidas por enlaces entre las bases nitrogenadas, adenina formando enlaces con la timina, y citosina con la guanina.

Dominante Se refiere a la relación entre dos versiones de un gen. Cada individuo recibe dos versiones de cada gen, conocidas como alelos, una de cada padre. Si los alelos de un gen son diferentes, el alelo que se expresa es el gen dominante. El efecto del otro alelo, denominado recesivo, queda enmascarado.

Duplicación La duplicación es un tipo de mutación que implica la producción de una o más copias de un gen o región de un cromosoma. Las duplicaciones génicas y cromosómicas se producen en todos los organismos, aunque son especialmente prominentes entre las plantas. La duplicación génica es un mecanismo importante en el proceso de la evolución.

Edema Acumulación anormal de líquido entre los órganos, tejidos o células.

Enfermedad Compleja Ocurre por la interacción de múltiples genes y factores ambientales. También son llamadas multifactoriales. Ejemplos de enfermedades complejas incluyen el cáncer y las enfermedades del corazón.

Enfermedad hereditaria Condición fisiológica anormal que tiene su origen en la alteración del material genético y que se transmite de generación en generación.

Entrecruzamiento cromosómico Es el intercambio de material genético que se produce en la línea germinal. Durante la formación de óvulos y espermatozoides, un proceso también conocido como meiosis, los cromosomas emparejados de cada progenitor se alinean de manera que las secuencias similares de ADN de cada par de cromosomas se puedan cruzar entre sí. El entrecruzamiento cromosómico genera una mezcla del material genético y es una causa importante de la variación genética observada en la descendencia.

Esporádico Por ejemplo, un cáncer que aparece en una persona que no es portadora de una mutación germinal.

Enzima Proteína que actúa como potenciador biológico de reacciones químicas intracelulares. Los catalizadores biológicos son específicos para reacciones particulares.

Enzima de restricción Una enzima de restricción es una enzima aislada de una bacteria que corta la molécula de ADN en secuencias específicas. El aislamiento de estas enzimas es fundamental para el desarrollo de la tecnología de ADN recombinante (ADNr) y la ingeniería genética.

Epidemiología genética Es una disciplina de la Medicina relativamente nueva, que trata de comprender cómo los factores genéticos interactúan con el medio ambiente en el contexto de la enfermedad en las poblaciones. Las áreas de estudio incluyen las causas de las enfermedades hereditarias, su distribución y control.

Epigenética Es un campo emergente de la ciencia que estudia los cambios hereditarios causados por la activación y desactivación de los genes, sin ningún cambio en la secuencia de ADN subyacente del organismo. La epigenética es una palabra de origen griego y significa literalmente por encima (epi) del genoma.

Epistasis Es una circunstancia en la que la expresión de un gen se ve afectada por la expresión de uno o más genes heredados de forma independiente. Por ejemplo, si la expresión del gen # 2 depende de la expresión del gen # 1, pero el gen # 1 se inactiva, entonces la expresión del gen # 2 no se producirá. En este ejemplo, se dice que el gen # 1 es epistático al gen # 2.

Estriol no conjugado Proteína producida por la placenta y el hígado fetal, los bajos niveles son asociados a Síndrome Down.

Examen genético Las pruebas genéticas son pruebas realizadas en el laboratorio para buscar las variaciones genéticas asociadas con una enfermedad. Los resultados de una prueba genética pueden ser utilizados para confirmar o descartar la sospecha de una enfermedad genética o para determinar la probabilidad de que una persona transmita una mutación a su descendencia. Las pruebas genéticas pueden llevarse a cabo antes (prenatales) o después del nacimiento. Idealmente, una persona que se somete a una prueba genética discutirá el significado de la misma, así como los resultados con un asesor genético.

Exón Es la porción de gen que codifica aminoácidos. En las células de plantas y animales, la mayoría de las secuencias de genes son alternadas por una o más secuencias de ADN llamadas intrones. Las partes de la secuencia de genes que contienen la información para producir las proteínas se llaman exones, ya que se expresan, mientras que las partes de la secuencia del gen que no codifican se llaman intrones, porque están en medio o interfieren con- los exones.

Expresión Es el proceso mediante el cual la información codificada en un gen se utiliza para dirigir el montaje de una molécula de proteína. La célula lee la secuencia del gen en grupos de tres bases. Cada uno de estos grupos de tres bases (codón) corresponde a uno de los 20 aminoácidos diferentes usados para construir las proteínas

Farmacogenética Disciplina que estudia el efecto de la variabilidad genética de un individuo en la respuesta a determinados fármacos.

Farmacogenómica Disciplina que estudia la variación del genoma a través de tecnologías de gran escala para el descubrimiento de nuevos fármacos, vías bioquímicas y expresión de genes relacionados con el metabolismo de medicamentos.

Fenocopia Un individuo que padece la enfermedad pero que no tiene la mutación que la predispone (caso esporádico).

Fenotipo Rasgos físicos que reflejan las características normales o anormales de los genes (genotipo).

Fibroblasto Es el tipo más común de células que se encuentran en el tejido conectivo. Los fibroblastos segregan proteínas de colágeno que se utilizan para mantener un marco estructural para muchos tejidos. También juegan un papel importante en la cicatrización de heridas.

Fibrosis quística Es una enfermedad hereditaria caracterizada por una digestión deficiente e infecciones respiratorias, como consecuencia de la acumulación de moc, y la pérdida de sal en el sudor. La enfermedad es causada por mutaciones en un gen único y se hereda como un rasgo autosómico recesivo, lo que significa que un individuo afectado ha recibido de sus padres las dos copias mutadas del gen. En el pasado, la fibrosis quística era casi siempre mortal durante la infancia. Hoy, sin embargo, los pacientes suelen vivir hasta los 30 años o más.

Frecuencia alélica Es la frecuencia con la que la población presenta una determinada variante o alelo. Las siglas MAF representan «Minor Allele Frequency» (frecuencia del alelo menor) y se refiere a la frecuencia con la que una población determinada presenta el alelo menor (o menos común). Se expresa como un porcentaje del número total de cromosomas que se evaluaron (por ejemplo, si dos de cada 10 individuos estuvieran secuenciados y cada uno tuviera una variante en una de las dos copias de un determinado gen, el MAF de esta variante sería de 2/20 cromosomas).

Gameto Óvulo y espermatozoide.

Ganglios linfáticos Son pequeñas agrupaciones de células del sistema inmunológico (importantes en la lucha contra las infecciones) que se interconectan mediante los vasos linfáticos.

Gemelos idénticos Son también conocidos como gemelos homocigotos o gemelos monocigotos. Son resultado de que la fertilización de un solo óvulo se escinde en dos. Los gemelos idénticos comparten todos sus genes y son siempre del mismo género. Por el contrario, los mellizos o gemelos no idénticos, dicigotos, se producen por la fertilización de dos óvulos en el mismo embarazo. Comparten la mitad de sus genes, como cualquier otro tipo de hermanos. Los mellizos pueden o no ser del mismo género.

Gen Es un segmento DNA capaz de producir una o más proteínas. Los genes se encuentran ubicados en los cromosomas; los cromosomas humanos contienen miles de genes se estima que en el humano hay alrededor de 30, 000 genes.

Gen candidato Es aquel que tiene una localización cromosómica asociada a una enfermedad concreta u otro fenotipo. Debido a su localización, se sospecha que dicho gen es el causante de la enfermedad o del fenotipo.

Gen supresor tumoral Es el gen que dirige la producción de una proteína como parte del sistema que regula la división celular. La proteína supresora tumoral juega un papel en la división celular de mantenimiento de bajo control. Cuando ocurre una mutación, el gen supresor de tumor ya no es capaz de desempeñar su trabajo, y como resultado un crecimiento celular descontrolado puede ocurrir. Esto puede contribuir al desarrollo de un cáncer.

Genética Es la ciencia que estudia las enfermedades y/o rasgos físicos que pueden ser heredados, así como las variaciones entre los seres vivos. Por medio de los fundamentos de la genética se puede estudiar a los humanos (individual o poblacional), bacterias, plantas, animales, etc.

Genoma Es la secuencia completa de DNA que contiene toda la información genética de un organismo (humano, bacteria, plantas, animal, etc.). El genoma humano tiene una longitud de más de 3 mil millones de bases que constituyen los 25, 000 genes reportados, localizados en los 46 cromosomas. De los 25,000 genes solo el 3% dará lugar a una proteína.

Genómica Es el conjunto de ciencias y técnicas dedicadas al estudio integral del contenido, organización, funcionamiento, evolución y el origen de los genomas.

Genotipo Es la colección de genes de un individuo. El término también puede referirse a los dos alelos heredados de un gen en particular. El genotipo se expresa cuando la información codificada en el ADN de los genes se utiliza para fabricar proteínas y moléculas de ARN. La expresión del genotipo contribuye a los rasgos observables del individuo, lo que se denomina fenotipo.

Glucosa Principal azúcar simple (carbohidrato) que el cuerpo humano y otros seres vivos utilizan como fuente principal de energía para la vitalidad de sus células. Químicamente es un monosacárido.

Guanina La guanina (G) es una de las cuatro bases químicas del ADN, siendo las otras tres la adenina (A), la citosina (C), y la timina (T). Dentro de la molécula de ADN, las bases de guanina localizadas en una hebra forman puentes químicos con la citosina de la hebra opuesta. Las instrucciones genéticas de la célula están codificadas por la secuencia compuesta por las cuatro bases.

Haploidia Se refiere a una célula u organismo con un único conjunto de cromosomas. Los organismos que se reproducen asexualmente son haploides. Los organismos con reproducción sexual son diploides (con dos juegos de cromosomas, uno de cada progenitor). En los seres humanos, sólo los óvulos y los espermatozoides son haploides.

Haplotipo Es un conjunto de variaciones del ADN, o polimorfismos, que tienden a ser heredados juntos. Haplotipo se puede referir a una combinación de alelos o a un conjunto de polimorfismos de nucleótido sencillo (SNPs) que se encuentran en el mismo cromosoma. Información acerca de distintos haplotipos es recopilada por el Proyecto Internacional HapMap y utilizada para investigar la influencia de los genes en enfermedades.

Hemicigoto Se refiere a un hombre que presenta una variante en un gen del cromosoma X. La mayoría de los hombres tienen un solo cromosoma X, mientras que las mujeres tienen dos. Una mujer portadora de una variante en un gen del cromosoma X sería descrita como heterocigota.

Hemofilia Se trata de una enfermedad hereditaria que afecta fundamentalmente a los individuos del sexo masculino; se caracteriza por una deficiencia en la coagulación de la sangre. El gen responsable está localizado en el cromosoma X. Al heredar los varones sólo una copia de este cromosoma X, si ese cromosoma contiene el gen mutado, desarrollan la enfermedad. Las mujeres tienen una segunda copia del gen, habitualmente normal, en su otro cromosoma X por lo que pueden ser transmisoras de la enfermedad sin sufrir sus síntomas.

Hereditario Un rasgo hereditario es aquel que está determinado genéticamente. Los rasgos heredados se transmiten de padres a hijos según las reglas de la genética mendeliana. La mayoría de los rasgos no están estrictamente determinados por los genes, sino más bien se ven influidas tanto por los genes como por el ambiente.

Herencia autosómica dominante Las afecciones autosómicas dominantes son causadas por una variante patogénica en una copia de un gen. Las afecciones autosómicas dominantes hereditarias se transmiten de progenitores que presenten dicha afección. Existe una probabilidad del 50% de heredar una variante patogénica de un progenitor afectado. Esta probabilidad se aplica a cada embarazo. Una variante «de novo» es una variante patogénica que se produce por primera vez en un individuo sin haber sido heredada de ningún progenitor.

Herencia autosómica recesiva Las afecciones autosómicas recesivas son causadas por variantes patogénicas en ambas copias de un gen. Cada progenitor ha de ser portador de la afección para tener un hijo con una afección autosómica recesiva. Los portadores de afecciones autosómicas recesivas tienen una variante patogénica en una sola copia del gen, y generalmente muestran síntomas leves o ningún síntoma de la enfermedad. Para las afecciones autosómicas recesivas en las que ambos progenitores son portadores de una variante patogénica en el mismo gen, existe una probabilidad del 25% por embarazo de tener un hijo con la afección (dos variantes, una de cada uno de los progenitores), una probabilidad del 50% (1 de cada 2) de tener un hijo portador (una variante de uno de los padres) o una probabilidad del 25% (1 de cada 4) de tener un hijo sano (ninguna variante de ninguno de los padres).

Herencia ligada al cromosoma X Las afecciones ligadas al cromosoma X son causadas por variantes patogénicas en genes localizados en el cromosoma X. Tanto los hombres como las mujeres pueden verse afectados por afecciones ligadas al cromosoma X. Sin embargo, los hombres que portan variantes ligadas al cromosoma X a menudo tienen síntomas más severos que las mujeres, debido a que los hombres, por lo general, portan un solo cromosoma X, mientras que las mujeres tienen dos. Las mujeres que portan variantes ligadas al cromosoma X generalmente tienen una segunda copia en funcionamiento del gen en el otro cromosoma X. Se considera que estas mujeres son portadoras de la afección y pueden experimentar síntomas más leves o ningún síntoma en absoluto. Para algunas afecciones ligadas al cromosoma X, una sola copia de una variante patogénica es suficiente para causar la enfermedad incluso en las mujeres que tienen un segundo cromosoma X.

Si un hombre porta una variante ligada al cromosoma X, sus hijas heredarán su variante. Sus hijos no heredarán la variante. Si una mujer porta una variante ligada al cromosoma X, hay un 50% (1 de cada 2) de posibilidades de que cada hijo herede la variante, independientemente de si es niño o niña. En cualquier individuo portador de una variante ligada al cromosoma X, la gravedad de los síntomas (si los hubiera) dependerá de la afección específica, el gen y la variante o variantes involucradas, y de si el individuo tiene o no un segundo cromosoma X sin una variante patogénica.

Herencia ligada al cromosoma Y En algunos casos muy raros, una afección puede estar ligada al cromosoma Y, lo que indica que el gen causante de la afección se encuentra en el cromosoma Y. Sólo los varones corren el riesgo de heredar las afecciones ligadas al cromosoma Y. Si un varón tiene una afección ligada al cromosoma Y, hay un 100% de probabilidad de que la transmita a todos sus hijos y ninguna posibilidad de que la transmita a sus hijas.

Herencia mendeliana Se refiere a patrones de herencia genética en los que una o dos variantes en un solo causan alguna enfermedad. La primera descripción en la bibliografía occidental de esta observación natural fue hecha por Gregor Mendel, un monje agustino de un convento de Brno, República Checa, que cultivaba y estudiaba más de 25.000 plantas (principalmente guisantes; Pisum sativum) a mediados del siglo XIX, estudiando los rasgos observables. Mendel explicó sus resultados describiendo las dos leyes de la herencia genética que introdujeron la idea de los rasgos dominantes y los recesivos.

Herencia mitocondrial Las mitocondrias son orgánulos celulares encargados de generar energía en nuestras células para el cuerpo. Cada célula contiene múltiples copias de mitocondrias. Cuando se produce un problema en este proceso de creación de energía, puede dar lugar a una enfermedad mitocondrial. Las patologías mitocondriales son enfermedades crónicas hereditarias que pueden estar presentes al nacer o desarrollarse posteriormente. La mayoría de las enfermedades mitocondriales son causadas por cambios en los genes localizados en el núcleo celular, lugar donde residen la mayoría de nuestros genes (genes nucleares).

Sin embargo, las mitocondrias también tienen su propio ADN especial, conocido como ADNmt, que tiene 37 genes. En algunos casos, las variantes del ADNmt pueden causar afecciones mitocondriales.

Herencia poligénica o multifactorial Las enfermedades poligénicas o multifactoriales son aquellas en las que variantes en múltiples genes, así como los factores ambientales, juegan un papel en el desarrollo de la enfermedad. Estos múltiples factores genéticos y ambientales interactúan e influyen entre sí de maneras que no siempre se comprenden completamente, ya que es difícil identificar y estimar el peso de cada factor. Esto se describe como herencia multifactorial, también conocida como herencia poligénica.

Heterocigoto Se refiere a que se ha heredado dos formas diferentes de un gen en particular, una de cada progenitor. Lo contrario es un genotipo homocigoto, donde un individuo hereda formas idénticas de un gen en concreto del padre y de la madre.

Hibridación Es un proceso por el cual se combinan dos cadenas complementarias simples de ácidos nucleicos (ADN o ARN) y se permite que formen una única molécula de doble cadena por apareamiento de sus bases. Ahora bien, el proceso inverso, representado por una doble cadena de moléculas de ADN (o ARN o ADN/ARN), puede ser calentada para romper el apareamiento de las bases y separar las dos hebras. La hibridación es parte de muchas técnicas importantes en el laboratorio como la reacción en cadena de la polimerasa y la hibridación de Southern.

Hibridación fluorescente in situ (FISH) Es una técnica de laboratorio para detectar y localizar una secuencia específica de ADN en un cromosoma. La técnica se basa en exponer los cromosomas a una pequeña secuencia de ADN llamado sonda que tiene una molécula fluorescente pegada a ella. La secuencia de la sonda se une a su secuencia correspondiente en el cromosoma.

Hibridación in situ Es una técnica de laboratorio que consiste en marcar una hebra sencilla de ARN o ADN denominada sonda y permitir que se empareje con su secuencia complementaria en el ARN o el ADN presente en una muestra de tejido o de cromosomas. La sonda está marcada con una sustancia trazadora química o radiactiva por lo que su unión puede ser visualizada.

Histona Es una proteína que proporciona soporte estructural a un cromosoma. Para que las larguísimas moléculas de ADN quepan en el núcleo celular, se envuelven alrededor de complejos de histonas, dando al cromosoma una forma más compacta. Algunas variantes de las histonas están asociadas con la regulación de la expresión génica.

Historia familiar Es el registro de información médica acerca de un individuo y su familia biológica. Los datos genéticos humanos son cada vez más frecuentes y fáciles de obtener. Estos datos se están utilizando para identificar a las personas con mayor riesgo de desarrollar trastornos genéticos que se heredan en las familias.

Homocigoto Individuo con los dos alelos iguales de un gen determinado (por ejemplo, dos alelos mutados o los dos normales).

Hormona Gonadoprina Coriónica Humana Hormona del feto derivada de parte de la placenta. Los niveles elevados de esta hormona se relacionan a riesgo aumentado de síndrome Down.

Huella Genética El DNA fingerprinting o análisis de huellas genéticas es una técnica de laboratorio utilizada para establecer un vínculo entre la evidencia biológica y un sospechoso en una investigación criminal. Una muestra de ADN tomada en la escena del crimen se compara con una muestra de ADN de un sospechoso. Si los dos perfiles de ADN coinciden, la prueba incrimina al sospechoso. Si por el contrario los dos perfiles de ADN no coinciden, entonces la prueba no puede haber venido del sospechoso. El análisis de huellas genéticas también se utiliza para establecer la paternidad.

Infección Invasión de patógenos (virus, bacterias, hongos, y otros) que se reproducen en el cuerpo causando una enfermedad.

Inflamación Proceso defensivo del cuerpo ante una agresión externa (por ejemplo, agente químico, virus, bacterias), donde se aumenta el flujo sanguíneo en la zona afectada para transportar células fagocitarias, histamina y prostaglandinas.

Ingeniería genética Es la utilización de la tecnología del ADN recombinante (ADNr) para alterar la composición genética de un organismo. Tradicionalmente, los seres humanos han manipulado indirectamente los genomas mediante el control de la reproducción, así como seleccionando aquella descendencia que tenga las características deseadas. La ingeniería genética implica la manipulación directa de uno o más genes. Lo más común es que un gen de otra especie se introduzca en el genoma de un organismo para producir el fenotipo deseado.

Inhibina A Es una hormona producida por la placenta, los altos niveles son asociados a riesgo de Síndrome de Down.

Inserción Una inserción es un tipo de mutación que implica la adición de material genético. Una mutación por inserción puede ser pequeña e involucrar un único par de bases de ADN, o grande e involucrar un fragmento de un cromosoma.

Interacción genes-ambiente Se refiere a la expresión de un rasgo que resulta de la interacción entre los genes y el ambiente. Algunos rasgos están fuertemente influenciados por los genes, mientras que otros lo están por el medio ambiente. Sin embargo, en la mayoría de rasgos inciden uno o varios genes que interactúan de manera compleja con el medio ambiente.

Intrón Es una parte del gen que no codifica ningún aminoácido. En las células vegetales y animales, la mayoría de las secuencias que codifican para los genes están partidas por uno o más intrones. Las zonas de la secuencia del gen que se expresan en las proteínas se llaman exones porque se expresan, mientras que aquellas que no lo hacen se denominan intrones por encontrarse entre los exones.

Ligado al sexo Se llama ligado al sexo a un gen que se encuentra en un cromosoma sexual. En los seres humanos, el término generalmente se refiere a los rasgos que se encuentran influidos por los genes en el cromosoma X. Esto se debe a que el cromosoma X es grande y contiene muchos más genes que el cromosoma Y que es más pequeño. En una enfermedad ligada al sexo, por lo general los hombres son los afectados porque tienen una sola copia del cromosoma X que porta la mutación. En las mujeres, el efecto de la mutación puede estar enmascarado por la segunda copia sana del cromosoma X.

Ligado al cromosoma X Es un rasgo en el cual un gen se encuentra localizado en el cromosoma X. Los seres humanos y otros mamíferos tienen dos cromosomas sexuales, el X y el Y. Suele emplearse también el término "ligado al sexo".

Ligamiento Es la asociación de genes u otras secuencias cercanas del ADN en el mismo cromosoma. Cuanto más cerca están dos genes en el cromosoma, mayor es la posibilidad de que se hereden juntos.

Línea germinal Son células sexuales (óvulos y espermatozoides) que son utilizadas por los organismos con reproducción sexual para transmitir los genes de generación en generación. Los óvulos y los espermatozoides se llaman células germinales, en contraste con las otras células del cuerpo que se llaman células somáticas.

Linfocito Es un tipo de glóbulo blanco que es parte del sistema inmune. Hay dos tipos principales de linfocitos: las células B y las células T. Las células B elaboran los anticuerpos para luchar contra bacterias, virus y toxinas invasoras. Las células T destruyen las propias células del cuerpo que han sido infectadas por virus o que se han vuelto cancerosas.

Lionización Es conocida comúnmente como Inactivación del cromosoma-X. En los mamíferos, los machos reciben una única copia del cromosoma X mientras que las hembras reciben dos. Para evitar que las células femeninas expresen el doble los genes del cromosoma X que las masculinas, una copia del cromosoma X es inactivada en cada célula femenina. En los mamíferos placentarios la decisión de cuál de los cromosomas X se inactiva es al azar, mientras que en los marsupiales es siempre la copia paterna.

Lisosomas Son orgánulos celulares unidos a la membrana que contienen enzimas digestivas. Los lisosomas están implicados en varios procesos celulares. Son los encargados de reciclar restos celulares de desecho. Pueden destruir virus y bacterias invasoras. Si la célula es dañada y no puede ser reparada, los lisosomas participan en el proceso de autodestrucción conocido como muerte celular programada o apoptosis.

Locus Un locus es el lugar específico del cromosoma donde está localizado un gen u otra secuencia de ADN, como su dirección genética. El plural de locus es "loci"."

Mapa genético Es un tipo de mapa cromosómico que muestra la ubicación relativa de los genes y otras características importantes. El mapa se basa en el concepto de ligamiento, el cual significa que cuanto más cerca estén dos genes en el cromosoma, mayor será la probabilidad de que se heredan juntos. Siguiendo así los patrones de herencia, se puede establecer la ubicación relativa de los genes a lo largo de todo el cromosoma.

Mapeo Es el proceso de elaborar representaciones esquemáticas catalogando los genes y otras características de los cromosomas mostrando su ubicación relativa. Los mapas citogenéticos se hacen mediante microfotografías de cromosomas teñidos para revelar variaciones estructurales. Los mapas genéticos utilizan la técnica del ligamiento para estimar la ubicación relativa de los genes. Los mapas físicos, hechos mediante la tecnología del ADN recombinante (ADNr), muestran la ubicación física real de los puntos de referencia a lo largo de un cromosoma.

Marcador Es una secuencia de ADN cuya localización física en el cromosoma es conocida. Los marcadores pueden ayudar a asociar una enfermedad hereditaria con los genes responsables. Los segmentos de ADN que están cercanos entre sí en un cromosoma tienden a heredarse juntos. Los marcadores se usan para trazar la herencia de un gen cercano que no ha sido todavía identificado pero cuya situación aproximada se conoce. El marcador en sí mismo puede formar parte de un gen o no tener ninguna función conocida.

Marcador genético Es una secuencia de ADN con ubicación conocida en un cromosoma, cuya herencia se puede rastrear y seguirlo a lo largo de generaciones.

Medicina personalizada Es una práctica emergente de la medicina que utiliza el perfil genético de un individuo para guiar las decisiones tomadas en relación con la prevención, diagnóstico y tratamiento de la enfermedad. El conocimiento del perfil genético de un paciente puede ayudar a los médicos a seleccionar la medicina o la terapia adecuada, así como administrar la dosis o el régimen adecuados. La medicina personalizada está avanzando gracias a los datos del Proyecto Genoma Humano.

Meiosis Es la formación de óvulos y espermatozoides. En organismos con reproducción sexual, las células del cuerpo son diploides, es decir, que contienen dos juegos de cromosomas (uno de cada progenitor). Para mantener este estado, el óvulo y el espermatozoide que se unen durante la fecundación debe ser haploides, lo que significa que cada uno debe contener un único conjunto de cromosomas. Durante la meiosis, las células diploides replican su ADN, seguido de dos rondas de división celular, produciendo cuatro células sexuales haploides.

Membrana celular También llamada membrana citoplasmática, se encuentra en las células y separa su interior del medio exterior que las rodea. La membrana celular consiste en una bicapa (doble capa) lipídica que es semipermeable. Entre otras funciones, la membrana celular regula el transporte de sustancias que entran y salen de la célula.

Membrana nuclear La envoltura nuclear es una doble membrana que delimita el núcleo de la célula. Sirve para separar los cromosomas del resto del contenido celular. La envoltura nuclear aparece atravesada de manera regular por pequeñas perforaciones o poros que permiten el paso de ciertos materiales, tales como ácidos ribonucleicos y proteínas, entre el núcleo y el citoplasma.

Membrana plasmática También llamada membrana celular, se encuentra en todas las células y separa el interior de la célula del ambiente exterior. En bacterias y en células de plantas, hay también una pared celular que se une a la membrana plasmática en la superficie exterior. La membrana plasmática se compone de una bicapa lipidia que es semipermeable. La membrana plasmática regula el transporte de materiales que entran y salen de la célula.

Mendel Gregor Fue un monje austriaco que en el siglo XIX estableció las leyes básicas de la herencia genética mucho antes de que el término ¨gen¨ fuera acuñado. En la huerta del monasterio, Mendel llevó a acabo miles de cruces con distintas variedades de la planta del guisante, y explicó sus resultados describiendo las dos leyes de la herencia genética que introdujeron la idea de los rasgos dominantes y los recesivos.

Metabolismo celular Conjunto de complejas reacciones bioquímicas y procesos físico-químicos que ocurren al interior de las células y organismos, cuyos objetivos básicos son obtener la energía necesaria para realizar las funciones vitales, formar nuevos tejidos, producir y eliminar sustancias de desecho.

Metafase Es una etapa de la división celular (mitosis o meiosis). Normalmente, los cromosomas individuales no son visibles en el núcleo celular, sin embargo, durante la metafase de la mitosis o de la meiosis, los cromosomas se condensan y se pueden distinguir cuando se alinean en el centro de la célula en división. Los cromosomas en la metafase se utilizan en la determinación del cariotipo que se realiza para buscar anormalidades cromosómicas.

Metagenómica Es el estudio de una colección del material genético (genomas) de una comunidad mixta de organismos. La metagenómica suele referirse al estudio de comunidades microbianas.

Microbioma Es todo el material genético que se encuentra dentro de un microbio individual, como una bacteria, la célula fúngica, o un virus. También puede referirse a la recolección de material genético que se encuentra en una comunidad de microbios que viven juntos.

Micro satélite Secuencias de ADN de longitud variable formada por repeticiones de una secuencia corta de nucleótidos.

Mitocondrias Son los orgánulos celulares que generan la mayor parte de la energía química necesaria para activar las reacciones bioquímicas de la célula. La energía química producida por las mitocondrias se almacena en una molécula energizada llamada trifosfato de adenosina (ATP). Las mitocondrias contienen su propio cromosoma (ADN). En general, las mitocondrias, y por lo tanto el ADN mitocondrial, sólo se heredan de la madre.

Mitosis División de las células corporales que se caracteriza por un reparto equitativo: se forman dos células hijas con igual constitución genética, porque durante el proceso el ADN se autoduplica. Entonces, de una célula diploide, con dotación completa de cromosomas, se forman otras dos células diploides, nuevas.

Molécula Agrupación de átomos iguales o diferentes, unidos entre sí. El agua, H2O, es una molécula formada por dos átomos de hidrógeno y uno de oxígeno. El ozono, O3, es una molécula que contiene tres átomos de oxígeno.

Monosomía Que posee una sola copia de un cromosoma, en vez de las dos copias que se encuentran normalmente en las células diploides. La monosomía puede ser parcial si una porción del segundo cromosoma del par está presente. La monosomía, o la monosomía parcial, son la causa de algunas enfermedades humanas tales como el síndrome de Turner y el síndrome de Cri du Chat.

Morbilidad Proporción de personas que padecen una enfermedad o trastorno en una zona o grupo de población determinada.

Mosaicismo Es la presencia de dos o más líneas celulares con diferentes genotipos dentro de un individuo. El mosaicismo puede ocurrir en los óvulos y espermatozoides (llamado mosaicismo gonadal) o en otras células (llamado mosaicismo somático) o en ambos (mosaicismo gonosomal).

Mortalidad Tasa de muertes por unidad de población durante un determinado periodo de tiempo.

Mutación Cambio espontáneo del material genético, cuyo efecto por lo general es deletéreo. Puede producirse en los genomas, en los cromosomas o en los genes. La mutación a nivel de los gametos, puede conducir a patologías genéticas; la mutación en las células somáticas puede ser el origen de distintas formas de cáncer

Mutación Puntual Es la modificación de un solo par de bases. Las mutaciones puntuales pueden tener uno de los tres efectos siguientes. En primer lugar, la sustitución de una base puede ser una mutación silenciosa, o sea, el codón alterado produce el mismo aminoácido. En segundo lugar, la sustitución de base puede ser una mutación sin sentido en que el codón alterado da lugar a un aminoácido diferente. En tercer lugar, la sustitución de una base puede producir una mutación sin sentido y el codón alterado puede corresponder a una señal de terminación.

Mutágeno Agente físico o químico, que puede ocasionar mutaciones.

Nanotecnología Es la ciencia de manipular la materia a una escala atómica y molecular para resolver problemas. La nanotecnología es una ciencia aplicada al desarrollo, con el potencial de hacer contribuciones significativas en muchos campos, incluyendo la ingeniería, la informática y la medicina.

Northern blot Es una técnica de laboratorio que se utiliza para detectar una secuencia de ARN específica en una muestra de sangre o de tejido. Las moléculas de ARN en una muestra se separan por tamaño mediante electroforesis en gel. Los fragmentos de ARN son transferidos del gel a la superficie de una membrana. La membrana se expone a una sonda de ADN marcada con una etiqueta radiactiva o química. Si la sonda se une a la membrana, entonces la secuencia complementaria de ARN está presente en la muestra.

Núcleo atómico Parte central del átomo, que contiene partículas como protones, de carga positiva, y neutrones.

Núcleo celular Estructura celular que contiene el ADN o material genético en forma de cromosomas. El núcleo está rodeado de una envoltura, la membrana nuclear.

Nucléolo Es una región del núcleo celular que se ocupa de la producción y ensamblaje de los ribosomas de las células. Tras el montaje, los ribosomas son transportados al citoplasma de la célula donde sirven como centros de síntesis de las proteínas.

Nucleosoma Es la unidad básica de repetición de la cromatina eucariótica. En una célula humana, cerca de dos metros de ADN deben ser empaquetados en un núcleo con un diámetro inferior a un cabello humano. Un nucleosoma se compone de alrededor de 150 pares de bases de ADN enrolladas alrededor de un núcleo de histonas. Los nucleosomas se organizan como cuentas de un collar las cuales, a su vez, son plegadas sobre sí mismas repetidas veces para formar un cromosoma.

Nucleótido Es la pieza básica de los ácidos nucleicos. El ARN y el ADN son polímeros formados por largas cadenas de nucleótidos. Un nucleótido está formado por una molécula de azúcar (ribosa en el ARN o desoxirribosa en el ADN) unido a un grupo fosfato y una base nitrogenada. Las bases utilizadas en el ADN son la adenina (A), citosina (C), guanina (G) y timina (T). En el ARN, la base uracilo (U) ocupa el lugar de la timina.

Oligonucleótido Secuencia de ADN de cadena simple de longitud corta.

Oncogén Es un gen que ha mutado y contribuye al desarrollo de un cáncer. En su estado normal, no mutado, los oncogenes son llamados proto-oncogenes. Estos juegan un papel importante en la regulación de la división celular. Algunos oncogenes trabajan estimulando a las células a dividirse.

Organelo Un organelo u orgánulo es una estructura subcelular que lleva a cabo uno o más trabajos específicos en la célula, al igual que un órgano lo hace en el cuerpo. Entre los organelos celulares más importantes están los núcleos, los cuales almacenan la información genética, las mitocondrias, que producen energía química, y, los ribosomas, que ensamblan las proteínas.

Órgano En biología, un órgano (del latín "organum", que significa un instrumento o herramienta) es una colección de tejidos que estructuralmente forman una unidad funcional especializada para realizar una función determinada.

Organismo Es un término utilizado en biología para designar a cualquier forma viviente.

Orgánulos Conjunto de estructuras localizadas en el citoplasma celular, como mitocondrias, cuerpos de Golgi y ribosomas.

Par de bases Es un par de bases químicas que interaccionan entre ellas. La doble hélice de ADN es como una escalera de mano, donde los pasamanos son las dos hebras enrolladas entre sí. La unión entre los pares de bases corresponde al peldaño de la escalera. Cada hebra está formada por la alternancia de un azúcar (desoxirribosa) y un grupo fosfato. En cada azúcar, hay anclada una de las cuatro bases nitrogenadas: adenina (A), citosina (C), guanina (G) o timina (T). Las dos hebras se mantienen juntas gracias a los puentes de hidrógeno entre las bases complementarias, es decir, la adenina con la timina, y la citosina con la guanina.

Pariente de primer grado Es un miembro de la familia que comparte el 50 por ciento de sus genes con una persona concreta de su familia. Los familiares de primer grado son los padres, hijos y hermanos.

Patrimonio genético Es la diversidad total de genes encontrada dentro de una población o especie. Una extensa diversidad en los genes, incluidas todas sus variaciones, aporta la capacidad de resistir los desafíos planteados por las presiones ambientales. La endogamia contribuye a una disminución de esta reserva genética lo cual hace que las poblaciones o las especies sean más propensas a extinguirse cuando se enfrentan a algún tipo de estrés.

PCR (Polymerase Chain Reaction) Proceso de amplificación de secuencias específicas de ADN mediante una técnica específica.

Pedigrí Es la representación genética de un árbol genealógico. Son los diagramas de la herencia de un rasgo o enfermedad, de varias generaciones. El árbol genealógico muestra las relaciones entre miembros de una familia e indica cuales son las personas que expresan un rasgo o lo mantiene en silencio por ser portadores del rasgo en cuestión.

Penetrancia La probabilidad (alta o baja) de que una enfermedad pueda ocurrir como resultado de la presencia de una mutación predisponente.

Péptido Es uno o más aminoácidos unidos por enlaces químicos. El término también se refiere al tipo de enlace químico que une los aminoácidos. Una serie de aminoácidos unidos es un polipéptido. Las proteínas de la célula se hacen de uno o varios polipéptidos.

Perfusión Paso de un líquido a través de un órgano o un área determinada del cuerpo.

Plaquetas Partículas (no células) que participan en la coagulación de la sangre, necesarias para obstruir heridas y evitar hemorragias.

Polidactilia Es una anomalía caracterizada por la existencia de dedos extras en las manos o en los pies. La afección puede estar presente como parte de un síndrome, o puede existir por sí misma. Cuando la polidactilia se presenta por sí misma, se hereda como un rasgo autosómico dominante.

Poligénico Determinado por múltiples genes y en general también por factores no genéticos.

Polimorfismo Un polimorfismo implica una de dos o más variantes de una secuencia particular de ADN. El tipo más común de polimorfismo implica la variación en un solo par de bases. Los polimorfismos también pueden ser de mucho mayor tamaño implicando largos tramos de ADN. Los llamados polimorfismos de nucleótido sencillo, o SNP (por sus siglas en inglés y pronunciado "esnip"), están siendo estudiados por los científicos para ver su correlación en el genoma humano con enfermedades, respuesta a los fármacos, y otros fenotipos.

Polimorfismos de nucleótido único (SNP) Son un tipo de polimorfismo que producen una variación en un solo par de bases. Los científicos están estudiando cómo los polimorfismos de nucleótido único, o SNPs (pronunciado "snips"), en el genoma humano se correlacionan con enfermedades, con la respuesta de los fármacos, y con otros fenotipos.

Poro nuclear El poro nuclear o nucleoporo es uno de una serie de pequeños orificios en la membrana nuclear. El poro nuclear sirve como canal utilizado para el transporte de ácidos nucleicos y proteínas dentro y fuera del núcleo celular.

Portador Es una persona que lleva y es capaz de transmitir una mutación genética asociada a una enfermedad, y puede o no mostrar síntomas de la enfermedad. Los portadores están asociados a enfermedades heredadas como rasgos recesivos. Para sufrir la enfermedad, la persona debe haber heredado alelos mutados de ambos padres. Un individuo que tenga un alelo normal y un alelo mutado no sufrirá la enfermedad. Si dos personas portadoras tienen un hijo este podría tener la enfermedad.

Proteína Compuesto orgánico complejo formado por una o más cadenas polipeptídicas. Cada una de ellas está formada por aminoácidos.

Probando Es el caso inicial en un árbol familiar, a través del cual se determina una familia con un trastorno genético.

Proteoma El proteoma de un organismo se refiere a todas las proteínas codificadas por el genoma del organismo. Debido al hecho de que un gen puede llevar a la producción de varias proteínas diferentes, este número es mayor que el número de genes presentes.

Proteomica Es el estudio a gran escala de las proteínas, en particular de su estructura y función.

Protoncogen Un gen que funciona para promover la división celular. Cuando estos genes están mutados ellos producen varios productos que promueven la división celular de una manera anormal.

Protoplasma Término utilizado como sinónimo de materia viviente. Incluye al citoplasma y al núcleo celular.

Proyecto Genoma Humano (PGH) Programa de investigación científica, que tuvo como objetivo determinar la secuencia completa de los genes de la especie humana, para conocer su localización y función. El Proyecto Genoma Humano fue el proyecto internacional que mapeó y secuenció todos los genes humanos. Terminado en abril de 2003.

Pseudogen Es una secuencia de ADN que se asemeja a un gen, que se ha inactivado en el curso de la evolución al producirse mutaciones en su secuencia. Un pseudogen comparte la historia evolutiva de un gen funcional y puede proporcionar una idea de su ascendencia común.

Rasgo Es una característica específica de un organismo. Los rasgos pueden ser determinados por los genes o el medio ambiente, o más comúnmente por las interacciones entre ellos. La contribución genética a un rasgo se llama genotipo. La expresión externa del genotipo se denomina fenotipo.

Rasgo poligénico Es aquel cuyo fenotipo es influenciado por más de un gen. Los rasgos que muestran una distribución continua, como la altura o color de la piel, son poligénicos. La herencia de los rasgos poligénicos no muestra las proporciones fenotípicas características de la herencia mendeliana, aunque cada uno de los genes que contribuyen al rasgo se hereda, tal y como fue descripto por Gregor Mendel. Muchos rasgos poligénicos son también influenciados por el ambiente y son llamados multifactoriales.

Raza Es un concepto flexible utilizado para nombrar a las personas de un grupo de acuerdo a diversos factores, incluidos, los antecedentes ancestrales y su identidad social. Raza también se utiliza para identificar a las personas de un grupo que comparten un conjunto de características visibles, como el color de la piel y rasgos faciales. A pesar de que estos rasgos visibles están influenciados por genes, la gran mayoría de la variación genética existe dentro de los grupos raciales y no entre ellos. La raza es una ideología y por esta razón, muchos científicos creen que la raza debe ser descrita más exactamente como una construcción social y no biológica.

Reacción en cadena de la polimerasa (PCR) La reacción en cadena de la polimerasa (PCR) es una técnica de laboratorio utilizada para amplificar secuencias de ADN. El método utiliza secuencias cortas de ADN llamados cebadores para seleccionar la parte del genoma a amplificar. La temperatura de la muestra se sube y se baja repetidamente para ayudar a la enzima de replicación del ADN a duplicar la secuencia del ADN que está siendo copiada. Con esta técnica se pueden producir un billón de copias de la secuencia en estudio en sólo unas pocas horas.

Recesivo Se refiere a la relación entre dos versiones de un gen. Los individuos reciben una versión de un gen, llamada alelo, de cada padre. Si los alelos son diferentes, el alelo dominante se expresa, mientras que el efecto del otro alelo, denominado recesivo, queda enmascarado. En el caso de un trastorno genético recesivo, un individuo debe haber heredado las dos copias del alelo mutado para que la enfermedad esté presente.

Recombinación homóloga Es un tipo de recombinación genética que ocurre durante la meiosis (formación de las células del óvulo y los espermatozoides). Los cromosomas apareados de los progenitores masculino y femenino se alinean de forma que secuencias similares del ADN se entrecruzan. Este entrecruzamiento produce un intercambio de material genético, el cual es causa importante de la variabilidad genética que se observa en la descendencia.

Regulación génica Es el proceso de activación y desactivación de los genes. En las etapas tempranas del desarrollo, las células comienzan a asumir funciones específicas. La regulación génica se asegura de que los genes apropiados se expresen en los momentos adecuados. La regulación génica también puede ayudar a un organismo a responder a su entorno. La regulación génica se lleva a cabo por una variedad de mecanismos, entre ellos la modificación química de los genes y la activación o desactivación de los mismos mediante su asociación con proteínas reguladoras.

Repetición en tándem Es una secuencia de dos o más pares de bases de ADN que se repite de tal manera que las repeticiones se encuentran uno al lado del otro en el cromosoma. Repeticiones en tándem están generalmente asociadas con el ADN no codificante. En algunos casos, el número de veces que se repite la secuencia de ADN es variable. Dicha variabilidad de repeticiones en tándem se puede utilizar como una "huella" genética.

Replicación del ADN La replicación del ADN es el proceso mediante el cual se duplica una molécula de ADN. Cuando una célula se divide, en primer lugar, debe duplicar su genoma para que cada célula hija contenga un juego completo de cromosomas.

Retículo endoplasmático Es una red de membranas dentro de la célula a través del cual se mueven las proteínas y otras moléculas. Las proteínas se ensamblan en orgánulos llamados ribosomas. Cuando las proteínas están destinadas a ser parte de la membrana celular o exportadas fuera de la célula, los ribosomas las ensamblan y las añaden al retículo endoplasmático, dándole un aspecto rugoso. El retículo endoplasmático liso carece de ribosomas y ayuda a sintetizar y concentrar las diversas sustancias que necesita la célula.

Retrovirus Es un virus que usa el ARN como material genético. Cuando un retrovirus infecta una célula, se hace una copia de ADN de su genoma que se inserta en el ADN de la célula huésped. Hay una variedad de retrovirus que causan diferentes enfermedades humanas tales como algunas formas de cáncer y el SIDA.

Ribosomas Orgánulos del citoplasma celular que intervienen en la síntesis de proteínas.

Riesgo genético Se refiere a la probabilidad de que un individuo se verá afectado por un trastorno genético particular. Tanto los genes como el medio ambiente pueden influir en el riesgo de padecer una enfermedad genética. El riesgo de un individuo puede ser mayor debido a que puede heredar genes que provocan o aumentan la susceptibilidad a una enfermedad. Otros individuos pueden tener un riesgo mayor debido a que viven o trabajan en un ambiente que promueve el desarrollo del trastorno

Secuenciación de ADN (shotgun) Es una técnica de laboratorio utilizada para determinar la secuencia exacta de las bases (A, C, G y T) en una molécula de ADN. La secuencia de bases de ADN lleva la información que una célula necesita para ensamblar proteínas y moléculas de ARN. La información de la secuencia de ADN es importante para los científicos que investigan las funciones de los genes. La tecnología de secuenciación de ADN se hizo más rápida y menos costosa como resultado del Proyecto del Genoma Humano.

Síndrome Es un conjunto de rasgos reconocibles o anomalías que tienden a presentarse juntos y están asociados con una enfermedad específica.

Southern blot Southern blot es una técnica de laboratorio utilizada para detectar una secuencia específica de ADN en una muestra de sangre o tejido. Una enzima de restricción se utiliza para cortar una muestra de ADN en fragmentos que se separan mediante electroforesis en gel. Los fragmentos de ADN son transferidos del gel a la superficie de una membrana. La membrana se expone a una sonda de ADN marcada con un marcador radiactivo o químico. Si la sonda se une a la membrana, entonces la secuencia de la sonda está presente en la muestra.

Susceptibilidad Es una condición del cuerpo que aumenta la probabilidad de que el individuo desarrolle una enfermedad en particular. La susceptibilidad está influenciada por una combinación de factores genéticos y ambientales.

Sustitución Es un tipo de mutación en el que se sustituye un par de bases por un par de bases diferentes. El término también se refiere a la sustitución de un aminoácido en una proteína por un aminoácido diferente.

Tecnología de microarrays Es una tecnología en desarrollo para estudiar la expresión de muchos genes a la vez. Consiste en colocar miles de secuencias génicas en lugares determinados sobre un portaobjetos de vidrio llamado chip. Una muestra que contiene ADN o ARN se pone en contacto con el chip. El apareamiento de las bases complementarias entre la muestra y las secuencias de genes en el chip produce una cantidad de luz que se puede medir. Las áreas del chip que producen luz identifican los genes que se expresan en esa muestra.

Telómero Es el final de un cromosoma. Los telómeros son secuencias repetitivas de ADN no codificante del cromosoma que protegen de cualquier daño. Cada vez que una célula se divide, los telómeros se acortan. Con el tiempo, los telómeros se vuelven tan cortos que la célula ya no puede dividirse.

Terapia génica Es una técnica experimental para tratar enfermedades mediante la alteración del material genético del paciente. Con mucha frecuencia, la terapia génica consiste en la introducción de una copia sana de un gen defectuoso en las células del paciente.

Timina (T) es una de las cuatro bases químicas del ADN, los otros tres son adenina (A), citosina (C) y guanina (G). Dentro de la molécula de ADN, las bases de timina se encuentran en una línea que forma enlaces químicos con las bases de adenina en la cadena opuesta. La secuencia de cuatro bases del ADN codifica las instrucciones genéticas de la célula

Transcripción Es el proceso por el cual se genera una copia de RNA a partir la secuencia de un gene. Esta copia, llamada una molécula de ARN mensajero (ARNm), deja el núcleo de la célula y entra en el citoplasma, donde dirige la síntesis de la proteína que codifica.

Transgénico Significa que una o más secuencias de ADN de otra especie han sido introducidos por medios artificiales. Los animales transgénicos, por lo general, se producen a partir de una pequeña secuencia de ADN extraño que se inyecta en un óvulo fecundado o embrión en desarrollo. Las plantas transgénicas se pueden hacer mediante la introducción de ADN extraño en una variedad de diferentes tejidos.

Translación Conversión del ARN en proteína.

Translocación Es un tipo de anomalía cromosómica en la que un cromosoma se rompe y una parte de ella vuelve a unir a un cromosoma diferente. Translocaciones cromosómicas se pueden detectar mediante el análisis de cariotipos de las células afectadas.

Trisomía La presencia de tres copias de un cromosoma específico, como, por ejemplo, la trisomía 21 o síndrome de Down.

Tromboplastina parcial Activador tisular de plasminógeno. Funciona como proteína involucrada en la disolución de coágulos sanguíneos.

Transgénesis Procesos de transferencia de un gen a un organismo que lo recibe (transgénico), que generalmente se puede transmitir a su descendencia. La transgénesis hace posible la asociación de genes o la combinación de genes que no existen en la naturaleza.

Tumor maligno Es un grupo de células cancerosas que pueden crecer invadiendo los tejidos circundantes o bien, que pueden propagarse (hacer metástasis) a áreas distantes del cuerpo.

Uracilo (U) Es una de las cuatro bases químicas que forman parte del ARN. Las otras tres bases son la adenina (A), citosina (C) y guanina (G). En el ADN, la base timina (T) se encuentra en lugar del uracilo.

Vacuola Es un orgánulo celular unido a la membrana. En las células animales, las vacuolas son generalmente pequeñas y ayudan a retener los productos de desecho. En las células vegetales, las vacuolas ayudan a mantener el balance hídrico. A veces una sola vacuola puede tomar la mayor parte del espacio interior de la célula vegetal.

Variabilidad genética Se refiere a la diversidad en las frecuencias de los genes. La variabilidad genética puede referirse a las diferencias entre individuos o las diferencias entre poblaciones. Las mutaciones son la causa fundamental de la variabilidad genética, pero mecanismos tales como la reproducción sexual y la deriva genética también contribuyen a la misma.

Variación en el número de copias Es cuando un número de copias de un gen particular cambia de un individuo a otro. Tras la finalización del Proyecto Genoma Humano se hizo evidente que el genoma experimenta ganancias y pérdidas de material. La medida en que la variación del número de copias contribuye a la enfermedad humana no se conoce todavía. Desde hace tiempo se ha visto que algunos cánceres están asociados con elevados números de copias de genes específicos.

Vasos linfáticos Son similares a venas pequeñas, excepto que transportan un líquido claro llamado linfa (en lugar de sangre) fuera del seno.

Vector Es cualquier vehículo, a menudo un virus o un plásmido, que se utiliza para transportar una secuencia de ADN a una célula huésped deseada, como parte de un procedimiento de clonación molecular. Dependiendo de la finalidad del procedimiento de la clonación, el vector puede ayudar a multiplicar, aislar, o expresar el inserto de ADN extraño.

Virus Organismo de estructura muy sencilla, compuesto de proteínas y ácidos nucleicos, y capaz de reproducirse solo en el seno de células vivas específicas, utilizando su metabolismo.

Western Blot Es una técnica de laboratorio utilizado para detectar una proteína específica en una muestra de sangre o tejido. El método implica el uso de electroforesis en gel para separar las proteínas de la muestra. Las proteínas separadas se transfieren del gel a la superficie de una membrana. La membrana se expone a un anticuerpo específico contra la proteína en estudio. La unión del anticuerpo se detecta usando un marcador radiactivo o químico. Un Western Blot se utiliza a veces para diagnosticar enfermedades.

ÍNDICE ALFABETICO

F

G

H

I

J

K

L

M

N

O

P

Q

Made in the USA
Monee, IL
05 November 2026

67816234R00361